生命醫療史系列

性別‧身體與醫療

李貞德　主編

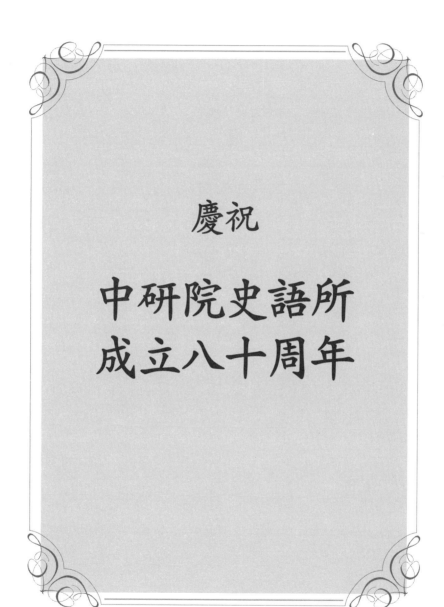

慶祝

中研院史語所
成立八十周年

目　次

導言（李貞德）···································· 1

李建民

督脈與中國早期養生實踐──奇經八脈的新研究之二 ······ 9

一、男女有別──疑旨 ···························· 10

二、人體的中軸線與中樞區 ······················ 15

三、督脈與房中養生 ···························· 25

四、餘論──研究取徑的三個轉向 ·················· 37

李貞德

漢唐之間求子醫方試探──兼論婦科濫觴與性別論述 ······ 79

一、前言 ···································· 80

二、房中術求子及其養生脈絡 ···················· 86

三、草藥求子與安胎 ···························· 95

四、外象內成的轉胎、養胎與胎教 ················ 107

五、結論──婦科醫學之濫觴 ···················· 112

附錄　從先秦到隋唐醫方中求子、安胎、轉胎、養胎與胎教諸方 ···· 116

吳一立

鬼胎、假妊娠與中國古典婦科中的醫療不確定性 ········ 159

一、引言 159

二、妊娠診斷 163

三、婦女和鬼怪 167

四、鬼妊娠 169

五、鬼胎：一種阻滯 170

六、鬼夢 172

七、鬼怪與婦科醫學 174

八、鬼怪、月經和蟲 174

九、延長的妊娠 179

十、結論 184

鈴木則子

鏡中美女——從江戶時代的化妝書看美容意識的變遷 189

一、化妝法的確立和普及 190

二、作爲嗜好的化妝——「女用物」的教導 192

三、化妝情報和美人畫 193

四、化妝技術的傳達和《容顏美豔考》 195

五、美貌和健康——《都風俗化妝傳》 198

六、身體改革的時代 202

七、結語 205

李尚仁

女人與蟲——兩性分工、種族概念與萬巴德的絲蟲研究 219

一、前言 219

二、寄生蟲的保母 222

三、生命循環中的性別分工 228

四、虛弱的歐洲母親與多乳的中國奶媽 230

五、結語 239

游鑑明

近代中國女子健美的論述（1920-1940年代） ⋯⋯⋯⋯241

一、前言 ⋯⋯⋯⋯241

二、建立女性美的標準：健康美 ⋯⋯⋯⋯245

三、走向健康美：解放身體抑或束縛身體 ⋯⋯⋯⋯253

四、健康美的影響及其檢討 ⋯⋯⋯⋯264

五、結論 ⋯⋯⋯⋯273

吳嘉苓

台灣的新生殖科技與性別政治，1950-2000 ⋯⋯⋯277

一、前言 ⋯⋯⋯⋯277

二、新生殖科技與性別社會：幾種分析的路數 ⋯⋯⋯⋯280

三、以女體為重的不孕檢查與診療：1950-1969 ⋯⋯⋯⋯292

四、男性近檢查，遠血親：1970-1982 ⋯⋯⋯⋯301

五、醫療助孕的社會誕生？1982-2000 ⋯⋯⋯⋯311

六、結語 ⋯⋯⋯⋯333

成令方、傅大為

初論台灣泌尿科的男性身體觀 ⋯⋯⋯⋯339

一、前言 ⋯⋯⋯⋯340

二、Sildenafil（威而剛）的知識現象與社會迴響 ⋯⋯⋯⋯341

三、性別政治與科技化：與醫師觀點對話 ⋯⋯⋯⋯350

四、大眾醫療論述中的泌尿科醫師身體觀 ⋯⋯⋯⋯373

五、文化幾點理論性的反省 ⋯⋯⋯⋯384

祝平一
塑身美容、廣告與台灣1990年代的身體文化.................................393

一、廣告：意識型態的空間.................................394

二、女體暴露的歷史地圖.................................397

三、豐胸、圓臀、彎曲線：塑身美容廣告中的身體觀.................................402

四、美與符號的再現.................................405

五、科學主義與女性身體.................................408

六、信任及其背叛.................................414

七、尾聲：死亡、青春與台灣當代資本主義社會中的性別支配.................417

導　言

李貞德[1]

　　1992年夏天我從美國學成返鄉，進入史語所工作，剛好遇上所內籌組「疾病、醫療與文化」的讀書小組。每個月總有某個星期六的下午，幾位年輕同仁在前輩師長的帶領下，一起研讀古典醫籍，企圖實踐史語所「上窮碧落下黃泉，動手動腳找材料」的傳統，爲歷史研究尋得新天新地。到了次年春末，我已經參加了十場讀書會，耳濡目染，受益頗多，卻從未負責提供史料、研讀報告。師友力勸我回饋，我左思右想，盼能搭配自己所鍾情的女性史，於是決定摘錄《醫心方》中婦產相關醫方，邀請師友們共同解讀。不料，卻從此結下與醫療史的15年因緣，加以從女性生育的重責大任入手，意外地沾上了身體史的一點親故。「疾病、醫療與文化」讀書小組後來獲得中研院主題計畫的支持，在1997年改組爲「生命醫療史研究室」，除了照例每個月有讀書討論會之外，更是連年主辦國際會議，從不同角度探討各種主題。其中，1999年「健與美的歷史研討會」，正是期望從性別角度探討醫療史與身體史交流的一次嘗試。本次論文集所收九篇文章，都曾經在生命醫療史研究室的各種討論會中宣讀，其中四篇便出自於「健與美的歷史研討

1　身爲主編，我除了向本論文集中的作者與譯者致謝之外，更要表達對幾位助理的感激之情。吳佩蓉、陳曉昀和黃亭悖三位竭心盡力、不厭其煩的協助，使瑣碎的編排校對工作變得具體可行。謝謝她們，也祝她們的學術與事業無可限量。

會」[2]。

《醫心方》是日本平安朝御醫丹波康賴在西元982年撰成的醫學百科全書，收錄了中國自先秦至隋唐超過兩百種的醫藥保健方書，展現了日本自7世紀初以降近三百年吸收中國醫學知識的成果。其中六朝醫方在中國大多已經亡佚，唯賴這套日本醫籍摘錄保存部分。10世紀日本御醫對女性健康的關注集中在孕產，尚未能如同時期的中國醫者般發展出包括經帶胎產的全套婦科論述[3]。1993年春末我的報告雖然以《醫心方》中的孕產方藥為主，後續的研究卻顯示中國醫者在5世紀到7世紀之間，已然對女性生育活動展開全面性介入，從胎產功能、生活行為到情緒規範，一層深似一層地申論女性身體的特殊性，為中國醫學中婦人別立一方提供了理論基礎。本冊所收〈漢唐之間求子醫方試探──兼論婦科濫觴與性別論述〉一文，便是在說明性別化的身體觀為中國婦科醫學奠基的最初階段。

不過，儘管性別化的身體觀與婦科醫學發展關係密切，學者對於中國醫學何時分論男女、又如何申論卻有不同看法。美國學者Charlotte Furth的力作 *A Flourishing Yin* 從《內經》入手，主張在她稱為「黃帝的身體」之中，陰陽是相對且流動的概念，並不限於具體的男精女血，一直要到南宋陳自明將同源互補的陽精陰血分而論之，申論「婦人以血為主」，男女身體的性別區隔才趨於明顯，而婦科醫學方得確立[4]。Furth的結論與傳統醫史學者的分期並無大異，但後者主要以陳自明《婦人大全良方》一書的出現為斷代的判準，前者卻從性別化身體觀的角度鋪陳了專科醫學演繹的過程。

Furth形容性別分化之前「黃帝的身體」乃陰陽同體，不禁令人想起 Thomas Laqueur的名著 *Making Sex*。Laqueur解讀自希臘至佛洛伊德的西方社

---

2 這次研討會的報告及相關學術史的回顧，見李貞德，〈從醫療史到身體文化的研究──從「健與美的歷史」研討會談起〉，《新史學》10:4(1999)，頁117-128。

3 詳細討論見李貞德，〈《醫心方》論「婦人諸病所由」及其相關問題〉，《清華學報》新34:2(2004)，頁479-511。

4 Charlotte Furth, *A Flourishing Yin: Gender in China's Medical History, 960-1665* (Berkeley & Los Angeles: University of California Press, 1999), pp. 70-77.

會看待男女身體的方式，認為「一性模式」(one-sex model)源遠流長，自古典經中世紀而不衰，甚至曾受過文藝復興以降解剖學的考驗印證，直到18世紀末，才因各種政治文化論述對女性公領域角色的辯論，而發展出後來男女有別的「雙性模式」(two-sex model)[5]。Laqueur擺脫過去處理醫學發展習用的「進步史觀」，指出醫學論述與各個時代文化、權力運作之間的關係，確實發人深省[6]。然而他以生殖器的位置和形狀為主判定男女身體異同的取徑，一方面洩漏了由現代解剖學而非古典體液說出發的問題，另方面也影響他對西方傳統醫學文獻的解讀。希羅、中古，乃至近代早期歐洲醫史學者為了回應Laqueur的說法，紛紛提出史料證據，闡明各個時代對男女身體差異的看法，非「一性模式」所可涵蓋[7]。

　　Furth在其書中表示受到Laqueur的啟發，也希望從中國婦科醫學的角度，與西方相關研究進行對話。不過，她所引起的迴響主要仍在中國史的領域中。2005年荷蘭漢學刊物《男女》便出版了一期專號，探討宋代以前性別、身體與醫療之間的各種關係，回應Furth以宋代為斷的看法。由於是以「婦女醫學」(women's medicine)為核心，因此專號中的三篇論文和一篇回顧，雖都涉及性別與醫療的面向，但主要環繞在女性身體的部分[8]。倒是

5　Thomas Laqueur, *Making Sex: Body and Gender from the Greeks to Freud* (Cambridge: Harvard University Press, 1990)，中文書評可參考祝平一，《新史學》7.4（1996）：223-31。

6　關於過去醫學史敘事習於採用醫學偉人和進步史觀的問題，以及近年來的發展與突破，台灣學界在這方面的回顧，見Jen-der Lee, "The Past as a Foreign Country: Recent Research on Chinese Medical History in Taiwan," 《古今論衡》11(2004)，頁37-58。

7　見Michael Stolberg, "A Woman down to Her Bones," *Isis* 94(2003), pp. 274-299. 關心此問題的學者則在2005和2006年陸續舉行了三次工作坊。我有幸參與 Katherine Park於2006年9月在哈佛大學發起的第三次小型討論會 "Radcliff Institute Seminar: Remaking Sex in Classical, Medieval and Early Modern Medicine". 其中除了伊斯蘭與中國醫史學者之外，最重要的是邀請歐洲古典、中世紀，以及近代早期的醫學史家，分別提出史料，探討身體的性別差異與醫學發展的關係。

8　三篇論文，分別是Robin Yates, "Medicine for Women in Early China: a Preliminary Survey," *Nan Nü: Men, Women and Gender in Early and Imperial*

同一年李建民發表〈督脈與中國早期養生實踐——奇經八脈的新研究之二〉，由討論男性身體提出男女不同，自古即然的說法。這篇文章分析奇經八脈中職司男性養生的督脈，說明人體中的津液，不論腦髓或精液，在《內經》中已經多所論述，而《內經》乃以生理週期的不同體液爲判準分別男女。李文並主張在鑽研「氣論」多年之後，學者應當緊接著探討「津液論」，才能更深入地理解古典中國醫學中性別化的身體觀。

近年來針對女性身體的研究層出不窮，而「男性研究」卻大多環繞在近現代的同志論述，李建民從醫經入手提醒歷史學者重視古典的男性身體觀，值得肯定。然而，「男性身體觀」作爲一個研究對象，之所以尚未引起充分注意，是否和傳統以男性爲基準、女性爲變例(或對照)的思維息息相關？當「任、督分開是前『任』後『督』，合起來也可統稱督脈」時[9]，確實很容易令人將醫經中的男性身體視爲男女共享的通則，而難以有意識地認眞探究其中的性別涵義[10]。以不同於認識男性的方式來理解女性的身體，一方面超越有目共睹的差別(如女子胎產、男子生鬚)進而分析造成歧異的思想體系，另方面不以女體爲標準男體的變例，而是針對女性的健康疾病發展出一套有別於男子的診斷與治療之道，這正是所謂性別化的身體觀爲婦科醫學奠基之所在。

然而，不論是氣或津液，傳統醫學探求身體知識的技藝，其實都充滿了不確定性。醫史學者細究醫經、描繪體系、勾勒師承，對於傳統中國醫生已經「知道」了些什麼研究甚多，但對於他們的「不知」卻著墨甚少。性別化的身體觀爲婦人別立一方提供了正當性，卻也在保護女性身體的同時，衍伸

(續)————

China 7:2(2005), pp. 127-181; Sabine Wilms, "Ten Times More Difficult to Treat: Female Bodies in Medical Texts from Earl Imperial China," pp. 182-215, 和Jen-der Lee, "Childbirth in Early Imperial China," pp. 216-286. 一篇回顧則爲Angela Kiche Leung, "Recent Trends in the Study of Medicine for Women in Imperial China," pp. 110-121.

9　李建民，〈督脈與中國早期養生實踐—奇經八脈的新研究之二〉，註37。

10　李建民另有一文專門討論任脈，不過是從數術的角度分析人體和宇宙的對應關係，並未涉及性別意涵。見李建民，〈考古發現與任脈學說的再認識〉，《生命史學：從醫療看中國歷史》(台北：三民書局，2005)，頁75-97。

出一套管束的策略[11]。尤其對產育功能已經發展出一完整論述的婦科醫學，
卻仍可能無法確定女人肚子裡懷的是什麼，這時，規訓女體、管控風險便顯
得益發重要。吳一立的〈鬼胎、假妊娠與中國古典婦科中的醫療不確定
性〉，便是從醫學知識發展的角度分析宋明之間醫者對鬼胎的詮釋，一方面
呈現了醫者的不確定感，另方面也說明醫者為減低此不確定感所建構的知
識。隨著病因理論從外感逐漸轉為內因，明代的醫者終於決定鬼胎的起因不
是妖魅作祟，而是氣血失調。同時，他們也不吝於提出警告：氣血失調導因
於欲求不滿，企圖掩飾情慾的女性終將因自己身體的產出物而被識破。然
而，即使如此言之鑿鑿，除非一個胎兒從月經暫停、腹部腫脹的婦女體內娩
出，否則他們仍然不能確定她是否真的懷孕了。在今天，「懷鬼胎」只是一
種形容而不是一種病，但才在一百多年以前，包括醫生在內，人們卻視懷鬼
胎為一種婦人病。

帝制中國末期的鬼胎故事，提供了兩點省思。一方面健康和疾病的定義
皆會隨時空轉變，另方面擔負產育重責的女體則在此轉變中遭到規訓。而吳
嘉苓〈台灣的新生殖科技與性別政治，1950-2000〉一文，檢視20世紀下半
葉不孕診療的發展，以現代台灣的範例，呼應了這兩個面向。該文分析50年
來台灣生殖科技發展的三個階段，從最初保障男權與父系傳承、經過
AID(非配偶間人工授精)的引進而降低了「男人的種」的重要性，到近年則
因IVF(體外受精)和ICSI(卵細胞質內精子顯微注射)造成「男人不孕，治療
女性」的現象。新生殖科技的弔詭，正在於它使健全無恙的女體，在確保丈
夫血脈的期待下，或半推半就或義無反顧地，接受各種醫療器械的入侵，反
成了夫妻二人的病體代表。應運而生的，則是針對這女性身體自日常作息、
情緒狀態和精神活動的各種要求與規範。

無法實踐母職的焦慮，不限於傳統中國或現代台灣，李尚仁研究萬巴德
(Patrick Manson)的傑作指出，19世紀白種婦女在殖民地困頓的產育經驗，

11　關於傳統中國婦科醫學發展中對女性身體的保護與管束，見李貞德，《女人的
　　中國醫療史──漢唐之間的健康照顧與性別》(台北：三民書局，2008)，〈導
　　論〉，頁1-10。

正是這位熱帶醫學之父發現蚊子是絲蟲中間宿主的社會背景。〈女人與蟲——兩性分工、種族概念與萬巴德的絲蟲研究〉一文，將虛弱的歐洲母親和多乳的中國奶媽對比呈現，透過種族與階級角度的增麗，以一種詭譎的趣味展現了性別、身體與醫療錯綜複雜的關係[12]。

健康與疾病的界線既然變動不拘，並非截然兩分的國度，那麼由誰來主導劃線便影響深遠，「醫療化」（medicalization）與否的問題於焉產生。在今天，「進步史觀」仍相當主導一般人的歷史思維，而社會大眾亦頗相信醫療專業的情況之下，醫療化似乎不應是個負面的用語。但醫療社會學者在談醫療化時，重點並不在於醫學知識的進步對人類有多少貢獻，而是在陳明我們生活中原先不認為與醫療相關的部分，逐漸受到醫學特定思考、語言詞彙、乃至醫學知識的詮釋，並因而遭遇醫療制度的安排或擺布的一個過程。也就是說，有些原本不被視為涉及醫學的人類言行(如喝酒或生產)與身體狀態(如懷孕或老年失憶)，都因醫療專業的介入而被歸類為健康或疾病。疾病必須治療，治療要找專家，於是人們就更加依賴醫療專業的指導，以致原先從其他角度或面向處理身體問題的方式、能力，乃至態度，都逐漸喪失了[13]。

醫療化對女性身體的規訓，並不限於具備產育功能的母體。鈴木則子的〈鏡中美女——從江戶時代的化妝書看美容意識的變遷〉，說明19世紀日本社會如何透過健康之名規範審美觀念。該文分析江戶時期的化妝品廣告，描繪化妝品、藥品和新興資本主義結合，共同改造女體的過程。她指出19世紀之前日本婦女也以化妝追求時尚，卻難免受到江戶幕府女教倫理觀念的打壓。一直要到1813年《都風俗化妝傳》中將化妝的效果附會於導引之上，化妝才從醫學獲得正當性。而號稱「藥用」面粉面霜(如「美豔仙女香」和「江戶之水」)的化妝品大賣，彰顯了美麗的慾望藉由健康之名大張旗鼓。而不論是追求化妝或勸阻化妝的論述，都以是否能獲得男性的青睞、取得美

---

12 這篇文章也可以放在殖民帝國與現代醫學互動的脈絡中來看，相關研究與討論，參見本叢書李尚仁主編，《帝國與現代醫學》冊，以及編者所撰導言。

13 I. K. Zola, "Medicine as an Institution of Social Control," *Sociological Review* 20 (1972), pp. 487-503。

滿姻緣爲目標。只不過化妝流行之前是強調以品德心靈之美，化妝流行之後
則是以醫藥建構出來的形體之美爲主要吸引力。

　　就如吳一立的鬼胎故事和吳嘉苓的新生殖科技遙相呼應一般，鈴木所鋪
陳的江戶美女也在近代中國找到同伴。游鑑明的〈近代中國女子健美的論述
（1920-1940年代）〉，一方面點出20世紀前半美麗論述與強國保種的體能教
育合流，另方面則嘗試挖掘潛伏在救國救民旗幟之下的女性情慾。有趣的
是，20世紀初期的論者振振有詞，提出的訴求卻難擺脫以女性健美作爲男性
欲望客體的窠臼。不論是男性論者發表以健美爲尙的理想愛人觀，或是女性
論者現身說法以健美體態搶回變心的丈夫，都顯示女性身體即使逃過了國族
主義的監測，也未必能尋獲情慾主體的新天新地。加以此時健美的標準來自
西方，無異爲掙脫傳統牢籠的中國女體再製造了一幅新型態的規訓枷鎖[14]。

　　情慾主體眞的浮上檯面，恐怕要到20世紀的下半。祝平一的〈塑身美
容、廣告與台灣1990年代的身體文化〉，說明健康的標準遭醫學專業壟斷之
後，塑身美容公司便以標榜科學形象乘勢而起，藉由操弄醫療術語和藥物知
識，向追求健美的女性招手，在篡取近百年現代醫學成績的同時，也掠奪20
年來婦女運動的果實。當廣告業者提醒女人應當善待自己的時候，情慾儼然
成爲女性身體的新目標。然而，在腿部曲線截彎取直、腰腹份量斤斤計較的
醫療算術中，完整的女性已然退隱，挺身而出的反而是披了科學主義外衣和
女性主義形貌，爲資本主義服務張目的市場邏輯。

　　若說塑身美容廣告歪打正著地表現了醫療化對女性身體的規訓，那麼威
而鋼（viagra）的聲名大噪或許正反映了醫療化對男性身體的制約。成令方和
傅大爲的〈初論台灣泌尿科的男性身體觀〉明白表示是以「醫療化」的觀點
進行研究，點出1970年代台灣泌尿科醫生視爲老化的正常現象，卻在1990年
代成爲泌尿科藥物治療的重點。該文運用西方泌尿科當代史、台灣大眾醫學

14　相關論述也可以從游鑑明探討近代中國與日治台灣女子體育的歷史得到印證。
　　見游鑑明，〈近代中國女子體育觀初探〉，《新史學》6:4（1996），頁119-
　　158；〈日治時期臺灣學校女子體育的發展〉，《中央研究院近代史研究所集
　　刊》33（1997），頁1-75。

文本、泌尿科醫生訪談、以及近來威而剛的知識現象和社會迴響等多種材料，說明泌尿科學界如何從其醫學權威的發言位置，規訓台灣的男性身體。狹隘地專注於精路系統功能，泌尿醫學的發展在簡化男性身體的同時，也漠視了作為其伴侶的女性。

　　身體，一方面是具有時空特殊性的存在——某個特定的身體只能在特定的時間存在於特定的空間之中，但另方面卻又因其指涉而帶有超越時空的隱喻——古典禮經便以父子兄弟合體的語彙表達家族傳承延伸的意象。職是之故，身體史的研究可以限於生老病死、吃喝拉撒睡的基本經驗與功能，也具備潛力發展出對國家、社會乃至宇宙的各種譬喻。在西方文化的脈絡中，身體史的研究帶有挑戰笛卡兒以降身心二元、唯心為上等思想的意味。而在中國史的領域中，則因宗教、美學與醫療的旨趣不同，呈現出各式各樣的成果。隱喻再現的角度固然屢見不鮮，經驗體會的探索亦不一而足[15]。本論文集主要從性別化的身體觀和醫療化兩個角度，收錄九篇文章，其中雖亦涉及對性與美的欲望，但大多則專注於產育的母體。事實上，這或許更能反映歷史學者所關心的傳統社會，在其中，身體最重要的功能，可能是生產與再生產(production and reproduction)，而非引誘或放縱；身體最常體驗的挫折，可能是吃不飽穿不暖，而非情慾受到壓抑[16]。然而另一方面，再現與經驗，情慾與產育，在醫療論述中恐怕不易截然二分。乍看之下，傳統以母職為主的女性身體，似乎在現代才被情慾所掩蓋甚至掠奪，但閱覽本論文集之後，讀者或不難察覺，婦科醫學的發展過程，其實也一直充斥著母體與欲望之體的鬥爭。

15　西方身體史的研究進程及其對中國史研究的啓發，參考Charlotte Furth, "Doing Research on the History of the Body: Representation and Experiences," 《近代中國婦女史研究》8(2000)，頁179-193。

16　現代化、已開發社會的學界所產出的研究成果，可能無法充分反映學者所鑽研的傳統社會甚至當代的第三世界，近年來已有不少人提出警示。其中一例，見Caroline W. Bynum, "Why All the Fuss about the Body? A Medievalist's Perspective," *Critical Inquiry* 22:1(1995), pp. 1-33.

督脈與中國早期養生實踐
——奇經八脈的新研究之二

李建民（中央研究院歷史語言研究所研究員）

　　男女大不同。古典醫學如《黃帝內經》便以生理週期的不同體液做為男女性別的最主要差異。女性成長是以月經做為指標，相對來說，男性以精液做為獨特的生理特質。中國早期醫學文獻也清楚地討論男、女的性器官，涉及女性子宮的功能；同時也注意到宦官、陰器受傷之人、男性生殖器發育不全者等的身體構造的相應解說。凡此，無不顯示古典醫學極其鮮明的性別意識。

　　這篇論文旨在探討以督脈所形成的男性身體觀。督脈位於人體的中軸線，是所謂「奇經八脈」的主脈。督脈的起點分別經過男、女的陰器，沿著脊骨，與人體最重要的兩個臟器——腎與腦——連結。腦由髓液所組成。人飲食所產生的精微汁液，滲進骨骼，使關節屈伸自如，同時滋補腦髓。腦是人身髓液匯聚之地。值得注意的是，腦髓、脊髓與腎精之間形成流動的關係。根據醫經的記載，男性流洩房事不僅導致精液外流，而且腦部髓液隨之遞減。腦髓與腎精之間的流體可以相互轉換，而以循行脊柱的督脈是其流通的管道。

　　督脈是人體中心的象徵，也是歷代養生實踐的核心經脈。男性的精液下漏，使腦髓虛空；而房中養生之術則倒行逆施，設法固守精液，並且使腎精上聚於腦以補填髓液。中國早期醫學文獻有「腎藏精」的論述，這裡的精包含男性生殖精液之意。到了《難經》成立也就是東漢中期，腎與呼吸的功能建立起明確的關係。將腎視為呼吸的門戶，與房中養生觀念的變化有關。所

謂「還精補腦」的房中術，即出現在東漢末年道教經典《老子想爾注》之中。其技法大致是主張男女交合不瀉精、甚至採補女性在行房中所產生的精氣，最終目的是補益人體可能流失的腦髓。男女都有相同的經脈、臟腑等身體構造，但個別的經脈及其相關的器官卻有性別的意涵。

　　與督脈相關的腦、髓、骨等人體構造，是古典醫學中邊緣化的一組概念「奇恒之府」。透過「奇經」這一系統經脈的研究，我們深覺目前醫學史成果對古典醫學體液了解的缺乏。「津液論」的探討應該是緊接「氣論」的研究，成為下一個研究階段的重心所在。同時，我們在爬梳古典醫學的身體觀之外，應發掘養生論述的身體想像及身心經驗。最後，我們特別注目「房中」這一系統醫學的生命觀念之研究，不僅有助奇經八脈全面性的理解，也將促使性別史、身體史的探討邁進一個新的里程碑。

　　顧二二，陰精下損，虛火上炎，脊腰骽痠，髓空，斯督帶諸脈不
　　用，法當填髓充液，莫以見熱投涼。

葉桂(1667-1746)《臨證指南醫案》[1]

一、男女有別──疑旨

　　男女有別。按古典醫學[2]的記載，無論是男是女，都有著相同的經脈、臟腑、氣血等人體組織。但男女之所以不同，正是建立在這些相同生理構造

1　葉桂，《臨證指南醫案》(台北：新文豐出版公司，1980)，頁47。葉桂，清吳
　　縣人，世醫。其代表作為《溫熱論》。主要醫案即《臨證指南醫案》(1746)，
　　後世評點該案之作甚多。

2　我將西元前3世紀至西元3世紀這一時期的中國醫學命名為「古典醫學」。要言
　　之，中國醫學的基本典籍基本上形成於東漢。魏晉以降至宋以前，中國醫學歷
　　經一連串根本性的變遷，包括：隱密文本的公開化、醫學集團的擴大化、師資
　　觀念的轉變、作者意識的強化、醫經的分化與重編、方書有「論」等寫作體例
　　的改變等。初步的討論見李建民，〈中國醫學史における核心問題〉，《內
　　經》151(2003)：16-36。

的性別差異，例如任督二脈。中國醫學的經脈體系繁複[3]，一般人對經脈的相關術語及其內容茫然不知，獨獨對任、督二條經脈能琅琅上口。毫無疑問，任督二脈是經脈學說的核心概念[4]。如引文所示葉桂這則典型的督脈病案，督脈的生理與脊骨、髓液密切相關，同時也連繫到男性「陰精下損」的房事問題[5]。我過去的研究已經指出：任脈關乎婦人的生理與養生[6]；而這篇論文則試圖討論以督脈為主之男性身體觀的形成過程。

牝牡交合[7]。但男女的性別差異並不是天經地義的事。美國漢學家費俠莉(Charlotte Furth)即讀出以《黃帝內經》為主流的中國早期醫學是陰陽同體(androgynous)的一性身體觀，特別是古典醫學根本上缺乏性別差異的解剖學論述[8]。事實上，《素問·上古天真論篇》便以生理週期的不同做為男女性

3　詳見李建民，《死生之域——周秦漢脈學之源流》(台北：中央研究院歷史語言研究所，2001年三版)，頁12-23。

4　明代醫家李時珍(約1518-1593)說：「任、督二脈，人身之子、午也。乃丹家陽火陰符升降之道，坎水離火交媾之鄉。」又說：「醫書謂之任、督二脈，此元氣之所由生，真息之所由起，修丹之士，不明此竅，則真息不生，神化無基也。」見王羅珍、李鼎，《奇經八脈考校注》(上海：上海科學技術出版社，1990)，頁81-82。另參考小林次郎，《奇經八脈考全釋》(東京：燎原書店，1991)，頁220-260的討論。關於《奇經八脈考》最早的刻本為明萬曆三十一年(1603)本，另有文淵閣《四庫全書》及現代點校本。參見柳長華主編，《李時珍醫學全書》(北京：中國中醫藥出版社，1999)，頁1625-1644。

5　關於督脈的生理與病理的史料，見鄧良月主編，《中國經絡文獻通鑑》(青島：青島出版社，1993)，頁739-756；吳考槃，《黃帝素靈類選校勘》(台北：啟業書局，1987)，頁123-129；張登本，《難經通解》(西安：三秦出版社，2001)，頁214-229；王安祿，《奇經匯海辨證論治》(北京：人民衛生出版社，2003)，頁8-23,259-279。

6　李建民，〈考古學上の發現と任脈學說の新認識〉，《中國——社會と文化》18(2003)：84-101。

7　牝、牡為女陰、男陰之稱，又引申為男女交合之事。參吳承仕，〈男女陰釋名〉，《華國》2.2(1924)：1-4。

8　Charlotte Furth, *A Flourishing Yin: Gender in China's Medical History, 960-1665* (Berkeley and Los Angeles: University of California Press, 1999), pp. 19-58。本書詳細的書評，見張哲嘉的評論，《近代中國婦女史研究》7(1999)：211-222。張哲嘉指出：「中國醫學畢竟從來未曾如西方傳統般明確指出男女其實只是一性，至於男女的性徵器官原是一物，僅有成熟度差別的西方式見解，也沒有任何說法可以倫類。」(頁216)

別的最主要差異。女性以7歲、男性以8歲爲生理變化的週期。例如，女性14歲「天癸至，任脈通，太衝脈盛，月事以時下，故有子」；而男性16歲「腎氣盛，天癸至，精氣溢瀉，陰陽和，故能有子」[9]。天癸(水)是人體腎氣所產生具有促進生殖、成長機能的體液[10]。重點在於女性具有生殖能力的象徵爲「月事」，男性則是精液充盈可以施瀉而能與女性媾合[11]。在《內經》、《難經》的相關篇章中，提及男女脈象不同[12]、婦人懷孕的特殊脈象[13]、「血

9 　郭靄春，《黃帝內經素問校注》(北京：人民衛生出版社，1992)，頁9-12。關於《內經》的研究，見席文，《黃帝內經》，收入魯惟一主編，《中國古代典籍》(瀋陽：遼寧教育出版社，1997)，頁206-228。相關的討論見眞柳誠，《「內經」系醫書及びその研究書》(東京：日本漢方協會學術部，1985)，頁1-39；馬繼興，《中醫文獻學》(上海：上海科學技術出版社，1990)，頁68-109。

10 　天癸，《甲乙經》作「天水」。唐代醫家王冰說：「男女有陰陽之質不同，天癸則精血之形亦異，陰靜海滿而去血，陽動應合而泄精，二者通和，故能有子。」見《黃帝內經素問校注》，頁12。男精女血體液的性別差異，早見於褚澄(？-499)的《褚氏遺書》，有〈精血〉專論。宋人陳自明所撰《婦人大全良方》(成書於1237年)，以《內經》、《褚氏遺書》等經典立論，可說一脈相承。見宋書功，《中國古代房室養生集要》(北京：中國醫藥科技出版社，1991)，頁201-202；陳自明，《婦人大全良方》(北京：人民衛生出版社，1996)，頁10-12。另，關於天癸的研究，見江紹原，〈血與天癸：關於它們的迷信言行〉，收入《江紹原民俗學論集》(上海：上海文藝出版社，1998)，頁161-193。

11 　《史記‧倉公傳》記載齊國韓女之病案，倉公診其脈以爲「內寒，月事不下也」，「病得之欲男子而不可得也」。「所以知韓女之病者，診其脈時，切之，腎脈也，嗇而不屬，嗇而不屬者，其來難堅，故曰月不下，肝脈弦，出左口，故曰欲男子不可得也」。按肝主血，弦脈出寸口，故病可知。《素問‧腹中論篇》：「若醉入房中，氣竭肝傷，故月事衰少不來也。」男女大醉之後交合，以致精氣損耗，肝臟受損而使月經減少甚至停止。王冰解釋說：「夫醉則血脈盛則內熱，因而入房，髓液皆下，故腎中氣竭也。肝藏血以少大脫血故肝傷也。然於丈夫則精液衰乏，女子則月事少而不來。」男精女血的觀念在古典醫學已經確立，歷來醫家多闡釋之。葉桂評說倉公醫案有關韓女肝脈弦：「夫肝攝血者也，厥陰弦出寸口，又上魚際，則陰血盛可知。」見葉桂，《類證普濟本事方》，收入黃英志主編，《葉天士醫學全書》(北京：中國中醫藥出版社，1999)，頁567。

12 　例如，《難經‧十九難》：「經言脈有逆順，男女有恒，而反者，何謂也？然：男子生于寅，寅爲木，陽也。男子生于申，申爲金，陰也。故男脈在關上，女脈在關下，是以男子尺脈恒弱，女人尺脈恒盛，是其常也。反者，男得

海」[14]、「子處」[15]，甚至醫者臨證施治也必須先分辨「陰陽婦女」[16]等，

（續）————————————————————————

女脈，女得男脈。」亦即，男女性別的差異，以致脈象有根本上的區別。《難經》並賦予男女生理陰陽數術屬性。在寸口三部脈的表現，兩性亦有差別。《八十一難經集解》中，袁崇毅用男主氣女主血的觀點解釋「男子尺脈恒弱，女子尺脈恒盛」：「男子陽氣盛，氣盛則上達，且肺為行氣之臟，居于高原之上部，所以上部之寸脈恒盛矣。女子陰血盛，血性下注，且腎為行水生水之臟，居于極底之下部，所以下部之尺脈恒盛也。」歷來此難相關見解，參熊宗立，《俗解難經抄》（東京：北里研究所東洋醫學總合研究所醫史學研究部，2004），頁77-82；何愛華，《難經解難校譯》（北京：中國中醫藥出版社，1992），頁81-84。而女性脈象的討論，見周學海，《脈義簡摩》，收入鄭洪新、李敬林主編，《周學海醫學全書》（北京：中國中醫藥出版社，1999），頁487-514。

13　《素問‧平人氣象論篇》：「婦人手少陰脈動甚者，妊子也。」《素問‧陰陽別論篇》：「陰搏陽別，謂之有子。」

14　《靈樞‧海論》將奇經之中的衝脈稱為「血海」，與女性的生長、生殖功能密切相關。唐代醫家楊上善將衝脈與《難經》「臍下腎間動氣」的觀念結合起來：「臍下腎間動氣，人之生命，是十二經脈根本。此衝脈血海，是五臟六腑十二經脈之海也，滲于諸精，故五臟六腑皆稟而有之，則是臍下動氣在于胞也。衝脈起于胞中，為經脈海，當知衝脈從動氣生，上下行者為衝脈也。」見楊上善，《黃帝內經太素》（北京：科學技術文獻出版社，2000），頁244。

15　古典醫學已經涉及女性獨特生理器官的討論。《靈樞‧水脹》：「石瘕生胞中寒，寒氣客于子門，子門閉塞，氣不得通，惡血當瀉不瀉，衃以留止，日以益大，狀如懷子，月事不以時下。皆生于女子，可導而下。」石瘕即因惡血當瀉而不瀉，假血成形，積於胞中。「子門」即「子宮」，又稱為「子處」。《靈樞‧五色》：「男子色在于面王，為小腹痛，下為卵痛，其圜直為莖痛。」「女子在于面王，為膀胱子處之痛。」以面色診病，男女；男子病色若出現在鼻準上方，主「卵」（睪丸）、「莖」（陰莖），相對來說，女性主「膀胱子處」之病。又，《神農本草經》紫石英條下：「女子風寒在子宮，絕孕十年無子，久服溫中。」槐實條下，「婦人乳瘕，子臟急痛」；卷柏條下，「女子陰中寒熱痛，癥瘕；血閉絕子」；瞿麥條下，「破胎墮子、閉血」。由上所述，可知子宮是女性月事與胎孕的器官（另參看本文註35之討論）。其中，有關月事發生的機制，《素問‧陰陽別論篇》：「二陽之病發心脾，有不得隱曲，女子不月。」胃腸有病，引發心脾疾病，病人房事困難，女子出現月經不順、閉經的現象。《素問‧評熱病論篇》：「月事不來看，胞脈閉也，胞脈者屬心而絡於胞中，今氣上迫肺，心氣不得下適，故月事不來也。」胞即女性子宮。胞脈閉塞故月經不來。特別值得注意的是，東漢末「女性醫學」的誕生，《金匱要略》以極大的篇幅講述婦人懷孕、產後、雜病等；《脈經》卷九亦系統性地論述妊娠、辨別胎兒性別、臨產脈證、小兒正常脈象、變蒸脈證等。中古醫書多襲之。此外，六朝人依託的《華氏中藏經》也有「男以閉精，女以包血」之說。以上詳郭靄春、王玉興，《金匱要略校注語釋》（北京：中國中醫藥出版

凡此種種都強調女性身體有別於男性的生理特質。

更有意思的是，《內經》曾以鬚鬢有無來分辨男女性別。《靈樞‧五音五味》申論「婦人無鬚」是女性獨特的生理特質，而且是與前述婦人的月事有關，「今婦人之生，有餘于氣，不足于血，以其數脫血也，衝任之脈，不榮口唇，故鬚不生焉」[17]。男女之間氣血多寡不等，女性血不足而氣有餘。女性每月排出經血的生理特徵，難道還不足以做為性別差異的主要根據嗎？《靈樞‧五音五味》進一步對「宦者」、「天宦」等陰器不全這一類人不長鬚鬢有所討論[18]，也再再顯示了極為鮮明的性別意識。古典醫學的男女之別，不只是以解剖學的生殖器官做為唯一的判準。

與本文討論的主題相關的是古典醫學被忽略的一組臟腑概念──「奇恒之府」。奇恒即異於常態的意思[19]。相對於一般人較為熟悉的五臟六腑[20]，《素問‧五藏別論篇》提及與督脈有關的腦、髓、骨等一系構造：

> 黃帝問曰：余聞方士，或以腦髓為藏，或以腸胃為藏，或以為府，
> 敢問更相反，皆自謂是，不知其道，願聞其說。岐伯對曰：腦、
> 髓、骨、脈、膽、女子胞，皆六者，地氣之所生也，皆藏於陰，而

（續）────────

　　社，1999），頁251-285；沈炎南，《脈經校注》（北京：人民衛生出版社，
　　1991），頁350-382；李聰甫，《中藏經校注》（北京：人民衛生出版社，
　　1990），頁65。進一步的討論見李建民，〈醫療與性別──古典醫學中的性別
　　與身體觀〉（未刊稿）。

16　《黃帝內經素問校注》，頁1189。

17　郭靄春，《黃帝內經靈樞校注語譯》（天津：天津科學技術出版社，1992），頁
　　431。

18　唐宗海說：「女子有月信，上遞無髭鬚；男子有髭鬚，下遞無月信。所主不
　　同，升降各異，只此分別而已矣。義出《內經》，非創論也。」見唐宗海，
　　《血證論》，收入《中西匯通醫書五種》（臺南：綜合出版社，1971），頁7。
　　又，吳國定，《內經解剖生理學》（台北：國立中國醫藥研究所，1991），頁
　　494-497。

19　《黃帝內經素問校注》，頁169。

20　廖育群，《醫者意也──認識中國傳統醫學》（台北：東大圖書公司，2003），
　　頁218-220。

象於地，故藏而不瀉，名曰奇恒之府。[21]

以腸胃爲臟(或府)是歷來醫家的主流。不過，在《內經》成書、結集的同時，也有方技之士以腦髓爲重並提出奇恒之府的構想[22]。這一組臟器有一共同的相類屬性，即保藏人體的精氣而不瀉於外。腦髓等具是水物(詳下)，故曰其地氣之所生而象地。

「脈」是奇恒之府之一。不過，奇恒之府中的脈恐怕不是十一或十二正經的脈，而是當時方士煉養時特別講究的奇經八脈一系。張志聰(1619-1674)對醫經的注解便是沿此一線索加以發揮：「腦、髓、骨、脈、膽、女子胞，亦所以藏精神氣血者也。修養之士，欲積精全神，通玄牝，養胎息，結靈孕者，不可不知也。」[23]本文將通過對督脈全面性的探討，證明張氏理解奇恒之府的脈絡是正確的。

這篇論文分兩大部分。首先，我將分析督脈名義、循行、生理等；其次，尋源竟流，探討中國早期醫家、方士如何藉由房中論述形成一套以督脈爲中心的男性身體觀。

二、人體的中軸線與中樞區

督脈位於人體的脊梁，是奇經八脈的主脈。《莊子·養生主》：「緣督以爲經，可以保身，可以全生，可以養親，可以盡年。」[24]督即督脈。沿著

21　《黃帝內經素問校注》，頁167-168。
22　李如輝，《發生藏象學》(北京：中國中醫藥出版社，2003)，頁235-252。
23　張志聰，《黃帝內經素問集註》(台北：文光圖書公司，1982)，頁47-48。另陳士鐸(1627-1707)亦有類似之見解：「修眞之士，必知斯六者(筆者按：斯六者即奇恒之府)。至要者，則胞與腦。腦爲泥丸，即上丹田也。胞爲神室，即下丹田也。」見陳士鐸，《外經微言》，收入柳長華主編，《陳士鐸醫學全書》(北京：中國中醫藥出版社，1999)，頁21。
24　王叔岷，《莊子校詮》(台北：中央研究院歷史語言研究所，1988)，頁99。又，楊儒賓，〈技藝與道——道家的思考〉，收入《王叔岷先生學術成就與薪傳研討會論文集》(台北：國立臺灣大學中國文學系，2001)，頁165-191。

督脈行氣是養生家的常法。這裡的「經」無疑暗示督脈在養生技術的核心位置[25]。歷來的醫書、養生著作無不闡述督脈的重要性，例如滑壽（1314-1386）便說：「人身之有任、督，猶天地之有子、午」。[26]任督二脈一前一後居於人體的中軸線，醫家將其類比爲天體、地理的子午線[27]，也就是空間上的南北基線。由於宇宙論的類比想像在古典醫學中幾乎是隨處可見，我們往往視爲理所當然。數術類比其實涉及一個醫學的重要問題：即身體的中樞區域或控制源頭在哪裡？也就是說，人體的活動能量有一個主要的源頭。相對於天地陰陽之氣運作的子午線，人體也以任督二脈爲主導源頭。

督脈的督，原取古代衣背縫之意。督通裻，《左傳》昭公十二年：「司馬裻」，《釋文》以爲裻本作督。《說文》釋裻爲背縫。《史記・趙世家》：「王夢衣偏裻之衣。」《正義》亦釋裻爲背縫，背縫在衣之中，所以《六書故》解釋說：「人身督脈當身之中，衣縫當背之中，亦謂之督」。[28]又，《方言》：「繞衿謂之䘳襜。」注云：「衣督脊也。」也就是衣的正中之縫[29]。督脈亦居人身之中，爲背脊之脈，衣脊謂之䘳襜；這裡脊不僅是人體的支柱主幹，同時也引申爲物的主體如衣脊、屋脊、山脊等。

督脈即是中脈。《太玄・周》：「植中樞，立督慮也。」督慮也就是中慮、中心思想；爲人要樹立一個正確思想即周行順利[30]。《太玄・　》：「不中不督。」此處的督亦是中的意思[31]。簡言之，督脈之命名取其循行於人體正中、並主統率諸脈，正如王冰（710-805）注《素問・骨空論篇》所

---

25 杜正勝，〈從眉壽到長生——中國古代生命觀念的轉變〉，《中央研究院歷史語言研究所集刊》66.2（1995）：457-459。杜正勝說：「一般而論，醫者重視十二經脈，謂正經，奇經之八脈則爲道徒仙家所講習。」（頁459）

26 滑壽，《十四經發揮》（台北：自由出版社景印，1990），頁92。滑壽以《素問・骨空論篇》、《靈樞・本輸篇》等立論予以闡釋發揮，並補充元代醫家忽泰《金蘭循經取穴圖解》之不足。本書最早刊本爲明《薛氏醫案》本。近人承澹庵根據日本傳本校註輯成《校註古本十四經發揮》最善。

27 李零，《中國方術續考》（北京：東方出版社，2000），頁255-269。

28 詳見朱桂曜，《莊子內篇證補》（上海：商務印書館，1935），頁86。

29 錢繹，《方言箋疏》（北京：中華書局，1991），頁159-160。

30 劉韶軍，《太玄校注》（武昌：華中師範大學出版社，1996），頁6。

31 《太玄校注》，頁123。

說：「以其督領經脈之海也。」[32]

　　督脈之所以能總領諸脈，與其循行人體的部位有關。古典醫學對督脈的循行記載一共六種，詳略不一；各說雖不盡相同，但基本皆循行人身正中[33]。以《素問・骨空論篇》為例，督脈的循行與腦、背脊、腎等臟器密切相關：

> 督脈者，起於少腹以下骨中央。女子入繫廷孔，其孔，溺孔之端也。其絡循陰器合篡間，繞篡後，別繞臀，至少陰與巨陽中絡者合，少陰上股內後廉，貫脊屬腎，與太陽起於目內眥，上額交巔，上入絡腦，還出別下項，循肩髆，內俠脊抵腰中，入循膂絡腎，其男子循莖下至篡，與女子等。其少腹直上者，貫齊中央，上貫心入喉，上頤環脣，上繫兩目之下中央。[34]

督脈循行的路線值得注意有二點。第一、起點：一起於小腹經恥骨中央，而後男女因性器不同循行路徑也不一。古代醫家已經觀察到女性的尿道孔與陰器的差別，而男性陰器按其形別稱之為「莖」[35]。督脈各自循行男女

32　《黃帝內經素問校注》，頁719。

33　參見馬繼興，〈雙包山西漢墓出土經脈漆木人型的研究〉，《新史學》8.2(1997)：24-29。

34　《黃帝內經素問校注》，頁717-718。又，陸瘦燕、朱汝功，《針灸腧穴圖譜》（台北：文光圖書公司，1992），頁102-103；張永顯、姜秀珍，《英漢對照經絡系統、經穴彩色掛圖注釋》（濟南：山東科學技術出版社，1999），頁90-92。

35　男性陰器稱「莖」或「莖垂」。《靈樞・邪客》：「辰有十二，人有足十指、莖、垂以應之；女子不足二節，以抱人形。」天人相應，天有十二地支，人則有足十指、陰莖、睪丸以應之；女子缺少陰莖、睪丸，但可以懷胎受孕。又，《靈樞・刺節真邪》：「莖垂者，身中之機，陰精之候，津液之道也。」也就是說，陰莖主身中生育之機能，是輸出精液與尿液的管道。張介賓說：「莖垂者，前陰宗筋也。命門元氣盛衰，具見於此，故為身中之機。精由此泄，故可以候陰精而為津液之道。」見張介賓，《類經》（北京：人民衛生出版社，1994），頁717-718。

性陰器至「篡」（會陰或肛門）這個部位[36]後路徑始相同。督脈另一起點始
於內眼角，入腦，下背脊；與前起於小腹的循行路線，最後都絡於腎臟。
第二、從小腹上循一支，貫腹臍，上穿過心進入喉部，至頭部諸位。這是
一般所說任脈的路徑。簡言之，任、督分開是前「任」後「督」，合起來
也可統稱督脈[37]。現將《素問‧骨空論篇》督脈主要的循行路線以圖示表
達如下：

（會陰或肛門）

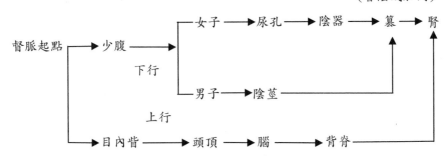

督脈的循行連繫腦、腎等人身重要的臟器。《難經‧二十八難》也以
為：「督脈者，起于下極之俞，並于脊裡，上至風府，入于腦。」[38]督脈起
始於人體下極之俞穴（長強或會陰內），沿著脊柱之內部，上達風府穴而進入

36　「篡」為人體的會陰或肛門。王冰以為篡在「前陰後陰之兩間」。張介賓也
　　說：「篡，交篡之義；謂兩便爭行之所，即前後二陰之間也。」而李時珍，
　　《奇經八脈考》說同：「篡，陰下縫間也。」小林次郎，《奇經八脈考全釋》
　　沿襲李說。郭靄春以為篡應作「纂」，即肛門皮膚攢聚處。《千金方》有：
　　「若下重不自收，篡反出，時時苦洞泄。」應指肛門外翻和脫出。李鼎解釋
　　說：「督脈『合篡間』意指會合於肛門與前陰部，而『繞篡後』則是指分別繞
　　行於肛門之後至長強部。」以上討論見：《黃帝內經素問校注》，頁718-
　　720；《類經》，頁282；李鼎，《針灸學釋難》（上海：上海中醫藥大學出版
　　社，1998），頁70-71；《奇經八脈考全釋》，頁225-226。
37　王冰說：「任脈衝脈督脈者，一源三歧也，故經或謂衝脈為督脈也。何以明
　　之？今《甲乙》及古《經脈流注圖經》以任脈循背者，謂之督脈，自少腹直上
　　者謂之任脈，亦謂之督脈，是則以背腹陰陽別為各目爾。」又說：「衝任督三
　　脈異名同體亦明矣。」見《黃帝內經素問校注》，頁717,719。另，日人相澤
　　軒篤，《一原三歧》（狩野文庫本）蒐羅文獻頗豐可參。
38　廖育群，《黃帝八十一難經》（瀋陽：遼寧教育出版社，1996），頁84。

腦部[39]。《難經》對督脈的描述較之《素問》過簡，但這裡同樣強調督脈沿著脊骨溝通人體下陰與腦部之間的功能。

除了傳世文獻，有關督脈的循行尚有考古文物可供參考。1993年，四川陽雙包山二號西漢墓出土經脈木人模型。從該具模型所標示脈的循行、流注、數目等，它既不同於馬王堆、張家山的《脈書》系統，也與《靈樞·經脈》所述十二經脈系統有別。 陽雙包山二號墓的年代大約是漢武帝元狩五年(118B.C.)以前。經脈木人模型的發現，提示晚周至西漢中期經脈學說多系發展的面貌[40]。這具人體經脈模型最大的特色是：手厥陰脈的循行切過三陽脈上達於頭頂，並且與督脈在頭頂形成十字形。

陽經脈木人模型的督脈起訖點是鼻尖中央——肛門上緣中點。其中，以鼻為起始的特徵，與《太素·督脈》楊上善[41]的注文相似：「《九卷》別于畜門，上額循巔，下項脊入 ，絡陰器，入臍中，上入缺盆。」[42]督脈起於畜(嗅)門也就是鼻部，應與行氣吐納有關。《靈樞·口問》便說：「口鼻者，氣之門戶也。」[43]醫、道之書對鼻的功能多有論述，如隋·蕭吉，《五行大義·論配藏府》：

> 《甲乙》應肺者，鼻以空虛納氣，肺亦虛而受氣故也。道家鼻主心
> 者，陽也。《老子經》云：「天以五行氣從鼻入，藏于心。」鼻以

---

39 《難經》述督脈「入屬于腦」，《甲乙經》此下有「上巔循額，至鼻柱，陽脈之海也」。

40 參見何志國，〈西漢人體經脈漆雕考——兼談經脈學起源的相關問題〉，《大自然探索》1995.3：116-121；馬繼興，〈雙包山漢墓出土的針灸經脈漆木人形〉，《文物》1996.4：55-65；謝克慶、和中俊、梁繁榮、何志國，〈「西漢人體經脈漆雕」的價值和意義〉，《成都中醫藥大學學報》1996.1：36-38；He Zhiguo and Vivienne Lo, "The Channels: A Preliminary Examination of a Lacquered Figurine from the Western Han Period," *Early China* 21 (1996): 81-123.

41 關於楊上善的生卒爭議，見錢超塵，〈楊上善生於後魏卒於隋《太素》成於後周說〉，收入任應秋、劉長林編，《內經研究論叢》(武漢：湖北人民出版社，1982)，頁336-348。

42 《黃帝內經太素》，頁231。

43 《黃帝內經靈樞校注語譯》，頁250。

空通入息，高象天，故與天通，而氣藏于心也。[44]

鼻主氣的出入，故與心肺相應。督脈起於鼻的設想或與呼吸行氣的機制有關。 陽經脈木人模型的十條經脈，除了足少陽脈以外均上循至巔。按頭為諸陽之會、背為陽，督脈對人體的陽氣起統率的作用[45]。明‧方以智（1611-1671），《物理小識‧人身類》：人「始生鼻與命門為小環，漸長而成任督之環」[46]。此說雖晚，但把鼻與命門(腎)之間的中軸線路徑視為養生的核心，如前《莊子‧養生主》所示，大概起於晚周吧。

從以上的討論顯示，人體的中樞是以督脈及其循行相關的臟器如腦、腎所組成，也就是前述的「奇恒之府」為其核心的器官。以下，我將詳細討論腦、腎之間的生理及其與督脈進一步的關係。

腦由髓液所構造。《左傳》僖公二十八年載，晉文公將與楚成王戰於城濮，「晉侯夢與楚子博，楚子伏己而盬其腦，是以懼」[47]。盬即咀嚼，楚王在夢中咀嚼吸食晉侯的腦髓。《說文》即解釋：「腦，頭髓也。」[48]這也是人體精華的部位，故緯書《春秋元命苞》：「人精在腦。」[49]醫書的觀念

44　劉國忠，《五行大義研究》(瀋陽：遼寧教育出版社，1999)，頁218。

45　李鼎，《針灸學釋難》，頁67。

46　方以智，《物理小識》(台北：臺灣商務印書館，1978)，頁67。

47　楊伯峻，《春秋左傳注》(台北：源流出版社，1982)，頁459。

48　段玉裁，《說文解字注》(台北：藝文印書館，1976)，頁389。按《說文》：「腦，從匕，相匕箸也。」有人以為《說文》腦從刀為音符，非從匕。有關腦的出土文字討論，見劉鈺、袁仲一，《秦文字通假集釋》(西安：陝西人民教育出版社，1999)，頁209；何琳儀，《戰國古文字典——戰國文字聲系》(北京：中華書局，1998)，頁315。此外，古典醫學的腦研究，見嚴健民，〈秦漢顱腦解剖在《內經》醫學理論創立中的作用〉，《自然科學史研究》14.2(1995)：162-167；李今庸，〈我國古代對「腦」的認識〉，收入氏著，《古醫書研究》(北京：中國中醫藥出版社，2003)，頁71-76；此外，謝海洲、許慶友，《腦髓病論治》(北京：科學出版社，1999)，頁9-12輯錄歷代腦的相關史料可參。

49　《春秋元命苞》，收入安居香山、中村璋八輯，《緯書集成》(石家莊：河北人民出版社，1994)，頁627。另參見中村璋八，〈緯書中の醫學關連記事の考察〉，收入氏編，《緯學研究論叢》(東京：平河出版社，1993)，頁113-134。

相似，《素問‧脈要精微論篇》：「頭者精明之府，頭傾視深，精神將奪矣。」[50]腦是精氣會聚之所在。如果一個人頭部低垂、兩眼深陷無光，就是精神衰敗之徵兆。《靈樞‧決氣》進一步解釋腦髓的形成：「穀入氣滿，淖澤注于骨，骨屬屈伸，泄澤，補益腦髓，皮膚潤澤，是謂液。」[51]人食五穀經消化所產生最精微的汁液，滲入於骨，使骨骼得以伸展自如，同時滋補腦髓。而且，腦部是全身髓液最多之處，故稱爲「海」，《靈樞‧海論》：「腦爲髓之海。」[52]《素問‧五藏生成篇》：「諸髓者皆屬於腦。」[53]人體所有的精髓皆上注於腦部。

腦液與人體關節運動有關，也與脊液有所連繫。《素問‧刺禁論篇》詳盡地列舉人體禁刺部位，「刺脊間，中髓爲傴」，「刺膝髕出液，爲跛」[54]。顯然可見，髓液的概念不是憑空想像而來，而是出於誤傷脊骨或膝髕的實際經驗[55]。

腦部的生理又與人的視覺包括眩暈的病理機制關係密切。例如，《靈樞‧大惑論》提到病邪若「入于腦則腦轉，腦轉則引目系急，目系急則目眩以轉矣」[56]。同時，腦髓亦會下滲而爲鼻涕，《素問‧解精微論篇》：「泣涕者腦也，腦者陰也。髓者骨之充也，故腦滲爲涕。」[57]

更有意思的是，腦髓、脊髓與腎精彼此之間形成流動的關係。《管子‧水地》：「腎生腦。」[58]腎藏精，生髓補腦；所以，腎有病變亦導致人體髓

50　《黃帝內經素問校注》，頁222。

51　《黃帝內經靈樞校注語譯》，頁260。古典醫學中的「津液」是有所區別的，《靈樞‧決氣》：「腠理發泄，汗出溱溱，是謂津。」津是人體體液之輕清者，發於體表腠理；液是人體體液較原濁者，充滿於骨空腦髓，潤澤人體內外。

52　《黃帝內經靈樞校注語譯》，頁269。

53　《黃帝內經素問校注》，頁158。

54　《黃帝內經素問校注》，頁642, 645。

55　嚴健民，〈秦漢顱腦解剖在《內經》醫學理論創立中的作用〉，頁165。

56　《黃帝內經靈樞校注語譯》，頁537。

57　《黃帝內經素問校注》，頁1191。

58　安井衡，《管子纂詁》（台北：河洛圖書出版社，1976），卷一四，頁3。關於《管子‧水地》的解釋，見陳鼓應，《管子四篇詮釋——稷下道家代表作》（台北：三民書局，2003），頁283-293。

液減損。《素問‧痿論篇》：「腎氣熱，則腰脊不舉，骨枯而髓減，發為骨痿。」[59]腎生骨髓，病熱則骨枯而髓液流失。因房事失度，精液流瀉，即導致腦髓下流，《靈樞‧五癃津液別》：

> 五穀之津液和合而為膏者，內滲入于骨空，補益腦髓，而下流于陰
> 股。陰陽不和，則使液溢而下流于陰，髓液皆減而下，下過度則
> 虛，虛故腰背痛而脛痠。[60]

瀉精即等同於髓液虧耗。這正是房中術「還精補腦」的理論根據。《素問‧陰陽應象大論篇》述及人60歲房事已衰，「陰痿，氣大衰，九竅不利，下虛上實，涕泣俱出矣」[61]。前面我們已說明腦髓下滲而為鼻涕，所以人年老「涕泣俱出」是房事大衰的表現。

討論至此，我們對本文一開始的葉桂督脈病案為何要「填髓充液」已有若干瞭解。簡單地說，古典醫經認為腦髓與腎精之間的流體可以相互轉換，而以循行脊柱為主的督脈是其流通的管道[62]：

腦(髓) ◀━━━━ 脊骨(督脈) ◀━━━━ 腎(精液)

房中養生的原理，即是將通過繁複體位所產生的精液，沿著背脊的督脈上升至頭部以補益腦髓(詳下節)。

關於人體中樞的問題，在古典醫學有「三焦」、「氣街」與「四海」的概念。這些概念的共同點即是將人體分割為幾個核心區域。其中，所謂「三

---

59 《黃帝內經素問校注》，頁569。
60 《黃帝內經靈樞校注語譯》，頁284。
61 《黃帝內經素問校注》，頁94。
62 周振武說：髓「謂骨內精水灌注孔竅，隨腦循脊而下聚腎也」。見周振武，《人身通考》(北京：人民衛生出版社，1994)，頁11。該書一八八二年慎餘山房刊行。

焦」的界說，在古典醫學最爲分歧[63]。從功能來看，三焦是指飲食、水穀消化、運行與排泄糟粕的通道。《素問·靈蘭祕典論篇》：「三焦者，決瀆之官，水道出焉。」[64]也就是三焦主管人體的水道。《難經·三十一難》的解釋是一致的：「三焦者，水穀之道路，氣之所終始也。」[65]人體分上焦、中焦、下焦三部，各以膈、臍爲界。而津液代謝、穀物的吸收消化各部功能不一，分而言之，如《靈樞·營衛生會》：「上焦如霧，中焦如漚，下焦如瀆。」[66]上焦宣發布散水穀精氣，其升化蒸騰，像雲霧一樣瀰漫於全身；中焦受納腐熟水穀，就好像漬泡食物一樣；下焦具有排泄水液的功能，如溝道排水一樣。

「四海」的理論與三焦類似，即將人體區分頭、胸、上下腹四個區域。所謂海，是比喻人體某些物質大量匯集之處，《靈樞·海論》：「人有髓海，有血海，有氣海，有水穀之海。」[67]腦是髓海，奇經衝脈是血海，膻中(胸中)是氣海，胃是水穀之海，這些是人身的四大中樞。此外，古典醫學又設計胸、腹、頭、脛有四條「氣街」，《靈樞·衛氣》：「胸氣有街，腹氣有街，頭氣有街，脛氣有街。」[68]氣街的分布不是個別的經脈線路，其循行溝通人體上下、前後、腹背之氣，並且具有調節經氣之功能[69]。

重點在於，三焦分部以下焦爲重，而四海與氣街以頭部爲重。所以，《難經·八難》：

　　所謂生氣之原者，謂十二經之根本也，謂腎間動氣也。此五臟六腑

63　廖育群，《岐黃醫道》(瀋陽：遼寧教育出版社，1992)，頁113-115；王慶其、周國琪主編，《黃帝內經專題研究》(上海：上海中醫藥大學出版社，2002)，頁108-111。

64　《黃帝內經靈樞校注語譯》，頁129。

65　廖育群，《黃帝八十一難經》，頁86。

66　《黃帝內經靈樞校注語譯》，頁181。

67　《黃帝內經靈樞校注語譯》，頁268。

68　《黃帝內經靈樞校注語譯》，頁371。

69　氣街與道教的人體模式有關，見石田秀實，《氣·流れる身體》(東京：平河出版社，1992)，頁55-60。

之本，十二經脈之根，呼吸之門，三焦之原。一名守邪之神。[70]

又，《難經·六十六難》：

> 臍下腎間動氣者，人之生命也，十二經之根本也，故名曰原。三焦
> 者，原氣之別使也，主通行三氣，經歷于五臟六腑。原者，三焦之
> 尊號也，故所止輒為原。[71]

人體的本原之氣在於「腎間」，即是三焦的下部所在。引文提到腎間動氣
是「呼吸之門」、「守邪之神」有道家意味[72]。人的原氣通過三焦這一大
腔而布達全身。與此相對的，四海與氣街的概念則凸出頭部在人身的重要
性。以腦為髓海，諸陽經皆上達於頭。所以《靈樞·邪氣臟腑病形》：
「十二經脈，三百六十五絡，其血氣皆上于面而走空竅。」[73]頭部為諸陽
經之匯會之處。而督脈循行的部位，如前所述是絡腎、絡腦，也就是把人
體這兩個核心區域連繫起來[74]，使身體的精髓之液得以循環流動。

　　醫學技術之所以具有效驗，而被人實踐、操作，往往援借一些做為媒介
的中介概念。人體的中樞在那裡？督(中)脈位於人體的中軸線，歷來的醫家
也將其重要性類比為天體或地理的子午線。督脈是人體中心的象徵。人體的
中軸線及其相關臟器如腦、腎的生理特徵，無疑是養生、修煉的理論基礎；
並且，以它獨特的形式發展出中國養生傳統的斑斕長卷。

70　廖育群，《黃帝八十一難經》，頁66。
71　廖育群，《黃帝八十一難經》，頁107。
72　廖育群，《黃帝八十一難經》，頁66。凌耀星推測：腎間動氣「或指練氣時臍
　　下有動氣上升之感覺」。見凌耀星主編，《難經語譯》(北京：人民衛生出版
　　社，1990)，頁11。
73　《黃帝內經靈樞校注語譯》，頁38。
74　李鼎，《針灸學釋難》，頁237-244。

三、督脈與房中養生

人體是小宇宙。身體之氣與天地之氣相互感應[75]，而其活動的機制與天道相倣。《呂氏春秋·圜道》：「精氣備一上一下，圜周復雜，無所稽留，故曰天道圜。」[76]氣的運動邏輯是陰氣上騰、陽氣下降，而且是循環不止的。氣在人體的運作也是遵循首足上下流動、周而復始的韻律。張家山《引書》：「頭氣下流，足不痿痹。」[77]《春秋繁露·循天之道》：「天氣常下施於地，是故道者亦引氣於足。」[78]人體之氣透過導引行氣而保持上下之氣流暢、生生不息。

《莊子》所謂「緣督以爲經」的道理相同。氣沿著人體的中軸線連結於腦髓與腎精。氣的運動雖然是一上一下，但按營氣運行的方向，督脈的循行基本是由上往下，任脈則是從下而上。如《靈樞·營氣》所描述營氣循行十二經脈及任督二脈所形成的環流，亦即，首先由手太陰肺經始，逐次循行各經而至足厥陰肝經，之後連接任督二脈：

> 上行至肝，從肝上注肺，上循喉嚨，入頏顙之竅，究于畜門。其支別者，上額循巔下項中，循脊入骶，是督脈也，絡陰器，上過毛中，入臍中，上循腹裡，入缺盆，下注肺中，復出太陰。此營氣之所行也，逆順之常也。[79]

也就是，營氣從督脈下行，而接任脈上行，最後出於手太陰肺經，周而復始。如前節所說，若陰精下損則腦髓虛空，所以房事謹其腎精下漏，並行

---

75 關於傳統中國的感應論，參見武田時昌，〈物類相感をめぐる中國の類推思考〉，《中國21》15(2003)：107-126。
76 陳奇猷，《呂氏春秋校釋》(台北：華正書局，1985)，頁171-172。
77 高大倫，《張家山漢簡《引書》研究》(成都：巴蜀書社，1995)，頁122。
78 蘇輿，《春秋繁露義證》(北京：中華書局，1992)，頁449。
79 《黃帝內經靈樞校注語譯》，頁168。

氣逆向運轉使精氣上升至於巔以補益腦髓。

　　戰國《行氣銘》記載的運氣也是以上下、循環爲路徑。饒宗頤的隸定釋文如下：

> 行氣：天則遆（蓄），遆則神（伸），神則下，下則定，定則固，固則
> 明，明則長，長則遑（復），遑則天。天，其本在上；地，其本在
> 下。巡（順）則生，逆則死。[80]

銘文大致可分二大段落，上節十句爲人運氣使氣蓄集，而往下伸展，臻於精固神完的程度，而有清明新境的產生；接著，行至下丹田的氣又返回上至頭頂，如此上下循走。其中，「定則固」是運氣過程的轉變所在。銘文下節四句，是行氣的總提綱、習技而體道之語。天與地之根本，在人體具體部位即是頭部與下元（丹田）。李零認爲連接這兩個人身核心區即是任、督二脈：「銘文『天之本』應指上丹田，即泥丸；『地之本』應指下丹田，即臍下的丹田。整個功法應屬任、督二脈的小周天功。」[81]此銘文所顯示的功法應可做爲《莊子》「緣督以爲經」的參證。

　　值得注意的是，《行氣銘》提示行氣有逆順二途，直接關係到養生的死

80　饒宗頤，〈劍珌行氣銘與漢簡《引書》〉，《中華文史論叢》51（1993）：227-
　　230。相關討論參看王季星，〈行氣完劍珌銘文考釋〉，《學原》2.3（1948）：
　　46-52；張光裕，〈玉刀珌銘補說〉，收入氏著，《雪齋學術論文集》（台北：
　　藝文印書館，1989），頁253-257；陳邦懷，〈戰國行氣玉銘考釋〉，收入氏
　　著，《一得集》（濟南：齊魯書社，1989），頁128-137；周法高，〈讀「戰國
　　行氣玉銘考釋」〉，《大陸雜誌》68.2（1984）：51-53；沈壽，《導引養生圖
　　說》（北京：人民體育出版社，1992），頁196-203；于省吾，《雙劍誃吉金文
　　選》（北京：中華書局，1998），頁385-386；湯餘惠，《戰國銘文選》（長春：
　　吉林大學出版社，1993），頁193-195；陳直，《讀金日札》（西安：西北大學
　　出版社，2000），頁265-267。相關研究見 Catherine Despeux, "Gymnastics: The
　　Ancient Tradition," in Livia Kohn (ed.), *Taoist Meditation and Longevity
　　Techniques* (Ann Arbor: Center For Chinese Studies, The University of Michigan,
　　1989), pp. 225-261.
81　李零，《中國方術考》（北京：人民中國出版社，1993），頁323。

生成敗。按醫家的說法，得道之人在順應「自然」。《靈樞・逆順肥瘦》申
論逆順之道：「黃帝曰：願聞自然奈何？岐伯曰：臨深決水，不用功力，而
水可竭也，循掘決衝，而經可通也。此言氣之滑澀，血之清濁，行之逆順
也。」[82]水的本性是從高處往下流，故從堤壩的深處決堤放水，順性而爲則
不必費太大的力氣。人體內血氣的運行有逆有順，亦應順其自然天性。但房
中術卻逆勢操作，聞一多討論《行氣銘》的內容後即以爲：「人之精液也是
氣了，這樣兒戲式的推論下來，便產生了房中派的還精補腦的方術。」[83]男
與女媾合，以瀉精爲自然常態，然房中家卻設法固守精氣以填髓充液，可謂
神乎技矣。

　　出土房中養生書即指出，人身之氣的本源在陰精。養生之士要閉守精
關，即可永世長壽。馬王堆帛書《十問》：

> 王子喬父問彭祖曰：「人氣何是爲精乎？」彭祖答曰：「人氣莫如
> 朘精。朘氣鬱閉，百脈生疾。朘氣不成，不能繁生，故壽盡在朘。
> 朘之保愛，兼予成佐。是故道者發明垂手、循臂、摩腹、從陰從
> 陽，必先吐陳，乃吸朘氣，與朘通息，與朘飲食。飲食完朘，如養
> 赤子。赤子驕悍數起，慎勿出入，以脩美理，固博內成，何病之
> 有？[84]

82　《黃帝內經靈樞校注語譯》，頁290。

83　聞一多，〈神仙考〉，收入氏著，《聞一多全集(一)》(台北：里仁書局，
　　1993)，頁166。馬伯英推測《行氣銘》的內容與房中有關。見馬伯英，《中國
　　醫學文化史》(上海：上海人民出版社，1994)，頁265-266。

84　馬繼興，《馬王堆古醫書考釋》(長沙：湖南科學技術出版社，1992)，頁923-
　　926。另參見周一謀，《馬王堆漢墓出土房中養生著作釋譯》(香港：海峰出版
　　社；北京：今日中國出版社，1992)；Donald Harper, *Early Chinese Medical
　　Literature: The Mawangdui Medical Manuscripts*(London and New York: Kegan
　　Paul International, 1998). 關於中國早期房中術的研究，請參見石田秀實，〈初
　　期の房中養生思想と僊說〉，《東方宗教》77(1991)：1-21；朱越利，〈樂而
　　有節的西漢陰道〉，《宗教學研究》1999.4：1-8；〈馬王堆帛書房中術的理論
　　依據〉，《宗教學研究》2003.2：1-9、2003.3：1-7；劉敦愿，〈漢畫象石上
　　的飲食男女——平陰孟莊漢墓石柱祭祀歌舞圖象分析〉，《故宮文物月刊》

上文所說的朘，或作峻，指的是男陰[85]。朘精謂男性生殖器能蓄集精液。如果男子精道閉塞，或是性器發育不全，那麼就會屢屢生疾或無法繁衍後代。養生得道之人收斂精氣運行至陰器部位，故說「與朘通息」；而且愛惜生殖器要如保護嬰兒一樣。相同的論點見於張家山《引書》：「人之所以善蹶，蚤（早）衰于险（陰），以其不能節其氣也。能善節其氣而實其险（陰），則利其身矣。」[86]蹶即人體內氣不通暢。人容易生病即因生殖功能過早衰退。此處的「陰」俱指男陰。基本上，房中養生是專以男性為對象的技術。

出土房中書所謂「赤子驕悍數起」的赤子，應該是指初生的男嬰。人們從實際的經驗得知，初生嬰兒無慾無知，生殖器卻時時勃起，生命力沛然蘊蓄。《老子》五十五章：「含德之厚，此于赤子。毒蟲不螫，猛獸不據，攫鳥不博。骨弱筋柔而握固，未知牝牡之合而朘作，精之至也。」[87]持平守和、不急不徐、房事又驕悍數起，這正是房中家所追求最高的養生境界。對此，《老子河上公章句》即發揮：「赤子未知男女之合而陰作怒者，由精氣多之所致也。」[88]但人不斷地老化、精氣不斷流失，房中術旨在發展一套技術使人恢復「赤子」的狀態。

（續）————————————

　　12.9(1994)：122-135；陳國符，〈南北朝天師道考長編〉，收入氏著，《道藏源流考》（北京：中華書局，1989），頁365-369；李零，〈東漢魏晉南北朝房中經典流派考〉，《中國文化》15/16(1997)：141-158；林富士，〈略論早期道教與房中術的關係〉，《中央研究院歷史語言研究所集刊》72.2(2001)：233-300。

85　周一謀，《馬王堆漢墓出土房中養生著作釋譯》，頁39。

86　高大倫，《張家山漢簡《引書》研究》，頁167。

87　蒙文通，《老子微文》（台北：萬卷樓圖書公司，1998），頁138。

88　王卡點校，《老子道德經河上公章句》（北京：中華書局，1993），頁212。關於《老子河上公章句》的成書年代與內容，見王明，〈《老子河上公章句》考〉，收入氏著，《道家和道教思想研究》（北京：中國社會科學出版社，1990），頁293-323；谷方，〈河上公《老子章句》考證——兼論其與《抱朴子》的關係〉，《中國哲學》7(1982)：41-57；金春峰，〈也談《老子河上公章句》之時代及其與《抱朴子》之關係〉，《中國哲學》9(1983)：137-168；湯一介，《魏晉南北朝時期的道教》（台北：東大圖書公司，1988），頁119-132。

人生以四十歲爲界。四十歲以後，男性若不懂「八益」(房事有益人體的八種技巧)、「七損」(七種不利人體健康的房事禁忌)等房中術，則身體機能大衰。《素問・陰陽應象大論篇》：「能知七損八益，則二者可調，不知用此，則早衰之節也。年四十，而陰氣自半也，起居衰也。」[89]這裡的陰氣，對房中家來說就是前述的朘氣。馬王堆帛書《天下至道談》也說：「不能用八益、去七損，則行年四十而陰氣自半也。」[90]以下，我將分析「八益」房中術的內容。

「八益」指的是房事生活的八種具體技巧：一、每天早上起床正坐，挺直背脊，鬆弛臀部，收肛，引氣下行，曰「治氣」；二、吞嚥舌下的津液，臀部懸空下垂，伸直背脊，縮肛，使呼吸之氣順暢，曰「致沫」；三、男女行房前互相嬉戲，一直等到雙方都有交合的意願爲止，曰「知時」；四、交合時，要將背脊放鬆，收肛，導氣下行，曰「蓄氣」；五、行房過程，切忌急暴求快，而需出入合度，曰「和沫」；六、房事快結束時，趁身體未乏困就及時停止交接，不可戀戰，曰「積氣」；七、房事結束，納氣於背脊之中，導引內氣下行，靜靜地等待體力恢復，曰「待盈」；八、房事完成後，要清滌陰部，在生殖器尚能勃起時完全撤離，曰「定傾」[91]。上述八項房事技巧可理解爲行房程序一連串的動作。特別值得留意的是，該功法反覆強調背脊相關的運氣：

1. 直脊、開尻、翕州(肛門)	治氣
2. 直脊、垂尻、翕州	通氣
3. 耎脊、翕州	蓄氣
4. 內脊	翕氣

這些房中導引動作，主要是通過活動背脊而行氣，鞏固精關而不使外瀉。

89 《黃帝內經素問校注》，頁94。
90 馬繼興，《馬王堆古醫書考釋》，頁1026。
91 馬繼興，《馬王堆古醫書考釋》，頁1038-1043。

其中，行氣講究縮緊肛門一項，即所謂提肛，為的是忍住瀉精而保持精氣。馬王堆帛書《十問》有類似的功法：

> 其事（房事）一虛一實，治之有節：一曰垂肢，直脊，撓尻。二曰疏股，動陰，縮州。三曰合睫，毋聽，吸氣以充腦。四曰含其五味，飲夫泉英。五曰群精皆上，吸其大明。至五而止，精神日怡。[92]

這一系列的房中養生旨以蓄積下陰之精，所以內容相當重視放鬆大腿、活動前陰與收縮肛門等運動。行氣的目的為「吸氣以充腦」、「群精皆上，吸其大明」，補益的重點仍然放在腦部。《難經‧四十七難》：「人頭者，諸陽之會也。諸陰脈皆至頸、胸中而還，獨諸陽脈皆上至頭耳。」[93]換言之，腎精上聚於腦，主要匯集全身諸陽之氣。

《十問》所謂「至五而止，精神日怡」，是指交接宜適可而止，或意指房事樂而有節、交接五回合即可停止。《玉房祕訣》以為房中術首重「動而不施」，「四動不瀉，五神咸安；五動不瀉，血脈充長」[94]。這種閉精守氣技巧幾乎是房中術一貫的精神。馬王堆房中書使用各式各樣的術語來闡釋「藏精」之術。例如，《十問》：「長生之稽，慎用玉閉。」[95]避免瀉精，是追求長生之首務。《天下至道談》：「神明之事，在於所閉。審操玉閉，神明將至。凡彼治身，務在積精。」[96]閉精是養生的消極面，積極地聚集精液方是根本之道。而且，房中術不僅保存下陰之精氣，並進一步將之昇華，沿脊柱督脈上升至腦，正如《莊子‧大宗師》所形容的「浸假而化予之尻以

---

92 馬繼興，《馬王堆古醫書考釋》，頁936。

93 廖育群，《黃帝八十一難經》，頁96。

94 丹波康賴，《醫心方》（北京：華夏出版社，1993），頁470。《醫心方》成書於九八四年，內容主要是匯聚、重編中國隋唐以前的醫籍。相關討論參見潘桂娟、樊正倫，《日本漢方醫學》（北京：中國中醫藥出版社，1994），頁15-19；馬繼興，〈《醫心方》中的古醫學文獻初探〉，《日本醫史學雜誌》31.3(1985)：326-370；杉立義一，《醫心方の傳來》（京都：思文閣，1991）。

95 馬繼興，《馬王堆古醫書考釋》，頁890。

96 馬繼興，《馬王堆古醫書考釋》，頁1018-1020。

爲輪，以神爲馬，予因以乘之」[97]，以精神意志爲馬而駕控人體內上下、循環之氣。

東漢中晚期，腎臟的生理由主藏精轉變爲主納氣、呼吸的功能。精液爲何藏於腎？按《素問・靈蘭祕典論篇》：「腎者，作強之官，伎巧出焉。」[98]作強是指精力之謂；伎巧則意指房事。腎主要掌管生殖方面的功能。《靈樞・刺節眞邪》：「莖垂者，身中之機，陰精之候，津液之道也。」[99]由於腎主水，而男性陰莖的功能同時用來瀉精與排尿，所以，古代醫家推論腎藏精液[100]。雖然「陰精」在古典醫學不專指男性的精液[101]，但有關腎藏生殖之精的論述主要即來自對男性身體的觀察(如莖、垂的機能)。李如輝仔細爬梳中國早期醫學文本認爲：「在《內經》構建腎藏精理論的過程中，作爲觀察對象，較之女性，男性更具凸出重要的意義。」[102]換言之，古典醫學的腎精有時即具體指的是男性精液（reproductive essence/semen）。例如，《靈樞・本神》：「恐懼而不解則傷精，精傷則骨痠痿厥，精時自下。」[103]這裡因過度恐懼而導致時時遺精、滑精的症狀，對象無疑即是男性。

人的臟腑系統以「心」爲主宰[104]。而腎的重要性亦有「小心」之虛銜。

---

97 《莊子校詮》，頁241。

98 《黃帝內經素問校注》，頁129。

99 《黃帝內經靈樞校注語譯》，頁487。

100 腎爲水臟，《素問・逆調論篇》：「腎者水藏，主津液。」這個的津液有二，一爲髓液，故《素問・逆調論篇》：「腎者水也，而生於骨，腎不生，則髓不能滿，故寒甚至骨也。」另一爲精液，《素問・六節藏象論篇》：腎「精之處也」。而腎藏精液，與古代醫家對膀胱功能的觀察有關。《靈樞・本輸》：「腎合膀胱，膀胱者，津液之腑也。」古人觀察到尿液由膀胱排出體外的通路與精液相同，因而推論腎藏精液。對中醫腎臟的討論，初步見賈得道，《系統中醫理論》(太原：山西科學技術出版社，2003)，頁56-60。

101 李零，《中國方術考》，頁380-381。但有些醫學文本所說的「精」很清楚即是指精液。《玉房祕訣》：「傷盛得氣則玉莖當熱，陽精濃而凝也。其衰有五：一曰精泄而出，則氣傷也；二曰精清而少，此肉傷也；三曰精變而臭，此筋傷也；四曰精出不射，此骨傷也；五曰陰衰不起，此本傷也。」見《醫心方》，頁470-471。

102 李如輝，《發生藏象學》，頁194-195。

103 《黃帝內經靈樞校注語譯》，頁85。

104 李建民，《死生之域》，頁224-227。

《素問‧刺禁論篇》：「七節之傍，中有小心。」按人脊椎共有二十一節，腎在下七節的兩傍，王冰解釋說：「小心，謂眞心神靈之宮室。」[105]其在人體的地位類似於心。心肺主司呼吸，《難經‧八難》卻將「腎間動氣」視爲「呼吸之門」[106]，這是腎與呼吸的功能首次建立起明確的關係。宋代醫家虞庶認爲腎爲呼吸之門戶的概念與術士煉養有涉：「術士云，腎間曰丹田，亦曰隱海，中有神龜，呼吸原氣，故曰呼吸之門也。」[107]桓譚(24B.C.-56A.D.)的〈仙賦〉即提到一種保氣於人體「關元」的呼吸法：「呼則出故，翕則納新，夭矯經引，積氣關元，精神周洽，鬲塞流通。」[108]而關元的所在部位，東漢末年荀悅(148-209)的《申鑑‧俗嫌》中亦有「善治氣者」之術：

> 鄰臍二寸謂之關，關者，所以關藏呼吸之氣，以稟授四體也。故氣長者以關息，氣短者其息稍升，其脈稍促，其神稍越。至於以肩息而氣舒，其神稍專。至於以關息而氣衍矣，故道者常致氣於關，是謂要術。[109]

臍下二寸即腎之所在，也就是術士所謂的丹田[110]。此處曰「關」有關閉保存之意。《素問‧六節藏象論篇》：「腎者主蟄，封藏之本，精之處

---

105 《黃帝內經素問校注》，頁638。
106 廖育群，《黃帝八十一難經》，頁66。李中梓(1588-1655)，〈腎爲先天本脾爲後天本論〉：「《仙經》曰：借問如何是玄北？嬰兒初生先兩腎。未有此身，先有兩腎，故腎爲藏府之本。十二經脈之根，呼吸之門，三焦之源。而人資之以爲始者也。故曰先天之本在腎。」見李中梓，《醫宗必讀》(北京：人民衛生出版社，1998)，頁9。
107 王九思等輯，《難經集註》(上海：商務印書館，1955)，頁26。本書爲明代王九思、石友諒、王鼎象等輯錄呂廣、楊玄操、丁德用、虞庶、楊康候等各家之注而成。成書於1505年。
108 嚴可均，《全上古三代秦漢三國六朝文》(台北：中華書局，1987)，第1冊，頁535。
109 荀悅，《申鑑》，收入《中國子學名著集成》(台北：中國子學名著集成編印基金會影印，1978)，頁84-85。
110 《人身通考》，頁13。

也。」[111]這裡的蟄也有閉藏的意思。差別在於，《內經》的腎主藏精，而《申鑑》的腎關藏呼吸之氣。這一根本性之轉變的同時，房中養生「還精補腦」的技術也進一步明確化。

醫學論述與房中養生之間彼此滲透也時有區隔[112]。醫學論述裡，腦髓、脊髓、腎精彼此之間是緊密相關的，房中養生的生理基礎與之殊途同歸。然而「還精補腦」之術則違逆醫學營氣流行之序，倒其首尾，形成醫學的身體與養生的身體根本上之差異。這兩種身體觀的差異亦反映在歷來醫書與道教的身體圖像[113]。

從戰國到東漢之間，關於房中術的記載極爲零散。但東漢末魏晉時期，不僅出現道教「七經之道」的房中正典，也有傳容成、彭祖、玉子之術的師徒流派形成[114]。而有關批評房中術的言論也在此時大量湧現。「還精補腦」一詞初見於東漢五斗米道的《老子想爾注》：

> 道教人結精成神，今世間僞伎詐稱道，託黃帝、玄女、龔子、容成之文相教，從女不施，思還精補膦（腦），心神不一，失其所守，為

---

111 《黃帝內經素問校注》，頁149。

112 白杉悅雄，〈「虛」の體感と「虛」の病理學——古代養生說から醫學理論が繼承しものた——〉，《中國出土資料研究》6(2002)：94-113。

113 坂出祥伸，〈「內景圖」とその沿革〉，收入氏著，《中國思想研究——醫藥養生‧科學思想篇》(大阪：關西大學出版社，1999)，頁73-112。關於臟腑醫學圖譜的研究，以渡邊幸三的論文最爲系統，黃龍祥在資料收集上最爲全面。見渡邊幸三，〈現存する中國近世での五藏六府圖の概說〉，收入氏著，《本草書の研究》(大阪：杏雨書屋，1987)，頁341-452；黃龍祥，《中國針灸史圖鑑》(青島：青島出版社，2003)，頁6-57。相關討論見侯寶璋，〈中國解剖史之檢討〉，《齊大國學季刊》新1.1(1940)：1-17；馬繼興，〈宋代的人體解剖圖〉，《醫學史與保健組織》1957.2：125-127；陳垣，〈中國解剖學史料〉，收入氏著，《陳垣早年文集》(台北：中央研究院中國文哲研究所，1992)，頁362-369；靳士英，〈朱肱《內外二景圖》考〉，《中國科技史料》16.4(1995)：92-96；〈五臟圖考〉，《中華醫史雜誌》1994.2：68-77；〈明堂圖考〉，《中華醫史雜誌》1991.3：135-140；靳士英、靳朴，〈《存眞圖》與《存眞環中圖》考〉，《自然科學史研究》15.3(1996)：272-284。

114 李零，《中國方術續考》，頁122-125。

揣悦不可長實。[115]

《老子想爾注》對「還精補腦」會有如此強烈的批評，正說明該法的風行。事實上，還精補腦是房中諸法的核心技術。葛洪(283-363)在《抱朴子‧釋滯》：「房中之法十餘家，或以補救傷損，或以攻治眾病，或以采陰益陽，或以增年延壽，其大要在於還精補腦之一事耳。此法乃眞人口口相傳，本不書也。」[116]而養生之家對此術亦津津樂道，如曹植〈飛龍篇〉詩所示：「神皇所造，教我服食，還精補腦，壽同金石，永世難老。」[117]

關於還精補腦的技術，如上所言，都是修煉中人口授心傳而不形諸文字。見於記載者，皆假託隱語敷衍其事，如《抱朴子‧釋滯》所說：「玄素子都容成公彭祖之屬，蓋載其粗事，終不以至要者著於紙上者也。」[118]不過，透過歷來相關的隻字片語，我們仍可復原還精補腦的若干細節。按男性以精液爲寶，故行房固精勿漏。《老子河上公章句‧守道》：「人能以氣爲根，以精爲蒂，如樹根不深則拔，[　]蒂不堅則落。言當深藏其氣，固守其精，無使漏泄。」[119]行房不瀉精之後，進一步則補益人身。《老子河上公章句‧儉欲》：「[治國者]兵甲不用，卻走馬[以]治農田，治身者卻陽精以糞其身。」[120]毫無疑問，這裡的「陽精」指的是男性的精液而言。《抱朴子‧

---

115 饒宗頤，《老子想爾注校證》(上海：上海古籍出版社，1991)，頁11。《老子想爾注》的年代，或有以爲是張天師一家之學，也有學者認爲是魏晉以後之作品。關於《老子想爾注》的討論見：李豐楙，〈《老子想爾注》的形成及其道教思想〉，《東方宗教》新1(1990)：151-179；朱越利，〈《老子想爾注》的結精術〉，收入鄭志明主編，《道教文化的精華》(嘉義：南華大學宗教文化研究中心，2000)，頁1-25；柳存仁，〈道教前史二章〉，《中華文史論叢》51(1993)：215-225；劉昭瑞，〈論《老子想爾注》中的黃容「僞伎」與天師道「合氣」說〉，《道家文化研究》7(1995)：284-293等。

116 王明，《抱朴子內篇校釋》(北京：中華書局，1996)，頁150。

117 逯欽立輯校，《先秦漢魏晉南北朝詩》(台北：學海出版社，1984)，頁422。東漢以來求仙服食之風，參見邢義田，〈東漢的方士與求仙風氣──肥致碑讀記〉，《大陸雜誌》94.2(1997)：1-13。

118 《抱朴子內篇校釋》，頁150。

119 《老子道德經河上公章句》，頁232。

120 《老子道德經河上公章句》，頁181。按「卻陽精以糞其身」者，糞即糞田，

微旨》有一段論及房中術與上引《老子河上公章句》所言一致：「善其術者，則能卻走馬以補腦。」[121]走馬即瀉精。然行房不瀉如何補腦？《老子河上公章句・安民》：「愛精重施，髓滿骨堅。」[122]按醫學的論述，精液下溢，腦髓也隨之下流而遞減，並引起背脊病痛、脛骨痠疼的現象，房中術即通過特殊體位所產生的精液來補益骨髓。特別值得注意的是，男性行房不僅固精不瀉，而且在過程中採陰補陽，汲取女性之精氣。《老子想爾注》：

> 知守黑者，道德常在，不從人貸，必當償之，不如自有也。行《玄女經》龔子容成之法，悉欲貸，何人主當貸若者乎？故令不得也。唯有自守，絕心閉念者，大無極也。[123]

「守黑」是守精。按五行、五臟、五色的配屬，腎屬黑、屬水。上述的「道德」非指人之德性而言，疑是房中隱語，《上清黃書過度儀》言男女交接為「共奉行道德」[124]。《老子想爾注》主張房中術旨在「自守」即珍重自己的精液，反對採補，故有「不從人貸」的異議。

還精補腦的技法大致是主張久交不瀉，甚至採補女性之精氣，最終目的是在補益可能流失的腦髓。《醫心方・房內》引《仙經》有較詳細的技法流程：

> 還精補腦之道，交接精大動欲出者，急以左手中央兩指卻抑陰囊後大孔前，壯事抑之，長吐氣，并喙齒數十過，勿閉氣也。便施其

（續）
　　意指男性不瀉精以冀治其身。見鄭成海，《老子河上公注疏證》（台北：華正書局，1978），頁312-313。
121 《抱朴子內篇校釋》，頁129。
122 《老子道德經河上公章句》，頁11。
123 饒宗頤，《老子想爾注校證》，頁36。
124 關於《上清黃書過度儀》的研究，見葛兆光，《屈服史及其他：六朝隋唐道教的思想史研究》（北京：三聯書店，2003），頁75-95。另《黃書》一共有四部，源流不一，見朱越利，〈《黃書》考〉，《中國哲學》19(1998)：167-188。

精，精亦不得出，但從玉莖復上還，入腦中也。[125]

引文中用左手中央兩指壓抑「陰囊後大孔前」的部位，即督脈所經之處，也就是屏翳穴。《千金方‧房中補益》：「凡欲施瀉者，當閉口張目，閉氣，握固兩手，左右上下縮鼻取氣，又縮下部及吸腹，小偃脊膂，急以左手中兩指抑屏翳穴，長吐氣并琢齒千遍，則精上補腦，使人長生。」[126]這一類技法大同小異[127]，《千金方》所說的屏翳穴位於人身的會陰部[128]，而精液上升補腦則是經由督脈一途。元代醫家滑壽《十四經發揮》解釋督脈行經人下體的會陰部：「下極之腧，兩陰之間，屏翳處也。屏翳兩筋間為纂，纂內深處為下極；督脈之所始也。」[129]也就是說，修煉房中術者，壓抑督脈的會陰穴道，並行氣使精上升入腦。而所謂「補腦」，更具體地說是補益腦中的髓液。《醫心方‧房內》引《錄驗方》記載一則誇張房中藥效的故事：一名七十五歲的男奴益多，因服藥之效去老還童，「腰伸，白髮更黑，顏色滑澤，狀若卅時」，而且與女主人發生亂倫後被殺，「時妾識恥與奴通，即殺益多。折脛視，中有黃髓更充滿，是以知此方有驗」[130]。腦即是髓液匯集之中心。所以，行房術者不僅要避免頭部的髓液往下流溢，反之，須逆向操作使精液上溯以填髓充液。

討論至此，我們得知督脈透過房中論述而形成的男性身體觀。男精、脊髓、腦液之間體液流動，主要是與男性養生有關。男女都有任、督等脈，但個別的經脈及相關器官卻有性別的意涵。森立之(1807-1885)即說：「督

125 《醫心方》，頁470。
126 孫思邈，《千金方》(北京：華夏出版社，1993)，頁389。另參見坂出祥伸，〈孫思邈における醫療と道教〉，收入《千金方研究資料集》(大阪：オリエント出版社，1989)，頁52-67。
127 例如，楊繼洲，《針灸大成》(北京：人民衛生出版社，1995)，頁272；趙立勛等，《遵生八箋校注》(北京：人民衛生出版社，1994)，頁289；金禮蒙，《醫方類聚》(北京：人民衛生出版社，1981)，頁351-352等。
128 宋書功，《中國古代房室養生集要》，頁222。
129 《十四經發揮》，頁89。
130 《醫心方》，頁477。

脈,腦之經;任脈,胞之經。」[131]這裡的「胞」指的是女性的子宮。任脈與婦人的生殖、生長機制相關,而督脈是腦之經脈,無疑可以放在男性「還精補腦」的養生脈絡來理解。人身有十二條正經、八條奇經,還有無數的絡脈,但歷來相關的修煉圖譜皆將人體的脈路簡化為督脈(或任督二脈),並做為連繫精道與腦髓之間的管道。而以督脈為中心的「男性醫學」論述,則深深地滲透至日後男性的身心經驗[132]。

四、餘論——研究取徑的三個轉向

這篇論文是關於奇經八脈的新研究。奇經的內容散見於《內經》各篇,至《難經》首次出現「奇經八脈」一詞。我們發現奇經雖然不像十二正經有表裡配偶、臟腑絡屬的結構,但卻與《內經》另一組邊緣化的概念「奇恒之府」關係密切。奇經八脈的研究策略,應更緊密地與奇恒之府的探討有所連繫。換言之,古典醫學的研究應由「氣論」往「津液論」(髓、精液、汗、血)轉向。

督脈即與奇恒之府的腦、骨、髓等之生成有關。正如清代醫家程文囿發揮古典醫學的精義:

> 腦髓實則思易得,過思則心火爍腦,頭眩、眼花、耳鳴之象立見,而髓傷矣。髓本精生,下通督脈,命火溫養,則髓益充。縱慾者傷其命門,不但無以上溫,而且索其下注。腦髓幾何,能禁命門之取

---

131 森立之,《素問考注》(北京:學苑出版社,2002),頁330。關於森立之的討論,見郭秀梅,〈江戶考證醫學初考——森立之的生平和著作〉,《新史學》14.4(2003):121-156。

132 江漢聲、江萬煊,〈中國傳統社會文化背景中的性無能〉,《當代醫學》10.5(1982):388-394;文榮光、王經綸,〈腎虧症候群:臺灣所見一種具文化特殊性的性精神官能症〉,收入林宗義、Arthur Kleinman 編,《文化與行為——古今華人的正常與不正常行為》(香港:中文大學出版社,1990),頁303-313;J. L. Weakland, "Orality in Chinese Conceptions of Male Genital Sexuality," *Psychiatry* 19(1956): 237-247.

　　給而不敝乎？精不足者，補之以味，皆上行至腦，以為生化之源，
安可不為之珍惜！[133]

腎精不足則危及腦髓。而督脈經由房中論述，以及歷來內丹實踐的推波助
瀾[134]，成為經脈學說中最廣為人知的經脈。

　　其次，關於經脈起源的多源性。十二正經向來與針灸技法緊密結合，因
此較為醫家所重視[135]。而奇經一系，從《莊子》以來相關史料顯示，多與養
生修煉技術有關。李時珍著《奇經八脈考》即感於「八脈散在群書者，略而
不悉」；除醫書以外，《奇經八脈考》所收以氣功文獻最多[136]。李時珍對
經脈的理解主要是近於養生一途：「內景隧道，惟返觀者能照察之，其言必
不謬也。」[137]所謂「隧道」在此指的是奇經八脈。「返觀」又稱「內照」，
是修煉者收視返聽的技法[138]。人體的經脈是通過「返觀者」的想像視覺，
對修煉文本(或圖象)所創造的一種身心體驗[139]。

　　最後，我必須強調中國古典醫學是「兩性模式」的身體觀。這種兩性模

133　王新華編著，《中醫歷代醫論精選》(南京：江蘇科學技術出版社，1998)，頁
　　　31-32。
134　石田秀實，〈房中と內丹──身體錬金術の起源を探る〉，收入氏編，《東ア
　　　ジアの身體技法》(東京：勉誠出版，2001)，頁56-85。又，陳櫻寧說：「從
　　　來著丹經者，多言男子之事，女丹訣自有別傳。」陳櫻寧，《黃庭經講義》
　　　(北京：中國醫藥科技出版社，1989)，頁3。
135　黃龍祥，《中國針灸學術史大綱》(北京：華夏出版社，2001)；趙京生，《針
　　　灸經典理論闡釋》(上海：上海中醫藥大學出版社，2000)。
136　岩井祐泉，〈李時珍《奇經八脈考》所引氣功文獻〉，收入錢超塵、高文鑄主
　　　編，《紀念李時珍誕辰480周年學術論文集》(北京：中醫古籍出版社，
　　　1998)，頁26-30。
137　《奇經八脈考校注》，頁30。
138　張其成，〈李時珍對人體生命的認識〉，《中華醫史雜誌》2004.1：28。
139　道家反觀臟腑、存想思念往往借助圖像。見靳士英，〈朱肱《內外二景圖》
　　　考〉，頁95。另參見馬繼興，〈《華佗內視》源流初探〉，收入中國中醫研究
　　　院編，《中國中醫研究院三十年論文選》(北京：中醫古籍出版社，1986)，頁
　　　447-451；麥谷邦夫，〈《黃庭內景經》試論〉，《東洋文化》62(1982)：29-
　　　57；宮澤正順，〈道教典籍に見える周身部分の名稱について〉，《東方宗
　　　教》67(1986)：22-37。

式是建立在「氣—經脈」的功能機制，而不在於男女外在性徵器官的差別。
例如，任脈破壞以後，男性有「女性化」的病理現象(無鬚)，而婦人、宦者
與生殖器殘缺的人沒有鬍鬚則與「血」的作用有關。相對來說，男性的生命
以精液爲主，並與督脈形成男性的身體觀及養生論述。特別值得注意的是，
「房中」一系之醫學自身的轉型重鑄，及其與其他醫學分支的分合遷蛻，才
是導致中國醫學婦、產等科誕生的眞正關鍵所在[140]。

　　總結而言，古典醫學的研究議題，從「氣論」到「津液論」的轉移，從
「醫學的身體」到「養生的身體」的深造，以及對房中一系生命觀念的正
視，不僅有利於奇經八脈全面性研究的開展，同時也將促使性別史、身體
史的探討邁向一個新的里程碑。

（本文於民國九十三年十月七日通過刊登）

　　本文是中央研究院主題研究計畫「宗教與醫療」的執行成果之一。初稿
曾在京都大學人文科學研究所提出報告(2003.07.15)。

---

140 參見李建民，〈「婦人媚道」考——傳統家庭的衝突與化解方術〉，《新史
　　學》7.4(1996)：1-32；李貞德，〈漢唐之間求子醫方試探——兼論婦科濫觴與
　　性別論述〉，《中央研究院歷史語言研究所集刊》68.2(1997)：283-367。以經
　　脈而言，本文所涉及的奇經八脈，學者即指出：「臨床上衝、任、帶三脈往往
　　與婦科病有密切關係，所以皆屬陰，而督脈則屬陽，後世甚至把督脈用爲諸
　　陽脈之總督者，此四經以今日觀之，似均與生殖系統有關。」見賈得道，《黃
　　帝內經新纂》(太原：山西科學技術出版社，2003)，頁98。

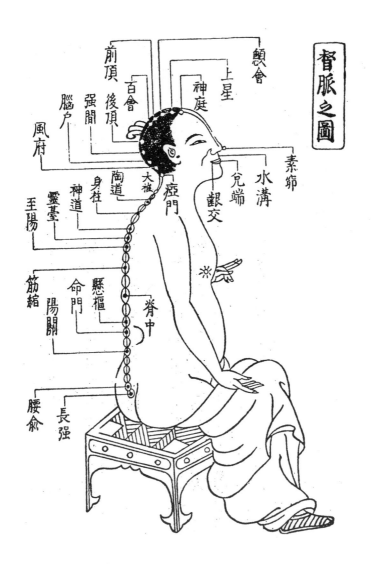

圖1 傳統督脈圖。督脈的管道與背脊合而為一。《難經‧二十八難》：督脈起於人體最下部的俞穴，沿脊柱之內，上行到風府穴，入連於腦。（承澹庵校註，《古本十四經發揮》〔台北：自由出版社，1990〕，頁88）

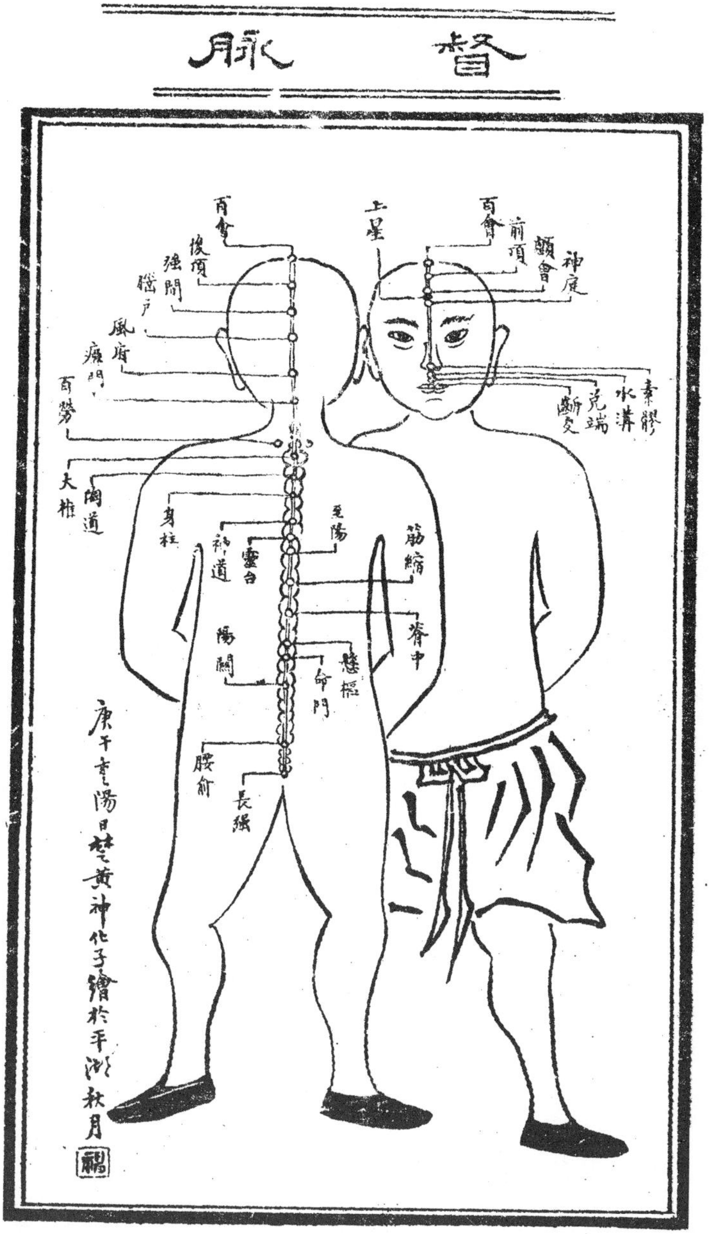

督脈

圖2　現代督脈圖。命門在脊柱第七椎節下間。風府在項入髮際一寸。
（陳雲峰，《增圖編纂鍼灸醫案》[蘄陽麟鳳山人存板，1930]）

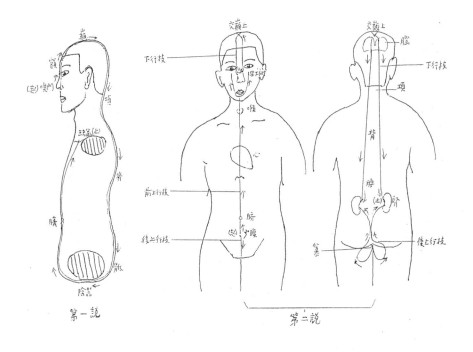

圖3-1 督脈循行路線復原（馬繼興先生手繪）
第一說《太素・督脈・楊上善注》；第二說《素問・骨空篇》。
（馬繼興，〈雙包山西漢墓出土經脈漆木人型的研究〉，《新史學》
8.2：55）

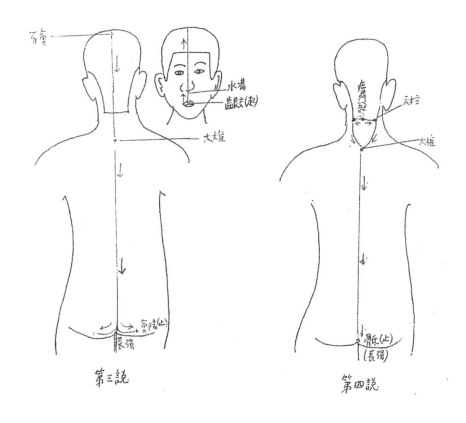

圖3-2 第三說《素問·氣府論篇》；第四說《太素·氣府》。

（馬繼興，〈雙包山西漢墓出土經脈漆木人型的研究〉，頁56）

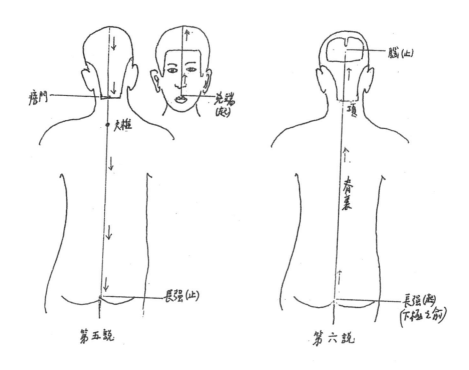

圖3-3 第五說《太素・氣府・楊上善注》；第六說《難經・二十八難》。
（馬繼興，〈雙包山西漢墓出土經脈漆木人型的研究〉，頁57）

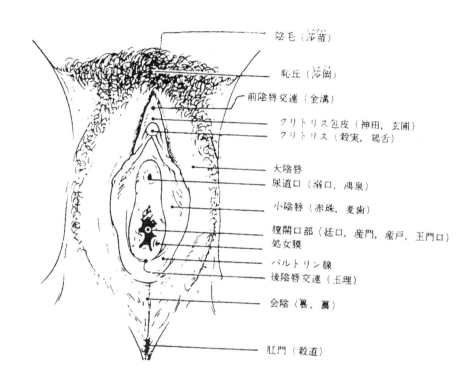

陰毛（莎苗）

恥丘（莎岡）

前陰唇交連（金溝）

クリトリス包皮（神田，玄圃）
クリトリス（殺実，鵰舌）

大陰唇
尿道口（溺口，鴻泉）

小陰唇（赤珠，麦歯）

膣開口部（廷口，産門，産戸，玉門口）
処女膜

バルトリン腺
後陰唇交連（玉理）

会陰（纂，纂）

肛門（穀道）

圖4　督脈循行的起點分別經過男、女陰器，至「纂」（會陰）後路徑始同。
（小林次郎，《奇經八脈考全釋》，頁225）

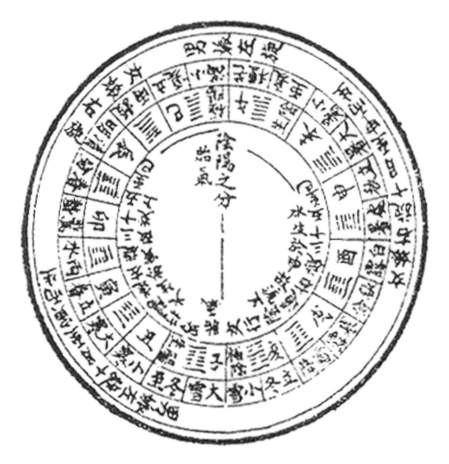

十九難男女有相反圖

圖5　男、女脈象不同，女子脈象較男子濡弱。《難經‧十九難》認為男女
　　　性別不同，男陽女陰，「男子生於寅，女子生於申」，生理亦有所差
　　　異。
　　　（王樹權，《圖註八十一難經譯》[北京：科學技術文獻出版社，
　　　1995]，頁71）

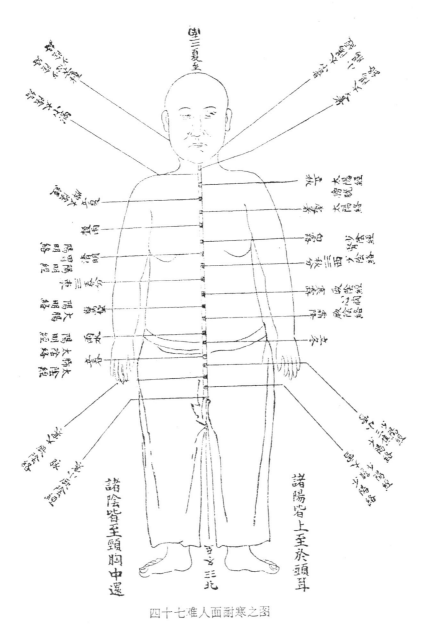

四十七難人面耐寒之图

圖6　《難經·四十七難》認為人的頭部是手、足三陽經脈會聚之地。
　　　　（王樹權，《圖註八十一難經譯》，頁151）

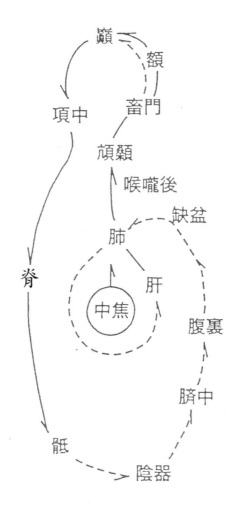

营気運行示意図

圖7 人體營氣的運行方向，督脈是由上而下，與「還精補腦」之術相反，
氣由下往上逆向運行。

（李鼎，《針灸學釋難》，頁73）

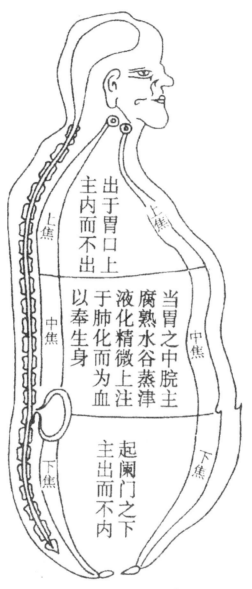

圖8　三焦在《內經》是消化、代謝的臟腑，主要處理水穀之氣。到了《難
　　　經》則與下焦原氣（腎氣）的觀念連繫起來。《難經・六十六難》：
　　　「三焦者，原氣之別使也。」即三焦是原氣別行之管道。
　　　（張介賓，《類經圖翼》[台北：新文豐出版公司，1976]，頁81）

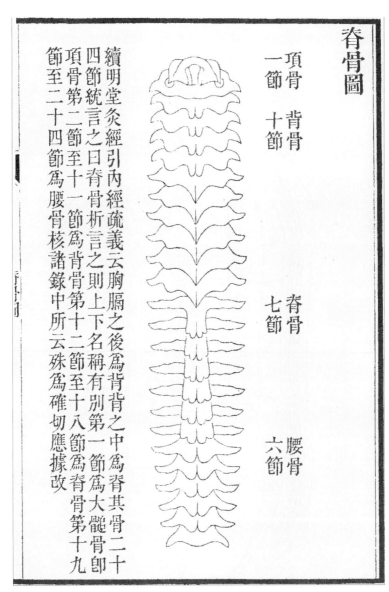

脊骨圖

項骨　背骨
一節　十節

脊骨
七節

腰骨
六節

續明堂灸經引內經疏義云胸膈之後為背背之中為脊其骨二十四節統言之曰脊骨析言之則上下名稱有別第一節為大髖骨即

項骨第二節至十一節為背骨第十二節至十八節為脊骨第十九

節至二十四節為腰骨核諸錄中所云殊為確切應據改

圖9　脊骨圖。《素問‧氣府論篇》認為脊骨共有二十一節，後世略有所
增。
（許槤，《洗冤錄詳義》[收入《續修四庫全書‧子部‧法家類》（上
海：上海古籍出版社，1997），第972冊]，頁368）

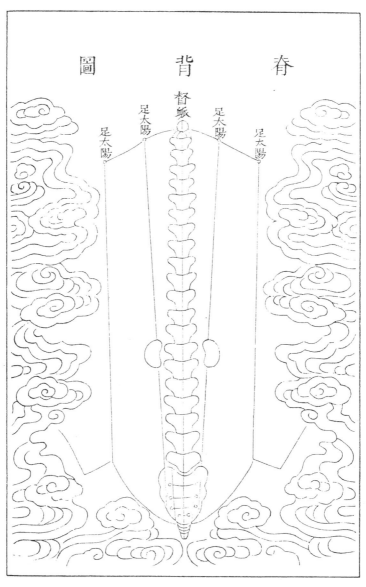

圖10 腎在人體脊椎下七節之兩旁，《素問・刺禁論篇》：「七節之傍，中
　　　有小心」。腎的地位與心相侔，故曰「小心」。

　　　（吳謙等，《御纂醫宗金鑑》[台北：宏業書局，1993]，卷六一，頁
　　　8）

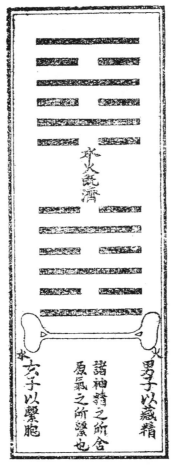

水火既濟

男子以藏精 火

諸神精之所舍
原氣之所繫也

女子以繫胞

腎兩者
非皆腎
也其左
者為腎
右者為
命門故
知腎有
一也

三十六難腎與命門之圖

圖11　右腎為命門，是原氣(即腎氣)所維繫的地方。男子用來儲存精氣，女
　　　子用來連繫子宮。

　　　(王樹權，《圖註八十一難經譯》，頁124)

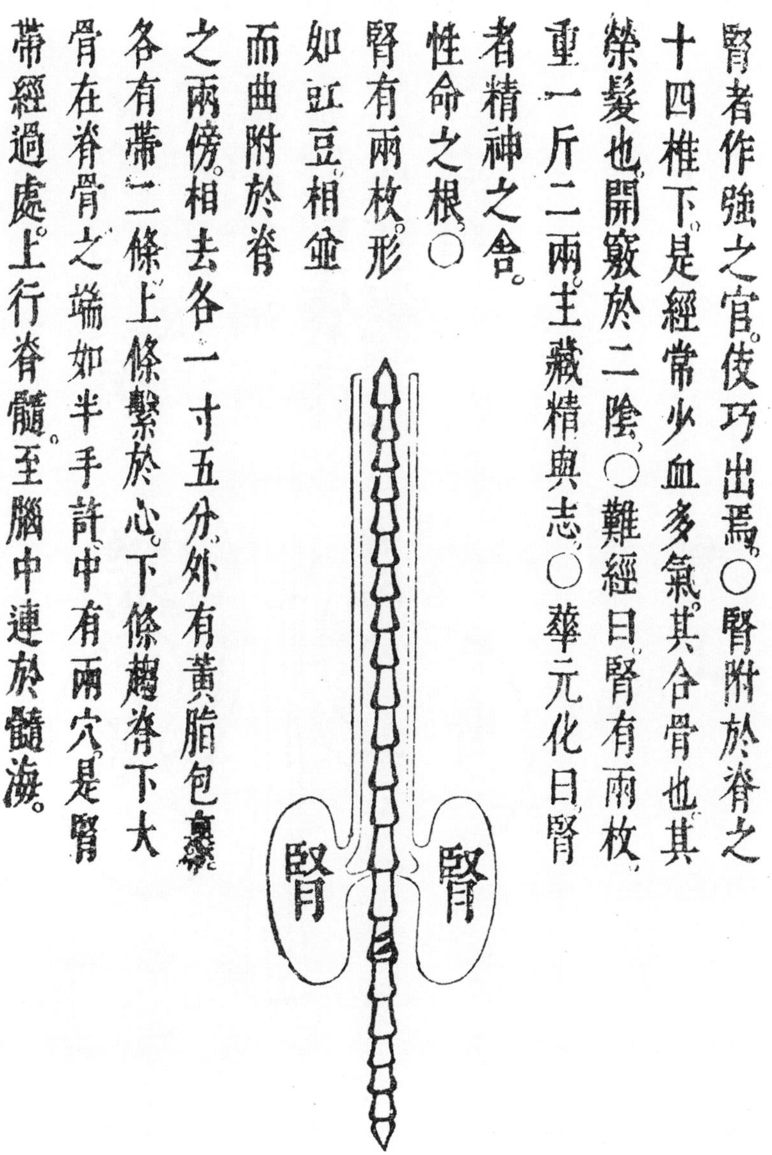

腎者作強之官，伎巧出焉。◯腎附於脊之十四椎下，是經常少血多氣，其合骨也。其榮髮也，開竅於二陰。◯難經曰：腎有兩枚，重一斤二兩，主藏精與志。◯華元化曰：腎者精神之舍，性命之根。◯腎有兩枚，形如虹豆相並，而曲附於脊而曲附於脊之兩傍。相去各一寸五分，外有黃脂包裹，各有帶二條，上條繫於心，下條趨脊下大骨，在脊骨之端，如半手許，中有兩穴，是腎帶經過處，上行脊髓，至腦中，連於髓海。

圖12　腎藏精液，上行脊髓，至腦中連於髓海。腎精與腦髓可以流通。

（張介賓，《類經圖翼》，頁80）

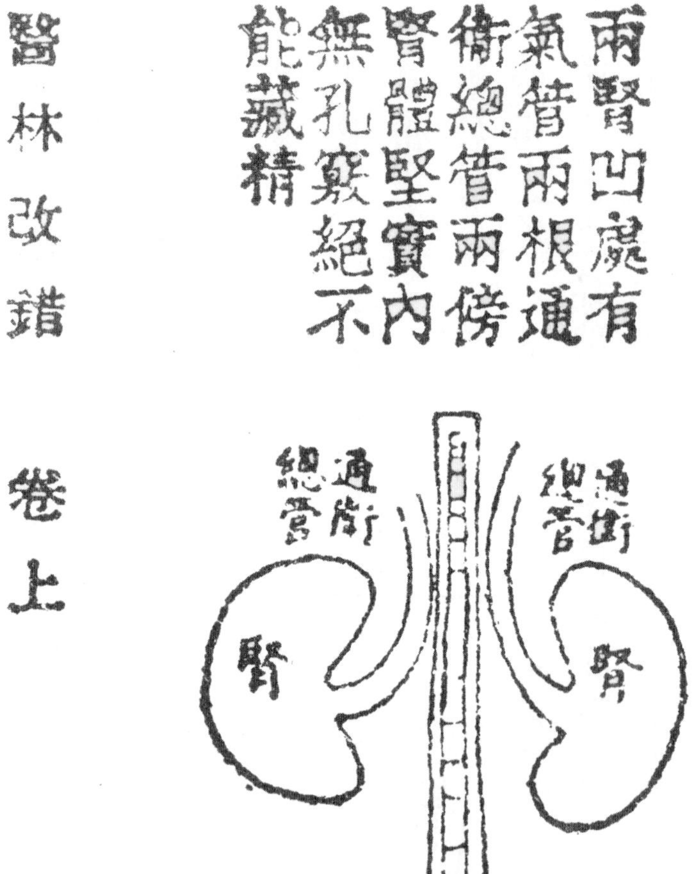

醫林改錯　卷上

兩腎凹處有
氣管兩根通
衛總管兩傍
腎體堅實內
無孔竅絕不
能藏精

圖13　王清任(1768-1831)推翻腎藏精之説，重繪腎圖。

(王清任，《醫林改錯》[台北：力行書局，1995]，頁9)

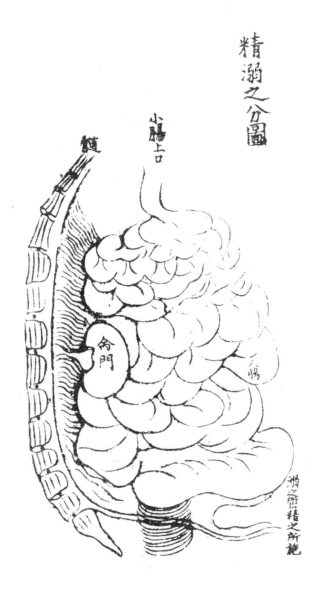

圖14　腎連背脊，並與精道相通。古典醫學認為房事過度，精液下漏，髓液減少。

（《凌門傳授銅人指穴》[台北：士林出版社景印清抄本，1988]，頁107）

圖 穴 精 遺 灸

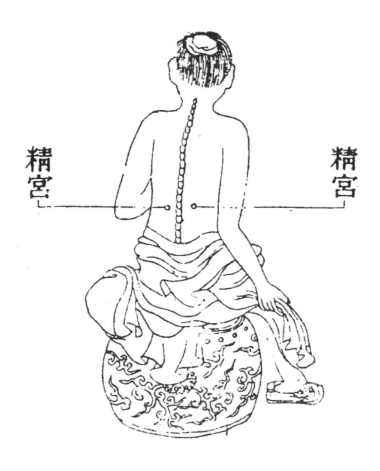

精宮　　　　　　　　　　　　　　　　精宮

圖15　古人認為腎藏精液。腎又名「精宮」，是男性夢遺灸療之處。
　　　（吳謙等，《御纂醫宗金鑑》卷八六，頁257）

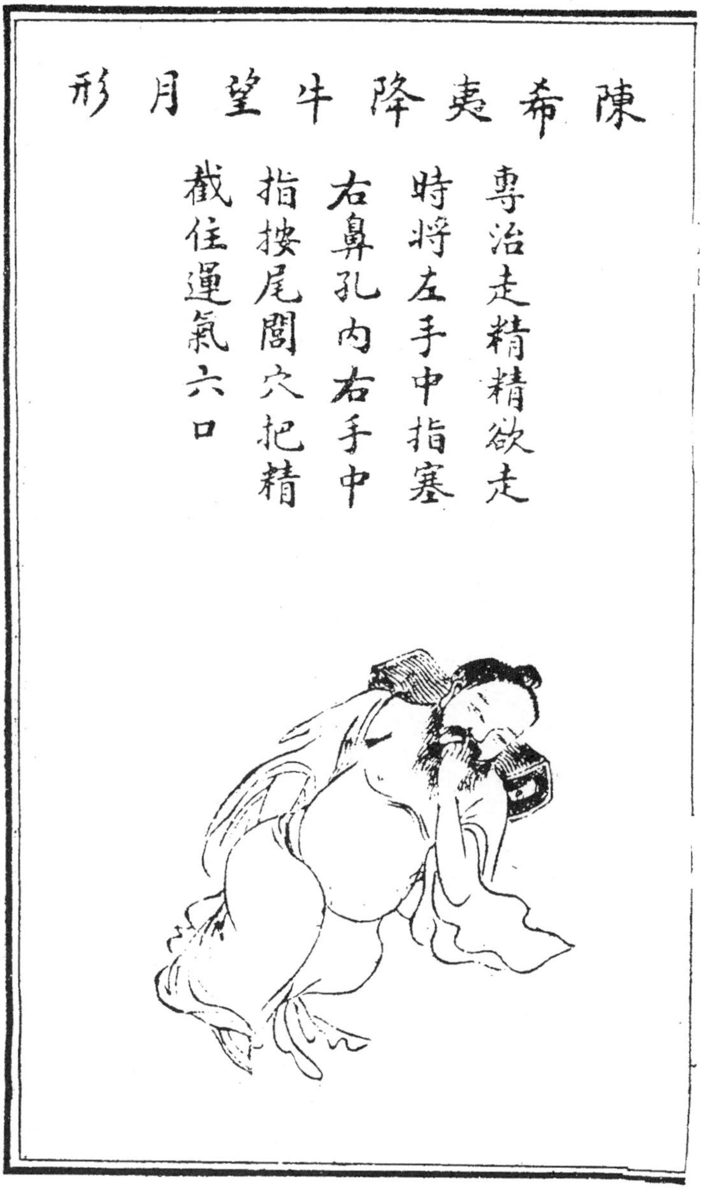

形月望牛降夷希陳

專治走精精欲走
時將左手中指塞
右鼻孔內右手中
指按尾閭穴把精
截住運氣六口

圖16　精液為寶，行房固精勿漏。

（席裕康，《內外功圖說輯要》﹝台北：自由出版社，1998﹞，頁48）

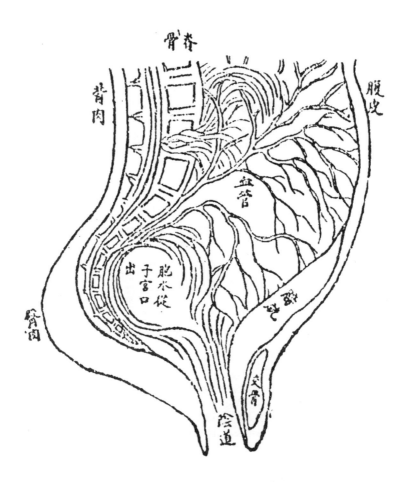

圖17　傳統醫學無女性「胞宮」的圖像傳統。唐宗海(1847-1897)接觸西醫
　　　後，　通中西醫始有胞宮圖。
　　　(唐宗海，《醫經精義》[台北：力行出版社，1987]，頁93)

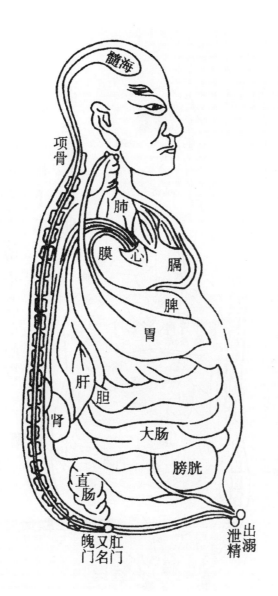

圖18　精道循脊背，上連髓海。

（施沛，《臟腑指掌圖書》，收入鄭金生主編，《海外回歸中醫善本
古籍叢書》［北京：人民衛生出版社，2003］，第12冊，頁603）

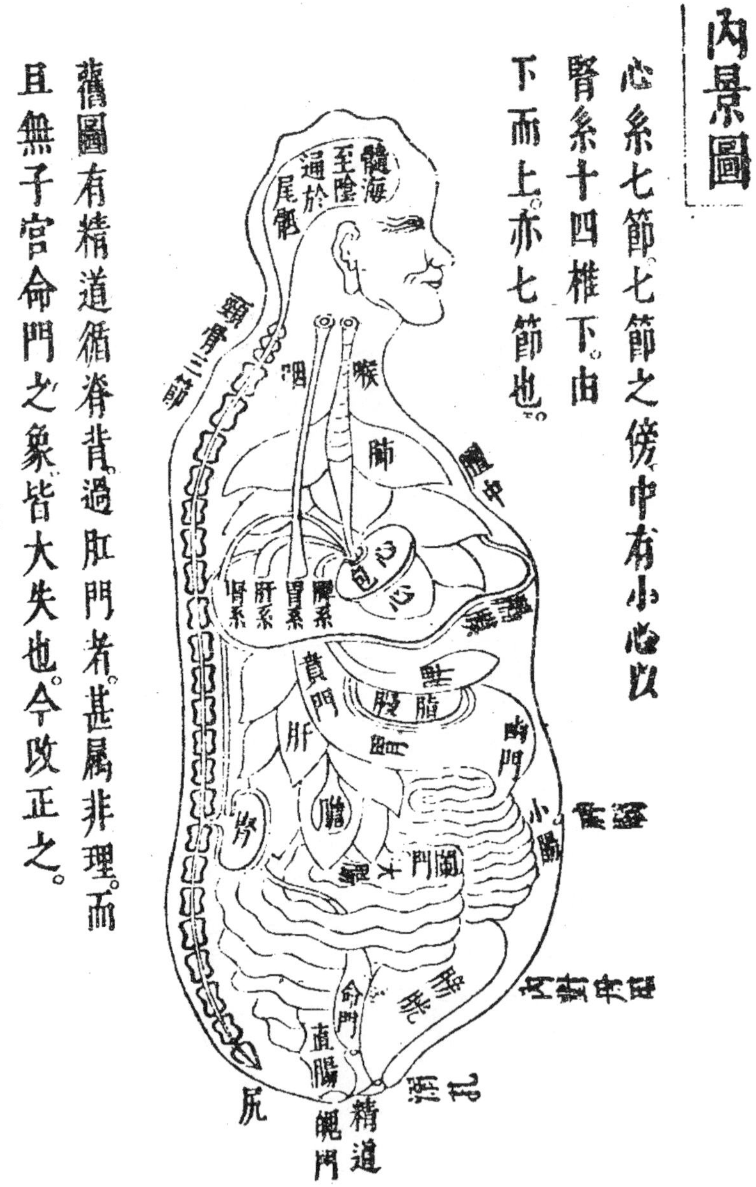

內景圖
心系七節。七節之傍，中有小心。以腎系十四椎下，由下而上，亦七節也。
舊圖有精道循脊背過肛門者，甚屬非理。而且無子宮命門之象，皆大失也。今改正之。
髓海至陰通於尾骶
頸骨三節
咽
喉
肺
心包
心
腎系
肝系
胃系
脾系
賁門
肝
膽
腎
小腸
闌門
命門
直腸
尻
魄門
精道

圖19　張介賓的內景改正圖。精道與命門(子宮)相連。

(張介賓，《類經圖翼》，頁83)

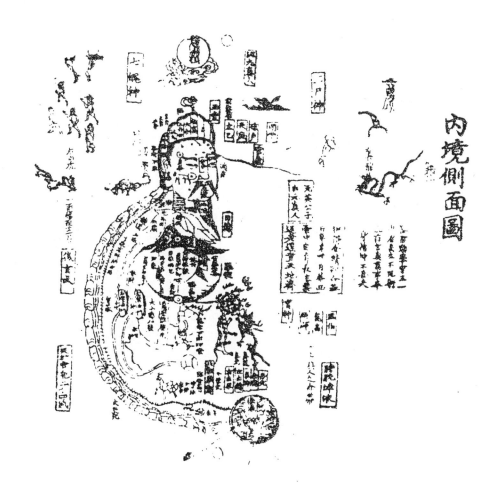

圖20　宋人李駉的《黃帝八十一難經纂圖句解》（1269）之附圖，精關以圓
　　　形示意，並與背脊相連。

　　　（李駉，《黃帝八十一難經纂圖句解》［北京：人民衛生出版社，
　　　1997］，頁8）

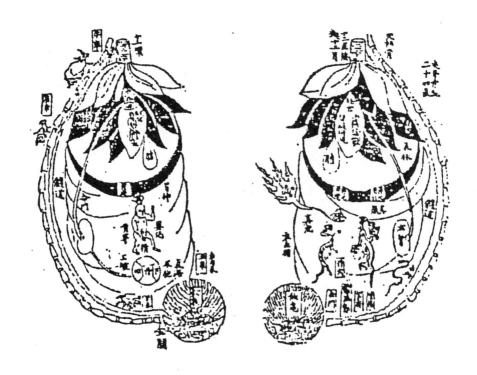

圖21　煙蘿子(依託,五代時人)「內境左側之圖」、「內境右側之圖」。髓
　　　道直通金關(精道)。

　　　(石泰輯,《修真十書・雜著捷徑》,收入《道藏・洞真部・方法
　　　類》[台北:新文豐出版公司,1985])

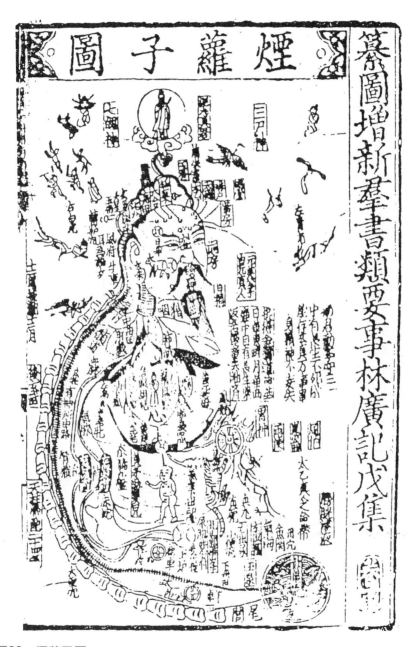

圖22　煙蘿子圖。

（《事林廣記》［後至元本］附圖）

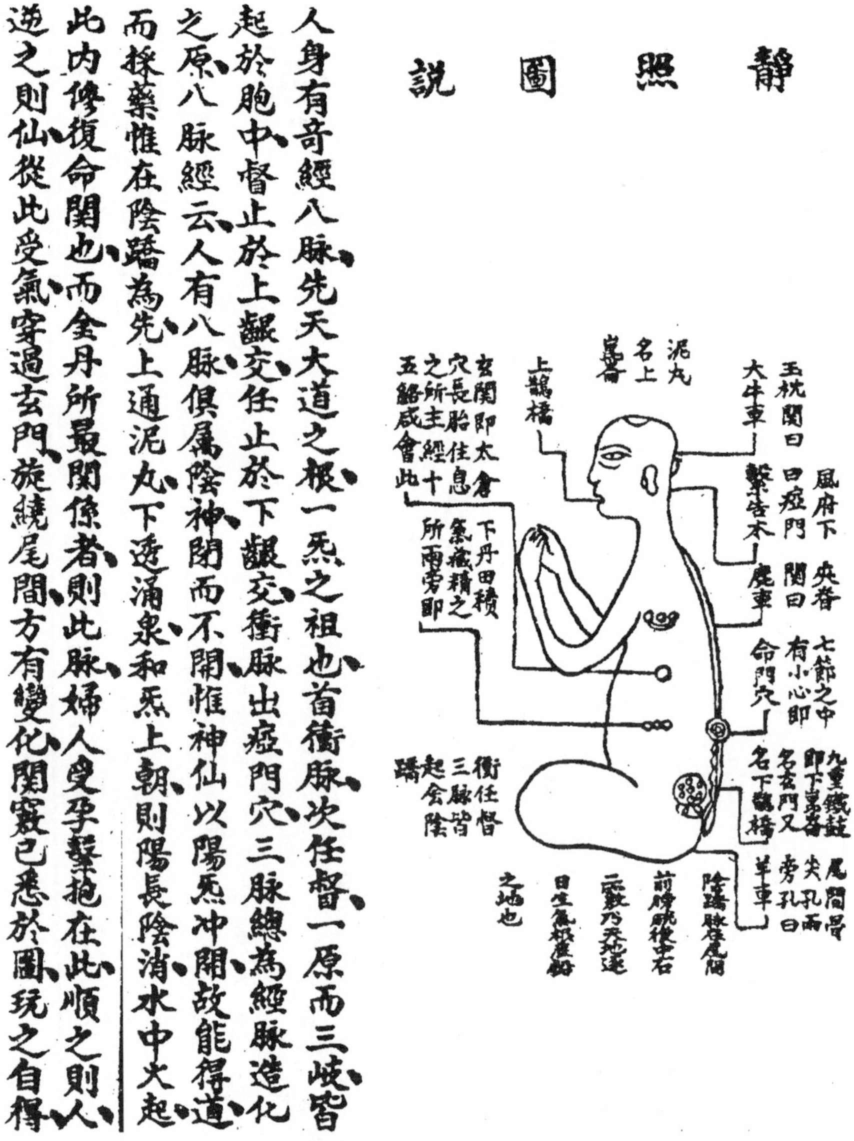

靜照圖說

人身有奇經八脈，先天大道之根，一炁之祖也。首衝脈，次任督，一原而三岐皆

起於胞中，督止於上齦交，任止於下齦交，衝脈出齶門穴，三脈總為經脈造化

之原。八脈經云，人有八脈俱屬陰神，閉而不開，惟神仙以陽炁衝開，故能得道，

而採藥惟在陰蹻為先，上通泥丸，下透涌泉，和炁上朝，則陽長陰消，水中火起，

此內修復命關也。而金丹所最關像者，則此脈。婦人受孕繫抱在此，順之則人，

逆之則仙，從此受氣穿過玄門，旋繞尾閭，方有變化，關竅已悉於圖，玩之自得。

（圖中身體圖像標註：）

泥丸、名上、崑崙
上鵲橋
玄關即太倉、下丹田積、穴長胎住息、氣藏精之、之所主經十、所兩旁即、五絡咸會此
衝任督、起會陰、三脈皆、之逈也
陰蹻脈尾閭、蹻

玉枕關曰、田疽門、關曰、繫舌本
大牛車、處車
命門穴
風府下、央昏、七節之中即、有小心即、名玄門又、名下鵲橋
九重鐵鼓、尾閭骨、失孔兩、旁孔曰、牛車
前膀胱後曰右、二氣尿秖逆、曰生氣根船

圖23　中國醫書的經脈體系繁複。在修煉的身體圖像中，往往簡化只畫出督脈。

（陶素耜，《周易參同契脈望》[台北：自由出版社影印，1989]，頁252-253）

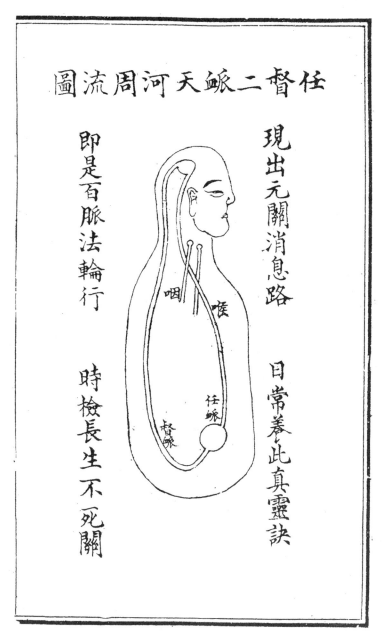

現出元關消息路　日常養此真靈訣

即是百脈法輪行　時檢長生不死關

任督二脈天河周流圖

咽

喉

任脈

督脈

圖24　任督二脈是奇經八脈的主脈。

（席裕康，《內外功圖說輯要》，頁411）

引用書目

一、傳統文獻（含醫書）

方以智，《物理小識》，台北：臺灣商務印書館，1978。

王九思等輯，《難經集註》，上海：商務印書館，1955。

王卡點校，《老子道德經河上公章句》，北京：中華書局，1993。

王叔岷，《莊子校詮》，台北：中央研究院歷史語言研究所，1988。

王明，《抱朴子內篇校釋》，北京：中華書局，1996。

王羅珍、李鼎，《奇經八脈考校注》，上海：上海科學技術出版社，1990。

安井衡，《管子纂詁》，台北：河洛圖書出版社，1976。

朱桂曜，《莊子內篇證補》，上海：商務印書館，1935。

何愛華，《難經解難校譯》，北京：中國中醫藥出版社，1992。

李中梓，《醫宗必讀》，北京：人民衛生出版社，1998。

李聰甫，《中藏經校注》，北京：人民衛生出版社，1990。

沈炎南，《脈經校注》，北京：人民衛生出版社，1991。

周振武，《人身通考》，1882年慎餘山房刊行本，北京：人民衛生出版社，1994。

周學海，《脈義簡摩》，收入鄭洪新、李敬林主編，《周學海醫學全書》，北京：中國中醫藥出版社，1999。

金禮蒙，《醫方類聚》，北京：人民衛生出版社，1981。

柳長華主編，《李時珍醫學全書》，北京：中國中醫藥出版社，1999。

段玉裁，《說文解字注》，台北：藝文印書館，1976。

凌耀星主編，《難經校注》，北京：人民衛生出版社，1991。

────，《難經語譯》，北京：人民衛生出版社，1990。

唐宗海，《血證論》，收入《中西匯通醫書五種》，臺南：綜合出版社，1971。

孫思邈，《千金方》，北京：華夏出版社，1993。

荀悅，《申鑑》，收入《中國子學名著集成》，台北：中國子學名著集成編
　　印基金會影印，1978。

張介賓，《類經》，北京：人民衛生出版社，1994。

張介賓，《類經圖翼》，台北：新文豐出版公司，1976。

張志聰，《黃帝內經素問集註》，台北：文光圖書公司，1982。

張登本，《難經通解》，西安：三秦出版社，2001。

郭靄春，《黃帝內經素問校注》，北京：人民衛生出版社，1992。

———，《黃帝內經靈樞校注語譯》，天津：天津科學技術出版社，1992。

郭靄春、王玉興，《金匱要略校注語釋》，北京：中國中醫藥出版社，
　　1999。

陳士鐸，《外經微言》，收入柳長華主編，《陳士鐸醫學全書》，北京：中
　　國中醫藥出版社，1999。

陳自明，《婦人大全良方》，北京：人民衛生出版社，1996。

陳奇猷，《呂氏春秋校釋》，台北：華正書局，1985。

陳櫻寧，《黃庭經講義》，北京：中國醫藥科技出版社，1989。

逯欽立輯校，《先秦漢魏晉南北朝詩》，台北：學海出版社，1984。

楊上善，《黃帝內經太素》，北京：科學技術文獻出版社，2000。

楊伯峻，《春秋左傳注》，台北：源流出版社，1982。

楊繼洲，《針灸大成》，北京：人民衛生出版社，1995。

滑壽，《十四經發揮》，台北：自由出版社景印，1990。

葉桂，《臨證指南醫案》，台北：新文豐出版公司，1980。

——，《類證普濟本事方》，收入黃英志主編，《葉天士醫學全書》，北
　　京：中國中醫藥出版社，1999。

熊宗立，《俗解難經抄》，東京：北里研究所東洋醫學總合研究所醫史學研
　　究部，2004。

趙立勛等，《遵生八箋校注》，北京：人民衛生出版社，1994。

劉韶軍，《太玄校注》，武昌：華中師範大學出版社，1996。

鄭成海，《老子河上公注疏證》，台北：華正書局，1978。

錢繹，《方言箋疏》，北京：中華書局，1991。

嚴可均，《全上古三代秦漢三國六朝文》，台北：中華書局，1987。

蘇輿，《春秋繁露義證》，北京：中華書局，1992。

小林次郎，《奇經八脈考全釋》，東京：燎原書店，1991。

丹波康賴，《醫心方》，北京：華夏出版社，1993。

相澤軒篤，《一原三歧》，狩野文庫本。

森立之，《素問考注》，北京：學苑出版社，2002。

二、近人論著

于省吾

　1998　《雙劍誃吉金文選》，北京：中華書局。

文榮光、王經綸

　1990　〈腎虧症候群：臺灣所見一種具文化特殊性的性精神官能症〉，收
　　　　入林宗義、Arthur Kleinman 編，《文化與行為──古今華人的正常與
　　　　不正常行為》，香港：中文大學出版社，頁303-313。

王安祿

　2003　《奇經匯海辨證論治》，北京：人民衛生出版社。

王季星

　1948　〈行氣完劍珌銘文考釋〉，《學原》2.3：46-52。

王明

　1990　〈《老子河上公章句》考〉，收入氏著，《道家和道教思想研
　　　　究》，北京：中國社會科學出版社，頁293-323。

王新華編著

　1998　《中醫歷代醫論精選》，南京：江蘇科學技術出版社。

王慶其、周國琪主編

　2002　《黃帝內經專題研究》，上海：上海中醫藥大學出版社。

朱越利

1998 〈《黃書》考〉，《中國哲學》19：167-188。

1999 〈樂而有節的西漢陰道〉，《宗教學研究》1999.4：1-8。

2000 〈《老子想爾注》的結精術〉，收入鄭志明主編，《道教文化的精華》，嘉義：南華大學宗教文化研究中心，頁1-25。

2003 〈馬王堆帛書房中術的理論依據〉，《宗教學研究》2003.2：1-9；2003.3：1-7。

江紹原

1998 〈血與天癸：關於它們的迷信言行〉，收入《江紹原民俗學論集》，上海：上海文藝出版社，頁161-193。

江漢聲、江萬煊

1982 〈中國傳統社會文化背景中的性無能〉，《當代醫學》10.5：388-394。

何志國

1995 〈西漢人體經脈漆雕考——兼談經脈學起源的相關問題〉，《大自然探索》1995.3：116-121。

何琳儀

1998 《戰國古文字典——戰國文字聲系》，北京：中華書局。

吳考槃

1987 《黃帝素靈類選校勘》，台北：啟業書局。

吳承仕

1924 〈男女陰釋名〉，《華國》2.2：1-4。

吳國定

1991 《內經解剖生理學》，台北：國立中國醫藥研究所。

邢義田

1997 〈東漢的方士與求仙風氣——肥致碑讀記〉，《大陸雜誌》94.2：1-13。

宋書功

1991 《中國古代房室養生集要》，北京：中國醫藥科技出版社。

李今庸

2003 〈我國古代對「腦」的認識〉，收入氏著，《古醫書研究》，北京：中國中醫藥出版社，頁71-76。

李如輝

2003 《發生藏象學》，北京：中國中醫藥出版社。

李建民

1996 〈「婦人媚道」考——傳統家庭的衝突與化解方術〉，《新史學》7.4：1-32。

2001 《死生之域——周秦漢脈學之源流》，台北：中央研究院歷史語言研究所三版。

2003a 〈考古學上の發現と任脈學說の新認識〉，《中國——社會と文化》18：84-101。

2003b 〈中國醫學史における核心問題〉，《內經》151：16-36。

未刊稿 〈醫療與性別——古典醫學中的性別與身體觀〉。

李貞德

1997 〈漢唐之間求子醫方試探——兼論婦科濫觴與性別論述〉，《中央研究院歷史語言研究所集刊》68.2：283-367。

李零

1993 《中國方術考》，北京：人民中國出版社。

1997 〈東漢魏晉南北朝房中經典流派考〉，《中國文化》15/16：141-158。

2000 《中國方術續考》，北京：東方出版社。

李鼎

1998 《針灸學釋難》，上海：上海中醫藥大學出版社。

李豐楙

1990 〈《老子想爾注》的形成及其道教思想〉，《東方宗教》新1：151-179。

杜正勝

1995 〈從眉壽到長生——中國古代生命觀念的轉變〉，《中央研究院歷史語言研究所集刊》66.2：383-487。

沈壽

1992 《導引養生圖說》，北京：人民體育出版社。

谷方

1982 〈河上公《老子章句》考證——兼論其與《抱朴子》的關係〉，《中國哲學》7：41-57。

周一謀

1992 《馬王堆漢墓出土房中養生著作釋譯》，香港：海峰出版社；北京：今日中國出版社。

周法高

1984 〈讀「戰國行氣玉銘考釋」〉，《大陸雜誌》68.2：51-53。

林富士

2001 〈略論早期道教與房中術的關係〉，《中央研究院歷史語言研究所集刊》72.2：233-300。

侯寶璋

1940 〈中國解剖史之檢討〉，《齊大國學季刊》新1.1：1-17。

柳存仁

1993 〈道教前史二章〉，《中華文史論叢》51：215-225。

金春峰

1983 〈也談《老子河上公章句》之時代及其與《抱朴子》之關係〉，《中國哲學》9：137-168。

席文

1997 《黃帝內經》，收入魯惟一主編，《中國古代典籍》，瀋陽：遼寧教育出版社。

馬伯英

1994 《中國醫學文化史》，上海：上海人民出版社。

馬繼興

1957　〈宋代的人體解剖圖〉，《醫學史與保健組織》1957.2：125-127。

1985　〈《醫心方》中的古醫學文獻初探〉，《日本醫史學雜誌》31.3：326-370。

1986　〈《華佗內視》源流初探〉，收入中國中醫研究院編，《中國中醫研究院三十年論文選》，北京：中醫古籍出版社，頁447-451。

1990　《中醫文獻學》，上海：上海科學技術出版社。

1992　《馬王堆古醫書考釋》，長沙：湖南科學技術出版社。

1996　〈雙包山漢墓出土的針灸經脈漆木人形〉，《文物》1996.4：55-65。

1997　〈雙包山西漢墓出土經脈漆木人型的研究〉，《新史學》8.2：1-57。

高大倫

1995　《張家山漢簡《引書》研究》，成都：巴蜀書社。

張永顯、姜秀珍

1999　《英漢對照經絡系統、經穴彩色掛圖注釋》，濟南：山東科學技術出版社。

張光裕

1989　〈玉刀珌銘補說〉，收入氏著，《雪齋學術論文集》，台北：藝文印書館，頁253-257。

張其成

2004　〈李時珍對人體生命的認識〉，《中華醫史雜誌》2004.1：27-30。

張哲嘉

1999　《近代中國婦女史研究》7：211-222。

郭秀梅

2003　〈江戶考證醫學初考——森立之的生平和著作〉，《新史學》14.4：121-156。

陳直

2000　《讀金日札》，西安：西北大學出版社。

陳邦懷

　1989　〈戰國行氣玉銘考釋〉，收入氏著，《一得集》，濟南：齊魯書
　　　　社，頁128-137。

陳垣

　1992　〈中國解剖學史料〉，收入氏著，《陳垣早年文集》，台北：中央
　　　　研究院中國文哲研究所，頁362-369。

陳國符

　1989　〈南北朝天師道考長編〉，收入氏著，《道藏源流考》，北京：中
　　　　華書局，頁365-369。

陳鼓應

　2003　《管子四篇詮釋──稷下道家代表作》，台北：三民書局。

陸瘦燕、朱汝功

　1992　《針灸腧穴圖譜》，台北：文光圖書公司。

湯一介

　1988　《魏晉南北朝時期的道教》，台北：東大圖書公司。

湯餘惠

　1993　《戰國銘文選》，長春：吉林大學出版社。

黃龍祥

　2001　《中國針灸學術史大綱》，北京：華夏出版社。

　2003　《中國針灸史圖鑑》，青島：青島出版社。

楊儒賓

　2001　〈技藝與道──道家的思考〉，收入《王叔岷先生學術成就與薪傳
　　　　研討會論文集》，台北：國立臺灣大學中國文學系，頁165-191。

葛兆光

　2003　《屈服史及其他：六朝隋唐道教的思想史研究》，北京：三聯書
　　　　店。

賈得道

　2003a　《系統中醫理論》，太原：山西科學技術出版社。

2003b 《黃帝內經新纂》，太原：山西科學技術出版社。

靳士英

1991 〈明堂圖考〉，《中華醫史雜誌》1991.3：135-140。

1994 〈五臟圖考〉，《中華醫史雜誌》1994.2：68-77。

1995 〈朱肱《內外二景圖》考〉，《中國科技史料》16.4：92-96。

靳士英、靳朴

1996 〈《存真圖》與《存真環中圖》考〉，《自然科學史研究》15.3：
272-284。

廖育群

1992 《岐黃醫道》，瀋陽：遼寧教育出版社。

1996 《黃帝八十一難經》，瀋陽：遼寧教育出版社。

2003 《醫者意也——認識中國傳統醫學》，台北：東大圖書公司。

聞一多

1993 〈神仙考〉，收入氏著，《聞一多全集(一)》，台北：里仁書局。

蒙文通

1998 《老子徵文》，台北：萬卷樓圖書公司。

趙京生

2000 《針灸經典理論闡釋》，上海：上海中醫藥大學出版社。

劉昭瑞

1995 〈論《老子想爾注》中的黃容「偽伎」與天師道「合氣」說〉，
《道家文化研究》7：284-293。

劉國忠

1999 《五行大義研究》，瀋陽：遼寧教育出版社。

劉敦愿

1994 〈漢畫象石上的飲食男女——平陰孟莊漢墓石柱祭祀歌舞圖象分
析〉，《故宮文物月刊》12.9：122-135。

劉鈺、袁仲一

1999 《秦文字通假集釋》，西安：陝西人民教育出版社。

潘桂娟、樊正倫

　1994　《日本漢方醫學》，北京：中國中醫藥出版社。

鄧良月主編

　1993　《中國經絡文獻通鑑》，青島：青島出版社。

錢超塵

　1982　〈楊上善生於後魏卒於隋《太素》成於後周說〉，收入任應秋、劉
　　　　長林編，《內經研究論叢》，武漢：湖北人民出版社，頁336-348。

謝克慶、和中俊、梁繁榮、何志國

　1996　〈「西漢人體經脈漆雕」的價值和意義〉，《成都中醫藥大學學
　　　　報》1996.1：36-38。

謝海洲、許慶友

　1999　《腦髓病論治》，北京：科學出版社。

嚴健民

　1995　〈秦漢顱腦解剖在《內經》醫學理論創立中的作用〉，《自然科學
　　　　史研究》14.2：162-167。

饒宗頤

　1991　《老子想爾注校證》，上海：上海古籍出版社。

　1993　〈劍珌行氣銘與漢簡《引書》〉，《中華文史論叢》51：227-
　　　　230。

中村璋八

　1993　〈緯書中の醫學關連記事の考察〉，收入氏編，《緯學研究論
　　　　叢》，東京：平河出版社，頁113-134。

白杉悅雄

　2002　〈「虛」の體感と「虛」の病理學——古代養生說から醫學理論が
　　　　繼承しものに——〉，《中國出土資料研究》6：94-113。

石田秀實

　1991　〈初期の房中養生思想と僊說〉，《東方宗教》77：1-21。

　1992　《氣・流れる身體》，東京：平河出版社。

2001 〈房中と內丹──身體錬金術の起源を探る〉，收入氏編，《東ア
　　　ジアの身體技法》，東京：勉誠出版，頁56-85。

安居香山、中村璋八輯

1994 《緯書集成》，石家莊：河北人民出版社。

出祥伸

1989 〈孫思邈における醫療と道教〉，收入《千金方研究資料集》，大
　　　阪：オリエント出版社，頁52-67。

1999 〈「內景圖」とその沿革〉，收入氏著，《中國思想研究──醫藥
　　　養生‧科學思想篇》，大阪：關西大學出版社，頁73-112。

杉立義一

1991 《醫心方の傳來》，京都：思文閣。

岩井祐泉

1998 〈李時珍《奇經八脈考》所引氣功文獻〉，收入錢超塵、高文鑄主
　　　編，《紀念李時珍誕辰480周年學術論文集》，北京：中醫古籍出版
　　　社，頁26-30。

武田時昌

2003 〈物類相感をぐる中國的類推思考〉，《中國21》15：107-126。

宮澤正順

1986 〈道教典籍に見える周身部分の名稱について〉，《東方宗教》
　　　67：22-37。

真柳誠

1985 《「內經」系醫書及びその研究書》，東京：日本漢方協會學術
　　　部。

麥谷邦夫

1982 〈《黃庭內景經》試論〉，《東洋文化》62：29-57。

渡邊幸三

1987 〈現存する中國近世もでの五藏六府圖の概說〉，收入氏著，《本
　　　草書の研究》，大阪：杏雨書屋，頁341-452。

Despeux, Catherine

  1989 "Gymnastics: The Ancient Tradition," in Livia Kohn (ed.), *Taoist Meditation and Longevity Techniques*. Ann Arbor: Center For Chinese Studies, The University of Michigan, pp. 225-261.

Furth, Charlotte

  1999 *A Flourishing Yin: Gender in China's Medical History, 960-1665*. Berkeley and Los Angeles: University of California Press.

Harper, Donald

  1998 Early Chinese Medical Literature: The Mawangdui Medical Manuscripts. London and New York: Kegan Paul International.

He, Zhiguo and Vivienne Lo

  1996 "The Channels: A Preliminary Examination of a Lacguered Figurine from the Western Han Period," *Early China* 21: 81-123.

Weakland, J. L.

  1956 "Orality in Chinese Conceptions of Male Genital Sexuality," *Psychiatry* 19: 237-247.

漢唐之間求子醫方試探
——兼論婦科濫觴與性別論述

李貞德(中央研究院歷史語言研究所研究員)

　　生育是婦女生命中的大事，對婦女的影響重大深遠。就性別角色而言，生育的能力肯定她是一個正常而沒有問題的女人；就社會角色而言，生育(尤其是生兒子)使婦女確立自己在夫家的地位。多子多孫是傳統社會父系家族繁榮昌盛的表徵；而鼓勵生養蕃息是歷代政府的人口政策。因此，不論主觀意願或客觀形勢，都使生育成為婦女的「天職」，生好兒子更是重要。肩負重責大任，傳統中國婦女除了敬拜神佛、求助於巫和佩帶咒藥之外，又有就醫治療一途。

　　醫方求子之法，自先秦以迄隋唐頗有轉變與發展。漢魏六朝，求子論述多出現在房中書內，以行房宜忌主導求子良窾。合陰陽之影響所及，包括求孕、求男與求好男，期勉畢其功於一役。行房求子，在天時、地利等觀念上，與行房養生相去不遠，但在施術與受術的人選方面，卻頗不同。行房養生被視為交戰，爾盈則我虛，因此女性施術，是對男性的威脅。但若為了求子，女性便可施術，採取主導與觀察的位置。即使男性主導，仍需成熟女性互相配合，與養生時好尋「不知道」的童女相異。房中書預設的讀者既以男性為主，求子之責似當由丈夫肩挑。訪求多男婦人以生子的作法，甚至有挑戰養生規則中處女情結的意味。然而此種觀念，卻也將能否生育的矛頭重新指向婦女。

　　婦女成為醫方求孕、求男與求好男的焦點，可由五到七世紀的求子藥方一窺究竟。草藥求子，在先秦兩漢的醫方中難得一見。隋唐之際，求子藥方

才大量增加，卻多列於婦人方中，甚少涉及男性病變。《小品》、《病源》
和《千金》並始錄求子專章，說明無子之因與治療之法。與前代相較，可歸
納出兩項發展。第一、在此之前，醫方處理婦人雜病多著重於妊娠、產後諸
疾。而此之後，醫者對於產育活動的介入，似有從妊娠、分娩，提前到行
房、受孕的軌跡。而用藥則是醫者的重要自我界定。第二、隋唐之際，男性
求子之論述與藥方皆無突破。醫方言及無子，雖曰「夫病婦疾」，但論男性
病變既不設無子專章，診治藥方也少提生子之效。顯然，生育並非醫者認識
或論述男性身體的重點。反之，產育則逐漸成為醫者認識並論述女性身體的
基礎。其中，孫思邈在《千金方》〈婦人方〉中首列求子，並暢談產育與女
性的關係。從婦人胎產功能、生理結構和性格特質三方面，一層深似一層地
說明婦人別立一方的理由，可說為婦科醫學之成立提供了性別理論依據。

　　醫方除協助女性求孕之外，又以安胎藥方確保妊娠順利，以感應方術和
滋補藥物求男及求好男。醫方視為慈戀愛憎、嫉妒憂憤的女性，一旦受孕，
戰戰兢兢，謹言慎行，或為自己身體健康，或為祈求骨肉平安。胎教論述賦
予女性「賢母卒生聖子」的希望，而士人醫家，也不忘提醒「諸生子有癲疾
醜惡者，其名皆在其母也」。如此一來，女性的生育之苦，似又不限於胎產
崩傷而已了。

一、前言

　　不孝有三，無後為大。生子廣嗣、傳宗接代，既是父系家族維持永續不
絕的重要手段，求子行為便無所不在。男性求子，始自擇配。古禮主張同姓
不婚，為了避免「其生不蕃」[1]；又謂「嫁娶以時」，重點無非在於及時蕃
育[2]。對王公貴族而言，廣嗣或在廣娶[3]，或在納多子之女[4]，或在求宜男婦

1　《左傳》(十三經注疏本[台北：藝文印書館，1955])「僖公二十三年」有「男
　　女同姓，其生不蕃」之語，見卷15，頁252。
2　或謂「男三十而娶，女二十而嫁」，或謂「丈夫二十不敢不有室，女子十五不
　　敢不事人」，見《詩經》(十三經注疏本[台北：藝文印書館，1955])，卷1之

人[5]。平民男子，無法廣接多御，倘若無子，除非歸諸天命[6]，否則只好去妻更娶[7]。婦人無子，於禮在七出之條[8]。學者或認爲妾制補救無子缺陷，除非妻子悍妒，否則不成問題[9]。然對女性而言，不論丈夫去妻更娶，或納妾廣接，都是對自己不孕無男的指責[10]。女性無子，不能「廣接」，只有尋

（續）─────────────────

5，〈召南〉、〈摽有梅〉，頁62。

3 所謂「天子諸侯……娶三國者，廣異類也，恐一國有血脈相似，俱無子也。」漢・班固，《白虎通德論》（四部叢刊初編子部[上海：商務印書館縮印江安傅氏雙鑑樓藏元刊本，1929]），卷9，〈嫁娶〉，頁72。

4 如晉武帝爲太子選妻，曰：「衛公女有五可，賈公女有五不可。衛家種賢而多子，美而長白；賈家種妒而少子，醜而短黑。」唐・房玄齡等，《晉書》（北京：中華書局，1974），卷31，〈后妃〉上「惠賈皇后」，頁963。

5 如南齊褚澄回答建平王求男之道，曰：「婦人有所產皆女者，有所產皆男者，大王誠能訪求多男婦人，謀置宮府，有男之道也。」南齊・褚澄，《褚氏遺書》，趙國華校釋（河南：科學技術出版社，1986），〈問子〉，頁57。褚澄稱建平王善納其說，未再期即生六男，爲生男而納已有產育經驗的婦女入宮，一來可見王室求子心切，二來可見爲了生育，則行房非必處女，與養生房中術不同，見下討論。

6 商瞿年三十八而無子，母欲更娶室，孔子與瞿母筮，告之曰：「瞿年過四十當有五丈夫子。」見漢・司馬遷，《史記》（北京：中華書局，1959），卷67，〈仲尼弟子列傳〉，頁2216-2217註引《家語》。梁鱣年三十未有子，欲出其妻，商瞿以自己的例子勸他，謂「吾恐自晚生耳，未必妻之過」。見北魏・王肅注，《孔子家語》（新編諸子集成[台北：世界書局，1983]），卷9，〈七十二弟子解〉，頁89-90。但二例皆先欲出妻。以生子爲女性天職，以無子爲妻之過，似爲一般的共識。此又與求多子宜男婦人的觀念不謀而合，皆認爲生與不生的關鍵在於女性。

7 東漢桓榮年四十無子，弟子何湯爲榮去妻更娶；見劉宋・范曄，《後漢書》（北京：中華書局，1965），卷37，〈桓榮傳〉，頁1。許敬家資親老無子，同郡應順爲敬去妻更娶，見漢・劉珍等撰，吳樹平校注，《東觀漢記》（鄭州市：中州古籍出版社，1987），卷16，〈應順傳〉，頁705。曹子建〈棄婦詩〉云：「拊心長歎息，無子當歸寧。」說明了時人的態度，見逯欽立輯校，《先秦漢魏晉南北朝詩》（台北：木鐸出版社，1988），《魏詩》，卷7，頁455。

8 見《孔子家語》卷6，〈本命解〉，頁64。七出問題的討論，見劉增貴，《漢代婚姻制度》（台北：華世出版社，1980），頁21-24：「從三從七出看夫權的確立」。

9 瞿同祖，《中國法律與中國社會》（台北：里仁書局重印，1954），頁62。實則，「妒」亦在七出之列。

10 學者或認爲有些女性未必眞想自己生育，或至少並不在乎養妾子以爲己子，因此生育問題未必造成壓力，見Francesca Bray, *Technology and Gender: Fabrics of Power in Late Imperial China*, Part 3 "Meanings of motherhood: reproductive

求各種助孕方法[11]。或祈神拜佛[12]，或求助於巫[13]，或佩帶草藥[14]，或就醫治

(續)————————————

technologies and their uses" (Berkeley, Los Angeles, London: University of
California Press, 1997), pp. 273-368。但也有學者認為婦女因文化、社會和經濟
理由仍希望能擁有自己的子女，見Hsiung, Ping-chen, "Constructed Emotions:
The Bond Between Mothers and Sons in Late Imperial China," *Late Imperial China*
15.1(1994): pp. 87.在納妾幾為風尚的明清時代，主母地位確定的大家族中，前
述說法或可參考。但仍應考慮女性在確定不孕前的各種努力和決定養妾子時的
心理狀態。以收養、過繼彌補無子之憾，歷代皆有事例可考，亦有法律可循，
但並不表示女性因此而無生育的壓力。東漢明帝馬皇后無子而養賈貴人之子，
史書先藉筮者之口謂其命本如此，次則描繪作此決定時明帝對馬后的勸撫，最
後則稱讚皇后之盛德。魏晉南北朝婦女墓誌銘亦多大力稱揚善養妾子的主婦，
凡此皆可見善養妾子對婦之不易。馬后事見《後漢書》，卷10，〈皇后紀〉
上，頁408-409。婦女墓誌銘討論見Jen-der Lee, "The Life of Women in the Six
Dynasties," *Journal of Women and Gender Studies* 4(1993): 47-80.東晉散騎侍郎
賀嶠妻于氏無子，養嶠仲兄群之子率為子，後嶠妾張氏生子纂，于氏為養子與
立為後之事上書皇帝，語多辛苦，亦可見生育對女性的社會壓力，見唐・杜
佑，《通典》(北京：中華書局校點本，1988)，卷69，〈養兄弟子為後後自生
子議〉，頁1907-1913。討論見鄭雅如，《情感與制度：魏晉時期的母子關
係》(台北：國立台灣大學文學院文史叢刊系列，2001)。至於漢魏六朝的平
民，以核心與主幹家庭為主，生子除繼嗣外，又是重要勞動力。對無力納妾的
大多數家庭而言，由婦生子應是夫婦二人的共識。

11 為確保父系家族的血統純正，「淫」亦為婦人七出之一。因此婦女無「廣接」
一途可循。見陳顧遠，《中國婚姻史》(台北：臺灣商務印書館重印，1936)，
頁184。

12 漢魏六朝以來，求子神佛包括高禖、河鼓織女、九子母和觀音等。自古以來，
即有祀高禖以求子者。《詩經》卷17之1，〈大雅〉、〈生民〉，頁587稱姜嫄
郊祀高禖而生后稷；《禮記》(十三經注疏本[台北：藝文印書館，1955])，卷
15，〈月令〉，頁299-300則稱御而有娠者，祠禖以求男。《風土記》稱人們
或於七夕向河鼓織女「乞富、乞壽、無子乞子」。見晉・周處《風土記》，引
自隋・杜臺卿撰，《玉燭寶典》，收入《歲時習俗資料彙編》(台北：藝文印
書館據日本尊經閣文庫藏前田家藏舊鈔卷子本影印，1970)，卷7，頁29-30；
並見宋・李昉等，《太平御覽》(宋蜀刊本[台北：臺灣商務印書館影印，
1967])，卷31引多條七夕之俗。學者指出富貴、長壽、子孫繁榮，三種現世利
益的代表，是西漢以來常套化祈求的內容。原本穿針乞巧求織女，應在祈求蠶
桑順利，但到六朝以後，則為富、壽、子孫所取代。見中村喬，《中國　年中
行事》(東京：平凡社，1988)，頁175-190：「乞巧」。求九子母，見梁・宗
懍，《荊楚歲時記》，王毓榮校注(台北：文津出版社，1988)：「四月八日，
長沙寺閣下，有九子母神，是日市肆之人，無子者，供養薄餅，以乞子，往往
有驗。」《太平廣記》則記錄南朝孫道德、卞悅之等人向觀音求子而生男的故
事。卞悅之的故事並說明卞妻先曾為卞娶妾，亦積載不孕，才發願誦《觀音

療[15]。各種辦法零星散見於史籍之中，而以醫方資料最爲豐富集中。醫方對求子夫婦各有不同建議，並且從先秦到隋唐頗有轉變。其間消長，反應醫者對女性身體的認識，並涉及婦產科的發展，值得深入探討。

學者一般以宋代爲婦產科學確立的時代。專著大量出現，其中「經、帶、胎、產」的編排體例顯示婦產科理論臻於成熟，而朝廷設立產科醫學教育等措施，在在說明了婦產科醫學在宋代已形成專科[16]。資料豐富加以學科確立，宋代以降婦產科醫學與生育文化史的相關研究，成果尚稱豐碩[17]。

（續）————————————

　　經》千遍，以祈求繼嗣。見宋・李昉等，《太平廣記》（北京：人民文學出版社點校本，1959），卷110，〈報應九〉，頁757「孫道德」條；卷111，〈報應十〉，頁760-761「卞悅之」條。兩條並出《冥祥記》。觀音在六朝時的神蹟，大多以救難爲主，賜子似非其主要形象，見牧田諦亮《六朝古逸觀世音應驗記　研究》（京都：平樂寺書店，1970）。求子諸神的初步介紹，見郭立誠《中國生育禮俗考》（台北：文史哲出版社，1971），頁1-42。

13　漢代鄭玄稱陳地俗好巫鬼，乃因「大姬無子，好巫覡禱祈鬼神歌舞之樂，民俗化而爲之」。見《詩經》卷7之1，「陳風」，頁249鄭玄《詩譜》文。討論見林富士《漢代的巫者》（台北：稻鄉出版社，1988），頁82。唐・李延壽，《南史》（北京：中華書局，1975），卷51，〈吳昂傳〉，頁1264載吳昂爲琅邪、彭城二郡太守時，「有女子年二十許，散髮黃衣，在武窟山石室中……人呼爲聖姑。就求子往往有效，造者充滿山谷。北齊・魏收，《魏書》（北京：中華書局，1974），卷7，〈高祖紀〉，頁136稱北魏孝文帝整頓孔廟之前，巫覡聚集孔廟。唐・封演，《封氏聞見記》（雅雨堂叢書本[台北：新文豐出版公司影印，1984]），卷1，頁3-4「儒教」條稱當時「婦人多於孔廟祈子，殊爲褻慢，有露形登夫子之榻者」。

14　自古即有婦女佩帶螽斯、鹿蜀和宜男花等藥，企圖祓疾祈子的記載。《詩經》，卷1之2，〈螽斯〉稱：螽斯「宜爾子孫，振振兮」。唐代陳藏器《本草拾遺》與明代李時珍《本草綱目》都認爲古人相信婦女佩帶處理過的螽斯，有助於懷孕生男。《山海經》「南山經」中則稱佩帶鹿蜀，多子多孫。學者認爲鹿蜀或即鹿茸。晉周處《風土記》中，又有佩帶宜男花求子的風俗。曹植並撰〈宜男花頌〉，稱讚其功效。以上各種佩帶草藥求子的討論，見伊藤清司，〈中國古代の妊娠祈願に關する咒の藥物——《山海經》の民俗學的研究〉，《中國學誌》7(1973)：21-54。

15　《史記》卷49，〈外戚世家〉，頁1980記載漢武帝陳皇后「求子，與醫錢凡九千萬，然竟無子」。

16　馬大正，《中國婦產科發展史》（山西：科學教育出版社，1991），頁145-181：「宋代婦產科的獨立分科與理論臨床的崛起」。

17　如劉靜貞討論宋代生育文化的宗教思想側面，見其〈從損子壞胎的報應傳說看宋代婦女的生育問題〉，《大陸雜誌》88.6(1995)：1-23；〈報償－宋人對親

相形之下，唐代以前婦產科專業不明顯，醫方涵蓋內容廣泛，若不另闢蹊徑，難以窺見婦科問題的發展。我曾探討漢唐之間的分娩、坐月禮俗，指出隋唐之際相關的婦產科知識與規範似有一整合過程[18]。在閱讀醫方時，亦發現隋唐之際婦科論述出現，求子藥方大增，與前代頗為不同。基於上述種種現象，本文將以漢唐之間求子方的發展為主，討論婦科醫學的濫觴及其性別理論基礎。

醫者歷來為方家之屬，《漢書》〈藝文志〉將醫經、經方、神僊與房中皆置於「方技類」中，並稱「方技者，皆生生之具，王官之一守也」[19]。《隋書》〈經籍志〉則將醫經、經方、房中、養生等各種書籍並列於「醫方類」中，並稱「醫方者，所以除疾疢，保性命之術者也」[20]。《舊唐書》〈經籍志〉將醫經、明堂歸入「經脈類」，而將本草、養生、病源單方、食經、雜經方和類聚方等列入「醫術類」中，房中則屬「雜經方」[21]。而《新唐書》〈藝文志〉則將醫經列入「明堂經脈類」，將經方、養生、房中等列入「醫術類」中[22]。唐代以前的相關資料大多亡佚，所幸藉考古和傳抄得以保存

（續）————————————————

子關係緣起的一種解釋〉，《東吳歷史學報》2(1996)：21-54。Charlotte Furth 討論清代懷孕分娩的觀念，並觸及明清婦產科醫學與性別建構的議題，見其 "Concepts of Pregnancy, Childbirth, and Infancy in Ch'ing Dynasty China," *Journal of Asian Studies* 46.1(1987): 7-35; "Ming-Qing Medicine and the Construction of Gender," 《近代中國婦女史研究》2(1994)：229-50。以及 Francesca Bray 前引書。熊秉真則嘗試從文化和醫學兩方面因素探討明清婚內生育率，見 Hsiung, Ping-chen, "More or Less: Cultural and Medical Factors Behind Marital Fertility in Late Imperial China," In James Z. Lee (ed.) *Abortion, Infanticide and Child Neglect in East Asian Population History* (Oxford: Oxford University Press,1994), pp. 1-42.

18 李貞德，〈漢唐之間醫書中的生產之道〉，《中央研究院歷史語言研究所集刊》67.3(1996)：533-654。

19 漢‧班固，《漢書》(北京：中華書局，1962)，卷30，〈藝文志〉，頁1775-1780。

20 唐‧魏徵、長孫無忌等，《隋書》(北京：中華書局，1973)，卷34，〈經籍志〉，頁1039-1050。

21 後晉‧劉昫，《舊唐書》(北京：中華書局，1975)，卷47，〈經籍志〉，頁2046-2047。

22 宋‧歐陽修、宋祁，《新唐書》(北京：中華書局，1975)，卷59，〈藝文志〉，頁1565-1573。

部分。學者或以「醫書」名之，或統稱之爲「醫學文獻」[23]。但若放回漢唐之間的時代脈絡，則都不出「醫方」之屬[24]。

　　從先秦到隋唐，求子醫方或治療不孕育者，或針對專生女者，或期望生子富貴榮華，有時以不同方法分別處理，有時則欲畢其功於一役。大致而言，涉及求孕、求男與求好男等三方面。求孕方式，漢魏六朝所存房中及相關儀式行爲最多，藥方次之。至於隋唐，則藥方大量出現(見附錄A,B)。求神拜佛，除《醫心方》引一條《耆婆方》曰：「常以四月八日、二月八日，奉佛香花，令人多子多孫無病」外，醫方中尚未看見其他例子[25]。房中術求子，歷史悠久，《漢書》〈藝文志〉「方技類」中所錄唯一的求子方《三家內房有子方》，即屬「房中家」類。但房中術最重要的目的似在養生，以

23　馬王堆出土文獻，包括醫經、經方、養生和房中等類，周一謀和馬繼興皆統稱之爲醫書，見周一謀、蕭佐桃，《馬王堆醫書考注》(天津：科學技術出版社，1988)，馬繼興，《馬王堆古醫書考釋》(長沙：湖南科學技術出版社，1992)。日本平安朝名醫丹波康賴的《醫心方》中收錄十世紀之前中國的醫經、經方、養生和房中等各類作品，馬繼興亦統稱之爲「古醫學文獻」，見馬繼興，〈『醫心方』中的古醫學文獻初探〉，《日本醫史學雜誌》31.1(1985)：326-371。

24　從典籍分類的發展來看，「醫」的專業性在漢唐之間似乎逐漸形成。然而，以「醫學文獻」概稱，則現代分類觀念無法包括古代醫方中的房中養生之術。本文所採用者，既爲現存自先秦至隋唐的醫方，爲了將討論主題放回適當的歷史脈絡中，配合《漢書》〈藝文志〉、《隋書》〈經籍志〉、《舊唐書》〈經籍志〉和《新唐書》〈藝文志〉的分類觀念，故於標題中稱這批材料爲求子「醫方」。古代方技的分類和發展及其與醫學知識的關係，討論見李建民，《死生之域：周秦漢脈學之源流》(台北：中央研究院歷史語言研究所，2000)，第二章〈周秦變革期〉，頁53-70「方技四支與三系」。本文所徵引者，大部分依據馬王堆出土戰國秦漢的方書，十世紀日本醫者丹波康賴所輯《醫心方》和唐代王燾《外臺秘要》中所收錄漢魏南北朝的文獻，以及隋代巢元方《病源論》、唐初孫思邈《備急千金要方》和《千金翼方》中的資料。《醫心方》所錄各書年代之斷定，除少數例外，大致參考長澤元夫、後藤志朗，〈引用書解說〉，《醫心方中日文解說》；馬繼興，〈『醫心方』中的古醫學文獻初探〉；和李建民，〈馬王堆漢墓帛書「禹藏埋胞圖」箋證〉，《中央研究院歷史語言研究所集刊》65.4(1994)：725-832附錄(一)「歷代婦產科著作書目」。《諸病源候總論》以下簡稱《病源論》，《備急千金要方》簡稱《千金方》。

25　日・丹波康賴(912-995)，《醫心方》(982)(台北：新文豐出版公司影印日本安政元年[1854]影寫本，1982)，卷24，頁4b。

之求子，有何技術與觀念上的問題？以下便先討論行房求子及其養生脈絡。

二、房中術求子及其養生脈絡
1. 房中術求子

現存醫方中最早的求子記錄，可能是馬王堆《胎產書》中幼頻的行房建議：

> 《胎產書》：禹問幼頻曰：「我欲殖人生子，何如而有？」幼頻答曰：「月朔，已去汁×，三日中從之，有子。其一日男，其二日女也。」(A1)[26]

幼頻給禹的回答，著重適當的行房日期。漢魏以降的房中書和醫籍，亦延續此說，主要以婦人月事結束後數天內爲受孕生育的重要時機。或謂月經後三日，或謂三五日，交而有子(A1, A15, A16)。或謂一日至三日有子，過四日則無子(A19)。或謂一日、三日爲男，四日、五日爲女，過此則徒損精力(A27)。或謂一、三日生男，二、四日生女(A21, B14)，或加至五日生男，六日生女，過六則無子(A20)。此種看法雖與現代婦產科學對受孕的認識大相逕庭，卻自先秦以來轉相傳抄，少有改變[27]。

除應注意婦人月事之外，六朝房中書亦主張某些特定日期適合行房求子。或以戊子日有效(A4, A18)，或以庚子、壬子日尤佳(A4, A23)。有時以

---

26 本文行文時既爲求全錄醫方以便備查，又爲避免過於冗長影響文氣，故將所引醫方全文皆置於附錄中，討論時則摘述醫方重點，並附編碼，除少數例外，不再於正文中重複抄錄醫方。

27 今日醫學的了解指出，婦女生理期結束後六日內，正屬下次排卵前的安全期，不易受孕。月事後行房求子的說法，《病源論》認爲此時「子門開」，故交會有子(A19)；清代陳修園《女科要旨》則主張月事後數日內，惡血已清，胞內乾淨，正適合陽精陰血創造新生命。討論見Charlotte Furth, "Blood, Body and Gender: Medical Images of the Female Condition in China 1600-1850," *Chinese Science* 7(1986): pp. 43-66, note 45.

日期配合行房方位，或向西北（A4），或面朝南（A25）。有時則加入其他儀式行為，如令婦蔽脛（A4），或夫婦共盜正月十五之燈盞，置於臥床下（A24），或取井中蝦蟆著戶上（A26）。事實上，行房猶如儀式行為，以之求子即為方術的運用。

行房求子與其他方術一樣，應配合天時地利人和。因此，方書教導人們注意行房時的身體狀況、天候現象、社會情境，和所處地點。並且這類警示，經常伴隨著求好子的願望。夫婦的身體狀況，如月水未清、父母有瘡、溫病未癒，皆令人生子不祥（A9）。飲酒飽食，因腹中鼓響，生子必癲狂（A8, A11）。勞倦重擔，筋腰苦痛；適才如廁，精氣衰竭；新沐浴而髮膚未乾，令人短氣；倘若行房，房中書警告生子必有殘廢缺陷（A11）。

天候現象特殊或不佳時，如日蝕月蝕、弦望朔晦、雷電霹靂、蜺虹地動、大寒大暑、大風大雨大霧，方書建議也不應行房。否則，非只百倍損於父母，並且受胎之子，會相應於當時的天候，或臃腫癲狂、或聾啞愚頑、或殘盲短壽、或不仁不孝（A8, A11, A12, A13, A20, A22）。尤其月蝕之子與母俱凶、雷電之子暴躁癲狂、晦冥之子聾啞殘盲等說法，更可見房事與天時相應的觀念[28]。

天人感應又不僅止於天候氣象，也包括社會情境與所處環境。房中書警告喪服未除之日、臘日齋戒之暮、燃燭未滅之時，若合陰陽，生子或為虎狼所食，或聾啞死傷（A9, A12）。並要求慎選行房場所，強調應避免在神廟佛寺之中，井灶圊廁之側，和塚墓屍柩之旁（A20）。似乎與自古以來疾病受場所影響的觀念不無關係[29]。

28　行房應配合天時，是漢魏時的普遍觀念。《四民月令》強調「春分中，雷且發聲」，「五月，陰陽爭，血氣散」，「十一月，陰陽爭，血氣散」，這些節期都應「先後各五日，寢別外內」，本注稱「有不戒其容止者，生子不備」。學者認為即指春分、夏至和冬至，應停止行房，以免為節氣所擾。見石聲漢，《四民月令校注》（北京：中華書局，1965）；繆啟愉，《四民月令輯釋》（北京：農業出版社，1981）；渡部武，〈四民月令輯本稿〉，《東洋大學紀要文學部》45（1986）：92-132。

29　特殊疾病與場所的關係，見李建民，〈祟病與「場所」：傳統醫學對祟病的一種解釋〉，《漢學研究》12.1（1994），頁101-148。李文中並舉婦女在神廟山林

　　日期無礙，還需注意行房與施瀉的時辰。《病源論》稱：「交會當用陽時，陽時從夜半至禺中是也。以此時有子，皆聰明長壽。勿用陰時，陰時從午至亥，有子皆頑暗而短命。」(A19)《千金方》則曰：「以生氣時夜半後乃施瀉，有子皆男，必壽而賢明高爵也。」(A20, B14)據《大清經》：「從夜半至日中爲生氣，從日中至夜半爲死氣。」[30]則陽時與生氣無異(B14)。《千金翼方》再加細分，主張「老子曰：夜半合陰陽，生子上壽，賢明。夜半後合會，生子中壽，聰明智慧。雞鳴合會，生子下壽，剋父母。」(A22)《洞玄子》卻認爲老子以夜半得子爲上壽，夜半前得子爲中壽，夜半後得子爲下壽(A25)。如此看來，夜半雖爲最佳時機，夜半前後則利弊不一。然而《產經》卻稱：「夜半之子，天地閉塞，不瘖則聾盲。」(A8)《玉房祕訣》則稱人定之時，受胎生子不瘖則聾；並且還羅列其他時辰如黃昏、日入、日中、晡時生子的各種問題(A13)[31]。主張「常向晨之際，以御陰陽，利身便軀，精光益張，生子富長命」。似乎只有夜半之後，日出之前的兩三個時辰適合行房求子(A16)[32]。

　　丈夫施洩的時機，不僅應配合天時，也應配合婦人的生理反應。或謂「交接洩精之時，候女快來，需與一時同洩」，爲能互相配合，應「先令女

(續)————————
　　　間感懷鬼胎數例。
30　《醫心方》卷28，〈房內〉，頁29b。《大清經》，依范行準，〈兩漢三國魏晉
　　　南北朝隋唐醫方簡錄〉列爲梁代著作。轉引自李零，《中國方術考》(北京：
　　　人民中國出版社，1993)，頁360。
31　「人定」或指子時，則與夜半同義，或指亥時，則爲夜半之前。按雲夢秦簡乙
　　　種《日書》所載一日十二時制(甲種《日書》則載有一日十六時制)，「人定」
　　　爲「子時」，而無「夜半」之名。但漢代所流行的一日十六時制，則既有「人
　　　定」，又有「夜半」；而晉、唐通用的一日十二時制中，「人定」爲「亥
　　　時」，「夜半」才是「子時」。故此處「人定」，可能爲夜半，也可能爲夜半
　　　前。「晡」爲申時，午後三點到五點，又分上中下三晡。申末爲下晡，指日已
　　　欲暗之時，史書中所謂「日晡」也。「晡」和時間的討論，參清‧顧炎武，
　　　《日知錄》(台北：明倫書局原抄本，1971)，卷21，頁576-579「古無一日分
　　　爲十二時」條；周一良，《魏晉南北朝史札記》(北京：中華書局，1985)，頁
　　　135-137「公主自有居第」條。
32　學者或懷疑上述各種行房禁忌，加上對受孕期的認識錯誤，很可能影響中國人
　　　口出生率。見Hsiung, "More or Less: Cultural and Medical Factors Behind Marital
　　　Fertility in Late Imperial China."

正面仰臥，端心一意，閉目內想受精氣」(A27)。南齊褚澄則主張：「陰血
先至，陽精後衝，血開裏精，精入為骨，而男形成矣。陽精先入，陰血後參，
精開裏血，血實居本，而女形成矣。」(A5)似乎高潮先後影響胎兒性別[33]。
《玉房祕訣》更精緻地描繪行房之法，肯定女性愉悅對求好子的功效：

> 素女曰，求子法自有常。清心遠慮，安定其衿袍，垂虛齋戒，以婦
> 人月經後三日，夜半之後，雞鳴之前，嬉戲令女盛動，乃往從之，
> 適其道理，同其快樂，卻身施寫，勿過遠至麥齒，遠則過子門不入
> 子戶。若依道術有(子)，有子賢良而老壽也。(A15)

清心齋戒，慎重其事，表現行房求子的方術性格。所挑選的日期與時
辰，皆為先秦以來房中書的共識。「令女盛動，乃往從之」，與洞玄子之說
相同，亦頗合褚澄求男理論。「適其道理，同其快樂」的建議，則顯示為求
好子，必須注意女性的生理和情緒反應。有時房中書甚至主張女性採取主
動，在行房時引導並觀察男性，以便在「聞知男人精出」的同時，吞服預備
的小豆，治療無子(A14)。

為使求子奏效，房中書對於行房深淺程度也詳細指示。引文中的麥齒一
詞，亦出現在馬王堆帛書《養生方》的附圖中，學者推測當為女性器官的隱
語(見附圖一)。唐代以前的房中書皆未言明所指為何，明代《素女妙論》則
稱女子陰中有八名，「二曰麥齒，其深二寸」[34]。《外臺祕要》引《千金

---

33 今日生殖醫學或謂女性達到高潮時，陰道內會分泌適合帶有Y染色體(決定生
　　男者)的精子活動。雖與褚澄之說暗合，理論基礎卻迥異，不能視為六朝醫學
　　效驗之證。褚澄的說法，在《病源論》和《千金方》中不見。但宋代陳自明，
　　明代萬全，似皆接受此說。萬全並用以教導士大夫階層的新郎耐心對待妻子。
　　見 Charlotte Furth, "Rethinking Van Gulik: Sexuality and Reproduction in
　　Traditional Chinese Medicine," *Engendering China: Women, Culture, and the State*
　　(Cambridge: Harvard University Press, 1994), pp. 125-146.
34 見馬繼興，《馬王堆古醫書考釋》，頁747-748，並見附圖一。《素女妙論》
　　所稱陰中八名為琴絃、麥齒、妥谿、玄珠、穀實、愈闕、昆戶、北極，見高羅
　　佩著，楊權譯，《祕戲圖考》(廣東：人民出版社，1992)，頁400。房術隱

方》行房求子，稱「下精欲得，去玉門入半寸，不爾過子宮」（A20, B14）。究竟半寸、二寸，何者為宜，以現存房中書所見，難以確知。但為求子有得，施洩必須拿捏準確，則無庸置疑。

精選時機，審慎配合，交會如法，孫思邈相信「則有福德大聖善人降託胎中，仍令父母性行調順，所作合應，家道日隆，祥瑞競集」。倘若不然，「則有薄福愚癡惡人來託胎中，令父母性行凶險，所作不成，家道日否，咎徵屢至」。可見影響所及，非僅個人禍福，更在整個父系家族的興衰（A20）。

房中本為養生要術之一，自有技巧規範，但為求子，某些規則必須有所變動。最明顯的差別當在施洩與否。房術養生，為能達到採陰補陽的目的，必須忍精不洩、還精補腦[35]。行房求子，則必須施洩。然而，男精畢竟被視為男性生命的泉源要素，並且存量有限，因此求子醫方也主張施洩必須十分謹慎。除此之外，房中術求子與養生在施術與受術的規定上，也有不同。以下便從養生的脈絡，試探行房求子的意義。

2. 求子與養生異同

房中術在一般觀念中，多停留在性技巧的範圍內，與其相關的研究課題，常為學者所迴避。其實，從秦漢到明清，房中術的內容、運用與定位頗有演變。前已言及，《漢書》〈藝文志〉將房中與醫經、經方、神僊並列於「方技類」中，並稱其為「生生之具」。其中房中八家，所錄共一百八十六卷，超過方技類八百六十八卷的八分之一。《隋書》〈經籍志〉則將房中與醫經、經方、養生等各種書籍並列於「醫方類」中，認為其具「除疾保命」之效。但所收房中書不過十幾卷，僅占醫方共四千五百一十卷的一小部分。《舊唐書》〈經籍志〉將房中納入「醫術類」中，所收不過葛氏《玉房秘

（續）───────────────

　　　　語，見李零，《中國方術考》，第七章「馬王堆房中書研究」，頁392-399。

35　男性透過採陰補陽、還精補腦以達到養生延年，討論見李建民，〈督脈與中國早期養生實踐──奇經八脈的新研究之二〉，《中央研究院歷史語言研究所集刊》76.2（2005）：249-313。

術》等八種共三十七卷。《新唐書》〈藝文志〉則將醫經列入「明堂經脈類」，而將經方、養生、房中等列入「醫術類」中。其中房中書部分，只收錄《葛氏房中秘術》一卷，和張鼎《沖和子玉房祕訣》十卷，分量與《漢書》〈藝文志〉更不可同日而語。

宋代以後，記載於《漢書》〈藝文志〉、《隋書》〈經籍志〉和《舊唐書》〈經籍志〉、《新唐書》〈藝文志〉中的房中書，大多亡佚，並且正史也不再收錄房中術專書。清末葉德輝自日本名醫丹波康賴所錄《醫心方》〈房內〉卷中，輯回中國古代房中書佚文，此後研究者多奉爲依據[36]。1950-1960年代荷蘭漢學家高羅佩據之討論中國古代房中術，認爲古代房中書表現了未受宋明理學的限制之前，中國人健康的性態度，一方面並無性壓抑情結，另方面講究男女雙方的性愉悅[37]。最近學者研究則指出，房中術的最終目的，或與性愉悅等議題無關，而在於養生與求子[38]。

古典社會的封建關係在春秋戰國時代逐漸瓦解，學者認爲當此之時人們將過去對於宗族綿延的期望，部分移轉爲對個人生命延長的修練。「養形」傳統漸進發展，甚至相信個人可以藉由養護身體而長生不老[39]。養生之家所運用的方法，除導引行氣之外，也包括房中術。房中書作爲養生的手冊，預設的讀者總是男人。房中術或稱爲「接陰之道」、「御婦人之術」，其中說

---

36 李零，《中國方術考》，頁362-367。1881年楊守敬(1835-1915)隨駐日公使赴任使館參事官，在日期間和日本漢醫學者森立之論學爲友，返華之前透過森立之採購大量醫書，其中亦包括森立之參與校定的《醫心方》。相關研究見郭秀梅，〈江戶考證醫學初考－森立之的生平與著作〉，《新史學》14.4(2003)：121-156。李貞德，〈《醫心方》論「婦人諸病所由」及其相關問題〉，《清華學報》新34.2(2004)：479-511。

37 見高羅佩著，楊權譯，《秘戲圖考》；高羅佩著，李零、郭曉惠等譯，《中國古代房內考》(上海：人民出版社，1990)。

38 周一謀，《中國古代房事養生學》(北京：中外文化出版社，1989)，頁21-45；李建民，〈養生、情色與房中術：中國早期房中術之探索〉，《北縣文化》38(1993)：18-23；Charlotte Furth, "Rethinking Van Gulik," pp. 125-146。

39 杜正勝，〈從眉壽到長生——中國古代生命觀念的轉變〉，《中央研究院歷史語言研究所集刊》66.2(1995)：383-487。該文之修訂更新版，收入杜正勝，《從眉壽到長生——醫療文化與中國古代生命觀》(台北：三民書局，2005)。

明行房時的反應詳於女而略於男,尤其對女性的動作、聲音、表情、甚至分泌物,描繪細膩,顯示男性的觀察位置,並且觀察入微[40]。雖然房中書亦稱西王母與童男交而養陰得道,但總不忘提醒讀者爾盈我虧的原理,或謂西王母之事「不可爲世敎」,或警告「養陽之家,不可令女人竊窺」,以免「利器假人」[41]。

精氣既被視爲只有一定存量,採補盈虧之際便被形容爲男女相戰。除應愼選時機與場所外,對男性而言,行房的對手最好是少不更事、情欲初動的童女。假使求之不得,能有十四歲以上,十九歲以下者,「還甚益佳」,並且人數多多益善。所謂「但接而勿施,能一日一夕,數十交而不失精者,諸病甚愈(癒),年壽日益」[42]。倘若年未三十,卻已經產育的女人,雖與之行房,也「不能益也」[43]。然而,爲了求子,原本行房養生的規則卻有所變動。

求子與養生的房中規則,在時機、場所和身體狀況的要求方面,大致相同。對女性情緒的照顧稍有小異,最大的差別則在於施術者的性別與受術者的選擇。房中術求子,爲使胎兒符合理想的性別與性情,更加重視女性的情緒。若能使女伴快意,「陰精」先至,方書認爲生子必男,且賢良老壽。甚至,爲了治療無子之疾,女性亦可在行房時採取主導的觀察位置,以便配合吞豆等方術求子(A14)。此種例子雖不多,卻非養生房中術所可望及[44]。

40　「接陰之道」語見馬王堆房中書《十問》;「御婦人之術」語見《後漢書》卷72,〈方術列傳〉,頁2741注。女詳男略的描寫與意義,見李零,《中國方術考》,頁383-391。學者或稱古房中術有養陽與養陰二支,而後者可能爲「御男子之術」,所預設的讀者則爲女性。但以目前所知,最晚到漢代,養陰之家已被視爲挾邪方術的「婦人媚道」,其地位和勢力不可與養陽御女之術同日而語。討論見李建民,〈「婦人媚道」考──傳統家庭的衝突與化解方術〉,《新史學》7.4(1996):1-32。

41　見《醫心方》卷28,〈房內〉,頁5b-7a「養陽」,頁7a-8a「養陰」。

42　見《醫心方》卷28,〈房內〉,頁10a。討論見李建民,〈養生、情色與房中術:中國早期房中術之探索〉;Charlotte Furth, "Rethinking Van Gulik," pp. 125-146.

43　《醫心方》卷28,頁5-6,〈房內〉。

44　此種由女性主導的行房規則,不論爲養生、或爲求子,極有可能是古房中養陰

　　最重要的是，房中術求子，行房的對象不再是「不知道」的童女，而應選擇發育成熟的女人。醫方主張，合陰陽，男女應當其年，因此「男雖十六而精通，必三十而娶；女雖十四而天癸至，必二十而嫁」，原因在於「陰陽氣完實而交合，則交而孕，孕而育，育而爲子，堅壯強壽」。否則便「交而不孕，孕而不育，育而子脆不壽」（A7）。甚至女子天癸至後十年內，也不應急於合陰陽。否則，陰血不調，「不調則舊血不出，新血誤行，或漬而入骨，或變而之腫，或雖合而無子」（A6）。此外，倘若男女一方年紀太大，則應選擇較年輕的另一半，所謂「老陽遇少陰，老陰遇少陽，亦有子之道也」（A7）。因此，與房中養生背道而馳的「男少女老配」，雖然在廣接廣娶、完實而交的建議下，未必眞的實行，卻也被視爲一種合理的選擇[45]。

　　古人又認爲女性有多子與少子的差別。由於男精物稀而貴，不應妄施於「不生之地」，因此不論宮廷或民間，都有不應御無子之女的看法。《漢官舊儀》記載：「御幸賜銀鐶，（掖庭）令書得鐶數，計月日無子，罷廢不得復御」[46]。《太平經》則稱：「今無子之女，雖日百施其中，猶無所生也……故古者聖賢不妄施於不生之地也。」[47]所謂多子宜男與否，有時以相術行之。例如晉武帝爲太子選妻，曰：「衛公女有五可，賈公女有五不可。衛家種賢而多子，美而長白；賈家種妒而少子，醜而短黑。」[48]然而史籍醫方卻暗示，也有專門尋求已生育多男者行之。戰國楚考烈王無子，春申君爲之「求婦人宜子者進之」[49]。南齊褚澄則建議建平王：「婦人有所產皆女者，

（續）───────────
　　　一支的殘留，但在漢唐之間的房中書中已寥寥可數。並且，在婦科以藥物求子的強勢發展後，更加式微。詳見下討論。
45　見《褚氏遺書》，〈精血〉，頁32-33；〈問子〉，頁56-57。
46　漢・衛宏，《漢官舊儀》（叢書集成初編811冊[北京：中華書局，1985]），卷下，頁45。
47　王明編，《太平經合校》（北京：中華書局，1960），附錄「太平經佚文」，頁733。宮廷與民間雖然想法類似，但能身體力行的，大概也只有王公貴族之類的「聖賢」。房中書養生以聖君爲習術施術的主角和預設的讀者，目的在於升仙，討論見Charlotte Furth, "Rethinking Van Gulik."
48　《晉書》卷31，〈后妃〉上，「惠賈皇后」，頁963。
49　《戰國策》（新校增補本[台北：里仁書局，1990]），卷17，〈楚四〉，頁575：「楚考烈王無子」。

有所產皆男者，大王誠能訪求多男婦人，謀置宮府，有男之道也。」(A7)從行文看來，似乎是直接以「宜男婦人」爲後宮嬪妃，與之交接，以便生男。果然如此，則爲了求子，不但不必少女，甚至已有生育經驗的女性，也可作爲行房的對象。

房中術養生，以增進男子的健康與壽命；行房求子，以保障父系家族綿延不絕，女性作爲實現目的的工具，在其中占有舉足輕重的份量。兩相比較，求子房中術對女性的發育與健康似乎照顧得較爲周到，並且有可能以「母以子貴」來回報女性在其中的貢獻。訪求多男婦人的觀念與作法，甚至有挑戰養生規則中處女情結的意味。然而也正因此，暗示了生育爲女性天職的態度。雖然男性肩負尋訪與觀察之責，但能生與否，則在女性，並不脫離將女性放在焦點位置的態度。

房中養生時亦兼用藥物，馬王堆房中書中所列，除補身壯陽之外，又有給男女個別或共用的媚藥[50]。然養生藥物，甚少提及求子之效。可能是壯陽便可得子，其理不言自明。但若以馬王堆《養生方》中諸壯陽藥所宣稱的功效，如「食脯一寸勝一人、十寸勝十人」，「食脯四寸，六十五」等語來看，則壯陽目的在於多御，而非求子[51]。《醫心方》〈房內〉卷有「用藥石」章，所錄藥石多在壯陽，效驗則在「可御數十女」，偶亦言及服藥之後又生數子，以爲佐證[52]。顯然房中術用藥，重點在於幫助行房，多御可以養生，生子則是邊際效用。至於針對男性腎疾、腰痛、膀胱和陰中諸病所開列的藥方，除少數例外(如B3, B6, B11)，多不討論生育功能。倒是在合藥時，頗好用鹿角等房中書所採壯陽配方；而在標榜治療效驗時，則稱久服輕身、不老、聰明，顯示「有病治病，無病補身」的觀念，重點仍在養生，而非求子[53]。

50　李零，《中國方術考》，頁425-429。

51　《馬王堆古醫書考釋》，頁667及其後。馬繼興推測各方之末的數字，即如《玉房指要》所云「十餘不息……服之一夜行七十女」，亦即多御。

52　《醫心方》卷28，〈房內〉，頁39a-46b。

53　《醫心方》卷6有治腰痛、腎病、膀胱病的藥方；卷7則以治療男性各種陰瘡腫瘍爲主。《千金方》(吉林：人民出版社新校宋刻本，1994)，卷19〈腎臟〉爲治腎病諸方，卷20〈膀胱腑〉則爲治膀胱諸方。《外臺秘要》卷17〈虛勞〉主

其實，歷來求子也有用藥者，但爲數不多。六朝醫方中偶見成對藥方，讓夫婦一同治療無子之疾。隋唐之際，求子藥方則大量出現，然而全列在婦人方中，針對女性身體和生育功能下藥。至於五世紀時丈夫求子方中的重要配藥蛇床子，在七世紀孫思邈的男性補虛方中，則被形容爲服用之後「十五日身體輕，三十日聰明，五十日可御五女」，完全未提及求子功能[54]。求子醫方從房中到草藥，從教導男性尋訪宜男之女、愼選行房時機爲重，到針對婦人身體下藥治療爲主，頗能呈現隋唐之際婦產科發展的軌跡。其中，實牽涉醫方對於無子原因的論述。

醫方行文，多用「無子」、「求子」之語，然以上下文觀之，所論者實爲「不孕」之症，下藥則爲「求孕受胎」。一旦懷孕，則以安胎藥維持妊娠，以轉胎求男，以養胎和胎教求好男。各種藥方作用不同，所關心者則爲誕育賢良子嗣，以下便分別論之。

三、草藥求子與安胎

1. 醫方中的無子論述

自古醫家便有專爲婦人病而開立的方子，但恐非以求子爲首務。史載扁鵲「過邯鄲，聞貴婦人，即爲帶下醫」[55]。然趙國多歌女，療婦人帶下，目的未必在於求孕生育。《漢書》〈藝文志〉「經方類」中載《婦人嬰兒方》十九卷，現已不得見。漢代張仲景《金匱要略》中有三卷討論婦人諸病，除溫經湯一例外（B5），全都止於妊娠、產後與風寒雜病，並不涉及無子之狀[56]。《隋書》〈經籍志〉中收錄的婦產科醫方有《張仲景療婦人方》二

（續）────────

治男性腰腎虛勞。鹿角製藥，見《醫心方》卷28，〈房內〉，頁39b以下；《千金方》卷19，〈腎臟〉，頁656「鹿角丸」；卷20，〈膀胱腑〉，頁679「雜補第七」等。服藥治病補身以達養生之效，見《千金方》卷19，〈腎臟〉，頁656-660。

54 《千金方》卷19，〈腎臟〉，頁657。

55 《史記》（北京：中華書局，1959），卷105，〈扁鵲倉公列傳〉，頁2794。

56 漢·張仲景，清·徐忠可論注，《金匱要略論注》（北京：人民衛生出版社，1993），卷20〈婦人妊娠病脈證治〉，卷21〈婦人產後病脈證治〉，卷22〈婦

卷、《徐文伯療婦人瘕》一卷，和《療婦人產後雜方》三卷。以題目看來，除徐文伯書或因討論癥瘕，可能提及無子之外，另二者是否涉及無子之症，難以確知[57]。現存可知最早將「無子」獨立成篇者，應是劉宋時期(420-479)陳延之的《小品方》。《小品方》早已亡佚，唯賴王燾的《外臺秘要》和丹波康賴的《醫心方》保存片段。一九八四年一份《小品方》的古鈔本殘卷在日本發現，包括第一卷〈序例〉和各卷標題，其中第七卷便題為〈婦人方〉，下有五篇，分別為「治女子重病諸方」、「治婦人無兒諸方」、「治任胎諸方」、「治產後諸方」和「治媪人諸血崩滯下宿疾諸方」[58]。可惜，發現的殘卷僅存標題，因此《小品方》〈婦人方〉的各篇內容不得而知。倘若以現存醫籍觀之，最早專論「無子」者，應為隋代巢元方的《病源論》，而最早為〈婦人方〉獨立成卷立意申論者，則為唐代孫思邈的《千金方》。《千金方》並大量收錄求子藥方，列於婦人方之首。從求子論述與藥方出現的時間來看，醫者對於產育活動的介入，似有從妊娠、分娩，逐漸提前到行房、受孕的軌跡。而用藥，則是醫者的重要自我界定[59]。

　　《病源論》稱婦人無子，或因墳墓不祀，或因夫婦年命相剋，或因夫病

(續)─────────────

人雜病脈證并治〉。

57　《隋書》卷34，〈經籍志〉，頁1045-1047。

58　相關藥方見北里研究所附屬東洋醫學總合研究所醫史文獻研究室編，《財團法人前田育德會尊經閣文庫藏小品‧黃帝內經明堂古鈔本殘卷》(以下簡稱《小品方古鈔本殘卷》)，頁7，釋文頁34，第133-136行。《小品方》著作時代，馬繼興〈『醫心方』中的古醫學文獻初探〉訂為晉代。馬大正《中國婦產科發展史》訂為兩晉之際，四世紀初。湯萬春《小品方輯錄箋注》(合肥：安徽科學技術出版社，1990)訂為南北朝時期。但三者皆未說明判斷標準。任旭，〈《小品方》殘卷簡介〉，《中華醫史雜誌》17.2(1987)：71-73；廖育群，〈陳延之與《小品方》研究的新進展〉，《中華醫史雜誌》17.2(1987)：74-75，則訂為劉宋時期。今從任、廖二人之說。

59　本草藥學在傳統中國醫療發展史中，呈現「從經驗到理論，從簡單到複雜，從少到多的過程」，並且藥至今仍在持續增加與淘汰中。這種現象，與經脈學說在漢代即臻成熟之境，未見大幅變動的情況有別，亦與後世不好講針灸之法，致令逐漸失傳的問題不同。論本草之引文，見廖育群，《岐黃醫道》(瀋陽：遼寧教育出版社，1991)，頁15。針灸失傳論，見清‧徐靈胎《醫學源流論》，收入江忍庵增批、林直清校勘，《徐靈胎醫書全集》(台北：五洲出版社印行，1990)，頁96-98。

婦疾。前二者「非藥能益」，但夫病婦疾則可用藥治療，將醫者的求子功能
界定在用藥方面[60]。《千金方》因襲並發揮《病源論》的說法，認爲求子有
成的先決條件在於夫婦本命沒有問題[61]。倘若本命並無不利，卻未能生育，
「當爲夫妻俱有五勞七傷」。若能按方服藥，則「無不有子也」(B20)。

　　雖說夫病婦疾皆可導致無子，然而醫方論述與下藥，卻主要以無子爲婦
人之病。醫者向來以陽氣不足、精清冷少爲男性無子的唯一理由。張仲景
稱：「男子脈浮弱而澀，爲無子，精氣清冷。」[62]巢元方認爲：

> 丈夫無子者，其精清如水，冷如冰鐵，皆爲無子之候。又泄精，精
> 不射出，但聚於陰頭，亦無子。無此之候皆有子。[63]

從男性求子方來看，精清冷少或由陰弱失精(B3, B4)，或由陰萎不起(B6,
B61)，而治療之法，則多標榜補其陽氣。醫方重點在於描繪性器病變的現
象，從未專列一章，深入討論男性身體與生育能力的關連。《千金方》羅
列大量求子藥，但其主要對象也是婦人。男性的無子藥方，顯然繼承了前
代傳統，並無突破(B20, B21, B26)。至於治療男性腰腎病變，以致「精自
泄出」、「房室不舉」的藥方，雖亦增加不少，所標榜的卻仍是補腎固
精、養生延年，並不討論生育之效[64]。

　　相形之下，女性求子藥方與日俱增，無子論述亦漸趨繁複。漢唐之間婦

60　隋・巢元方，《巢氏諸病源候總論》(台北：宇宙醫藥出版社，1975)，卷38，
　　〈婦人雜病諸候二〉，頁13「無子候」。

61　第一、夫婦本命相生而非相剋；第二、夫婦本命與德合而非刑殺沖破；第三、
　　夫婦本命不在休廢死墓中。若三項都不利，則求子不可得，並且也不應求。因
　　爲即使求得子嗣，將來亦拖累家人。見唐・孫思邈，《千金方》卷2，〈婦人
　　方上〉，「求子第一」，頁29。宋・陳自明，明・薛己補註，《婦人大全良
　　方》(揚州：江蘇廣陵古籍刻印社據嘉靖刊本縮印，1982)，卷9，〈陳無擇求
　　子論第一〉指出無子問題，夫婦可能都有責任，至於巢元方和孫思邈「墳墓不
　　嗣」、「年命相剋」的說法，則稱「理或有之」。

62　《金匱要略》卷6，〈血痺虛勞病脈證并治〉，頁90。

63　《病源論》卷3，〈虛勞病諸候上〉，頁9「虛勞無子候」。

64　見《千金方》卷19，〈腎臟〉爲治腎病諸方。

人求子藥方,或矯治器官缺陷,如陰寒不開(B15, B34, B60)、子門不正,以致不受子精(B40, B44, B58);或因應特殊情境,如陰陽患痛、夢與鬼交,以致不喜行房(B44)。但絕大多數,則是針對勞損受風、患病絕產下藥。而這也是醫方無子論述的重點。

《病源論》卷三十八至四十為〈婦人雜病諸候〉,卷四十一、四十二為〈婦人妊娠病諸候〉,卷四十三、四十四則為〈婦人產後病諸候〉,將女性的身體與疾病,以生育為基礎,一分為三。並且,不論說明風虛勞冷、月水不調、癥瘕帶下或產後諸病,皆不忘警告讀者病重可導致無子。卷三十八〈婦人雜病諸候二〉之末,更有「無子候」專節。卷三十九〈婦人雜病諸候三〉則細論「月水不利無子候」、「月水不通無子候」、「子臟冷無子候」、「帶下無子候」和「結積無子候」等諸狀。行文分類,莫不以婦人無子為念,以生育子嗣為禱。

依巢元方看來,婦人無子的主因在於胞內生病,症狀則為經血之行乖候:

> 《病源論》:然婦人挾疾無子,皆由勞傷血氣,冷熱不調,而受風寒,客於子宮,致使胞內生病。或月經澀閉,或崩內帶下,致陰陽之氣不和,經血之行乖候,故無子也。[65]

或由勞傷血氣,或因冷熱不調,致令子臟受到風寒。勞傷血氣,巢元方引《養生方》舉例說明:「少時若新產後,急帶舉重,子陰挺出,或傾邪月水不瀉,陰中激痛下寒,令人無子。」[66]冷熱不調,醫方大多偏重於「當風取冷」。《千金方》便曾細述「寒從下入」的種種情境。舉凡「產後未滿百日,便利於懸圊上」(B40)、「與夫臥起,月經不去」(B43)、「臥濕冷地,以冷水洗浴」(B43)、「瘡痍未瘥,便合陰陽」(B43)、「起早作勞,

---

65 《病源論》卷38,〈婦人雜病諸候二〉,頁13「無子候」。
66 《病源論》卷39,〈婦人雜病諸候三〉,頁1-2「月水不通無子候」。

衣單席薄」（B43），醫方主張皆認爲足以令婦人胞內生病。除此之外，飲食不節也會造成「子臟冷」和「結積」的症狀[67]。

由於「衝任之脈皆起於胞內，爲經絡之海」，而「月水是經絡之餘」，胞內生病，便造成月水不調[68]。不調之狀，或過多過少、或瘀滯積聚，而醫者對月水不利的關注似乎超過月水過多。巢元方指出：「血得溫則宣流，得寒則凝結，故月水不通，冷熱血結，搏子臟而成病。」[69]故此，《病源論》說明月水不利、不通所造成的積聚、癥瘕，甚於月水過多的病變[70]。《千金方》調經藥方亦以月水不通爲主，稍及月水過多而已[71]。調經治療以不通、不利爲重，呼應自古「月事以時下則有子」的認識；風寒客於胞內以致無子的說法，則使求子藥方以熱腹、下惡物爲主[72]。以下便試論草藥求子諸方。

2. 草藥求子

隋唐以前的醫方中有服用草藥求子者，但現存藥方不多。馬王堆《胎產書》教夫婦共飲以「九宗之草」製作的酒求子(B1)，但不知所指爲何。漢代張仲景《金匱要略》所錄「溫經湯」，主要在治曾有半產瘀血病歷，五十歲停經後爲「下利之疾」所苦的婦人，但因具調經之效，也可用於「久不受胎」者(B5)。旱灘坡出土漢簡「白水侯方」中有一方以栝樓根等草藥治療男子陰疾，稱有此疾則「毋子」，顯然藥方亦具求子之效(B6)。晉代《葛氏方》治婦人無子，或以陰乾的桃花蓓蕾搗末酒服(B8)，或以柏子人、茯苓

---

67 《病源論》卷39，〈婦人雜病諸候三〉，頁2-3「子臟冷無子候」，「結積無子候」。

68 《病源論》卷37，〈婦人雜病諸候一〉，頁8-9「月水不調候」。

69 《病源論》卷39，〈婦人雜病諸候三〉，頁1-2「月水不通無子候」。

70 《病源論》卷37，〈婦人雜病諸候一〉，及卷38，〈婦人雜病諸候二〉。

71 《千金方》卷4除「月水不調」治療月水乍多乍少之外，並立「月水不通」一節。

72 調經成爲宋代以降婦產科之首務，原因即在於月經被視爲健康與疾病的徵兆。其背景又在於「血」是婦人存活的基礎，流通順暢則健康，瘀滯則生病。見陳自明，《婦人良方大全》卷1，〈調經門〉。討論見Charlotte Furth, "Blood, Body and Gender," p. 51.

末，和乳汁爲丸服下(B9)，或以大黃、桃仁等藥通經求子(B7)。劉宋《小
品方》則以附子等藥，治療男子腰痛陰萎與無子之症(B11)。

五世紀的《僧深方》錄「慶雲散」專治丈夫陽氣不足，不能施化而無子
(B12)，和「承澤丸」治婦人不孕育及絕產(B13)。六世紀《經心錄》則收
「七子散」治丈夫精氣衰少(B14)，和「茱萸丸」療婦人陰寒無子(B15)。
藥方成對出現，讓夫婦搭配治療，顯示無子或因夫病，或因婦疾，兩人都有
一定的責任。《錄驗方》甚至主張「但生女無男，此大夫病，非婦人過」，
主張丈夫服用以馬齒和菟絲子合製而成的馬齒散治療(B18)。以馬齒散爲丈
夫求子，後代醫書皆不載。《僧深方》所錄慶雲散和承澤丸，孫思邈曰：
「古者求子，多用……今代人絕不用此，雖未試驗，其法可重，故述之。」
(B26, B27)似乎從五世紀到七世紀的兩百年間，求子藥方已頗多變化[73]。而
最大的變化，實在於給婦人服用的求子藥方大增。

丈夫求子所用之慶雲散，以菟絲子、五味子、紫石英和天門冬爲主。其
中，菟絲子和五味子亦用於療男子精氣不足而無子的七子散，收錄於《經心
錄》和《千金方》之中。紫石英與天門冬在《千金方》中，則不見用於男子
之身，二者或合製成紫石門冬丸(B20, B24, B38)，或分別用於其他藥方，主
治婦人無子之疾[74]。

七子散除菟絲子和五味子之外，又包括牡荊子、蕲蕢子、車前子、附子

---

73 《僧深方》作者深師，爲南朝宋(420-479)、齊(479-502)間人。《經心錄》作者
    爲北齊(550-577)宋俠。甄權(540-643)的《錄驗方》和孫思邈(581-682)的《千
    金方》雖皆成於唐初，但其作者則皆歷經北周、隋、唐三代，所錄亦包括南北
    朝藥方。
74 紫石英入求子藥，見B12, B24, B25, B26, B33, B34, B37；天門冬，見B12, B24,
    B26, B37, B38。紫石英，《神農本草經》謂其主治「女子風寒在子宮，絕孕十
    年無子」；甄權亦稱「女子服之有子」；李時珍則謂「女子虛寒不孕者宜
    之」。然而《本草經》亦稱其「久服溫中，輕身延年」，是修道之人服用的重
    金屬。見梁・陶弘景，《本草經集注》，尚志鈞、尚元勝輯校(北京：人民衛
    生出版社，1994)，卷3，〈草木上品〉，頁141及明・李時珍，《本草綱目》
    (北京：人民衛生出版社點校本，1975-1981)，卷8，〈金石部〉，頁512-
    514。天門冬，主治諸暴風濕偏痺，去寒熱，利小便。未言有子，多與紫石英
    配合製成圓丸服用。見《本草經集注》卷3，〈草木上品〉，頁194。

與蛇床子。菟絲子，醫方謂其養肌強陰，主治莖中寒、精自出、溺有餘瀝；甄權稱其治男女虛冷、添精益髓，則又非僅用於男子之身而已[75]。五味子，醫方謂其強陰益男子精，並有生陰中肌的功效[76]；故二者並見用於專治男子的慶雲散和七子散。然而，牡荊子，陶弘景(452-536)《名醫別錄》謂其除骨間寒熱，通利胃氣，徐之才(492-572)謂其療風；二者皆未言及治療無子之效[77]。蕪蓂子，《神農本草經》雖謂其益精光，但後世醫書多用來治療眼疾[78]；二者對求子的功用，傳統醫方和現代中藥研究皆未說明。

附子，有大毒。史稱漢宣帝許皇后臨產，女侍醫淳于衍入宮前，受霍光夫人顯的威脅利誘，在皇后娩身後，以附子和大丸毒殺皇后[79]。但醫方亦謂其溫中強陰、堅筋骨，可治腰脊風寒，常用以療產後風痙和下痢，是婦女產育要藥[80]。車前子，一名芣苢，毛傳注《詩經》〈周南〉「芣苢」，便稱其「宜懷妊」。陶弘景謂其強陰益精、令人有子，並治男子傷中、女子淋瀝，醫方又稱其具滑胎易產之效，顯然認為對男女生殖都起作用[81]。至於蛇床

75　菟絲子，藥性功效，見《本草經集注》卷3，〈草木上品〉，頁235；《本草綱目》卷18，〈草部〉，頁1235-1238。現代中草藥實驗，認為菟絲子的醬油、浸劑、酊劑，能增強離體蟾蜍心臟的收縮力，降低麻醉犬的血壓，抑制腸道運動，對離體子宮表現興奮作用。但對男性生殖力的作用則未見說明。見《中藥誌》(北京：人民衛生出版社，1982-1989)(三)，頁583-587，113「菟絲子」條。

76　五味子，藥性功效，見《本草經集注》卷4，〈草木中品〉，頁266；《本草綱目》卷18，〈草部〉，頁1238-1241。現代中草藥臨床實驗顯示五味子的功用非常多。其中之一即用於大鼠，能對抗睪丸酮，減輕大鼠腎上腺的重量，阻止維生素C含量的下降：見《中藥誌》(三)，頁227-241，242「五味子」條。

77　牡荊子，藥性功效，見《本草綱目》卷36，〈木部〉，頁2120-2124。

78　蕪蓂子，主治眼目赤腫熱痛，至於益精，僅《神農本草經》提及。見《本草經集注》卷3，〈草木上品〉，頁236；《本草綱目》卷27，〈菜部〉，頁1649-1650。

79　事見《漢書》，卷8，〈宣帝紀〉，頁251及卷97上，〈外戚傳〉，頁3966。

80　附子藥效，見《本草經集注》卷5，〈草木下品〉，頁344；《本草綱目》卷17，〈草部〉，頁1158-1173。現代中草藥研究指出附子的特點在於炮製，其過程即於將原來生品中所含毒性很強的雙酯類生物鹼，水解成毒性較小的單酯類鹼。臨床顯示具有促進腎上腺皮質功能，鎮痛抗炎，擴張冠狀血管和強心的作用。見《中藥誌》(一)，頁137-141，23「附子」條。

81　車前子藥效，見《本草經集注》卷3，〈草木上品〉，頁233。然而陶弘景曰：

子，《神農本草經》謂其治男子陰痿濕癢、婦人陰中腫痛；陶弘景稱其令婦
人子臟熱、男子陰強，久服令人有子；甄權曰以之浴男子陰，「去風冷，大
益陽事」[82]；《廣濟方》和《延年方》則以之製成坐藥納於子宮中求子。顯
示似乎不但男女皆可採用，並且服食、洗浴與坐導，各有驗效(B55,
B58)[83]。

　　至於婦人無子，漢唐之間的藥方主要以通經治療，作用方式則多為熱
腹、開子臟和下惡物。所治之症，或「陰中冷溢出，子門閉」(B36)，或
「緩急血閉無子」(B37)，或「風冷在子宮，有子常墮落」(B38)，或「玉
門冷如風吹」(B39)，或「少腹冷疼，氣不調」(B57)，或「子藏偏僻，冷
結無子」，當以藥物「開子藏，令陰溫，即有子」(B15)，而療效則以「腹
中熱為度」(B24)。熱腹、開子臟，多服藥丸，時或飲湯，或以坐藥納陰中
為之(B15, B23, B54, B55, B58)。所下惡物，或青或黃(B23, B28)、或如長蟲
(B28, B41)、或如魚子(B40)、或如雞肝米汁(B31)、豆汁鼻涕(B22, B34)，
有時則下血(B28, B59)。不論如何，總是在於去瘀滯和積結。

　　《金匱要略》所錄溫經湯，主要作用在去半產之瘀血，故而少腹寒、久
不受胎者亦可用(B5)。其中要藥吳茱萸是產後調理湯藥中的重要本草，據說

(續)————————————

　　　「韓詩言茉苢，是木似李，食其實，宜子孫者，謬矣。」見《本草綱目》卷
　　　16，〈草部〉，頁1069-1071。現代中草藥研究指出，車前子具有祛痰、利尿
　　　和使關節組織增生的作用。臨床上曾用於治療泌尿道疾病等，但對生殖的作用
　　　則未見說明。見《中藥誌》(三)，頁242-249，43「車前子」條。至於其有助
　　　懷孕的說法，聞一多認為茉、胚皆「不」之孳乳字，苢、胎皆「以」之孳乳
　　　字，「故古人根據類似律(聲音類近)之魔術觀念，以為食茉苢即能受胎而生
　　　子」。見其《詩經通義》「茉苢」條，收入《聞一多全集》(武漢：湖北人民
　　　出版社，1993)，頁307-309。

82 蛇床子，見《本草經集注》卷3，〈草木上品〉，頁234；《本草綱目》卷14，
　　〈草部〉，頁842-844。

83 現代中草藥指出，蛇床子流浸膏1：2濃度，對在37℃培養液中的陰道滴蟲，經
　　17.5分鐘即可全部殺死。臨床用10%蛇床子煎劑及0.5g蛇床子提取物製成的片
　　劑外用，經百餘例觀察，療效較好，滴蟲轉陰，癢感消失。此外，以乙醇提取
　　物每日給小鼠皮下注射，連續32天，能延長雌性小鼠的動情期，縮短動情時
　　間，並使子宮及卵巢的重量增加。這個發現，似與傳統醫方中治療無子的意見
　　較為相關。見《中藥誌》(三)，頁593-597，115「蛇床子」條。

可以溫中下氣、除濕血痺。《經心錄》用之求子，稱「但開子藏，令陰溫，即有子也」[84]。《葛氏方》治月水不利以致無子的藥方，說明病源在於「結積」之故。其中要藥大黃，據說可下瘀血血閉、破癥瘕積聚，陶弘景、徐之才與甄權皆稱其具調經通血之效；隋唐醫方亦多次用於婦人求子[85]。

《千金方》更提供一套以湯、坐藥和丸劑持續治療的醫方。婦人或立身以來全不產，或三十年不產者，孫思邈建議先喝朴消湯「蕩胞」，下「子宮內惡物」（B22）。為恐惡物不能盡出，喝蕩胞湯後一日，再以坐藥導之（B23）。再一日，即可服紫石門冬丸，服法以「腹中熱為度」（B24）。坐藥一日更換一次，醫書稱必下青黃冷汁，汁盡即可行房（B23）。服紫石門冬丸不禁房事，但「夫行不在不可服」（B24）。一方面處方步步精進，必為婦人求子而後已[86]；另方面則不忘配合倫理觀念，警告婦人適當的服藥時機[87]。

服藥名為求子，其實主在求孕。一旦受孕，就應停止服用求子藥方，否則「藥太過多，生兩子」（B44）。妊娠期間，倘若因孕婦體質不佳，或因頓

84　吳茱萸，陳藏器曰：茱萸南北總有，以吳地者為好，見《本草綱目》卷32，〈果部〉，頁1861-1866。現代中草藥研究則指出，吳茱萸除具部分鎮痛、驅迴蟲及抗菌抗病毒作用外，果實中分離出來的「N.N-二甲基-5甲氧基色胺」（N.N-dime-thyl-5-methoxytryptamine）為致幻劑，能對中樞神經產生興奮作用，大量可引起視力障礙、錯覺等；而辛內弗林（Synephrine）則具有使離體子宮肌肉鬆弛的作用；吳茱萸次鹼（Rutaecarpine）的分解物芸香鹼（Ratamine）則對子宮有較強的收縮作用。吳茱萸在臨床上曾用於治療嘔吐流涎、劇烈頭痛、慢性頭痛及高血壓。見《中藥誌》（三），頁397-405，74「吳茱萸」條。用於產後補療，見李貞德，〈漢唐之間醫書中的生產之道〉附錄B。

85　大黃，見《本草綱目》卷17，〈草部〉，頁1115-1122。現代中草藥研究指出，大黃有瀉下作用，臨床用於治療便秘。傳統醫方或即利用其瀉下功能通經求子。見《中藥誌》（一），頁24-35，5「大黃」條。入求子藥，見B28, B30, B31, B59。

86　以慶雲散、七子散治男子，蕩胞湯、坐藥、紫石門冬丸治婦人，明代薛己註宋代陳自明《婦人大全良方》則稱「愚按五方多慓悍之味，治當審察病因，不可輕用」。見《婦人大全良方》卷9，〈求嗣門〉，「求子服藥須知第九」。前述現代中草藥研究亦顯示七子散中不少具有興奮，甚至致幻作用，與明代醫家的提醒，或不無關係。

87　孫思邈不只一處提醒夫不在不可服求子藥方，附錄B36亦然。附錄44並稱「當審方取好藥，寡婦、童女不可妄服」。

仆驚恐造成胎動不安，漢代以來的醫方多錄有安胎草藥以治療之，其目的在
於避免落胎。以下便試論之[88]。

3. 安胎藥方

胎動不安，醫方多歸咎於妊娠期間養護不週，以用藥的時機看來，可能
發生在任何月份。《病源論》稱：「胎動不安者，多因勞役氣力，或觸冒冷
熱，或飲食不適，或居處失宜。輕者只轉動不安，重者便致傷墮。」因此主
張：「若其母有疾以動胎，治母則胎安。若其胎有不牢固致動以病母者，治
胎則母瘥。」[89]各種醫方，或不討論胎動之由，僅言處置之法，或先說明胎
動原因，再對症下藥。從主治病症看來，胎動不安至少包括漏胞、傷胎，和
因頓仆、舉重、勞損、驚恐造成的問題。

「漏胞」的症狀，主要是妊娠期間血下不止，有如月水時來(C6, C18,
C25, C46, C61)。醫方稱「血盡子死」，並且「非祇殺胞，亦損其母」，或
以赤小豆作散溫酒服之(C18)[90]，或以雞子黃煮酒服之(C25)，或熬豆醬以酒
服之(C33)[91]，主要則以地黃合藥治療。地黃主治婦女傷中下血，不論生地
黃或乾地黃，都見用於漏胞藥方中。有時「傷胞」或病因不明的妊娠下血，
也用地黃治療[92]。「傷胞」或稱傷胎，專指妊娠行房，為夫所動(C3, C18,

88　妊娠期間的相關醫方，除安胎、轉胎、養胎與胎教外，也有墮胎藥方。漢唐之
　　間的醫方大多表示，「妊娠去胎方」僅用於孕婦有病，不宜繼續懷孕的情況。
　　然而史料顯示人們亦企圖以墮胎方節制生育。漢唐之間墮胎藥方及其運用，見
　　李貞德，〈漢隋之間的「生子不舉」問題〉《中央研究院歷史語言研究所集
　　刊》66.3(1995)：747-812。本文以求子為題，旨在說明漢唐之間醫方中求孕、
　　求男與求好男的各種方法，故不討論墮胎方。

89　《病源論》卷41，〈婦人妊娠病諸候上〉，「妊娠胎動候」，頁8。

90　赤小豆，《神農本草經》謂其主下水、排癰腫膿血。陶弘景用之療寒熱、消
　　渴，唯《小品方》用於漏胞傷胎。見《本草經集注》卷7，〈果菜米穀有名無
　　實〉，頁503-504。

91　豆醬，陶弘景謂主除熱止煩滿。見《本草經集注》卷7，〈果菜米穀有名無
　　實〉，頁514-515。

92　地黃用於安胎藥方，見附錄C2, C6, C14, C23, C24, C25, C36, C37, C40, C41,
　　C42, C46, C47, C48, C61, C62。分娩血崩暈闕或產後惡露不止，亦多以地黃治
　　之，見李貞德，〈漢唐之間醫書中的生產之道〉。地黃，或謂以生咸陽川澤黃

C43, C62, C64)。除地黃外，或以赤小豆酒服(C18)，或飲竹瀝安胎(C43, C64)[93]。妊娠行房，利弊如何，現存漢唐之間的醫書未見討論。敦煌所見藏傳醫方主張：「分娩前與男人共床，孩子病少。」(D49)然而以漢醫數論傷胞之害、多錄安胎藥方來看，或未必贊成藏醫之見。

居處失宜以致胎動不安，除房室傷胞外，亦包括頓仆、舉重、驚恐、勞損等情形。除可以竹皮煮汁合藥外(C11, C19, C28, C32)，醫方多以阿膠和艾葉治療。膠艾或單獨使用，或配合其他調血止血草藥，如芎藭、當歸，製成芎歸膠艾湯(C2, C13, C22, C53, C60)。阿膠，《神農本草經》謂煮牛皮作之，主治女子下血，陶弘景則稱具安胎之效。唐代陳藏器曰「諸膠皆能療風、止洩、補虛，而驢皮膠主風為最，此阿膠所以勝諸膠也」。明代李時珍則謂「大要只是補血與液」[94]。艾葉，《神農本草經》謂：「主灸百病，可作煎……婦人漏血，利陰氣，生肌肉，辟風寒，使人有子。」[95]一般多採陳久者，治令細軟，謂之熟艾，灸家用之，如孟子所謂「七年之病，求三年之

(續)————————————

　　　土地者佳。陶弘景曰：生渭城者，乃有子實如小麥。今以彭城乾地黃最好，次歷陽，近用江寧板橋者為勝。蘇頌曰：今處處有之，以同州者為上。見《本草綱目》卷16，〈草部〉，頁1019-1027。現代中草藥研究指出，地黃有降血糖、緩和瀉下、強心等作用。雖然現代中醫書仍稱地黃有涼血、止血及補血的功用，卻尚未見臨床實驗，也未說明是何種化學成分造成的效果。見《中藥誌》(二)，頁337-340，67「地黃」條。

93　竹瀝即竹汁，以火炙竹，或炭火逼燒而得，陶弘景用以治中風、目痛。見《本草經集注》卷4，〈草木中品〉，頁277-279「竹葉」條；《本草綱目》卷37，〈木部〉，頁2163-2170。

94　阿膠入安胎藥，見C2, C6, C9, C13, C14, C15, C16, C22, C26, C28, C35, C37, C41, C42, C44, C45, C49, C52, C53, C60。阿膠產地，陶弘景曰「出東阿，故名阿膠，今都下亦作之……用一片鹿角即成膠，不爾不成也」。見《本草經集注》卷6，〈蟲獸三品〉，頁400「阿膠」條。酈道元，《水經注》云：「東阿有井大如輪，深六七丈，歲常煮膠以貢天府者，即此也，此井乃濟水所注。」蘇頌曰：「今鄆州亦能作之，以阿縣城北井水作煮者為真，其井官禁，真膠極難得。」見《本草綱目》卷50，〈獸部〉，頁2793-2797「阿膠」條。現代中藥研究則以野驢皮製膠，謂可用於胎動下血等症，見《中國藥用動物誌》一，頁284；轉引自《中國本草圖錄》(北京：人民衛生出版社；香港：商務印書館，1987-1989)，頁254，482「野驢」條。

95　見《本草經集注》卷4，〈草木中品〉，頁316。

艾」。但從安胎醫方看來，則多以生艾擣末，入藥服食[96]。

膠艾之外，蔥白、寄生、苧根亦多出現於安胎方中。蔥白即蔥莖，《神農本草經》謂其「可作湯，主治傷寒、寒熱、出汗、中風面目腫」。陶弘景稱可安胎，主溺血。或與阿膠(C26, C35, C45, C53)，或與旋覆花(C4)，或與當歸(C59)合藥，或單獨作湯(C5, C58)[97]。寄生，《神農本草經》謂其有安胎之效，陶弘景則稱：「治女子崩中，內傷不足。」甄權曰：「主懷妊漏血不止，令胎牢固。」[98]苧根，陶弘景稱具安胎之效，後世醫書亦多謂可止漏胎下血[99]。綜上觀之，安胎湯藥，大多仍以止血、補血爲主。

妊娠期間養護不週，可能引起胎動不安，倘若孕婦體質不佳，也可能導致習慣性流產。《病源論》謂：「若血氣虛損者，子臟爲風冷所居，則血氣不足，故不能養胎，所以致胎數墮。」[100]針對數落胎的孕婦，《錄驗方》以鯉魚煮粳米滋補(C31)，《產經》則作大麥豉羹食之(C39)，《經心錄》以

---

96 艾葉入安胎藥，見附錄C2, C13, C15, C21, C22, C37, C42, C53, C59, C60。諸方皆以艾葉直接入藥，C36並明言生艾。然而李時珍則主張：「入婦人丸散，需以熟艾用醋煮乾，搗成餅子，烘乾，再搗爲末用。」艾葉產地，陶弘景曰：「生田野。」蘇頌曰：「處處有之，以復道及四明者爲佳。」見《本草綱目》卷15，〈草部〉，頁935-940「艾」條。現代中草藥研究，則稱可應用於功能性子宮出血、先兆流產、痛經、閉經、月經不調等，見《全國中草藥匯編》(北京：人民衛生出版社，1975)上，271，290「艾」條。

97 蔥白，見《本草經集注》卷7，〈果菜米穀有名無實〉，頁486-487「蔥實」條。旋覆花又名金錢花，《神農本草經》以之主治「結氣、脅下滿，驚悸，除水，去五臟間寒熱，補中下氣」；《別錄》以之通血脈；甄權則用於開胃止嘔；僅《金匱要略》用之於治療半產漏下(C4)，《產經》用於療六七月胎動不安(C27)。見《本草經集注》卷5，〈草木下品〉，頁333-335；《本草綱目》卷15，〈草部〉，頁961-963。現代中草藥研究則稱旋覆花可治痰多咳喘、嘔吐等症。見《全國中草藥匯編》上，731，773「旋覆花」條。

98 李時珍曰：此物寄寓他木而生，如鳥立于上，故曰寄生。《別錄》：桑上寄生生弘農川谷桑樹上。陶弘景謂亦有生於松上、楊上、楓上者，「各隨其樹名之」。見《本草綱目》卷37，〈木部〉，頁2158-2159。

99 蘇頌曰：「苧麻舊不著所出州土，今閩蜀江浙多有之……其根黃白而輕虛。」見《本草綱目》卷15，〈草部〉，頁977-979。現代中草藥研究亦稱用於胎動不安、先兆流產、尿血等症，見《中藥誌》(二)，頁385-387, 77「苧麻根」條。

100 《病源論》卷41，〈婦人妊娠病諸候上〉，「妊娠數墮胎候」，頁11。

紫石門冬丸調理(C34)，《刪繁方》則用黃耆散酒服(C36)。而北齊徐之才的《逐月養胎方》更將安胎與養胎並行。其中羅列由風寒、舉重、驚恐、憂愁等各種情形引起的胎動不安，凡曾傷某月胎者，便於妊娠當月服滋補湯藥預安之並長養之。如此一來，安胎成為養胎之一環，而養胎則又有預安之效。

求孕與安胎，重點在於順利懷孕，以迄分娩。然人們求子之望，實非僅止於斯。或即因此，醫方亦提供生育健康、聰明、賢良男兒的辦法。凡此轉胎、養胎與胎教之方，或如北齊徐之才《逐月養胎方》通稱之為養胎，或如宋代陳自明《婦人大全良方》〈胎教門〉通稱之為胎教。但若仔細分疏，可知三者之間目的並不完全相同。轉胎在於性別(轉女為男)，養胎期之形貌(健康、美好)，胎教則著重道德性情(忠孝仁義)。並且不論方術或服藥，其機制皆為見物而化、外象內成。以下便試論之。

四、外象內成的轉胎、養胎與胎教

轉胎或行方術、或服藥物，大要為求轉女為男，而有效期限則以懷孕三個月之前為主[101]。方術轉胎，歷代醫方一脈相承，馬王堆《胎產書》、北齊徐之才《逐月養胎方》、隋代《產經》與巢元方《病源論》皆稱妊娠三月，未有定儀，見物而化。欲生男者，應操弓矢、射雄雉、乘牡馬、觀虎豹；欲生女者，則應著簪珥、紳珠子、施環佩(D1, D11, D34, D39)。相信孕婦的言行若與特定的性別相關，胎兒便能相應轉化。除此之外，孕婦或溺於雄雞浴處(D6)、或佩帶宜男花(D10)[102]、或將弓弦帶在左臂、繫在腰下(D30,

---

101 馬王堆《胎產書》除建議女子獨食烏雌雞求女外(B2)，亦教導產婦以埋胞之法影響下次懷孕，指出若欲生女，則埋胞陰垣下，欲生男，則埋胞陽垣下(A2)。然而，大部分的醫方，不論方術或服藥，重點仍在轉女為男。馬王堆《胎產書》中埋胞問題的研究，見李建民，〈馬王堆「禹藏埋胞圖」箋證〉。

102 以宜男花求男，在漢魏六朝民間似乎頗為普遍。周處(236-297)《風土記》稱宜男花又名鹿蔥、萱草，「懷妊婦人佩之，必生男。」杜光庭(850-933)《錄異記》說同。三國時曹植(192-232)撰〈宜男花頌〉，晉代傅玄(217-278)和夏

D42)、或以絳囊盛雄黃帶之(D42)、或以雄鴨毛置於席下(D10)、或將大刀、斧頭擺在床下(D6, D9, D36, D42),便能生男。似乎不論天生雄性的生物,或社會上代表男性的用品,都有轉女為男之效。《如意方》和《千金方》並稱斧頭之功,試用於雞窟而有驗(D36, D42),顯示人們不但相信胎兒與外在事物互相感應,並且認為在生育之事上,人類與動物適用相同的感應機制。

服藥求男,亦包括各種奇方。前引宜男花,又名鹿蔥、萱草,除佩帶之外,方書說孕婦服用也可以生男(D10)。此外,孕婦或生吞雀甕中蟲(D3)、或服原蠶矢(D9, D42)、或喝蒿、杜、蜱蛸合製的藥、或飲幼蜂與狗陰搏成之劑(D3)、或以男子冠纓燒成灰酒服(D38),或取丈夫衣帶燒灰,以井花水服之(D37),都被視為有得男之功。《千金方》更提供具有養胎和轉女為男功效的丹參丸,其中除採用丹參、芍藥等十六種婦女養身要藥之外,並加入冠纓、犬卵和東門上雄雞頭一枚(D41)。其作用顯然和狗陰、丈夫衣帶等配方相同,皆企圖以服用象徵男性意義的物件,影響胎兒的性別。如此看來,服藥和方術,在轉胎上的機制差別不大。

轉胎是否成功,醫方認為可在妊娠四個月胎已成形時檢驗得知。檢驗之法,或令丈夫從孕婦背後呼喚,視其轉身方向,左回首是男,右回首是女(D5);或檢查丈夫身體,若丈夫左乳房有核則孕婦將生男,右乳房有核則生女(D5)[103]。要之,以男左女右為準,並且夫、婦、胎兒,三者有如一體,互相感應。

(續)────────────

　　　侯湛(243-291)都曾撰〈宜男花賦〉,嵇含(262-306)〈宜男花賦序〉則曰:「荊楚之土,號曰鹿蔥,根苗可以薦於俎。世人多女欲求男者,取此草服之,尤良也。」《風土記》、《錄異記》,見宋‧李昉(925-996),《太平御覽》,卷994,〈百卉部一〉,頁8a「鹿蔥」條和卷996,〈百卉部三〉,頁3「萱」條;曹植、傅玄、夏侯湛、嵇含作品,分別見《全三國文》卷17頁4,《全晉文》卷45頁8,卷68頁4,卷65頁5,皆收入清‧嚴可均編,《全上古三代秦漢三國六朝文》(北京:中華書局,1958)。佩帶草藥求子的討論,見伊藤清司,〈中國古代の妊娠祈願に關する咒的藥物──《山海經》の民俗學的研究〉,《中國學誌》7(1973):21-54。

103 此外,或測孕婦左右手之脈象,以左手沈實尺脈偏大為男,右手浮大尺脈偏大為女。見附錄D5。

轉胎應於妊娠三月之前行之，養胎則自初孕至分娩，皆需注意。養胎之方，著重飲食調理，可分爲積極養護和消極迴避二種。積極養護，《胎產書》、《逐月養胎方》和《病源論》一脈相承，根據對胎兒成長的認識，逐月給予孕婦適當的飲食(見附表一)[104]。合藥時，除採用前述調血、止血、補血之本草外，亦不時加入烏雌雞(D12, D14, D18, D20, D22, D24, D26, D27, D28)、雄雞(D16)、豬腎(D29)等滋補之物。

消極迴避，則歷代醫方皆條列各種不宜食用的禽、畜、果、菜和藥物(D8, D35, D44, D45, D46及附表一)。諸多食禁之間，或互相矛盾。如北魏張湛(386-534)的《養生要集》主張不可食鱔魚、鯉鱠，認爲「令兒多瘡」(D8)，但《胎產書》建議四月宜食鱔魚，《產經》則表示三月食鯉魚，「令子多智有力」(D34)，且前引《錄驗方》亦以鯉魚安胎。建議禁食，或因魚鱗之狀；主張多智，或因鯉能神變之說[105]。不論如何，皆不脫外象內感的觀念。事實上，醫方中不乏因感應觀念所產生的禁品。如驢騾令難產(個性)，兔令缺唇(形狀)，豆醬令面黑(顏色)，鱉令短項(形狀)。而醫方認爲不好的品質，以五官缺陷和體弱多病爲主，顯示胎兒健康是養胎的主要目的。

求好男之法，除以養胎修好胎兒形貌之外，醫方亦主張以胎教培育胎兒性情。現存醫方中最早的胎教建議，見於北齊徐之才《逐月養胎方》，其中稱妊娠三月，「欲子賢良，端坐清虛」(附表一)。此後，隋代《病源論》、《產經》和稍後的《千金方》、《洞玄子》皆論述胎教之法，以掌控孕婦的言行舉止來影響胎兒的道德性情。消極方面，孕婦應不視惡色，不聽邪聲，口不妄言，心無憂喜，坐必端席，立不邪住，行必中道，臥無橫變。積極方

---

104 唐代以前醫方中對胎兒發育認識的幾種類型，見李建民，〈馬王堆帛書『禹藏埋胞圖』箋證〉，頁754-755附表。

105 鯉魚，陶弘景曰鯉爲諸魚之長，形既可愛，又能神變，乃至飛越江湖，所以仙人琴高乘之也，山上水中有此，不可食。或因神變特異，《產經》等以爲食之多智。而張湛《養生要集》謂妊娠食鯉鱠令兒多瘡，或因魚鱗形狀之故。但歷代醫方頗以鯉療妊娠諸疾者，《集驗》以之治胎氣不長，《秘錄》以之治妊娠感寒，《聖惠方》以之治胎動不安，大部分醫方似乎認爲妊娠食鯉並無不妥。見《本草綱目》卷44，〈鱗部〉，頁2423-2425。

面，則應彈琴瑟，調心神，和情性，節嗜欲，居處簡靜，焚燒名香，觀禮樂鐘鼓俎豆軍旅陳設，口誦詩書古今箴誡（D32, D33, D43, D48及附表一）。醫方認為如此則「卒生聖子」，頭腦聰明智慧，性情忠孝仁義（D33, D43, D48）。

胎教的觀念歷史悠久，漢代士人便多主張古代聖王即有胎教之法。賈誼（前201-前169）《新書》、戴德《大戴禮記》皆載「青史氏」曰：「古者胎教之道，王后有身之七月而就蔞室……此三月者，王后所求聲音非禮樂，則太師撫樂而稱不習；所求滋味者非正味，則太宰荷斗而不敢煎調，而曰：『不敢以侍王太子。』」[106]劉向（前77-前6）更引文王之母大任為例，說明孕婦應寢不側，立不跛，目不視惡色，耳不聽淫聲，口不出惡言，席不正不坐，割不正不食[107]。北齊顏之推（約531-591）家訓亦承襲漢人之說，唯以古聖王胎教之法，乃「懷子三月，出居別宮……音聲滋味，以禮節之」[108]。所說月份與有身七月方才居於蔞室的舊說有別，卻與醫方中三月之前未有定儀，見物而化的論點相同[109]。

所謂生子優良，究竟有何特質，秦漢異代，可能有不同的標準。嬴秦尚武，社會中對子嗣的期望，或以勇武為主[110]。兩漢之際，儒學漸興，士大夫稱許並推廣的是孝悌仁愛等倫理道德。從漢代士人胎教的內容來看，所標榜的不外賢良盛德、忠孝仁義。從要求孕婦的事項來看，則不出儒家鍛鍊聖賢

---

106 漢‧賈誼，《新書》，明萬曆新安程氏刊本《漢魏叢書》（吉林：吉林大學出版社影印，1992），卷10，〈胎教第五十五〉；《大戴禮記》〈保傳篇〉青史氏之語。漢‧戴德，《大戴禮記》，明萬曆新安程氏刊本《漢魏叢書》（吉林：吉林大學出版社影印，1992）。

107 漢‧劉向，《列女傳》（四部備要本[台北：臺灣中華書局，1983]），卷1「周室三母」，頁4-5。

108 盧辯注則稱「王后以七月就宴室，夫人婦嬪，即以三月就其側室」。並見北齊‧顏之推，《顏氏家訓》，王利器集解（台北：明文書局，1990），卷1，〈教子第二〉，頁25。

109 胎教傳統的討論，見喬衛平、程培杰，《中國古代幼兒教育史》（合肥：安徽教育出版社，1989）。

110 學者研究雲夢秦簡《日書》中的世界，證實此種看法。見蒲慕州，〈睡虎地秦簡日書的世界〉，《中央研究院歷史語言研究所集刊》62.4（1994）：623-675。

君子的教訓。非禮勿言、勿聽、勿視、勿動，口誦詩書、觀聽禮樂，乃至割
不正不食、席不正不坐，都是孔子教導學生的規矩。敬本愼初，古代貴族要
求孕婦舉措得當，顯然有意將教化新生兒的過程提早自母腹中開始。兩漢之
時，封建貴族的禮法觀念向民間社會延伸，對子嗣性格的期望，也以傳統君
子教育爲模範。隋唐醫方並將胎教內容納入，稱賢母愼之，卒生聖子(D32,
D33)，則原本難登君子之列的女性，也可經由產育獲得肯定。

　　轉胎、養胎與胎教之所以可行，即在於古代以氣爲主的身體觀與生命
觀。戰國以來，論者便相信氣既充滿於人體之內，又通於天地之間。漢代以
降，士人方家更力求將人的形體、臟腑和性情，與天地相對應[111]。人既與天
地相應，從行房合氣[112]，經妊娠孕育，乃至誕生成長[113]，皆無所逃於感應
機制，並且夫、婦、胎兒相互影響。

　　雖然感應關係並存於夫、婦、胎兒之間，漢唐之間的士人學者仍不乏將
責任置於婦人肩上者。劉向主張「人生而肖萬物者，皆其母感於物」之故，
因此稱「文王母可謂知肖化矣」[114]。將求好男的感應，限定在母子之間。王
充則進一步指出「受氣時，母不謹愼，心妄慮邪，則子長大，狂悖不善，形
體醜惡」[115]。與歷來房中書警告行房夫婦皆應戒愼恐懼的說法相比，王充對
女性的要求顯得益發嚴苛。而隋代《產經》更明言：「諸生子有癡疣醜惡

---

111 杜正勝，〈形體、精氣與魂魄——中國傳統對「人」認識的形成〉，《新史
　　　學》2.3(1991)：1-65。
112 行房求子，前引房中書論其宜忌，包括天時、地利、人和，並附帶說明違背規
　　　範的下場，顯示行房時夫婦的狀況都能影響胎兒。其中如喪服未除而行房，則
　　　生子不祥，或因不潔，或因不孝(A9)。房中書亦明白指出生子瘖聾、癲狂、
　　　爲虎狼所食，都可能是因爲特殊時日，「君子齋戒，小人私合陰陽」所致
　　　(A12)，將感應機制延伸至道德的範疇內。
113 漢唐之間救治難產的醫方，常利用丈夫的衣物、毛髮和姓名，企圖引導順產。
　　　或以丈夫的內衣覆井，或以其褲帶燒灰調酒，或讓產婦喝丈夫的小便，醫方以
　　　爲有助於排出死胎。或以丈夫的指甲燒末服之，或令產婦吞服以丈夫陰毛合成
　　　的豬膏，或將丈夫的名字寫在胎兒足下，醫方以爲皆可治橫生倒產，尤其顯示
　　　父子之間的感應關係。討論見李貞德，〈漢唐之間醫書中的生產之道〉。
114 《列女傳》卷1，「周室三母」，頁4-5。
115 漢‧王充，《論衡》(新編諸子集成[台北：世界書局，1983])，〈命義篇〉，
　　　頁12。

者,其名皆在其母。」(D32)與劉、王之說前後呼應。不但接受傳統胎教觀點,並且加以推演。言下之意,生子的面貌、健康和性情良窳,都由懷孕的婦女所左右;同時,也可以用來檢驗婦女從受孕到分娩的品行。發展至此,醫方實以產育爲基礎,從求孕、求男與求好男等各方面,形成了對女性身體與性情的一番論述。

五、結論──婦科醫學之濫觴

綜上可知,醫方求子之法,自先秦以迄隋唐頗有轉變與發展。漢魏六朝,求子論述多出現在房中書內,以行房宜忌主導求子良窳。合陰陽之影響所及,包括求孕、求男與求好男,期勉畢其功於一役。行房求子,在天時、地利等觀念上,與行房養生相去不遠,但在施術與受術的人選方面,卻頗不同。行房養生既被視爲交戰,爾盈則我虛,因此女性施術,被視爲對男性的威脅。但若爲了求子,女性便可施術,採取主導與觀察的位置。即使男性主導,仍需完實成熟的女性互相配合,與養生時好尋「不知道」的童女相異。房中書預設的讀者既以男性爲主,求子之責似當由丈夫肩挑。訪求多男婦人以生子的作法,甚至有挑戰養生規則中處女情結的意味。然而此種觀念,卻也將能否生育的矛頭重新指向婦女。

婦女成爲醫方求孕、求男與求好男的焦點,可由五到七世紀的求子藥方一窺究竟。草藥求子,在先秦兩漢的醫方中難得一見。隋唐之際,求子藥方才大量增加,卻多列於婦人方中,甚少涉及男性病變。《小品》、《病源》和《千金》並始錄求子專章,說明無子之因與治療之法。與前代相較,似可歸納出兩項發展。第一、隋唐之前,醫方處理婦人雜病多著重於妊娠、產後諸疾。而隋唐醫者對於產育活動的介入,似有從妊娠、分娩,提前到行房、受孕的軌跡。而用藥則是醫者的重要自我界定。第二、隋唐之際,男性求子之論述與藥方皆無突破。醫方言及無子,雖曰「夫病婦疾」,但論男性病變既不設無子專章,診治藥方也少提生子之效。顯然,生育並非醫者認識或論述男性身體的重點。反之,產育則逐漸成爲醫者認識並論述女性身體的基

礎。其中，孫思邈在《千金方》〈婦人方〉中首列求子，並暢談產育與女性
的關係。從婦人胎產功能、生理結構和性格特質等三方面，一層深似一層地
說明婦人別立一方的理由，可說為婦科醫學之成立提供了理論依據。

> 《千金方》〈婦人方上・求子第一〉：論曰：夫婦人之別有方者，
> 以其胎妊生產崩傷之異故也。是以婦人之病，比之男子十倍難療。
> 經言婦人者，眾陰所集，常與濕居，十四以上，陰氣浮溢，百想經
> 心，內傷五臟，外損姿顏。月水去留，前後交互，瘀血停凝，中道
> 斷絕，其中傷墮，不可具論。生熟二臟，虛實交錯，惡血內漏，氣
> 脈損竭。或飲食無度，損傷非一，或瘡痍未癒，便合陰陽，或便利
> 於懸廁之上，風從下入，便成十二痼疾，所以婦人別立方也。若是
> 四時節氣為病，虛實冷熱為患者，故與丈夫同也。惟懷胎妊而挾病
> 者，避其毒藥耳。其雜病與丈夫同，則散在諸卷中，可得而知也。
> 然而女人嗜欲多於丈夫，感病倍於男子，加以慈戀愛憎，嫉妒憂
> 憤，染著堅牢，情不自抑，所以為病根深，療之難瘥。故養生之
> 家，特須教子女學習此三卷婦人方，令其精曉，即於倉促之秋，何
> 憂畏也。夫四德者，女子立身之樞機，產育者，婦人性命之長務，
> 若不通明於此，則何以免於夭枉者哉！故傅母之徒，亦不可不學，
> 常宜繕寫一本，懷挾隨身，以防不虞也。[116]

醫方為養生之具，預設的讀者即為孫思邈所謂「養生之家」。從一方面
來說，《千金方》在提供求子藥方時，或告誡讀者合藥需先齋戒，並不得令
小兒、女人與奴婢窺知，或指示讀者慎秘其方，不可妄傳，流露了方術的禁
秘傳統（B31）[117]。然而，另一方面，孫思邈又指出「婚姻養育者，人倫之

---

116 《千金方》卷2，〈婦人方上〉，頁28「求子第一」。「生熟二臟」，依書末
〈考異〉當為「五臟」；「附女之徒」依宏業書局印行影印江戶影寫宋刻本
《備急千金要方》卷2，頁16b改為「傅母之徒」。見唐・孫思邈《備急千金要
方》，台北：宏業書局印影印江戶影寫宋刻本，1987。

117 古代方家所謂「禁方」，具有禁而不傳、秘而不宣的性質，並認為禁秘與否可
以影響方技之驗與不驗，見李建民，〈中國古代「禁方」考論〉，《中央研究

本，王化之基」，可惜常人多不措意。爲了避免「臨事之日，昏爾若愚」，他建議養生者教導子女學習婦人方[118]。尤其是照顧女性的「傅母之徒」，更「常宜繕寫一本，懷挾隨身」，有推廣婦科醫方的意味。爲了使人們能夠求子有法，孫思邈特別在婦人方中納入求子之章。從「產育者，婦人性命之長務」一語看來，雖然婚姻養育，凡人皆有責任，但醫者卻視生育爲女性的天職。生育也使婦女在疾病與醫療上與男子不同。

劉宋醫家陳延之曾指出「早嫁、早經產，腎根未立，而產傷腎」，以致少婦「有病難治，無病者亦廢也」，因而建議晚嫁少產[119]。可謂與前引褚澄完實而交的說法一脈相承，亦與孫思邈正視胎產崩傷的嚴重性相呼應。但孫思邈的論述並不僅止於早經產所帶來的問題，而是進一步主張婦女病的特色即來自於胎產，而胎產的能力與象徵，即十四歲月水來。由於月事，婦女集合陰、濕等易於致病之原於一身。由於胎產，婦女經常面對崩傷之危。甚至因生理結構所形成的如廁習慣，也導致婦女易受風疾。簡而言之，是婦人自然的生理構造，而非早婚等社會行爲，造成婦人病特別複雜的現象。

然而，生理特色並非生病難治的唯一原因。孫思邈認爲婦女的心理特質，如嗜欲多、慈戀愛憎、嫉妒憂憤、情不自抑等，使婦女病更加棘手。心理情緒影響生理健康的觀念，一直存在於養生傳統中。《養生方》曾以「憂憤泣哭，以令陰陽結氣不和」，解釋婦人月水不調、形枯體瘦；又以夫婦爭吵，「訟意未和平，強從，子臟閉塞，留結爲病」，解釋婦人漏下之疾[120]。但此類心身症的觀察，因附有特定時空情境的說明，不必被視爲女性的特有傾向。

相形之下，《千金方》不討論女性心身症的原因，是來自特殊的社會處境(如陳延之早嫁早經產之語)，或人際關係中的特殊情況(如《養生方》所謂訟意未平而被迫行房)，卻以陳述事實的語氣，道出女性的心理特質，並

(續)————
　　院歷史語言研究所集刊》68.1(1997)：117-166。
118 《千金方》卷2〈婦人方上〉「求子第一」，頁28-29。
119 《醫心方》卷21，頁2a引陳延之《小品方》。
120 見《病源論》卷37，〈婦人雜病諸候一〉，頁9「月水不調候」及《病源論》卷38，〈婦人雜病諸候二〉，頁2「漏五色俱下候」引《養生方》。

主張有損於婦女的生理健康。此種論述方式，似乎暗示婦科別立一方的緣由，非僅胎產所造成的崩傷，也在於女性的本質與男子不同。古典醫經在描述人體結構時，是否強調男女之別，學者說法不一[121]。漢代以來的醫方對婦女辨證下藥時，倒與孫思邈類似，認為「若是四時節氣為病，虛實冷熱為患者，故與丈夫同也」。然而，《千金方》中「生育天職」與「性情脆弱」的說法，將女性在醫方中的角色凸顯出來，可說為婦科醫學之濫觴奠定了性別理論基礎。

生育是婦女生命中的大事，對婦女的影響重大深遠。就性別角色而言，生育的能力肯定她是一個正常而沒有問題的女人；就社會角色而言，生育(尤其是生兒子)使婦女確立自己在夫家的地位。多子多孫是傳統社會父系家族繁榮昌盛的表徵；而鼓勵生養蕃息是歷代政府的人口政策[122]。因此，不論主觀意願或客觀形勢，都使生育成為女性的「天職」。面對沈重壓力，肩負重責大任，傳統中國社會的婦女除了敬拜神佛、求助於巫和佩帶草藥之外，又有就醫治療一途。隋唐之際，婦人別立一方，產育為其首務。醫方除協助女性求孕之外，又以安胎藥方確保妊娠順利，以感應方術和滋補藥物求男及

---

121 古代醫經是否別男女，學者說法不一。美國學者Charlotte Furth綜論中國婦科醫學的發展，先勾勒《黃帝內經》中的身體觀，乃「陰陽同體」而以氣統御，她稱之為「黃帝的身體」。認為直到南宋陳自明將《內經》中同源互補的陽精陰血(男精女血)分而論之，申論「婦人以血為主」，男女身體的性別區隔趨於明顯，婦科醫學方得確立。見Furth, *A Flourishing Yin: Gender in China's Medical History, 960-1665*, pp. 27-48. 最近李建民則研究奇經八脈中職司男性養生的督脈，指出人體中的津液，不論腦髓或精液，在《內經》中已經多所論述，主張《內經》乃以生理週期的不同體液做為男女性別的最主要差異，並且提議在鑽研「氣論」多年之後，學者應當緊接著探討「津液論」，才能更深入地理解古典中國醫學中性別化的身體觀。見李建民，〈督脈與中國早期養生實踐—奇經八脈的新研究之二〉。Furth之說所引起的其他迴響，討論見Angela KC Leung, "Recent Trends in the Study of Medicine for Women in Imperial China." *Nan Nü: Men, Women and Gender in Early and Imperial China* 7.2(2005), pp. 110-126.

122 人民的賦稅和力役是傳統中國政府的統治基礎，因此歷代政府皆以民數為念，以增產為人口政策。討論見杜正勝，《編戶齊民》(台北：聯經出版事業公司，1990)〈序〉；王毓銓，〈「民數」與漢代封建政權〉，《中國史研究》3(1979)：61-80；李貞德，〈漢隋之間的「生子不舉」問題〉：775-781。

求好男。醫方視為慈戀愛憎、嫉妒憂憤的女性，一旦受孕，戰戰兢兢，謹言慎行，或為自己身體健康，或為祈求骨肉平安。胎教論述賦予女性「賢母卒生聖子」的希望，而士人醫家，也不忘提醒「諸生子有癡疵醜惡者，其名皆在其母也」。如此一來，女性的生育之苦，似又不限於胎產崩傷而已了。

附錄

從先秦到隋唐醫方中求子、安胎、轉胎、養胎與胎教諸方

A. 行房與儀式求子

1. 《胎產書》：禹問幼頻曰：「我欲殖人生子，何如而有？」幼頻答曰：「月朔，已去汁×，三日中從之，有子。其一日男，其二日女也。」（《馬王堆古醫書考釋》《胎產書考釋》頁780）

2. 《胎產書》：字而多男毋女者而欲女，後□□□□胞埋陰垣下。多女毋男，亦取胞埋陽垣下。（《馬王堆古醫書考釋》《胎產書考釋》頁805）

3. 《胎產書》：女子鮮子者產，令他人抱其□，以去□□濯其胞，以新布裹之，為三約以斂之，入□中，令其母自操，入谿谷□□□之三，置去，歸勿顧，即令他人善埋之。（《馬王堆古醫書考釋》《胎產書考釋》頁813）

4. 《葛氏方》：治婦人不生子，方：以戊子日，令婦蔽脛臥上西北首交接，五月、七月庚子、壬子日尤佳。（《醫心方》24/4b引）

5. 《褚氏遺書》：男女之合，二情交和。陰血先至，陽精後衝，血開裹精，精入為骨，而男形成矣。陽精先入，陰血後參，精開裹血，血實居本，而女形成矣……陰陽均至，非男非女之身，精血散分，駢胎品胎之氣。父少母老，產女必羸，母壯父衰，生男必弱，古之良工，必察乎此。補羸女先養血壯脾，補弱男則壯脾節色。羸女宜及時而嫁，弱男宜待壯而婚，此疾外所務之本，不可不察也。（《褚氏遺書》〈受形〉頁1）

6. 《褚氏遺書》：男子爲陽，陽中必有陰，陰之中數八，故一八而陽精升，二八而陽精溢。女子爲陰，陰中必有陽，陽之中數七，故一七而陰血升，二七而陰血溢……精未通而御女以通其精，則五體有不滿之處，異日有難狀之疾。陰已痿，而思色以降其精，其精不出，內敗，小便道澀而爲淋。精已耗而復竭之，則大小便道遷疼，愈疼則愈欲大小便，愈便則愈疼。女人天癸既至，逾十年無男子合，則不調；未逾十年，思男子合，亦不調。不調則舊血不出，新血誤行，或漬而入骨，或變而之腫，或雖合而無子。合男子多則瀝枯虛人，產乳眾則血枯殺人。觀其精血，思過半矣。（《褚氏遺書》〈精血〉頁32-33）

7. 《褚氏遺書》：建平王妃姬等，皆麗而無子。擇良家女未笄者入御，又無子。問曰：「求男有道乎？」澄對之曰：「合男女必當其年，男雖十六而精通，必三十而娶；女雖十四而天癸至，必二十而嫁。皆欲陰陽氣完實而交合，則交而孕，孕而育，育而爲子，堅壯強壽。今未笄之女，天癸始至，已近男色，陰氣早洩，未完而傷，未實而動，是以交而不孕，孕而不育，育而子脆不壽。此王之所以無子也。然婦人有所產皆女者，有所產皆男者，大王誠能訪求多男婦人，謀置宮府，有男之道也。」王曰：「善。」未再期，生六男。夫老陽遇少陰，老陰遇少陽，亦有子之道也。（《褚氏遺書》〈問子〉頁56-57）

8. 《產經》云：黃帝曰：人之始生，本在於胎，合陰陽也。夫合陰陽之時，必避九殃。九殃者，日中之子，生則歐逆，一也。夜半之子，天地閉塞，不瘖則聾盲，二也。日蝕之子，體戚毀傷，三也。雷電之子，天怒興威，必易服狂，四也。月蝕之子，與母俱凶，五也。虹蜺之子，若作不祥，六也。冬夏日至之子，生害父母，七也。弦望之子，必爲亂兵風盲，八也。醉飽之子，必爲病癲，疽痔有瘡，九也。（《醫心方》29/29b-30a引）

9. 《產經》又云：有五觀，子生不祥。月水未清，一觀也。父母有瘡，二觀也。喪服未除有子，三觀也。溫病未愈，有子身親喪，四觀也。妊身而憂恐，重復驚惶，五觀也。（《醫心方》28/30a引）

10. 《玉房秘決》：陽精多則生男，陰精多則生女，陽精爲骨，陰精爲肉。
（《醫心方》24/6b引）

11. 《玉房秘訣》云：合陰陽有七忌。第一之忌晦朔弦望，以合陰陽，損氣，以是生子，子必刑殘，宜深愼之。第二之忌雷風天地感動，以合陰陽，血脈□踴，以是生子，子必癰腫。第三之忌新飲酒飽食，穀氣未行，以合陰陽，腹中鼓享（響），小便白濁，以是生子，子必顚狂。第四之忌新小便，精氣竭，以合陰陽，經脈得澀，以是生子必夭孽。第五之忌勞倦重擔，志氣未安，以合陰陽，筋腰苦痛，以是生子，（子）必夭殘。第六忌新沐浴，髮膚未燥，以合陰陽，令人短氣，以是生子，子必不全。第七忌兵堅盛怒，莖脈痛，當合不合，內傷有病，如此爲七傷。
（《醫心方》28/30a-30b引）

12. 《玉房秘訣》：人生瘖聾者，是臘月暮之子。臘暮百鬼聚會，終夜不息，君子齋戒，小人私合陰陽，其子必瘖聾。
人生傷死者，名曰火子。燃燭未滅，而合陰陽，有子必傷死市人。
人生顚狂，是雷電之子。四月五月大雨霹靂，君子齋戒，小人私合陰陽，有子必顚狂。
人生爲虎狼所食者，重服之子。孝子戴麻不食肉，君子羸頓，小人私合陰陽，有子必爲虎狼所合。
人生溺死者，父母過，藏胞於銅器中，覆以銅器，埋於陰垣下，入地七尺，名曰童子裏，溺死水中。（《醫心方》28/31ab引）

13. 《玉房秘訣》又云：大風之子多病，雷電之子狂顚，大醉之子必癡狂，勞倦之子必夭傷，月經之子兵亡，黃昏之子多變，人定（之）子不暗（瘖）則聾，日入之子口舌不祥，日中之子顚病，晡時之子自毀傷。（《醫心方》28/31b引）

14. 《玉房秘訣》：治婦人無子，令婦人左手持小豆二七枚，右手扶男子陰頭內女陰中，左手內豆著口中，女自男陰同入，聞男陰精下，女仍當咽豆，有效，萬全，不失一也。女人自聞知男人精出，不得失時候。
（《醫心方》24/5ab;28/32b引）

15. 《玉房秘訣》又云：素女曰，求子法自有常體。清心遠慮，安定其衿袍，垂虛齋戒，以婦人月經後三日，夜半之後，雞鳴之前，嬉戲令女盛動，乃往從之，適其道理，同其快樂，卻身施寫(瀉)，勿過遠至麥齒，遠則過子門不入子戶。若依道術有(子)，有子賢良而老壽也。(《醫心方》28/31b-32a引)

16. 《玉房秘訣》：彭祖曰：求子之法，當蓄養精氣，勿數施捨，以婦人月事斷絕，潔淨三五日而交，有子，則男聰明才智、老壽高貴，生女清賢配貴人。又云：常向晨之際，以御陰陽，利身便軀，精光益張，生子富長命。(《醫心方》28/32a引)

17. 《玉房秘訣》：素女曰，夫人合陰陽，當避禁忌，常乘生氣，無不老壽，若夫婦俱老，雖生化有子，皆不壽也。
    又云：男女滿百歲，生子亦不壽，八十可御十五十八女，則生子不犯禁忌，皆壽老。女子五十，得少夫亦有子。(《醫心方》28/32ab引)

18. 《新錄方》：常以戊子日日中時合陰陽，解髮振立得。(《醫心方》24/5a引)

19. 《病源論》：丈夫無子者，其精清如水，冷如冰鐵，皆爲無子之候。又泄精，精不射出，但聚於陰頭，亦無子。無此之候皆有子。交會當用陽時，陽時從夜半至禺中是也。以此時有子，皆聰明長壽。勿用陰時，陰時從午至亥，有子皆頑暗而短命。切宜審詳之。凡婦人月候來時，候一日至三日，子門開，若交會則有子，過四日則閉，便無子也。男子脈得微弱而澀，爲無子，精氣清冷也。(《病源論》卷3頁9「虛勞無子候」)

20. 《千金方》：御女之法，交會者當避丙丁日，及弦、望、晦、朔、大風、大雨、大霧、大寒、大暑、雷電霹靂、天地晦冥、日月薄蝕、虹蜺地動。若御女者，則損人神，不吉。損男百倍，令女得病，有子必顛痴、頑愚、瘖啞、聾聵、攣跛、盲眇、多病、短壽、不孝不仁。又避日月星辰，火光之下，神廟佛寺之中，井灶圊廁之側，塚墓屍柩之傍，皆悉不可。夫交合如法，則有福德大聖善人降託胎中，仍令性行調順，所和合，家道日隆，祥瑞競集。若不如法，則有薄福愚癡惡人來託胎中，

仍令父母性行凶險，所作不成，家道日否，殃咎屢至。雖生成長，家國滅亡。夫禍福之應，有如影響，此乃必然之理，可不再思之。若欲求子者，但待婦人月絕後一日、三日、五日，擇其王相日及月宿在貴宿日，以生氣時夜半後乃施瀉，有子皆男，必壽而賢明高爵也。以月經絕後二日、四日、六日，施瀉，有子必女。過六後，勿得施瀉，既不得子，亦不成人。（《外臺秘要》卷33〈婦人上〉頁905b引至此，並稱「下精欲得，去玉門入半寸，不爾過子宮」。）

王相日：春甲乙、夏丙丁、秋庚辛、冬壬癸。

月宿日：

正月一日、六日、九日、十日、十一日、十二日、十四日、二十一日、二十四日、二十九日。

二月四日、七日、八日、九日、十日、十二日、十四日、十九日、二十二日、二十七日。

三月一日、二日、五日、六日、七日、八日、十日、十七日、二十日、二十五日。

四月三日、四日、五日、六日、八日、十日、十五日、十八日、二十二日、二十八日。

五月一日、二日、三日、四日、五日、六日、十二日、十五日、二十日、二十五日、二十八日、二十九日、三十日。

六月一日、三日、十日、十三日、十八日、二十三日、二十六日、二十七日、二十八日、二十九日。

七月一日、八日、十一日、十六日、二十一日、二十四日、二十五日、二十六日、二十七日、二十九日。

八月五日、八日、十日、十三日、十八日、二十一日、二十二日、二十三日、二十四日、二十五日、二十六日。

九月三日、六日、十一日、十六日、十九日、二十日、二十一日、二十二日、二十四日。

十月一日、四日、九日、十日、十四日、十七日、十八日、十九日、二

十日、二十二日、二十三日、二十九日。

十一月一日、六日、十一日、十四日、十五日、十六日、十七日、十九日、二十六日、二十九日。

十二月四日、九日、十二日、十三日、十四日、十五日、十七日、二十四日。

若合春甲寅、乙卯、夏丙午、丁巳、秋庚申、辛酉、冬壬子、癸亥，與此上件月宿日合者尤益。

黃帝雜禁忌法曰：……運行疲乏來入房，為五勞虛損少子。（《千金方》，卷27，〈養生〉，「房中補益第八」，頁914-916）

21. 《千金翼方》：行房法，一依素女經：女人月信斷，一日為男，二日為女，三日為男，四日為女，以外無子，每日午時夜半後行事，生子吉，餘時生子不吉。（5/60a）

22. 《千金翼方》：老子曰：凡人生多疾病者，是風日之子。生而早死者，是晦日之子。在胎而傷者，是朔日之子。生而母子俱死者，是雷霆霹靂之子。能行步有知而死者，是下旬之子。兵血死者，是月水盡之子，又是月蝕之子。雖胎不成者，是弦望之子。命不長者，是大醉之子。不癡必狂者，是大勞之子。生而不成者，是平曉之子。意多恐悸者，是日出之子。好為盜賊貪慾者，是禺中之子。性行不良者，是日中之子。命能不全者，是日昳之子。好詐反妄者，是哺時之子。不盲必聾者，是人定之子。天地閉氣不通，其子死。夜半合陰陽，生子上壽，賢明。夜半後合會，生子中壽，聰明智慧。雞鳴合會，生子下壽，剋父母。此乃天地之常理也。（12/142a）

23. 《本草拾遺》：夫溺處土令有子；壬子日婦人取少許水和服之，是日就房，即有娠也。（《醫心方》24/5b引）

24. 《本草拾遺》：又云：正月十五日燈盞令人有子。夫妻共於燈下，盜取置臥床下，勿令人知，當此月有娠。（《醫心方》24/5b引）

25. 《枕中方》：欲得生子，子日日正午時，面向南臥合陰陽，即有驗。（《醫心方》24/5a引）

26. 《枕中方》：老子曰：「取井中蝦蟆著戶上，生子必貴。」（《醫心方》24/5a引）

27. 《洞玄子》云：凡欲求子，候女之月經斷後則交接之，一日三日爲男，四日五日爲女，五日以後，徒損精力，終無益也。交接洩精之時，候女快來，需□與一時同洩，洩必須盡，先令女正面仰臥，端心一意，閉目內想受精氣。故老子曰：夜半得子爲上壽，夜半前得子爲中壽，夜半後得子爲下壽。（《醫心方》28/32b-33a引）

B. 針藥求子

1. 《胎產書》：求子之道曰：求九宗之草，而夫妻共以爲酒，飲之。（《馬王堆古醫書考釋》《胎產書考釋》頁811）

2. 《胎產書》：欲產女，取烏雌雞煮，令女子獨食肉□汁，席……。（《馬王堆古醫書考釋》《胎產書考釋》頁811）

3. 《金匱要略》：男子脈浮弱而濇，爲無子，經氣清冷……男子失精，女子夢交，桂枝龍骨牡蠣湯主之。桂枝加龍骨牡蠣湯，方：桂枝三兩、芍藥三兩、甘草二兩、大棗十二枚、龍骨三兩、牡蠣三兩，右七味，以水七升，煮取三升，分溫三服。《小品》云：虛弱浮熱汗出者，除桂，加白薇、附子各三分，故曰二加龍骨湯。(6/92)

4. 《金匱要略》：脈弦而大，弦則爲減，大則爲芤，減則爲寒，芤則爲虛，虛寒相搏，此名爲革。婦人則半產漏下，男子則亡血失精，虛勞裏急，悸，衄，腹中痛，夢失精，四肢痠疼，手足煩熱，咽乾口燥，小建中湯主之。小建中湯，方：桂枝三兩去皮、甘草三兩炙、大棗十二枚、芍藥六兩、生薑三兩、膠飴一升，右六味，以水七升，煮取三升，去滓，內膠飴，更上微火消解，溫服一升，日三服。(6/92-95)

5. 《金匱要略》：問曰：婦人年五十所，並下利，數十日不止，暮即發熱，少腹裏急，腹滿，手掌煩熱，唇口乾燥，何也？師曰：此病屬帶下。何以故？曾經半產，瘀血在少腹不去，何以知之？其證唇口乾燥，故知之。當以溫經湯主之。溫經湯，方：吳茱萸三兩、當歸二兩、芎藭

二兩、芍藥二兩、人參二兩、桂枝二兩、阿膠二兩、牡丹皮二兩、生薑二兩、甘草二兩、半夏一升、麥多一升去心，右十二味，以水一斗，煮取三升，分溫三服。亦主婦人少腹寒，久不受胎，兼治崩中去血，或月水來過多，及至期不來。(22/329-331)

6. 《白水侯方》：白水侯所奏治男子有七疾方：何謂七疾？一曰陰寒，二曰陰萎，三曰苦衷，四曰精失，五曰精少，六曰睪下癢濕□□……不卒，名曰七疾。令人陰□小，睪下癢濕盈之，黃汁出，……運行，小便時難溺，□赤黃□泔白(夌刀)，便赤膿，餘瀝□……苦悤，膝脛寒，手足熱，且煩，臥不安床，涓目泣出，□□白下，常悤溫溫，下溜旁急，特蘇□□□□□陰□□□□□□□□□□有病如此，名曰少傷。何已□□□尙□□□……□伏下□□□□□□巳(水午)，切孫于內，傷□□□□其坐則應中□□□見□□驚駭，飲酒大樂，久坐不起，□便不□，□□□□，有病如此，終古毋子。治之方，活樓根十分，天雄五分，牛膝四分，續斷四分，□五分，昌蒲二分，凡六物，皆並治合和，以方寸七一，爲後飯，(人愈)久病者，三十日平復，百日毋疾。苦建威耿將軍方，良禁，千金不傳也。(《武威漢代醫簡》)

7. 《葛氏方》：治婦人月水不利，結積無子，方：大黃、桃人、桂心各三兩，擣末食服方寸七，日三。又云：或至兩三月、半年、一年不適者，桃人二升、麻子人二升，合擣，酒一斗，漬一宿，服一升，日三夜一。(《醫心方》21/18b引)

8. 《葛氏方》：治婦人不生子，方：桃花未舒者，陰于百日，擣末，以戊子日，三指撮酒服。(《醫心方》24/4b引)

9. 《葛氏方》：治婦人無子，方：柏子人一升、茯苓末一升，擣合乳汁，和服如梧子十丸。(《醫心方》24/5a引《錄驗方》並引)

10. 《黃帝針灸甲乙經》：絕子灸臍中令有子。

女子……絕子……陰交主之。

女子絕子……關元主之。

婦人無子及少腹痛刺氣衝主之。

絕子商丘主之，穴在內踝前宛宛中。

婦人絕產，若未曾生產，陰廉主之，刺入八分，羊矢下一寸是也。

婦人無子湧泉主之。（《黃帝針灸甲乙經》卷10〈婦人雜病〉頁282-284）

11. 《小品方》：療腰痛少氣，陰弱寒冷，小便清冷瀝滴，陰下濕癢，少腹急，無子息，方：甘草十四分，炙，續斷三分，麥門冬三分，薯蕷三分，附子三分，炮，乾薑二分，棘刺四分，右七味，搗篩，酒服方寸匕，日三。忌豬肉，冷水，海藻，菘菜。《必效》同。一方無乾薑。（《外臺秘要》17/469ab引）

12. 《僧深方》：慶雲散治丈夫陽氣不足，不能施化，施化無所成，方：天門冬九兩去心、菟絲子一升、桑上寄生四兩、紫石英二兩、覆盆子一升、五味子一升、天雄一兩炮、石斛三兩、尤三兩熬令反色、素不耐冷者去寄生加細辛四兩，凡九物治令下篩，以酒服方寸匕，先食日三。陽氣少而無子者，去石斛加檳榔十五枚。（《醫心方》24/3b-4a引）

13. 《僧深方》：承澤丸治婦人下焦卅六疾，不孕育及絕產，方：梅核一升、辛夷一升、　本一兩、澤蘭十五合、溲疏一兩、葛上亭長七枚，凡六物治下篩，和以蜜丸如䢄豆，先食，服二丸，日三，不知稍增。（《醫心方》24/4a引）

14. 《經心錄》：七子散治丈夫風虛目暗，精氣衰少無子，補不足，方：五味子，牡荊子，菟絲子，車前子，乾地黃，薯蕷，石斛，杜仲，鹿茸炙，遠志去心，蓯蓉子各八分，附子炮，蛇床子，芎藭各六分，山茱萸，天雄炮，黃耆，人參，茯苓，牛膝各五分，桂心十分，巴戟天十二分，蓯蓉七分，鐘乳三分。右二十四味搗篩為散，酒服方寸匕，日二，不知增至二七，以知為度。忌生冷酢滑，豬雞魚，蒜，油膩。不能酒者，蜜和丸服亦佳。行房法，一依素女經，女人月信斷，一日為男，二日為女，三日為男，四日為女，已外無子。仍每日午時前，夜半後，陽時為男。下精欲得，去玉門入半寸，不爾過子宮。一方加覆盆子八分，忌蕪荑生蔥。（《外臺秘要》卷33〈婦人上〉頁905b引《千金方》並引）

15. 《經心錄》：茱萸丸，療婦人陰寒，十年無子，方：吳茱萸一升，蜀椒一升去目汗末，右二味蜜丸如彈子丸，綿裹導子腸中，日再易。無所下，但開子藏，令陰溫，即有子也。（《外臺秘要》卷33〈婦人上〉頁907b引）

16. 《新錄方》：正月始雨水，男女各飲一杯，有子。（《醫心方》24/4b引）

17. 《新錄方》：灸中極穴在臍下四吋。（《醫心方》24/5a引）

18. 《錄驗方》：治但生女無男，此大夫病，非婦人過，馬齒散，方：馬齒二分熬，菟絲子一分，凡二物，用駮馬齒治合下篩，先食，服方寸匕，日三，用井花水服之。（《醫心方》24/10b引）

19. 《古今錄驗方》：淮南八公石斛萬病散，療五勞七傷，大風緩急，濕痺不仁，甚則偏枯，筋縮拘攣，胸脅支滿，引身彊直，或頸項腰背疼痛，四肢酸煩，陰萎，臨事不起，癢濕，臥便盜汗，心腹滿急，小便莖中疼痛，或時便血，咽乾口燥，飲食不消，往來寒熱，羸瘦短氣，肌肉損減，或無子，若生男女，纔欲及人便死。此皆極勞傷血氣，心神不足所致，藥悉主之，令人康健多子，方：牛膝二分、遠志二分去心、續斷二分、蛇床子三分、菟絲子三兩酒漬、蓯蓉二分、茯苓二分、杜仲二分、桂心二分、乾薑一分、蜀椒一分汗、細辛二分、附子二分炮、天雄二分炮、防風二分、乾地黃二分、白朮二分、萆薢二分、石斛二分、雲母粉二分、菊花二分、菖蒲二分，右二十二味隨病倍其分，擣篩爲散，先食，以酒服方寸匕，日三，以知爲度，神良。忌豬羊肉、冷水、桃李、雀肉、生蔥、生菜、大酢錫等。《千金》有人參、山芋、巴戟天、五味子、山茱萸，爲二十七味。（《外臺秘要》17/465ab引）

20. 《千金方》〈婦人方上·求子第一〉：論曰：凡人無子，當爲夫妻俱有五勞七傷，虛羸百病所致，故有絕嗣之殃。夫治之法，男服七子散，女服紫石門冬丸，及坐藥蕩胞湯，無不有子也。（2/29）

21. 《千金方》〈婦人方上·求子第一〉：七子散治丈夫風虛目暗，精氣衰少無子，補不足，方：五味子八銖，牡荊子八銖，菟絲子八銖，車前子八銖，薪蓂子八銖，石斛八銖，薯蕷八銖，乾地黃八銖，杜仲八銖，鹿

茸八銖，遠志八銖，附子六銖，蛇床子六銖，芎藭六銖，山茱萸三銖，天雄三銖，人參三銖，茯苓三銖，黃耆三銖，牛膝三銖，桂心十銖，巴戟天十二銖，蓯蓉十銖，鐘乳粉八銖。上二十四味，治下篩酒服方寸匕，日二，不知增至二七，以知爲度，禁如藥法。不能酒者，蜜和丸服亦得。一方加覆盆子八銖。求子法，一依後房中篇。(2/29)(《外臺秘要》卷33〈婦人上〉頁905b亦引，並稱「求子法」爲「行房法」，見行房求子附錄A)

22. 《千金方》〈婦人方上・求子第一〉：朴消蕩胞湯，治婦人立身以來全不產，及斷緒久不產三十年者，方：朴消生用三銖，牡丹生用三銖，當歸生用三銖，大黃生用三銖，桃仁生用三銖，細辛一銖，厚朴一銖，桔梗一銖，赤芍藥一銖，人參一銖，茯苓一銖，桂心一銖，甘草一銖，牛膝一銖，桔皮一銖，䖟虫十枚，水蛭十枚，附子六銖，上十八味㕮咀，以清酒五升，水五升合煮，取三升，分四服，日三夜一，每服相去三寸，更服如常。覆被取少汗，汗不出，多日著火籠之，必下積血及冷赤膿如赤小豆汁，本爲婦人子宮內有此惡物令然。或天陰臍下痛，或月水不調，爲有冷血，不受胎，若斟酌下盡，氣力若大困，不堪更服，亦可二三服即止。如大悶不堪，可食酢飯冷漿，一口即止。然恐去惡物不盡，不大得藥力，若能忍服盡大好，一日后仍著導藥。《千金翼》不用桔梗甘草。(2/30；《外臺秘要》卷33頁亦引)

23. 《千金方》〈婦人方上・求子第一〉：治全不產及斷緒，服前朴消湯後，著坐導藥，方：白蘞一兩，山茱萸一兩(《千金翼》作苦瓠)，當歸一兩，細辛二兩，五味子二兩，乾薑二兩，大黃半兩，礬石半兩，戎鹽半兩，蜀椒半兩，上十味末之，以絹袋盛，大如指長三寸，盛藥令滿，內婦人陰中，坐臥任意，勿行走急，小便時去之，更安新者，一日一度，必下青黃冷汁，汁盡止即可幸御，自有子。若未見病出，亦可至十日安之。一本別有葶藶砒霜各半兩。此藥爲服朴消湯恐去冷惡物出不盡，以導藥下之。值天陰冷不疼，不須著導藥，亦有著鹽爲導藥者，然不如此藥。其服朴消湯後即安導藥，經一日外，服紫石門冬丸。

(2/30)

24. 《千金方》〈婦人方上・求子第一〉：紫石門冬丸，治全不產及斷緒，方：紫石英三兩，天門冬三兩，當歸二兩，芎藭二兩，紫葳二兩，卷柏二兩，桂心二兩，烏頭二兩，乾地黃二兩，牡蒙二兩（《千金翼》作牡荊，《外臺》作牡蒙），禹餘糧二兩，石斛二兩，辛夷二兩，人參二十銖，桑寄生二十銖，續斷二十銖，細辛二十銖，厚朴二十銖，乾薑二十銖，食茱萸二十銖，牡丹二十銖，牛膝二十銖，柏子仁一兩，薯蕷一兩半，烏賊骨一兩半，甘草一兩半，上二十味末之，蜜和丸，酒服如梧桐子大，十丸，日三，漸增至三十丸，以腹中熱為度。不禁房室，夫行不在不可服。禁如藥法，比來服者，不至盡劑即有娠。（2/30-31）

25. 《千金方》〈婦人方上・求子第一〉：白薇丸主令婦人有子，方：白薇一兩，細辛一兩，防風一兩，人參一兩，秦椒一兩，白斂（一云白芷一兩），桂心一兩，牛膝一兩，秦艽一兩，蕪荑一兩，沙參一兩，芍藥一兩，五味子一兩，白僵蠶一兩，牡丹一兩，螵蛸一兩，乾漆二十銖，柏子仁二十銖，乾薑二十銖，卷柏二十銖，附子二十銖，芎藭二十銖，紫石英一兩半，桃仁一兩半，鐘乳二兩，乾地黃二兩，白石英二兩，鼠婦半兩，水蛭十五枚，虻虫十五枚，吳茱萸十八銖，麻布叩幱頭一尺燒，上三十二味末之，蜜和丸，酒服如梧子大，十五丸，日再，稍加至三十丸，當有所去，小覺有異即停服。（2/30-31）

26. 《千金方》〈婦人方上・求子第一〉：論曰，古者求子，多用慶雲散、承澤丸，今代人絕不用此，雖未試驗，其法可重，故述之。
慶雲散，主丈夫陽氣不足，不能施化，施化無成，方：覆盆子一升，五味子一升，天雄一兩，石斛三兩，白朮三兩，桑寄生四兩，天門冬九兩，菟絲子一升，紫石英二兩，上九味治下篩，酒服方寸匕，先食，日三服。素不耐冷者，去寄生，加細辛四兩。陽氣不少而無子者，去石斛，加檳榔十五枚。（2/30-31）

27. 承澤丸，主婦人下焦三十六疾，不孕絕產，方：梅核仁一升，辛夷一升，葛上亭長七枚，澤蘭子五合，溲疏二兩，　本一兩，右六味末之，

蜜和丸，先食，服如大豆二丸，日三，不知稍增。苦腹中無堅癖積聚者，去亭長，加通草一兩。惡甘者，和藥先以苦酒搜散，乃內少蜜和爲丸。(2/31)

28. 《千金方》〈婦人方上‧求子第一〉：大黃丸，主帶下百病無子，服藥十日下血，二十日下長虫及清草汁，三十日病除，五十日肥白，方：大黃一升破如米豆熬令黑，柴胡一升，朴消一升，芎藭五兩，乾薑一升，蜀椒二兩，茯苓如雞子大一枚，上七味末之，蜜和丸如梧桐子大，先食，服七丸，米飲下，加至十丸，以知爲度，五日微下。(2/31-32)

29. 《千金方》〈婦人方上‧求子第一〉：治女人積年不孕，吉祥丸，方：天麻一兩，五味子二兩，覆盆子一升，桃花二兩，柳絮一兩，白朮二兩，芎藭二兩，牡丹一兩，桃仁一百枚，菟絲子一升，茯苓一兩，楮實子一升，乾地黃一兩，桂心一兩，上十四味末之，蜜和丸如豆大，每服空心飲若酒下五丸，日中一服，晚一服。(2/32)

30. 《千金方》〈婦人方上‧求子第一〉：消石大黃丸，治十二瘕癖，及婦人帶下絕產無子，并服寒食藥而腹中有癖者，當先服大丸下之，乃服寒食藥耳。大丸不下水穀，但下病耳，不令人虛極，方在第十一卷中。(2/32)

31. 《千金方》〈肝臟‧堅症積聚第五〉：消石大丸，治十二症癖，及婦人帶下，絕產無子，并欲服寒食散，而腹中有症癖實者，當先服大丸下之，乃服寒食散。大丸不下水穀，但下病耳，不令人困，方：消石六兩（朴消亦得），大黃八兩，人參、甘草各二兩，上四味末之，以三年苦酒三升置銅器中，以竹筋柱器中，一升作一刻，凡三升，作三刻。以置火上，先納大黃，常攪不息，使微沸盡一刻，乃納餘藥。又盡一刻，有餘一刻，極微火，使可丸如雞子中黃。欲合藥，當先齋戒一宿，勿令小兒、女人、奴婢等見之。欲下病者，用二丸。若不能服大丸者，可分作小丸，不可過四丸也。欲令大，不欲令細，能不分爲善。若人羸者，可少食，強者不須食。二十日五度服，其和調半日乃下。若婦人服之，下者或如雞肝，或如米汁，正赤黑，或一升，或三升，下後慎風冷，作一

杯粥食之，然後作羹臛，自養如產婦法，六月則有子。禁生魚豬肉辛菜。若寒食散者自如藥法，不與此同日一服。(11/392)

32. 《千金方》〈婦人方上・求子第一〉：治月水不利，閉塞絕產十八年，服此藥二十八日有子。金城太守白薇丸，方：白薇三十銖，人參十八銖，杜蘅十八銖（《古今錄驗》用牡蠣），牡蒙十八銖，牛膝半兩，細辛三十銖，厚朴十八銖，半夏十八銖，沙參半兩，乾薑半兩，白僵蠶十八銖，秦艽半兩，蜀椒一兩半，當歸十八銖，附子一兩半，防風一兩半，紫菀十八銖，上十七味末之，蜜和，先食，服如梧子大三丸，不知稍增至四五丸。此藥不長將服，覺有娠則止，用之大驗。（《崔氏》有桔梗丹參十八銖）。(2/32)

33. 《千金方》〈婦人方上・求子第一〉：白薇丸主久無子或斷緒，上熱下冷，□百病皆治之，方：白薇十八銖，紫石英三十銖，澤蘭二兩，太一餘糧二兩，當歸一兩，赤石脂一兩，白芷一兩半，芎藭一兩，　本二十銖，石膏二十銖，菴藺子二十銖，卷柏二十銖，蛇床子一兩，桂心二兩半，細辛三兩，覆盆子二兩半，桃仁二兩半，乾地黃十八銖，乾薑十八銖，蜀椒十八銖，車前子十八銖，蒲黃二兩半，人參一兩半，白龍骨二兩，遠志二兩，麥門冬二兩，茯苓二兩，桔皮半兩，上二十八味末之，蜜和，酒服十五丸如梧子大，日再，漸增，以知為度，亦可至五十丸。慎豬、雞、生冷、酢、滑、魚、蒜、驢馬、牛肉等，覺有娠即停。三月正擇食時，可食牛肝及心，至四月五月不須，不可故殺，令子短壽，遇得者大良。(2/32-33)

34. 《千金方》〈婦人方上・求子第一〉：治婦人絕產，生來未產，蕩滌腑臟，使玉門受子精，秦椒丸，方：秦椒十八銖，天雄十八銖，玄參一兩，人參一兩，白斂一兩，鼠婦一兩，白芷一兩，黃耆一兩，桔梗一兩，露蜂房一兩，白僵蠶一兩，桃仁一兩，螲蟷一兩，白薇一兩，細辛一兩，蕪荑一兩，牡蒙二十銖，沙參二十銖，防風二十銖，甘草二十銖，牡丹皮二十銖，牛膝二十銖，卷柏二十銖，五味子二十銖，芍藥二十銖，桂心二十銖，大黃二十銖，石斛二十銖，白朮二十銖，柏子仁一

兩半，茯苓一兩半，當歸一兩半，乾薑一兩半，澤蘭一兩十八銖，乾地
黃一兩十八銖，芎藭一兩十八銖，乾漆二兩，白石英二兩，紫石英二
兩，附子二兩，鐘乳二兩半，水蛭七十枚，虻虫百枚，麻布叩複頭七寸
燒，上四十味末之，蜜丸，酒服十丸如梧子，日再，稍加至二十丸。若
有所去如豆汁鼻涕，此是病出，覺有異即停。(2/33)

35. 《千金方》〈婦人方上‧求子第一〉：婦人絕子，灸然谷五十壯，在內
踝前直下一寸，婦人絕嗣不生，胞門閉塞，灸關元三十壯報之。
婦人妊子不成，若墮落，腹痛，漏見赤，灸胞門五十壯，在關元左邊二
寸是也。右邊二寸名子戶。
婦人絕嗣不生，灸氣門穴，在關元傍三寸各百壯。
婦人子臟閉塞，不受精，疼，灸胞門五十壯。
婦人絕嗣不生，漏赤白，灸泉門十壯，三報之，穴在橫骨當陰上際。
(2/33-34)

36. 《千金方》〈婦人方中‧雜治第八〉：治勞損產後無子，陰中冷溢出，
子門閉，積年不瘥，身體寒冷，方：防風一兩半，桔梗三十銖，人參一
兩，菖蒲十八銖，半夏十八銖，丹參十八銖，厚朴十八銖，乾薑十八
銖，紫菀十八銖，杜衡十八銖，秦艽半兩，白斂半兩，牛膝半兩，沙參
半兩，上十四味末之，白蜜和丸如小豆，食後服十五丸，日三服，不
知增至二十丸，有身止。夫不在勿服之，服藥後七日，方合陰陽。
(3/97)

37. 《千金方》〈婦人方下‧補益第一〉：大澤蘭丸，治婦人虛損及中風餘
病疝瘕，陰中冷痛，或頭風入腦，寒痺筋攣，緩急血閉無子，面上游風
去來，目淚出，多涕唾，忽忽如醉，或胃中冷逆，胸中嘔不止，及泄痢
淋瀝。或五臟六腑寒熱不調，心下痞急，邪氣欬逆。或漏下赤白，陰中
腫痛，胸肋支滿。或身體皮膚中澀如麻豆。若癢，痰癖結氣。或四肢拘
攣，風行周身，骨節疼痛，目眩無所見。或上氣惡寒，灑淅如瘧。或喉
痺鼻齆，風癇癲疾。或月水不通，魂魄不定，飲食無味，并產後內衄，
無所不治，服之令人有子。澤蘭二兩六銖，　本、當歸、甘草各一兩十

八銖,紫石英三兩,芎藭、乾地黃、柏子仁、五味子各一兩半,桂心、
石斛、白朮一兩六銖,白芷、蓯蓉、厚朴、防風、薯蕷、茯苓、乾薑、
禹餘糧、細辛、卷柏各一兩,蜀椒、人參、杜仲、牛膝、蛇床子、續
斷、艾葉、蕪荑各十八珠,赤石脂、石膏各二兩,一有枳實十八銖,門
冬一兩半,上三十二味爲末,蜜和丸如梧子大,酒服二十丸至四十丸。
久赤白痢,去乾地黃、石膏、麥門冬、柏子仁,加大麥蘗、陳曲、龍骨
阿膠、黃連各一兩半,有鐘乳加三兩良。(4/106-107)

38. 《千金方》〈婦人方下‧補益第一〉:紫石英天門多圓,主風冷在子
宮,有子常墮落,或始爲婦,便患心痛,仍成心疾,月水都未曾來,服
之肥充令人有子,方:紫石英、天門冬、禹餘糧各三兩,蕪荑、烏頭、
蓯蓉、桂心、甘草、五味子、柏子仁、石斛、人參、澤瀉(一作澤蘭)、
遠志、杜仲各二兩,蜀椒、卷柏、寄生、石南、雲母、當歸(一作辛
夷)、烏賊骨各一兩,上二十二味爲末,蜜和爲丸梧子大,酒服二十
丸,日二服,加至四十丸。(4/107-108)

39. 《千金方》〈婦人方下‧月水不通第二〉:鱉甲圓,治女人小腹中積
聚,大如七八寸盤面,上下周流,痛不可忍,手足苦冷,咳噫腥臭,兩
肋熱如火炙,玉門冷如風吹,經水不通,或在月前,或在月後,服之三
十日便瘥,有孕。此是河內太守魏夫人方:鱉甲、桂心各一兩半,蜂房
半半,玄參、蜀椒、細辛、人參、苦參、丹參、沙參、吳茱萸各十八
銖,䗪虫、水蛭、乾薑、牡丹、附子、皂莢、當歸、芍藥、甘草、防葵
各一兩,蟅蟲二十枚,虻虫、大黃各一兩六銖,上二十四味爲末,蜜和
丸如梧子大,酒下七丸,日三,稍加之,以知爲度。(4/112)

40. 《千金方》〈婦人方下‧月水不通第二〉:牡蒙圓,治婦人產後十二症
病。帶下無子,皆是冷風寒氣。或產後未滿百日,胞胳惡血未盡,便利
於懸圍上,及久坐,濕寒入胞裏,結在小腹牢痛,爲之積聚,小如雞
子,大者如拳,按之跳手隱隱然,或如蟲嚙,或如針刺,氣時搶心,兩
肋支滿,不能食,飲食不消化,上下通流。或守胃管,痛連玉門背膊,
嘔逆短氣汗出,少腹苦寒,胞中創,咳引陰痛,小便自出,子門不正,

令人無子。腰胯疼痛，四肢沉重瀟躍，一身盡腫，乍來乍去，大便不利，小便淋瀝。或月水不通，或下如腐肉，青黃赤白黑等如豆汁，夢想不祥，方（亦名紫蓋丸）：牡蒙、厚朴、消石、前胡、乾薑、蟅蟲、牡丹、蜀椒、黃芩、桔梗、茯苓、細辛、蕐蘆、人參、芎藭、吳茱萸、桂心各十八銖，大黃二兩半，附子一兩六銖，當歸半兩，上二十味爲末，蜜和，更搗萬杵，丸如梧子大。空心酒服三丸，日三，不知則加之，至五六丸。下赤白青黃物如魚子者，病根出矣。（4/113-114）

41. 《千金方》〈婦人方下‧月水不通第二〉：遼東都尉所上圓，治臍下堅癥，無所不治，方：恆山、大黃、巴豆各一分，天雄二枚，苦參、白薇、乾薑、人參、細辛、狼牙、龍膽、沙參、玄參、丹參各三分，芍藥、附子、牛膝、茯苓各五分，牡蒙四分，蕐蘆六分（一方云二兩三分），上二十味爲末，蜜丸，宿勿食服五丸，日三。大羸瘦，月水不調，當二十五日服之。下長蟲，或下種種病，出二十五日，服中所苦悉癒，肌膚盛，五十日萬病除，斷緒者有子。（4/116）

42. 《千金方》：諸方說三十六疾者，十二症、九痛、七害、五份、三痼、不通是也……何謂三痼？一曰羸瘦不生肌膚、二曰絕產乳、三曰經水閉塞。病有異同。白堊圓治女人三十六疾，方：白堊、龍骨、芍藥各十八銖，黃連、當歸、茯苓、黃芩、瞿麥、白斂、石韋、甘草、牡蠣、細辛、附子、禹餘糧、白石脂、人參、烏賊骨、　本、甘皮、大黃，以上各半兩，上二十一味爲末，蜜和丸如梧子大，空腹飲服十丸，日再，不知加之。二十日知，一月百病除……若三痼，倍人參，加赤石脂、礬石、巴戟天各半兩，合藥時隨病增減之。（4/117-118）

43. 《千金方》：治女人腹中十二疾……六曰絕無子……凡此十二病得之時，因與夫臥起，月經不去。或臥濕冷地，及以冷水洗浴，當時取快而後生百疾。或瘡痍未瘥，便合陰陽，及起早作勞，衣單席薄，寒從下入，方：半夏、赤石脂各一兩六銖，乾薑、吳茱萸、當歸、桂心、丹參、白斂、防風各一兩，蕐蘆半兩，上十一味爲末，蜜和丸如梧子大，每日空心酒服十丸，日三，不知稍加，以知爲度。（4/118）

44. 《千金方》：龍骨散，治婦人淳下（《千金翼》作縵下）十二病絕產，一
    曰白帶，二曰赤帶，三曰經水不利，四曰陰胎，五曰子臟堅，六曰臟
    僻，七曰陰陽患痛，八曰內強（《千金翼》作腹強），九曰腹寒，十曰五
    臟閉，十一曰五臟酸痛，十二曰與鬼交，宜服之。淳下一作腹下。龍骨
    三兩，黃檗、半夏、灶中黃土、桂心、乾薑各二兩，石韋、滑石各一
    兩，烏賊骨、代赭各四兩，白僵蠶五枚，上十一味治下篩，酒服方寸
    匕，日三。白多者加烏賊骨、僵蠶各二兩，赤多者加代赭五兩。小腹冷
    加黃檗二兩，子臟堅加乾薑、桂心各二兩。以上各隨病增之。服藥三月
    有子即住藥，藥太過多，生兩子，當審方取好藥，寡婦、童女不可妄
    服。（4/119）

45. 《千金方》〈婦人方下‧赤白帶下崩中漏下第三〉：治女人漏下，或瘥
    或劇，常漏不止，身體羸瘦，飲食減少，或赤或白或黃，使人無子者，
    方：牡蠣、伏龍肝、赤白脂、白龍骨、桂心、烏賊骨、禹餘糧各等分，
    上七味治下篩，空心酒服方寸匕，日二。白多者加牡蠣、龍骨、烏賊
    骨；赤多者加赤白脂、禹餘糧；黃多者加伏龍肝、桂心，隨病加之。張
    文仲同。亦療崩中。《肘後》無白龍骨，以粥飲服。（4/126）

46. 《千金方》〈針灸下‧婦人病第八〉：女子疝瘕，按之如以湯沃，兩股
    中，少腹腫，陰挺出痛，經水來下，陰中腫或癢，漉青汁如葵羹，血
    閉，無子不嗜食，刺曲泉在膝內，輔骨下，大筋上，小筋下，陷中屈膝
    乃得之，刺入六分灸三壯。（30/1013）

47. 《千金方》〈針灸下‧婦人病第八〉：絕子癧疝，寒熱，陰挺出不禁，
    白瀝痙脊反折，刺上窌窌，入二寸，留七呼，灸三壯，在第一空腰髁下
    一寸俠脊。（30/1014）

48. 《千金方》〈針灸下‧婦人病第八〉：拘攣腹滿疝，月水不下，乳餘
    疾，絕子陰癢，賁豚上膱腹，堅痛不引陰中，不得小便。刺陰交入八
    分，灸五壯。在臍下一寸。（30/1014）

49. 《千金方》〈針灸下‧婦人病第八〉：腹滿疝積，乳餘疾，絕子陰癢賁
    豚上膱少腹堅痛，下引陰中，不得小便。刺石門入五分。在臍下二寸忌

灸絕孕。(30/1014)

50. 《千金方》〈針灸下‧婦人病第八〉：絕子𧏾血在內不下，胞轉不得尿，小腹滿，石水痛。刺關元，入二寸灸七壯。在臍下三吋。又主引脅下脹，頭痛身背熱，賁豚寒，小便數，泄不止。(30/1014)

51. 《千金方》〈針灸下‧婦人病第八〉：女子無子，咳而短氣。刺涌泉入三分灸三壯。在足心陷者中。乳難子上沖心陰疝。刺沖門入七分灸五壯。在府合下上去大橫五寸。(30/1015)

52. 《千金翼方》：地黃酒酥，令人髮白更黑，齒落更生，髓腦滿實，還年卻老，足及奔馬，久服有子，方：麤肥地黃拾石切，擣取汁三石，麻子壹石擣作末，以地黃汁研取汁二石七斗，杏仁壹石去皮尖，兩仁者擣作末，以麻子汁研取汁貳石五斗，麴末參斗，右四味，以地黃等汁，浸麴七日後沸，以米參石，分作參分，投下饋一度，以藥汁五斗合饋，釀酒如家醖酒法，三日一投，九日三投，熟訖密封三七日。酥在酒上，其酥色如金，以物接取，可得大升九升酥。然後下芻，取酒封之，其糟令服藥人食之，令人肥悅，百病除愈。食糟盡乃服藥酒及酥，一服酒壹升，壹匙酥，溫酒和服之。惟得吃白飯菁蕪，忌生冷酢滑豬雞魚蒜。其地黃滓暴使乾，更以酒參升，和地黃滓擣之，暴乾作餅服之。(12/143a)

53. 《千金翼方》：茅山仙人服質多羅方，出益州導江縣並茂州山中……第五方：暖牛乳一升，和方寸匕服之，日一服，主女人絕產無子，髮白更黑。(12/145a)

54. 《廣濟方》：療無子，令子宮內灸丸，方：麝香二分，研，皂莢十分，塗酥，灸，削去黑皮子，蜀椒六分汗，右三味擣篩，蜜丸酸棗人大，以綿裹內產宮中，留少綿線出。覺憎寒不淨下多，即抽綿，線出卻丸藥。一日一度換之，無問晝夜皆內，無所忌。(《外臺秘要》卷33〈婦人上〉頁905a引)

55. 《廣濟方》：又方：蛇床子、石鹽、細辛、乾薑、土瓜根各四兩，右五味擣散，取如棗核大，以綿裹內子宮中，以指進之依前法。中間病未

可。必不得近丈夫，餘無所忌。(《外臺秘要》卷33〈婦人上〉頁905a
引；謂並出《千金方》第三卷中)

56. 《廣濟方》：療久無子白薇丸，方：白薇、牡蒙、 本各五分，當歸、
乾地黃各七分，芎藭、人參、柏子人、石斛、桂心、附子炮、五味子、
防風、吳茱萸、甘草炙、牛膝、桑寄生各六分，薑黃七分，禹餘糧八
分，秦椒二分汗，右二十味擣篩，蜜丸如梧桐子，空腹酒下二十丸，加
至三十丸，日再服，不利。忌生蔥、生菜、熱麵、蕎麥、豬肉、葵菜、
蕪荑、菘菜、海藻、粘食、陳臭物等。(《外臺秘要》卷33〈婦人上〉
頁906-907引)

57. 《廣濟方》：療久無子斷緒，少腹冷疼，氣不調，地黃湯，方：乾地
黃、牛膝、當歸各八兩，芎藭、卷柏、防風各六分，桂心、牽牛子末各
三分，右八味切，以水六升，煮取二升三合，去滓，分三服。服別和一
分牽牛子末服，如人行四五里，更進一服，以快利止。忌熱麵、蕎麥、
炙肉、生蔥、蕪荑、蒜、粘食等物。(《外臺秘要》卷33〈婦人上〉頁
907a引)

58. 《延年方》：療婦人子藏偏僻，冷結無子，坐藥，方：蛇床子三兩，芫
花三兩，右二味擣篩，取棗大，紗袋盛，內產門中，令沒指。袋少長，
便時須去。任意臥著，慎風冷。(《外臺秘要》卷33〈婦人上〉頁906b
引；並謂出《千金方》第四卷中)

59. 《拯要方》：療婦人月水不利，血瘀不通，或一月或一歲，令人無子，
腹堅如石，亦如妊娠之狀，方：大黃四兩、夕藥二兩、土瓜根一兩、右
為散酒服方寸匕，日三，血下痛，即癒。(《醫心方》21/18ab引)

60. 《拯要方》：療無子，不受精，精入即出，此子門閉也。山茱萸一兩、
酸棗二兩、柏子人二兩、五味子二兩、右下篩以好淳酒丸如麻子，先
食，吞下二丸。潁川都尉張君夫人年四十八，無子，服此藥，即生二
男，藥無禁。(《醫心方》24/4a-4b引)

61. 《范汪方》：療男子虛勞，陰萎不起，無子，方：杜仲十分、蛇床子八
分、菟絲子五分酒漬、遠志五分去心、茯苓四分、天雄五分炮、澤瀉五

分、石斛五分、蓯蓉四分、五味子四分，右十味擣篩爲散，酒服方寸
匕，日再，效。忌豬肉、冷水、酢物。（《外臺秘要》17/485a引）

C. 安胎

1. 《金匱要略》：婦人宿有癥病，經斷未及三月，而得漏下不止，胎動在
   臍上者，此爲癥痼害。妊娠六月動者，前三月經水利時，胎也(該是動
   字)。下血者，後斷三月，衃也。所以血不止者，其癥不去故也，當下
   其癥，桂枝茯苓丸主之。桂枝茯苓丸，方：桂枝、茯苓、牡丹皮、桃仁
   去皮尖熬、芍藥各等分，右五味末之，煉蜜丸如兔屎大，每日食前服一
   丸，不知加至三丸。（20/297-299）

2. 《金匱要略》：師曰婦人有漏下者，有半產者，因續下血都不絕者，有
   妊娠下血者，假令妊娠腹中痛，爲胞阻，膠艾湯主之。芎歸膠艾湯，
   方：芎藭、阿膠、甘草各二兩，艾葉、當歸各三兩，芍藥四兩、乾地黃
   六兩，右七味，以水五升，清酒三升，合煮取三升，去滓，內膠，令消
   盡，溫服一升，日三服，不差更作。（20/399-300）(《外臺秘要》
   33/916a引《集驗方》同，並稱「療妊娠二三月至七八月，頓仆失踞，胎
   動不安，傷損腰腹，痛欲死者，若有所見，及胎奔上搶心短氣」。又言
   忌海藻、菘茱、蕪荑。《千金方》2/51同）

3. 《金匱要略》：婦人傷胎，懷身腹滿，不得小便，從腰以下重，如有水
   氣狀。懷身七月，太陰當養不養，此心氣實，當刺瀉勞宮及關元，小便
   微利則愈。（20/305）

4. 《金匱要略》：寸口脈弦而大，弦則爲減，大則爲芤，減則爲寒，芤則
   爲虛，寒虛相搏，此名曰革。婦人則半產漏下，旋覆花湯主之。旋覆花
   湯，方：旋覆花三兩，蔥十四莖，新絳少許，右三味，以水三升，煮取
   一升，頓服之。（22/332-333）

5. 《葛氏方》云：任身卒胎動不安，或胎轉搶心，或下血不止，方：蔥白
   一把，以水煮三升，令蔥熟，飲其汁。今案《本草》云：草一把者，二
   兩爲正。

又方：生魚二斤，秫米一升，調作(月霍)頓食之。(《醫心方》22/20ab引)

6. 《葛氏方》云：任身月水不止，名爲漏胞，治之，方：阿膠五兩，乾地黃五兩，酒五升，煮取一升半，未食溫再服。(《醫心方》22/24a引)

7. 《葛氏方》：任婦時病，令子不落，方：灶中黃土水和塗腹上。

又云：取井中泥塗心下三寸。(《醫心方》22/33b引)

8. 《葛氏方》云：灶中黃土末以雞子白丸如梧子，吞一丸。(《醫心方》22/34a引)

9. 《葛氏方》：若由頓仆及舉重，致胎動去血者，方：搗黃連下篩，酒服□方寸匕，日三，愈，血乃止。忌豬肉、冷水等物。

又方：赤小豆二升熬令香，著雞子十四枚破內小豆中，更熬令黃黑，末合酒服一匕，日三服。

又方：膠三兩炙，當歸二兩，甘草二兩炙，右三味切，以水五升，煮取二升，分再服。忌菘菜、海藻。(《外臺秘要》33/916ab引，《文仲》同)

10. 《小品方》云：治妊身腹中冷，胎不安，方：甘草、當歸各三兩，乾薑三兩，大棗十二枚，凡四物，以水五升，煮取三升，分三服。(《醫心方》22/20a引)

11. 《小品方》又云：母有勞熱動胎，胎不安，去血，手足煩，方：生乾竹皮二升，當歸二兩，芎藭一兩，黃芩半兩，凡四物，以水一斗，煮竹皮取六升汁，去滓內煎，取三升，分三服。(《醫心方》22/20a引)

12. 《小品方》云：治妊婦日月未至欲產，方：搗知母和蜜爲丸，如梧子，服一丸。痛不止，更服一丸。(《醫心方》22/34a引)

13. 《小品方》：療妊娠五月日，舉動驚愕，動胎不安，下在小腹，痛引腰胳，小便疼，下血，安胎當歸湯，方：當歸、阿膠炙、芎藭、人參各一兩，大棗十二枚擘，艾一虎口，右六味，切，以酒水各三升合煮，取三升，去滓，內膠令烊，分三服，腹中當小便緩差也。《古今錄驗》、《救急》同。(《外臺秘要》33/913a引)

14. 《小品方》：療妊娠重下，痛引腰脊，安胎止痛湯，方：當歸、阿膠
    炙、乾地黃、黃連、芍藥各兩，雞子一枚，秫米一升，右七味，切，以
    水七升，攪雞子令相得，煮秫米令如蟹目沸，去滓，內諸藥煮，取三
    升，分四服。忌蕪荑。《經心錄》同。（《外臺秘要》33/914b引）

15. 《小品方》：又，膠艾湯，療損動母去血腹痛，方：阿膠二兩炙，艾葉
    二兩，右二味，以水五升，煮取二升半，分三服。《經心錄》同。
    （《外臺秘要》33/914b引）

16. 《小品方》：苧根湯，療勞損動胎，腹痛去血，胎動向下，方：苧根、
    乾地黃各二兩，當歸、芍藥、阿膠炙、甘草炙各一兩，右六味，切，以
    水六升，煮取二升，去滓，內膠烊，分三服。忌海藻、菘菜、蕪荑。
    （《外臺秘要》33/915b-916a引）

17. 《小品方》：安胎寄生湯，療流下，方：桑上寄生五分，白朮五分，茯
    苓四分，甘草十分，炙，右四味，切，以水五升，煮取二升半，分三
    服。若人壯者可加芍藥八分，足水二升，若胎動不安腹痛，端然有所
    見，加乾薑四分即安。忌海藻、菘菜、酢物、桃、李、雀肉等。（《外
    臺秘要》33/915b引，《文仲》並引，《崔氏》、《經心錄》同）

18. 《小品方》：療妊娠數月日，猶經水時時來者，名曰「漏胞」。若因房
    室勞有所去，名曰傷胎。視說要之如此。小豆散，療數傷胎，將用之，
    方：赤小豆五升，濕地種之，令生芽，乾之。右一物。下篩，懷身數月
    日，經水尚來，以溫酒服方寸匕，日三。得效便停。《千金》、《救
    急》、《經心錄》同。（《外臺秘要》33/919a引）

19. 《僧深方》云：治任身由頓仆及舉重去血，方：搗黃連，下篩，以酒方
    寸匕，日三乃止。
    又云：取生青竹薄刮取上青皮，以好酒一升和三合許一服。（《醫心
    方》22/25a引）

20. 《僧師方》：胎動下血，病痛搶心，用蔥白煮濃汁飲之，未死即安，已
    死即出，未效再服。一方加川芎，一方用銀器同米煮粥及羹食。（《本
    草綱目》26/46引）

21. 《集驗方》云：治任身胎動，晝夜叫呼，禁唇寒及下痢不息，方：已治艾葉一筥，以好酒五升，煮取四升，去滓，更煎取一升一服。口閉者開口灌之，藥下即安。今檢《僧深方》云：艾及葉物一簍者，以二升為正。(《醫心方》22/20b引；《千金方》2/45同)

22. 《集驗方》又云：治任身二三月至八九月，胎動不安，腰痛，已有所見，方：艾葉三兩，阿膠三兩炙，芎藭三兩，當歸三兩，甘草一兩半炙，切，以水八升，煮取三升，去滓，內膠更上火，膠消，分三服。(《醫心方》22/20b-21a引；《外臺秘要》33/915a亦引，並謂《千金》、《文仲》、《備急》同)

23. 《集驗方》云：療妊娠下血如月水來，若胞乾，非祇煞胎，亦損其母，方：乾地黃四兩，乾薑二兩，酒服方寸匕，日三。(《醫心方》22/23b-24a引，《醫門方》並引；《醫門方》作乾薑、乾地黃各五兩末，酒服一匙，日夜三四服，即止。《千金方》2/46同。《外臺秘要》33/919a引，《崔氏》亦引，並稱《文仲》、《經心錄》同)

24. 《集驗方》：治任身血下不止，血盡子死，方：乾地黃搗末，以三指撮酒服，不過，再三服。(《醫心方》22/24ab引；《外臺秘要》33/919a引《崔氏》同，並稱《千金》同)

25. 《集驗方》：療妊娠血下不止，名曰漏胞，血盡子死，方：雞子十四枚取黃，以□好酒二升，煮使如餳，一服之。
    又方：生地黃汁一升，酒四合，合煮三四沸，頓服之，不止頻服。《救急》、《千金》、《文仲》、《備急》、《古今錄驗》、《經心錄》同。(《外臺秘要》33/919a引)

26. 《集驗方》：療妊娠胎動不安，腹痛，蔥白湯，方：蔥白切一升，阿膠炙，當歸、續斷、芎藭各三兩，銀隨多少，右六味，切，以水一斗，先煮銀，取七升，去銀，內餘藥，煎取二升半，內膠令烊，分三服，不瘥更作。《千金》同。(《外臺秘要》33/915a引)

27. 《集驗方》：療妊娠六七月，胎動不安常處，旋覆花湯，方：旋復花一兩，厚朴炙，白朮、枳實炙，黃芩、茯苓各三兩，半夏洗十遍，芍藥、

生薑各二兩，右九味，切，以水一斗，煮取二升半，先食分五服，日三夜二。忌羊肉、餳、醋、桃、李、雀肉。《千金》同。（《外臺秘要》33/915a引）

28. 《集驗方》：療妊娠動胎去血，腰腹痛，方：芎藭、阿膠炙，當歸、青竹筎，右四味切，以水一斗半，煮銀二斤，取六升，去銀，內藥，煎取二升半，分三服，日再夜一，不差更作一劑。（《外臺秘要》33/916a引，《救急》並引，又稱《千金》、《文仲》、《古今錄驗》、《備急》、《經心錄》同）

29. 《集驗方》：療婦人懷胎不長，方：鯉魚長一尺者，水漬沒，內鹽如棗，煮令熟，取汁稍稍飲之。當胎所腹上，當汙如鼻狀，雖有所見，胎雖不安者，十餘日輒一作此，令胎長大甚平安。（《外臺秘要》33/916b引）

30. 《錄驗方》：治胎不安，生鯉魚湯，方：生鯉魚一頭重五斤，乾薑二兩，吳茱萸一兩，凡三物，切，以水一升(斗)煮鯉魚五沸，出魚內藥，煎取三升，服一升，日三。（《醫心方》22/21b引）

31. 《錄驗方》云：治任身數落胎，方：以生鯉魚二斤，粳米一升，作臛，少與鹽噉之，日三過，食至兒生。（《醫心方》22/22a引；《外臺秘要》33/916b引《廣濟方》則謂「勿著蔥豉醋」。）

32. 《錄驗方》云：治任身頓仆舉重去血，方：取淡竹斷頭燒中央，以器乘取汁一升飲之。（《醫心方》22/25a引）

33. 《古今錄驗方》：療妊娠下血，豆醬散，方：豆醬二升，漉去汁，熬令燥末，酒服方寸匕，日五六服。（《外臺秘要》33/919b引）

34. 《經心錄》：紫石門多丸，主風冷在子宮，有子常落，或始為婦便患心痛，乃成心疾，月水都未曾來，服之肥悅，令人有子，方：遠志去心、澤瀉、肉蓯蓉、桂心各二兩，紫石英、天門多去心、五味子三兩，禹餘糧、蜀椒汗、烏頭炮、卷柏、烏賊骨、寄生、石南、當歸各一兩、杜仲、甘草炙、石斛、柏子人、辛夷、人參各二兩，雲母一兩燒，右二十二味，末之以蜜丸，酒服二十丸如梧桐子，稍加至三十四十丸，日三。

忌海藻、菘菜、豬肉、冷水、生蔥、鯉魚。《千金》同。(《外臺秘要》33/922b-923a引)

35. 《刪繁方》：療女人懷妊胎動不安，蔥豉安胎湯，方：香豉一升熬，蔥白切一升，阿膠二兩炙，右三味，切，以水三升煮二物，取一升，去滓，下阿膠更煎，膠烊服，一日一夕可服三四劑。《經心錄》同。(《外臺秘要》33/915ab引)

36. 《刪繁方》：療婦人懷胎數落而不結實，或寒冷熱，百病之源，黃耆散，方：黃耆、吳茱萸、乾薑、人參、甘草炙、芎藭、白朮、當歸、乾地黃各二兩，右九味擣散，清酒服一匕半，日再服，加至兩匕為劑。忌海藻、菘菜、蕪荑、桃、李、雀肉等。《經心錄》同。(《外臺秘要》33/922b引)

37. 《產經》云：治任身七八月腰腹痛，胎不安，汗出逆冷，飲食不下，氣上煩滿，四肢疲僵，當歸湯，方：當歸三兩，夕藥二兩，乾地黃三兩，生艾一把，甘草一兩，膠四兩炙，生薑一兩，橘皮二分，右八物，切，以水一升，煮得三升，去滓，內膠令烊，分四服之。(《醫心方》22/21a引)

38. 《產經》又云：任身臨生月，胎動不得生，方：桑上寄生五分，甘草二兩，桂心五分，茯苓五分，右四物，以水七升，煮得二升，分三服。(《醫心方》22/21a引)

39. 《產經》云：治數落胎，方：作大麥豉羹，食之即安胎。
又方：取母衣帶三寸燒末酒服，即安。(《醫心方》22/21b-22a引)

40. 《產經》云：治任身血出不止，方：乾地黃十兩，以酒三升，煮得二升，分二服良。
又方：炙胞門七壯關元左右各二寸是也。(《醫心方》22/24b引)

41. 《產經》：妊娠下黃汁如膠及小豆，方：搗地黃取汁，以酒合煎，頓服之。(《醫心方》22/24b引)

42. 《產經》云：治任身婦人卒起，從高墮下，暴大去血數斗，馬通湯，方：馬通汁三合，絞取，乾地黃二兩，當歸二兩，阿膠四兩，艾葉三

兩，右五物，切，以水五升，煮得二升半，去滓，內膠，更上火令洋，分三服，大良。（《醫心方》22/25ab引；《千金方》2/51同）

43. 《產經》云：治任身爲夫所傷動欲死，方：取竹瀝汁與飲一升則愈，不瘥後作。《千金方》云立驗。（《醫心方》22/25b引）

44. 《產經》云：治任身腹痛，心胸漲滿不調，安胎當歸丸，方：乾薑一分，當歸二分，芎藭二分，膠四分，右四物下篩，蜜丸如小豆，服五丸，日三。（《醫心方》22/26a引）

45. 《產經》云：治任身中惡心腹痛，遂動胎，少腹急，當歸蔥白湯，方：當歸四兩，人參二兩，厚朴二兩，蔥白一虎口，膠二兩，芎藭二兩，右六物，以水七升，煮取二升，分三服。

又云：茱萸酒方：吳茱萸五合，以酒三升，煮三沸，分三服良。（《醫心方》22/33a引）

46. 《千金方》：治妊娠下血如故，名曰漏胞，胞乾便死，方：生地黃半斤㕮咀，以清酒二升煮三沸，絞去滓，服之無時，能多服佳。姚大夫加黃雌雞一頭，治如食法。崔氏取雞血和藥中服。（2/46）

47. 《千金方》：治妊娠忽暴下血數升，胎燥不動，方：榆白皮三兩、當歸二兩、生薑二兩、乾地黃四兩、葵子一升（《肘後》不用），上五味㕮咀，以水五升，煮取二升半，分三服，不瘥更作，服之甚良。（2/51）

48. 《千金方》：治妊娠卒下血，方：葵子一升，以水五升，煮取二升，分三服，瘥止。又方：生地黃切一升，以酒五升，煮取三升，分三服。亦治落身後血。又方：葵根莖燒作灰，以酒服方寸匕，日三。（2/51）

49. 《千金方》：治妊娠僵仆失據，胎動轉上搶心，甚者血從口出，逆不得息，或注下血一斗五升，胎不出。子死則寒熨人腹中，急如產狀，虛乏少氣，困頓欲死，煩悶反覆，服藥母即得安，下血亦止，其當產者立生，蟹爪湯，方：蟹爪一升，甘草二尺，桂心二尺，阿膠二兩，上四味㕮咀，以東流水一斗，煮取三升，去滓內膠烊盡，能爲一服佳，不能者

食頃再服之。若口急不能飲者，格口灌之，藥下便活也，與母俱生。若胎已死，獨母活也。若不僵仆，平安妊娠，無有所見，下血服此湯即止。或云桂不安胎，亦未必爾。(2/51-52)

50. 《子母秘錄》云：妊娠下黃汁如膠及小豆汁，方：糯米一升，黃耆五兩，右二物，切，以水七升，煮取三升，分四服。(《醫心方》22/24b引)

51. 《子母秘錄》：孕八九月，或墜傷，牛馬驚傷，心痛，用青竹茹五兩，酒一升，煎五合服。(《本草綱目》37/18引)

52. 《廣濟方》：主安胎，胎病漏，肚痛，方：當歸、芎藭、阿膠炙、人參各一兩，大棗十二枚擘，右五味，切，以水三升，酒四升，合煮，取二升半，分三服，五日一劑，頻服三四劑，無所忌。(《外臺秘要》33/914b引)

53. 《廣濟方》：療婦人妊娠動胎，腰腹痛，及血下，方：當歸三兩，蔥白切一升，芎藭三兩，艾葉二兩，鹿角膠二兩炙，苧根三兩，右六味切，以銀汁一斗煮取三升，絞取滓，內膠上火，膠烊，分三服。服別相去，如人行六七里，未好差，停一日，更進一劑，無所忌。(《外臺秘要》33/915b引)

54. 《救急方》：療損娠方：取硃砂末一錢匕，生雞子三顆，打取白，和硃砂頓服。胎若死即出，若未死則安。(《外臺秘要》33/922a引)

55. 《文仲方》：徐王效神驗胎動，方：當歸六分，芎藭四分，右二味，切，以水四升，酒三升半，煮取三升，分三服。若胎死即出，比用神驗，血上心腹滿者，如湯沃雪。《救急》、《經心錄》同，《崔氏》用米醋二升煎二十沸服。(《外臺秘要》33/915b引)

56. 《文仲方》：療妊娠下血，方：取黍膏燒末，服一匕，日三。《千金》云黍莖。(《外臺秘要》33/919b引)

57. 《崔侍郎方》云：戶根下土三指撮酒服之。(《醫心方》22/34a引)

58. 《醫門方》云：凡候胎動法，母唇口青者，兒死母活。唇口中青沫出者，子母俱死。口赤舌青沫出者，母死兒活。

又云：夫胎動不安，方：煮好銀取汁，主蔥羹服之佳。（《醫心方》22/19a引）

59. 《醫門方》又云：療妊娠腹內冷致胎動不安，方：乾薑三兩，芎藭四兩，艾二兩，水六升，煮取二升半，分二服。

又方：蔥白切一升，當歸四兩，清酒五升，煮取二升半，分溫二服，大效。（《醫心方》22/19b引）

60. 《醫門方》又云：療妊娠忽被驚愕，胎向下不安，腹痛連腰，並下血，方：當歸、芎藭各八分，阿膠炙，大棗十二枚，艾葉八分，茯苓十分，水七升，煮取二升半，分三服，相去八九里。（《醫心方》22/19b-20a引）

61. 《醫門方》云：夫漏胞者，妊娠下血如故，血下不絕，胞乾便死，宜急治，方：生地黃汁一升，酒五合，合煮一沸，分二服。《廣利方》同。（《醫心方》22/23b引）

62. 《醫門方》云：若因房室下血，名日傷胞，治之，方：乾地黃十兩末，酒服方寸匕，日三夜一，若腹內冷，加乾薑服之。（《醫心方》22/25b引）

63. 《博濟安眾方》：治胎動欲墮腹痛不可忍，方：苧根去皮切一升，銀五兩，右以清酒一升，水一升，煮取一升，溫分四服即止。（《醫心方》22/19b引）

64. 《產寶》：妊娠因夫所動，困絕，以竹瀝飲一升，立愈。（《本草綱目》37/19引）

D. 驗男女、轉胎、養胎與胎教

1. 《胎產書》：（見附表一）
   （《馬王堆古醫書考釋》、《胎產書考釋》頁781-803）

2. 《胎產書》：懷子者，爲烹白牡狗首，令獨食之，其子美晳，又易出。欲令子勁者，□時食母馬肉。一日：遺溺半升，□□，堅而少汁。
   （《馬王堆古醫書考釋》、《胎產書考釋》頁806-808）

3. 《胎產書》：懷子未出三月者，吞雀甕二，其子男也。一日：取雀甕中蟲青背者三，生吞之，必產男。一日：以方咀時，取蒿、杜、蜱蛸三，治。飲之，必產男。已試。一日：取蜂房中子，狗陰，乾而治之，以飲懷子，懷子者產男。（《馬王堆古醫書考釋》、《胎產書考釋》頁807-809）

4. 《金匱要略》：妊娠養胎，白朮散主之。白朮散，方：白朮、芎藭、蜀椒三分去汗、牡蠣，右四味杵為散，酒服一錢匕，日三服，夜一服。但苦腹痛，加芍藥。心下毒痛，倍加芎藭。心煩吐痛不能食飲，加細辛一兩，半夏大者二十枚。服之後，更以醋漿水服之，復不解者，小麥汁服之。已後渴者，大麥粥服之。病雖愈，服之勿置。（20/304-305）

5. 《脈經》：婦人妊娠四月，欲知男女法。左疾為男，右疾為女，俱疾為生二子。又法，得太陰脈為男，得太陽脈為女。太陰脈沈，太陽脈浮。又法，左手沉實為男，右手浮大為女。左右手俱沉實猥生二男。左右俱浮大猥生二女。又法，尺脈左偏大為男，右偏大為女。左右俱大產二子，大者如實狀。又法，左右尺俱浮為產二男。不爾則女作男生。左右尺俱沈為產二女。不爾則男作女生也。又法，遣妊娠人面南行，還復呼之，左迴首者是男，右迴首者是女也。又法，看上圊時，夫從後急呼之，左迴首是男，又迴首是女也。又法，婦人妊娠，其夫左乳房有核是男，右乳房有核是女也。（《脈經》卷9〈平妊娠分別男女將產諸證第一〉頁176。《醫心方》卷24頁7a引《產經》同。《病源論》卷41〈婦人妊娠病諸候上〉「妊娠候」頁1-2，《千金方》卷2〈婦人方上〉「妊娠惡阻第二」頁35亦同；並有「又左手尺中脈浮大者男，右手尺脈沈細者女」一語。）

6. 《葛氏方》云：覺有任三月，溺雄雞浴處。

   又方：密以大刀置臥席下。（《如意方》同之）（《醫心方》24/10a引）

7. 《養生要集》云：婦人任身，大小行勿至非常之地，逆產煞人。

   又云：婦孕三月，不得南向洗浴，胎不安。

   又云：婦孕三月，不得南向小便，令兒瘖瘂。

又云：婦孕三月，不得兩鏡相照，令兒倒產。（《醫心方》22/13b-14a引）

8. 《養生要集》：婦人任身不得食六畜肉，令兒不聰明。

又云：勿食豬肝，令胎不生。

又云：勿食兔肉，令子脣缺，亦不須見之。

又云：勿食雞子，于鱔魚，使子多創。

又云：勿不得食魚頭，胎損。

又云：勿食鯉鱠，令兒多創。勿食生薑，令子盈指。勿食于薑桂甘草，胎消胎不安。勿食冰漿，令胎不生。勿食杏人及熱飴，破損傷子。勿以炙雀并大豆醬食，令胞漏使兒多肝皰。勿飲酒，多食雀肉，使子心淫精亂。勿食雀肉，令兒多所欲。勿食雀肉，并雀脂，令人雀盲。勿食雀并梨子，令子短舌。虋并梅李實，食之令人清盲。（《醫心方》22/14a-15a引）

9. 《如意方》云：未滿三月，取斧著婦人床下，即及成男。試著雞窟下皆雄。（《醫心方》24/10b-11a引《靈奇方》案語）

10. 《如意方》食宜男草花即生男：一云：任身帶之(宜男花)即生男。今案：《本草稽疑》云：萱草一名宜男草。《博物志》云：懷妊婦人配之即生男。

又方：用烏雞左翼毛廿枚，置女人席下即男。

又方：取雄鴨翅毛二枚，著婦人臥蔣下，勿令知。（《醫心方》24/11a引）

11. 《逐月養胎方》：(見附表一)（《千金方》卷2〈婦人方上〉「養胎第三」頁37-44引）

12. 《逐月養胎方》：妊娠一月，陰陽新合爲胎，寒多爲痛，熱多卒驚，舉重腰痛，腹滿胞急，卒有所下，當預安之，宜服烏雌雞湯，方：烏雌雞一隻治如食法，茯苓二兩，吳茱萸一升，芍藥三兩，白术三兩，麥門冬五合，人參三兩，阿膠二兩，甘草一兩，生薑一兩，上十味㕮咀，以水一升煮雞取汁六升，去雞下藥，煎取三升，內酒三升，並膠，烊盡取三升，放溫每服一升，日三。（《千金方》2/38引）

13. 《逐月養胎方》：若曾傷一月胎者，當預服補胎湯，方：細辛一兩，乾

地黃三兩，白朮三兩，生薑四兩，大麥五合，吳茱萸五合，烏梅一升，防風二兩，上八味㕮咀，以水七升，煮取二升半，分三服，先食服。寒多者，倍細辛、茱萸。若熱多渴者，去細辛、茱萸，加栝樓根二兩。若有所思，去大麥，加柏子人三合。一方有人參一兩。（《千金方》2/38引）

14. 《逐月養胎方》：妊娠二月，使陰陽踞經，有寒多懷不成，有熱即萎悴，中風寒有所動搖，心滿臍下懸急腰背強痛，卒有所下，乍寒乍熱，艾葉湯主之，方：艾葉二兩，丹參二兩，當歸二兩，麻黃二兩，人參三兩，阿膠三兩，甘草一兩，生薑六兩，大棗十二枚，上九味㕮咀，以酒三升，水一斗，煮減半，去滓，內膠，煎取三升，分三服。一方用烏雌雞一只宿肥者，治如食法，割頭取血，內三升酒中相和，雞以水一斗二升先煮，取汁，去雞內藥煎，取三升，內血酒並膠煎，取三升，分溫三服。（《千金方》2/38-39引）

15. 《逐月養胎方》：若曾傷二月胎者，當預服黃連湯，方：黃連一兩、人參一兩、吳茱萸五合、生薑三兩、生地黃五兩(一方用阿膠)，上五味㕮咀，以酢漿七升，煮取三升，分四服，日三夜一，十日一作。若頗覺不安，加烏梅一升。加烏梅者，不用漿，直用水耳。一方用當歸半兩。（《千金方》2/39引）

16. 《逐月養胎方》：妊娠三月，為定形，有寒大便青，有熱小便難，不赤即黃，卒驚恐、憂愁、嗔怒、喜頓仆，動於經脈，腹滿繞臍苦痛，或腰背痛，卒有所下，雄雞湯，方：雄雞一只，治如食法，甘草二兩，人參二兩，茯苓二兩，阿膠二兩，黃芩一兩，白朮一兩，麥門冬五合，芍藥四兩，大棗十二枚擘，生薑一兩，上十一味㕮咀，以水一斗五升煮雞，減半，出雞，內藥，煮取半，內清酒三升，並膠煎，取三升，分三服，一日盡之，當溫臥。一方用當歸、芎藭各二兩，不用黃芩、生薑。（《千金方》2/39引）

17. 《逐月養胎方》：若曾傷三月胎者，當預服茯神湯，方：茯神一兩、丹參一兩、龍骨一兩、阿膠二兩、當歸二兩、甘草二兩、人參二兩、赤小

豆二十一粒、大棗二十一枚，上九味㕮咀，以醋漿一斗，煮取三升，分四服，先食服，七日後服一劑。腰痛者加桑寄生二兩。《深師》有薤白二兩，麻子一升。（《千金方》2/39引）

18. 《逐月養胎方》：妊娠四月，有寒心下，慍慍欲嘔，胸膈滿不欲食，有熱小便難，數數如淋狀，臍下苦急，卒風寒頸項強痛寒熱，或驚動身軀腰背腹痛，往來有時，胎上迫胸，心煩不得安，卒有所下，菊花湯，方：菊花如雞子大一枚、麥門冬一升、麻黃三兩、阿膠三兩、人參一兩半、甘草二兩、當歸二兩、生薑五兩、半夏四兩、大棗十二枚，上十味㕮咀，以水八升，煮減半，內清酒三升並阿膠煎，取三升，分三服，溫臥。當汗以粉粉之，護風寒四五日。一方用烏雌雞一只煮水煎藥。（《千金方》2/40引）

19. 《逐月養胎方》：若曾傷四月胎者，當預服調中湯，方：白芍藥四兩、續斷一兩、芎藭一兩、甘草一兩、白朮三兩、柴胡三兩、當歸一兩半、烏梅一升、生薑四兩、厚朴三兩、枳實三兩、生李根白皮三兩，上十二味㕮咀，以水一斗，煮取三升，分四服，日三夜一，八日後復服一劑。（《千金方》2/40引）

20. 《逐月養胎方》：妊娠五月，有熱苦頭眩，心亂嘔吐，有寒苦腹滿痛，小便數，卒有恐怖，四肢疼痛，寒熱，胎動無常處，腹痛悶頓欲仆，卒有所下，阿膠湯主之，方：阿膠四兩、旋復花二合、麥門冬一升、人參一兩、吳茱萸七合、生薑六兩、當歸二兩、芍藥二兩、甘草二兩、黃芩二兩，上十味㕮咀，以水九升煮藥減半，內清酒三升並膠，微火煎，取三升半，分四服，日三夜一，先食服便愈，不瘥再服。一方用烏雌雞一只，割取咽血內酒中，以水煮雞，以煎藥減半，內酒並膠煎，取三升半，分四服。（《千金方》2/40-41引）

21. 《逐月養胎方》：曾傷五月胎者，當預服安中湯，方：黃芩一兩、當歸二兩、芎藭二兩、人參二兩、乾地黃二兩、甘草三兩、芍藥三兩、生薑六兩、麥門冬一升、五味子五合、大棗三十五枚、大麻仁五合，上十二味㕮咀，以水七升清酒五升，煮取三升半，分四服，日三夜一，七日復

服一劑。(《千金方》2/41引)

22. 《逐月養胎方》：妊娠六月，卒有所動不安，寒熱往來，腹內脹滿，身體腫驚怖，忽有所下，腹痛如欲產，手足煩疼，宜服麥門冬湯，方：麥門冬一升、人參二兩、甘草二兩、黃芩二兩、乾地黃三兩、阿膠四兩、生薑六兩、大棗十五枚，上八味㕮咀，以水七升煮減半，內清酒二升並膠，煎取三升，分三服，中間進糜粥。一方用烏雌雞一只，煮水以煎藥。(《千金方》2/41引)

23. 《逐月養胎方》：若曾傷六月胎者，當預服柴胡湯，方：柴胡四兩、白朮二兩、芍藥二兩(一方作紫葳)、甘草二兩、蓯蓉一兩、芎藭二兩、麥門冬二兩、乾地黃五兩、大棗三枚、生薑六兩，上十味㕮咀，以水一斗，煮取三升，分四服，日三夜一，中間進糜粥，勿食生冷及堅硬之物，七日更服一劑。(《千金方》2/41-42引)

24. 《逐月養胎方》：妊娠七月，忽驚恐搖動腹痛，卒有所下，手足厥冷，脈若傷寒，煩熱腹滿短氣，常苦頸項及腰背強，蔥白湯主之，方：蔥白長三四寸十四莖、半夏一升、生薑八兩、甘草三兩、當歸三兩、黃耆三兩、麥門冬一升、阿膠四兩、人參一兩半、黃芩一兩、旋復花一合，上十一味㕮咀，以水八升煮減半，內清酒三升及膠，煎取四升，服一升，日三夜一，溫臥，當汗出。若不出者，加麻黃二兩，煮服如前法，若秋後勿強責汗。一方以雌雞一只，割咽取血，內酒中煮雞取汁以煎藥。(《千金方》2/42引)

25. 《逐月養胎方》：若曾傷七月胎者，當預服杏仁湯，方：杏仁二兩、甘草二兩、麥門冬一升、吳茱萸一升、鐘乳二兩、乾薑二兩、五味子五合、紫菀一兩、粳米五合，上九味㕮咀，以水八升，煮取三升半，分四服，日三夜一，中間進食，七日服一劑。一方用白雞一只，煮汁煎藥。(《千金方》2/42引)

26. 《逐月養胎方》：妊娠八月，中風寒有所犯觸，身體盡痛，乍寒乍熱，胎動不安，常苦頭眩痛，繞臍下寒，時時小便白如米汁，或青或黃，或使寒慄，腰背苦冷而痛，目䀮䀮，芍藥湯主之，方：芍藥四兩、生薑四

兩、厚朴二兩、甘草三兩、當歸三兩、白朮三兩、人參三兩、薤白切一升，上八味㕮咀，以水五升，清酒四升合煮，取三升，分三服，日再夜一。一方用烏雌雞煮之以煎藥。（《千金方》2/42-43引）

27. 《逐月養胎方》：若曾傷八月胎者，當預服葵子湯，方：葵子二升、生薑六兩、甘草二兩、芍藥四兩、白朮三兩、柴胡三兩、大棗二十枚、厚朴二兩，上八味㕮咀，以水九升，煮取三升，分三服，日三，十日一劑。一方用烏雌雞一只煮水以煎藥。（《千金方》2/43引）

28. 《逐月養胎方》：妊娠九月，若卒得下痢，腹滿懸急，胎上衝心，腰背痛不可轉側，短氣，半夏湯，方：半夏五兩、麥門冬五兩、吳茱萸三兩、當歸三兩、阿膠三兩、乾薑一兩、大棗十二枚，上七味㕮咀，以水九升，煮取三升，去滓，內蜜八合，微火上溫，分四服，痢即止。一方用烏雌雞一只煮汁以煎藥。（《千金方》2/43引）

29. 《逐月養胎方》：若曾傷九月胎者，當預服豬腎湯，方：豬腎一具、白朮四兩、茯苓三兩、桑寄生三兩、乾薑三兩、乾地黃三兩、芎藭三兩、麥門冬一升、附子中者一枚、大豆三合，上十味㕮咀，以水一斗煮腎令熟，去腎，內諸藥煎，取三升半，分四服，日三夜一，十日更一劑。（《千金方》2/43引）

30. 《集驗方》云，取弓弦一枚，絳囊盛帶婦人左臂。（《醫心方》24/10a引）

31. 《古今錄驗方》：療妊娠養胎，白朮散，方：白朮、芎藭各四分，蜀椒三分汗，牡蠣二分，右四味，擣下篩，酒服備一錢匕，日三夜一。但苦痛，加芍藥。心下苦痛，倍加芎藭。吐唾不能食飲，加細辛一兩、半夏大錢二十枚服之，復更以醋漿水服之。若嘔亦以醋漿水服之。復不解者，小麥汁服之。已後其人若渴，大麥粥服之。病雖愈盡服之，勿置。忌桃、李、雀肉等。（《外臺秘要》33/916b-917a引）

32. 《產經》云：凡任身之時，端心正坐，清虛如一，坐必端廉，立不耶住，行必中道，臥無橫變，舉目不視邪色，起耳不聽邪聲，口不妄言，無喜怒憂恚，思慮和順，卒生聖子。產無橫難也。而諸生子有癡疵醜惡者，其名皆在其母，豈不可不審詳哉。（《醫心方》22/12b引）

33. 《產經》又云：文王初任之時，其母正坐，不聽邪言惡語，口不妄語，正行端坐，是故生聖子，諸賢母宜可慎之。（《醫心方》22/13a引）

34. 《產經》又云：任身三月，未有定儀，見物而爲化，是故應見王公、后妃、公主、好人，不欲見傴者、醜惡、瘁人、猿猴。其欲生男者，操弓矢，射雄雉，乘牡馬，走田野，觀虎豹及走馬。其欲生女者，著簪珥，施環珮。欲令子美好者，數視白玉、美珠，觀孔雀，食鯉魚，欲令子多智有力者，當食牛心，御大麥，欲令子賢良者坐無邪席，立無偏行，是謂以外像而內化者也。（《醫心方》22/13a引）

35. 《產經》：女人胎任時，多食鹹，胎閉塞。任身多食苦，胎乃動。任身多食甘，胎骨不相著。任身多食酸，胎肌肉不成。任身多食辛，胎精魂不守。今案任婦不可服藥八十二種，其名目在《產經》。（《醫心方》22/15b引）

36. 《產經》云：伊尹曰，蓋賢母，任身當靜，安居脩德，不常見凶惡之事，宜弄文武兵器，摻弓矢射雉，觀牡虎走馬犬，生子必爲男也。
    又法：任身三月，取楊柳東向枝二寸，繫著衣帶，不失子爲男。
    又法：任身三月，取五茄置床下，無令母知，子爲男。
    又法：始覺有胎，服原蠶矢一枚，勿令母知之。（丹波康賴案，《千金方》：以井花水服，日三，必得男。）
    又法：取石南草四株，著廗下，勿令知之，必得男。
    （《醫心方》24/9b-10a引）

37. 《產經》云：初覺時灸臍中。
    又方：妊身三月求男，取夫衣帶三寸，燒作灰，井花水二升，東南向服，大良。（《醫心方》24/10b引）

38. 《玉房祕訣》：婦人懷子未滿三月，以戊子取男子冠緌燒之，以取灰，以酒盡服之，生子富貴明達，秘之秘之。（《醫心方》24/5b;28/32b引）

39. 《病源論》（見附表一）。（《病源論》卷41〈婦人妊娠病諸候上〉頁1-5）

40. 《病源論》：陰陽和調，二氣相感，陽施陰化，是以有娠。而三陰所會，則多生女。但妊娠二月，名曰始藏，精氣成於胞裏。至於三月，名

日始胎，血脈不流，象形而變，未有定儀，見物而化。是時男女未分，故未滿三月者，可服藥方術轉之，令生男也。（《病源論》卷41〈婦人妊娠病諸候上〉「妊娠轉女為男候」頁5-6；《千金方》卷2〈婦人方上〉「求子第一」頁34同）

41. 《千金方》〈婦人方上‧求子第一〉：治婦人始覺有娠，養胎並轉女為男丹參丸，方：丹參二兩，續斷二兩，芍藥二兩，白膠二兩，白朮二兩，柏子仁二兩，人參三十銖，芎藭三十銖，乾薑三十銖，當歸一兩十八銖，橘皮一兩十八銖，吳茱萸一兩十八銖，白芷一兩，冠纓燒灰一兩，蕪荑十八銖，乾地黃一兩半，甘草二兩，犬卵一具乾，東門上雄雞頭一枚，上十九味末之，蜜和丸，酒服十丸，日再，稍加至二十丸如梧子大。（2/34）

42. 《千金方》又方：取原蠶矢一枚，并井花水服之，日三。
又方：取弓弩弦一枚，絳囊盛帶婦人左臂。一法以繫腰下，滿百日去之。
又方：取雄黃一兩，絳囊盛帶之，要女者帶雌黃。
又方：以斧一柄，於產婦臥床下置之，仍繫為（刃）向下，勿令人知。如不信者，待雞抱卵時，依此置於窠下，一窠兒子盡為雄也。（2/34）

43. 《千金方》〈婦人方上‧養胎第三〉：論曰：舊說凡受胎三月，逐物變化，稟質未定。故妊娠三月，欲得觀犀象猛獸珠玉寶物，欲得見賢人君子盛德大師，觀禮樂鐘鼓俎豆軍旅陳設，焚燒名香，口誦詩書古今箴誡，居處簡靜，割不正不食，席不正不坐，彈琴瑟，調心神，和情性，節嗜欲，庶事清靜，生子皆良，長壽，忠孝仁義，聰慧無疾。斯蓋文王胎教者也。（2/37）

44. 《千金方》〈婦人方上‧養胎第三〉：論曰：兒在胎，日月未滿，陰陽未備，腑臟骨節皆未成足，故自初訖於將產，飲食居處，皆有禁忌。
妊娠食羊肝，令子多厄。
妊娠食山羊肉，令子多病。
妊娠食驢馬肉，延月。
妊娠食騾肉，產難。

妊娠食兔肉犬肉，令子無音聲並缺唇。

妊娠食雞子及乾鯉魚，令子多瘡。

妊娠食雞肉糯米，令子倒出心寒。

妊娠食雀肉並豆醬，令子滿面多野黶黑子。

妊娠食雀肉飲酒，令子心淫情亂，不畏羞恥。

妊娠食鱉，令子項短。

妊娠食冰漿，絕胎。

妊娠勿向非常地大小便，必半產殺人。(2/37)

45. 《朱思簡食經》：任身不可食鳩，其子門肥充病，於產難故也。勿食諸
　　　肉，令子瘖啞無聲。

　　　又云：飲酒醉，令兒癲癇。(《醫心方》22/15a引)

46. 《本草食禁》：任身食雞肉并糯米，使子腹中多蟲。(《醫心方》22/15a引)

47. 《枕中方》治婦人欲得轉女爲男法：有身二月中，灸臍下三壯，即有
　　　男。(《醫心方》24/10b引)

48. 《洞玄子》云：凡女子懷孕之後，須行善事，勿視惡色，勿聽惡語，省
　　　婬慾，勿咒咀，勿罵詈，勿驚恐，勿勞倦，勿妄語，勿憂愁，勿食生冷
　　　醋滑熱食，勿乘車馬，勿登高，勿臨深，勿下坡，勿急行，勿服餌，勿
　　　針炙。皆須心正念，常聽經書，遂令男女，如是聰明智惠，忠眞貞良，
　　　所謂教胎者也。(《醫心方》28/33a引)

49. 《助產方》：女子懷孕易上火，疲倦，消瘦，氣色不好，發懶不想幹
　　　活，想飲酒，此時孕婦想吃什麼就給什麼。殺一只羊，多給肉食，一個
　　　月裡以肉爲食，孩子不會有大病。分娩前與男人共床，孩子病少。
　　　(P.T.1057「藏醫雜療方」，《敦煌土蕃文獻選》，頁174)

附表1 逐月養胎諸方

資料/月份	《胎產書》	《逐月養胎方》	《病源論》
一	飲食必精，酸羹必熟，毋食辛腥。	足厥陰脈養，不可針灸其經。不為力事，寢必安靜，無令畏恐。	飲食精熟，酸每受御，宜食大麥，無食腥辛之物。足厥陰養之。
二	毋食辛臊，居處必靜，男子勿勞。	足少陽脈養，不可針灸其經。慎護驚動。	無食腥辛之物。居必靜處，男子勿勞。足少陽養之。
三	毋使侏儒，不觀沐猴，不食蔥薑，不食兔羹。□欲生男，置弧矢，□雄雉，乘牡馬，觀牡虎。欲生女，配簪珥，紳珠子。	欲生男者，操弓矢。欲生女者，弄珠璣。欲子美好，數視璧玉。欲子賢良，端坐清虛。手心主脈養，不可針灸其經。無悲哀、思慮、驚動。	欲令見貴盛公王好人端正莊嚴。不欲令見倾僂侏儒醜惡形人及猿猴之類。無食薑兔，無懷刀繩。欲得男者，操弓矢射雄雉乘肥馬於田野觀虎豹及走犬。欲得女者，著簪珂環珮，弄珠璣。欲令子美好端正者，數視白璧美玉，看孔雀，食鯉魚。欲令兒多智有力，噉牛心，食大麥。欲令子賢良盛德，端心正坐，清虛和氣，坐無邪席，立無偏倚，行無邪徑，目無邪視，耳無邪聽，口無邪言，心無邪念，無妄喜怒，無得思慮。食無到嚼，無邪臥，無橫足。思欲果瓜，噉味欲酸菹。好芬，惡見穢臭。手心主養之。
四	其食稻、麥、鱔、魚。	食宜稻粳，羹宜魚雁。手少陽脈養，不可針灸其經。當靜形體，和心志，節飲食。	其食宜稻秔，其羹宜魚雁。洗浴遠避寒暑。手少陽主之。(診脈知男女)，慎勿瀉之，必致產後之殃。靜形體，和心志，節飲食。

五	晏起□沐，厚衣居堂，朝吸天光，避寒殃，其食稻、麥，其羹牛、羊，和以茱萸，毋食□，以養氣。	臥必晏起，沐浴浣衣。深其居處，厚其衣裳，朝吸天光，以避寒殃。其食稻麥，其羹牛羊，和以茱萸，調以五味。足太陰脈養，不可針灸其經。無大飢，無甚飽，毋食乾燥，無自炙熱，無勞倦。	臥必晏起，洗浣衣服。深其屋室，厚其衣裳，朝吸天光，以避寒殃。其食宜稻麥，其羹宜牛羊，和以茱萸，調以五味。一本云宜食魚鱉。足太陰養之。
六	勞□□□，出遊於野，數觀走犬馬，必食□□也。	身欲微勞，無得靜處。出遊於野，數觀走犬及視走馬。宜食鷙鳥猛獸之肉。足陽明脈養，不可針灸其經。調五味，食甘美，無大飽。	身欲微勞，無得靜處。出遊於野，數觀走犬及視走馬。宜食鷙鳥猛獸之肉。足陽明養之。
七	居燥處，無使定止，飲食避寒，□□美齒。	勞身搖肢，無使定止，動作屈伸，以運血氣。居處必燥，飲食避寒。常食稻粳，以密腠理。手太陰脈養，不可針灸其經。無大言，無號哭，無薄衣，無洗浴，無寒飲。	勞躬搖支，無使定止，動作屈伸。居處必燥。飲食避寒。常宜食稻杭，以密腠理。手太陰養之。
八		和心靜息，無使氣極。手陽明脈養，不可針灸其經。無食燥物，無輒失食，無忍大起。	合心靜息，無使氣極。手陽明養之。
九	伺之。	飲醴食甘，緩帶自持而待之。足少陰脈養，不可針灸其經。無處濕冷，無著炙衣。	飲醴食甘。緩帶自持而待之。足少陰養之。
十		但俟時而生。宜服滑胎藥。入月即服。養胎臨月服，令滑易產，單參膏方。	預修滑胎方法。

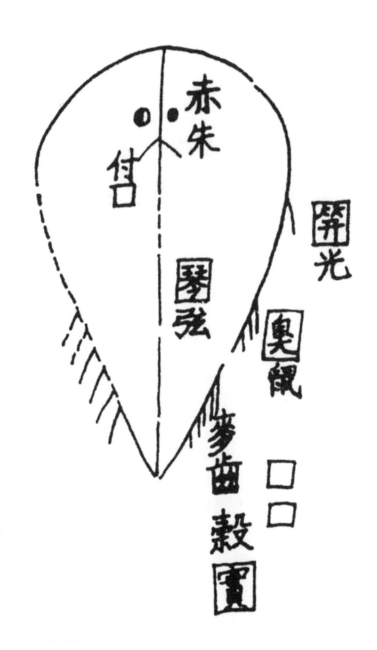

附圖1　馬王堆《養生方》中女性器官隱語，轉自《馬王堆古醫書考釋》。

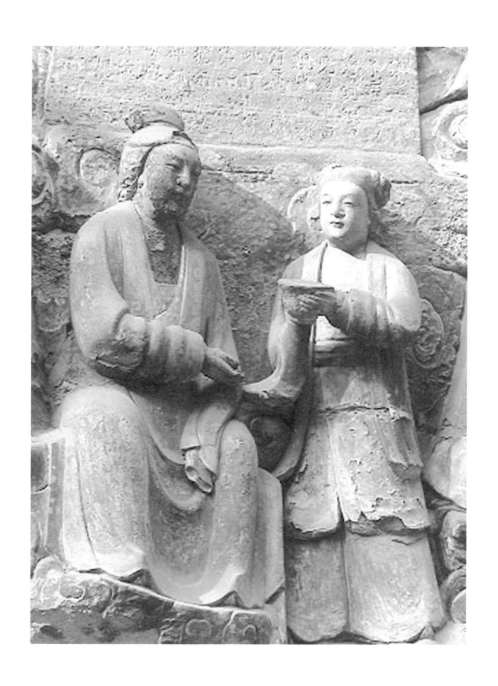

附圖2　大足石刻《父母恩重難報經》「安胎」（作者自攝）。

　　本文初稿部分曾以〈從漢到隋求子文化試探－以醫方為主的討論〉為題，於國際科學史與科學哲學聯合會中華民國委員會主辦之「第四屆科學史研討會」上宣讀(1996年3月30-31日)；三稿曾於台灣大學婦女研究室主辦之「神話、歷史與傳說——先秦兩漢魏晉南北朝的婦女與兩性學術研討會」上宣讀(1996年11月8-9日)。四稿刊於《中央研究院歷史語言研究所集刊》68：2(1997)，頁283-367。本次則增補近年研究成果以為更新版，是為第五稿。撰寫和修改期間，承蒙杜正勝院士、蕭璠、熊秉真、梁其姿、劉增貴、林富士、祝平一、李建民等諸位教授，以及集刊匿名審查人惠賜寶貴意見，謹此致謝。

鬼胎、假妊娠與中國古典婦科中的醫療不確定性

吳一立（美國密西根大學［Albion College］歷史系副教授）

林欣儀（台灣大學歷史系碩士）譯

　　本文藉由分析古典醫學如何界定和解釋假妊娠的各種形式，以檢視中國婦科醫學中的醫療不確定性議題。除了認知到假妊娠可能肖似真妊娠外，中國婦科醫學也了解真妊娠亦能偏離懷孕的正常過程，並因而類似假妊娠。職是之故，本文想證明，在區辨假妊娠和真妊娠上的理解困難，和相信婦女產孕的精力易遭外在病原和內在不調所破壞，兩者有密切關聯。其中，鬼胎的症狀又特別受到關注。該症狀原來被解釋為人鬼相交的產物，但後來卻主要被理解為女性情感過度所致。在清代，對鬼胎和假妊娠其他形式的討論也經常被整合在婦人虛弱及其經期不定的討論中。本文的結論是，這些對於鬼胎定義上的改變都是明清時期更大的性別規範變遷中的一部分，亦即越來越重視女性的情緒化和體弱多病。

一、引言

　　目前學者們大多同意，不同時空的人們以相當不同的方式體驗其身體和功能。而沒有比在分娩的歷史中更能證明這一點。在分娩的歷史上，性別規範、醫療知識和社會習俗共同交織形塑出婦女及其家屬對受孕、妊娠和分娩等現象的理解方式。現今的影像科技則使得醫生和準父母能夠直接看見尚未誕生而尚在母親體內長成的胎兒。我們如此習於想像和監控子宮內胎兒的發

展，這使得尚未出生的胎兒早早就獲得了獨立於母親的身分，建立起一個有
著預設權利的主體[1]。然而，必須承認的是，我們對未出生胎兒的理解相對
而言很不一致，因為在人類歷史上的多數時候，並沒有理解懷孕者體內的直
接方法。如同Barbara Duden所揭示的，對18世紀德國女性來說，妊娠在懷孕
期間並無法被客觀地認定。這並不是要否定醫生和婦女們一向依照眾所皆知
的身體徵候作出有根據的詮釋，並在此基礎上進行理性判斷此一事實。然
而，只有當這一無法看見的實體從婦女體內顯現後，他們才能確定該婦女的
徵狀究竟是由逐漸長成的胎兒所造成，抑或是由某些其他「子宮的產物」所
致[2]。換言之，妊娠只有以追溯的方式才能確認，也就是當一母親體內不可
見的存在最後終於成為可見之時。雖然文藝復興解剖學者及其承繼者有其成
就，但這個Duden稱為「妊娠知識確定性」的缺乏卻依然存在，因為儘管西
方學者累積了大量關於人體結構的知識，對人體最基本功能的充分了解——
包括生產——卻依然讓人困惑得心焦[3]。再者，雖有豐富的醫療文獻闡述各

1　妊娠現代觀點的分析包括，Barbara Duden, *Disembodying Women: Perspectives on the Pregnancy and the Unborn*(Cambridge, MA: Harvard University Press, 1993)，以及Lynn M. Morgan和Meredith W. Michaels編, *Fetal Subjects, Feminist Positions*(Philadelphia: University of Pennsylvania Press, 1999)。

2　我對胎兒的歷史性觀點，主要來自Barbara Duden的作品。見其書, Thomas Dunlap譯, *The Woman Beneath the Skin: A Doctor's Patients in Eighteenth-Century Germany* (Cambridge, MA: Harvard University Press, 1991), 尤其是頁160-170; *Disembodying Women*; 其論文"The Fetus on the 'Farther Shore': Toward a History of Unborn," 收在Morgan和Michaels所編, *Fetal Subjects, Feminist Positions*, pp. 13-25.; 及其研究, "The History of Security in the Knowledge of Pregnancy," 是在University of Michigan, Ann Arbor系列演講 "Women's Health: Historical Perspectives and Policy Dilemmas"的一部分, 1999年3月19日。

3　例如，1827年以前女性卵子都尚未析離出來，要到1840年科學家才確定排卵是每月一次，而非回應性交的結果。Michael J. O'Dowd 和 Elliot E. Phillipp, *The History of Obstetrics and Gynaecology* (New York: Parthenon Publishing Group, 1994), pp. 256-257. 在19世紀晚期和20世紀早期，醫生也不斷爭辯排卵和月經在原因上是否相關。見Emil Novak, *Menstruation and Its Disorders* (New York：D. Appleton and Co., 1921), pp. 74-76.歷史上化學妊娠測試中，最早能測量女性尿液中的荷爾蒙，是在1928年才發展出來的。見O'Dowd和Phillipp, *History*, p. 86, 以及Harold Speert, *Obstetrical and Gynecologic Milestones Illustrated* (New York: Parthenon Publishing Group, 1996), pp. 222-227.

種可能指向懷孕的徵兆，一本19世紀的英國產科教科書卻仍談論道：「要知道究竟一位婦女是否處於懷孕狀態，最確定的方式就是等到九個月孕期完結。」[4]雖然解剖學者的解剖刀能夠赤裸裸地呈現一個女性屍體的內景，20世紀以前的醫學卻常在一個活生生的、可能或未必正懷有小孩的婦女面前發現自身的無能。

以Duden的洞見作爲出發點，本文將分析一些不確定性因素，這些不確定因素體現了晚期帝制中國對妊娠各種了解的特性；本文也將探索這樣的不確定性和醫學上對女性特質的界定兩者如何連結在一塊。誕育健康的男性繼承人過去一直是傳統中國社會制度和思想上的關鍵，幾世紀以來的中國醫書作者製造出一系列浩瀚的著作，以教導男男女女如何增進女性的產育能力。這些討論「婦科」（或「女科」）、「胎產」和「產科」的文本推薦各種多產的藥方以及妊娠的測試方式。它們描述著尚未誕生的小孩在十月孕期中每一個月的發展，並爲懷孕婦女設計出詳細的療養之法，教導她們如何控制自身的飲食、舉止和情緒，以確保胎兒的健康發展[5]。乍看之下，這些文本暗示了有教養的中國醫者對於其處理妊娠的能力滿懷自信。再者，這些醫療討論也暗示該醫者對婦女是否有孕早已作出正確判定。然而若進一步閱讀會發現，這些文本也必須被理解成一種企圖，想把認識論上的秩序施加在被認爲

4　James Blundell, *The Principles and Practice of Obstetrics* (London: E. Cox, 1834), 引自 Ann Oakley, *The Captured Womb: A History of the Medical Care of Pregnant Women* (Oxford: Basil Blackwell Publisher Ltd., 1984), p. 17。

5　已知最早的產子描述出現在甲骨中。不過李貞德的研究則顯示，一直要到中古，醫書作者才把產孕特別界定爲婦人的醫療議題。李貞德，〈漢唐之間求子醫方試探——兼論婦科濫觴與性別論述〉，《中央研究院歷史語言研究所集刊》68.2(1992)：283-367。較晚的階段，見Charlotte Furth之作，包括"Blood, Body, and Gender: Medical Images of the Female Condition in China," *Chinese Science*(1986): 43-66; "Concepts of Pregnancy, Childbirth and Infancy in Ch'ing Dynasty China," *Journal of Asian Studies* 46.1(1987): 7-35; 以及*A Flourishing Yin: Gender in China's Medical History: 960-1665* (Berkeley: University of California Press, 1999). 關於一般清代婦科手冊的研究，見Yi-Li Wu, "The Bamboo Grove Monastery and Popular Gynecology in Qing China," *Late Imperial China* 21.1(2000)：41-76. 從古代到清代重要發展的詳細調查，見馬大正，《中國婦產科發展史》(太原市：山西科學教育出版社，1992)。

是不可預測、甚至是怪異多變的現象上。首先，對於晚期帝制中國和同時代的歐洲人來說，診斷妊娠此一行為本身就充滿了模糊不確定性。當欲從外在可察的徵狀去辨別出內在的不調時，這種不確定性就不只是涉及診斷複雜性的產物而已。正如本文想證明的，這種不確定性同樣也源於古典中醫定義婦女身體的方式。醫書作者們一再強調女性產孕的本質和功能都很容易受到損害，這也就暗示了妊娠本身很容易遭受各式各樣的干擾和改變。的確，我想證明古典婦科將假妊娠和真妊娠想像為單一光譜上的兩點。假妊娠的形成和真正的妊娠有著相似的過程，發生在一位婦女的生育資源——她的子宮和她的血——被入侵的病原所占據，或被身體的不協調所破壞時。此外，真妊娠也可能轉變為假妊娠：胎可能無法完成適當的轉變，最後成為類似「邪」擾所造成的壞胎。

我將藉由檢視鬼胎此一概念來發展上述主題，鬼胎是一種有名的假妊娠形式，在古典醫學中有各種定義，或被界定為與鬼魂交合的產物，或被界定為女性慾求不遂所致。學者們已經在各種脈絡中討論過鬼胎，例如附身疾病，中國的優生學史，以及婦女和鬼怪在文學中的再現等等[6]。本文將藉著調查歷史上此一概念的發展以擴展現有各種研究。藉由呈現鬼胎如何被整合進女性產孕功能失調這樣更廣大的醫療論述中，本文也將顯示這樣的信念如何形塑中國妊娠知識中確定性的缺乏。文章開頭的部分將探討晚期帝國的妊娠測試，所知之各種確保妊娠有效性因素。接下來的討論將檢視鬼胎在醫療認知中的歷史變遷及其在婦科文獻中的位置。文章的第三部分將探討妊娠過久的問題，這種妊娠偏離了一般標準並顯現了鬼胎的典型症狀。綜而言之，這些發現顯示了晚期帝制中國的妊娠概念相較於當代生物醫學的語彙，更具彈性，而且人類的生育過程也被視為更變異不定。最後，這種對懷孕具有潛

6　見Frank Dikötter, *Imperfect Conceptions: Medical Knowledge, Birth Defects, and Eugenics in China* (New York: Columbia University Press, 1998)；李建民，〈祟病與場所：傳統醫學對祟病的一種解釋〉，《漢學研究》12.1(1994)：101-148；以及Judith Zeitlin, "Embodying the Disembodied: Representations of Ghosts and the Feminine," 收在Ellen Widmer 和Kang-I Sun Chang編, *Writing Women in Late Imperial China*(Stanford: Stanford University Press, 1997), pp. 242-263.

在可變性的信念，正是晚期帝制中國對妊娠不確定性的認知核心。

二、妊娠診斷

　　傳統醫療論及女性健康時一向包含「驗胎」或「辨胎」之法，也就是區辨妊娠和其他相似於妊娠的各種情況。這些妊娠測試可以分為兩類：為婦女把脈，看看是否顯現任何特別和妊娠相關之生理變化，以及給予些許能夠促使孕婦有某種生理反應的藥物。這些測試的內容和基本原理，在隋代到清代所出現的醫療文獻中少有更動，不同文獻之間的改變主要只在它們敘述的細節層次上。

　　在論及應用脈象知識以確認妊娠時，《黃帝內經素問》中三段有名的段落構成了討論的文本基礎[7]。這部經典解釋道：一般來說，若一位婦女「身有病而無邪脈」，那麼該婦女即為有孕[8]。原文的注釋解釋說，這樣的「病」包含如噁心和停經等徵兆。如果這些徵兆不是來自妊娠而是疾病所引起的，一定會同時發生病態脈象。在另一段落，《黃帝內經素問》注意到人類生殖所需的特殊陰陽和氣血交會，會在孕婦身上產生典型的脈象模式。這種會衝擊醫者手指，特別是其尺點的脈搏，被稱作「陰搏陽別」[9]。最後，滋養胎兒的工作仰賴「心」(心統血)和「腎」(腎統精)。懷孕婦女的脈搏因此會在通過這些器官系統的經脈處顯得異常活躍[10]。後來的一些作者，如知名的巢元方(7世紀初)和陳自明(約1190-1270)仔細闡發了這些早期的扼要說明。巢氏認為，懷孕的10個月中，每月有不同的母體經脈主管胎兒的生長，

7　關於附有現代和古代注釋的原文，見《黃帝內經素問校釋》(北京：人民衛生出版社，1993)。

8　《黃帝內經素問校釋》，頁509-522。

9　《黃帝內經素問校釋》，頁121。不同的註釋者對何謂「陰」和「陽」提出了不同詮釋，但他們同意這種脈搏以不尋常的力道為其主要的特徵。

10　《黃帝內經素問校釋》，頁252。在這部經典的不同版本間有些不一致，但最常被引用的版本解釋道：「婦人手少陰脈動甚者，妊子也。」後來的作者爭論此段應該理解為既指足少陰脈，也指手少陰脈。關於17世紀的論辯，參見蕭壎(約1660)，《女科經論》(1684；上海，上海衛生出版社，1957，重印)2：29。

因此懷孕的每一階段都會出現不同的脈象模式[11]。陳自明對妊娠脈象的討論則結合了一組便於記誦的韻文，以幫助醫者記憶所有關鍵性的變化[12]。這些段落經常被後來的作者所引用，構成一套豐富脈象知識的核心。原則上，這套知識能讓人判定一名婦女已經懷孕多久、胎兒的性別和懷胎數，以及尚未出生的小孩是否有流產之虞或能否如期誕生。

只有受過訓練的醫者才能掌握脈象知識，其餘就只能全然仰賴婦女自身的感知來判斷。普及性以及學術性作品中都包含一些本草藥方，婦女服藥後如果引起生理上的反應就是懷孕，沒有反應就不是。一個著名的判斷方式就是飲用摻了艾葉熬的川芎湯。此藥方適用已停經三個月的婦女。倘若該婦女服用後覺得她的腹中「微動」，即為有孕。此一藥方來由不詳，但在宋代時，陳自明就已經把這一藥方涵括在古典傳統之中。此後，該藥方便經常出現在各種處方書和元、明、清的婦科文獻中，常常是被提到的唯一一種用藥測試之法[13]。不過，明代作者如王肯堂(1549-1613)和武之望(卒於1629)也為之增補了一些藥方。其中包括了雀腦芎和當歸的組合，此方不僅能促使孕婦體內的胎兒活動，更妙的是，如果該婦女原來只是患內瘀，此方就能清除其滯阻[14]。另外，不那麼溫和的配方包含皂角。假如該婦女已然有娠，則此方會引發嘔吐[15]。若這些測試都無法判定，則可以用艾葉湯，有孕的婦女會感覺到臍中疼痛[16]。

不過，醫者也知道有許多複雜的變數可能影響到現有測試的正確性。例如，明代醫者王肯堂注意到，辨讀脈象可以讓人「十之八九」正確地評估婦女的情況。這或許可以解讀為一種對脈象知識正確程度的高度樂觀肯定，但

11　巢元方，《巢氏諸病源候論》(610；台北：志文書局，1976，重印)41：1a。

12　陳自明，《婦人大全良方》(1237；北京：人民衛生出版社，1992，重印)11：319-321。

13　陳自明，《婦人大全良方》，11：322。亦見，危亦林(1277-1347)，《世醫得校方》(1337；重印四庫全書，1782)14：6b；朱震亨(1282-1358)，《丹溪治法心要》(1543；北京：人民衛生出版社，1983，重印)，頁115。

14　王肯堂，《女科準繩》(1602；台北：新文豐出版社，1974，重印)4：7b-8a。

15　王肯堂，《女科準繩》4：7b-8a。

16　武之望，《濟陰綱目》(1620；台北：旋風出版社編，1977，重印)，頁239。

這也承認了此種診斷方式常常毫無結果[17]。一個原因是，不同的婦女有不同的稟賦。由於這些天生的差別，最普通的妊娠徵狀並不會相同地表現在所有人身上。正如一個18世紀的醫者所注意到的，虛弱的婦女並不會在三個月前顯現妊娠脈象[18]。其他眾所周知的徵兆可能同樣了無結果。例如閻純璽(18世紀)在他廣受翻印的著作《胎產心法》中發現「婦人受孕四十日外必患惡阻」[19]。儘管伴隨著如此自信的聲明，對那些沒有出現惡阻的妊娠婦女，他也推薦了兩個藥方[20]。頭三個月妊娠與否特別難以診斷，而且醫書也建議只有在婦女停經三個月後，用藥測試才有效[21]。錯誤的陽性反應也可能發生：武之望的《濟陰綱目》就發現到皂角藥方同樣會引發胃較虛弱的婦女嘔吐，即使她們並未懷孕[22]。對妊娠與否的存疑，診斷上的困難甚至會一直延續到妊娠中期。因此王肯堂為那些懷孕到第七個月依然存疑的婦女，建議了一種確認妊娠的方法：假如該婦女流鼻血時伴隨痙攣，即為有孕之兆[23]。同樣的，受皇帝委派編纂《醫宗金鑑》的吳謙(1723-1795)提到辨別已停經五個月的婦女究竟是妊娠還是生病的困難性。吳氏建議檢查婦女乳房以尋找徵兆。他解釋說，「若乳房升大有乳者是胎」，若沒有，則該婦女正患有其他病症[24]。

　　如果醫者及其病患對診斷測試的信任依條件而變，也是因為他們察覺到某些病症可能肖似妊娠，而反之亦然。妊娠最明顯的徵狀——停經和腹部隆起——同樣可能是其他狀況的徵兆，最明顯的就是閉經和氣血內瘀同樣會造

17　王肯堂，《女科準繩》4：7b-8a。

18　這是吳煜(18世紀)在他對竹林寺僧編的《胎產新書》(原編於1793)中所作的評注。我所使用的版本是裴慶元所編的《珍本醫書集成》(1936，重印14卷本，上海：上海科學技術出版社)之重印本，8：183。

19　閻純璽，《胎產心法》(1725；重印本收入《女科輯要‧胎產心法》，北京：人民衛生出版社，1988)，頁176-177。

20　閻純璽，《胎產心法》，頁176-177。

21　例見陳自明，《婦人大全良方》，頁322。

22　武之望，《濟陰綱目》，頁239。

23　王肯堂，《女科準繩》4：7a-8a。

24　吳謙，《醫宗金鑑》(1742；重印四庫全書，1782)44：28a。

成腹部隆起或腫脹[25]。同時，醫者了解到妊娠引起的症狀和一般性不適也可能被誤以為是其他病症。例如，張從正(約1156-1228)報導過一個四十歲婦人的病例，她的確懷孕了，但之前卻一直認定自身的不適僅是年邁所致[26]。明清醫書都報導過類似病例，其中，真的妊娠被誤診為勞瘵[27]。一個更複雜的因素在於，假如該婦女在妊娠期間生病，病症也許會掩蓋醫者平常能查出的妊娠徵狀。例如，一開始治療葉南洲妻子的醫者，就把她誤診成罹患勞瘵。不過，明代的醫者陳斗嚴就正確地判定她已懷孕，但同時也正外受風邪[28]。

所以我們發現，即使是受過訓練或極有經驗的醫者，對妊娠診斷的確定性也只是相對的，而非絕對。雖然不確定性的程度可能隨著妊娠的日漸進展而降低，但小孩的誕生依舊是婦女懷胎唯一確鑿的證據。徐大椿(1693-1771)在一個病例中闡述了這種變化，值得全部引述：

> 一婦人年二十七，月經不行已三月矣。或疑經閉，命予脈之。脈數衝和，尺部滑疾，謂非輕病乃妊子也。令服芎歸湯，腹中微動，為有孕。越數月後，果產一子。[29]

表面上來看，這個故事敘述了一個靈巧的醫者，他的專業判斷成功地說

---

25 幾世紀以來的中醫書作者注意到一些被誤為妊娠而實為內瘵，以及相反的例子。參見張從正(約1156-1228)，《儒門事親》(1228；四庫全書重印)8：7a-8a；魏之琇(1722-1772)，《續名醫類案》(1770；台北：宏業書局重印，1994)23：570，573-574；以及(清)沈又彭，《女科輯要》(1764；重印為沈堯封，《女科輯要》，收入《女科輯要‧胎產心法》(北京：人民衛生出版社，1988)，頁62。此問題一近來的歷史分析見Francesca Bray, "A Deathly Disorder: Understanding Women's Health in Late Imperial China," 收在 Don Bates 編，*Knowledge and the Scholarly Medical Traditions* (Cambridge: Cambridge University Press, 1995), pp. 235-250.

26 張從正，《儒們事親》7：20a-b。

27 例見江瓘(1503-1565)，《名醫類案》(1549；台北：宏業書局，1994，重印)11：236以及沈又彭，《女科輯要》，頁43。

28 這個病例出現在王肯堂，《女科準繩》4：8a。

29 徐大椿，《女科醫案》(1893；重印本收入《徐大椿醫書全集》，北京：人民衛生出版社，1988)，頁1858。

服了無知百姓的主張。但更深一層看,這個故事也強調了醫者知識的極限。在此一病例中,徐大椿用的不是一種而是兩種測試。他首先親自為該名婦女把脈,並發現脈搏符合經典中的「妊娠脈象」:滑溜而迅速地衝擊著醫者的手指,也沒有任何身體不適的徵狀。他也藉由用藥來測試胎兒的存在,以二度確認他所解讀的脈象。這為他受過訓練的觀察補充了該名婦女自身的感覺,也增加了他們在妊娠診斷上的信心。儘管如此,徐氏依然認為有必要在為其敘述作結時,告知讀者該名婦女最後的確產下一名男嬰。因此,在讀者和該醫者的心中,小孩的誕生是最終,也是最不可或缺的證據,證明徐氏原來的妊娠診斷一直都是正確的。

總之,妊娠診斷往往因為婦女各種阻礙標準測試的稟賦差別而益加複雜;也因為醫者從事此類診斷的一些技巧而更增變數。如同下一節所要論證的,環繞著此類診斷的各種不確定性因素,也受到醫療思想家想像人類生殖活動的方式所形塑,其中把女性的生命力描繪為易遭侵蝕的力量,同樣能夠導致恰當或不恰當的受孕。

三、婦女和鬼怪

鬼胎一詞字面上意為「與鬼有關的胎兒」或「與鬼有關的妊娠」。鬼的基本意思是亡者的魂魄。文學和歷史上的「志怪」,往往伴隨著其他有超凡力量的靈界和神聖存在。鬼以人、動物或無生命物體的偽裝顯現,鬼類可能仁慈良善或亟於復仇,全視狀況而定。它們或誘引或欺弄、或捶杵或責罰人類,或向人類透露神聖的秘密。然而在中醫裡,鬼一直都是有害、不吉或邪惡的影響,可能侵擾生者之軀而致疾。對惡靈的醫療討論也把它們和風邪連結在一塊。這一類對鬼的理解和一般對鬼魂的信仰是相互呼應的。例如陳德鴻研究的18世紀知識界,就把鬼解釋為一種出竅遊蕩之氣[30]。一旦成形,為

---

30 陳德鴻, *The Discourse on Foxes and Ghosts: Ji Yun and Eighteenth-Century Literati Storytelling* (Honolulu: University of Hawaii Press, 1988), 第三章,除了上述已引用的作品外,關於鬼和醫療信念的討論也見於Paul Unschuld, *Medicine*

了維持和牢固其形，鬼就必須補充它的氣。因此在一般魂魄故事中一再出現的主題就是鬼以活者之氣爲食，以求滋養維持自身。

「胎」字常指在母親子宮內發育的小孩。例如對胎教的醫療討論就集中在母親的行爲如何形塑她尚未出生小孩的人格和身體形貌。不過，比起當代醫學，在帝制晚期的醫療文本中，「胎兒」或「妊娠」此類詞彙有較寬泛的語意範圍。例如，妊娠一詞意指「懷孕，懷孕的階段」，既能指懷胎之貌，亦能指懷孕的實際進程。因此，當醫書作者使用「妊鬼胎」或「妊娠鬼胎」此類語彙時，顯然並未體會到認知上的不協調。在同一脈絡中，胎一字既用來指懷孕中的狀態，也用來指懷孕的預期結果。例如「妊娠」的一個常見同義字，「胎前」，字面上是「在胎兒(或小孩)之前」。事實上，我們發現胎此字可以用在任何長於子宮之物，或是更寬泛，任何以類似妊娠的方式在婦女腹中生長之物[31]。在《中國醫學大辭典》中，「胎」暗示了這種意義的多重性，甚至到中國人熟知以解剖爲基礎的西方產科模式之後依然如此[32]。《中國醫學大辭典》編於1921年，正處於古典中醫標準化和現代化的運動期間；其中以一個在切開子宮內的未生嬰兒之現代解剖圖來闡釋「胎」。然而，附隨的文本中敘述了因爲不同原因造成的六種不同的胎：痰胎，氣胎，水胎，血胎，異胎和鬼胎。這些都不是人類胚胎，而是不同的內瘀形式[33]。這個語意的範圍也相當於之前醫學對鬼胎本質的論辯：鬼胎是來自惡鬼的種或是女性內瘀的一種特殊形式？雖然鬼胎的內在源起論最終主宰了學術醫療文獻，對鬼魂可能侵擾婦女的信念依舊持續形塑了對人類生育的理解。

(續)

    in China: A History of Ideas (Berkeley: University of California Press, 1986), Ch. 2 ; 以及 Robert Ford Campany, *Strange Writing: Anomaly Accounts in Early Medieval China* (Albany, N. Y.: State University of New York Press, 1996), pp. 261-264.

31　康熙字典注意到胎字也可用於未出生的動物。

32　謝觀(1880-1950)，《中國醫學大辭典》(1921；北京：中國書店，重印，1988)。

33　謝觀，《中國醫學大辭典》(1921)。亦見「痰胎」(3520-3521)，「氣胎」(2127)，「血胎」(1146)，「水胎」(585)及「鬼胎」(2421-2422)等條。

四、鬼妊娠

在當代學者李建民的祟病研究中，他認為鬼胎代表一種鬼神附身於女性的獨特形式[34]。男性可能因惡鬼侵擾而過量遺精，女性則會腹部積腫並隆起。醫學論文的婦科部分對鬼胎之討論呼應了那些關於附身疾病的文本。在婦女病中最早特別討論鬼胎的，出現在巢元方7世紀的論著《巢氏諸病源候論》中。巢氏認為婦女身體若調理良好可免於鬼之侵擾；但婦女若是血氣虛衰，或生命功能有所傷損就可能為「妖魅鬼精」所入。巢氏解釋說，這種鬼精的積聚「狀如妊娠，故曰鬼胎[35]。6個世紀後，宋代的皇室醫者陳自明把巢氏對鬼胎的簡述整合進他那本深具影響的教科書《婦人大全良方》之中。陳氏闡述了巢氏的扼要說明，條列出數種可能伴隨鬼胎而來的徵狀：腹中黑血、腹劇痛、下腹腫以及月經阻滯。對於如何治療鬼胎，陳氏的討論進一步顯現出該病表現的一般徵狀，在鬼侵擾後，蠕蟲和惡物會在婦女體內生長。陳氏解釋道，合適的療法能清除婦女體內形若馬尾之蟲，嚴重些的則是蟲、蛇，以及那些看來較為良性、形如雞蛋的凝塊。只有如此才可能治癒該婦女[36]。

儘管巢氏和陳氏以一般性的辭彙表達鬼物入侵的情況，後來的醫學文本卻清楚地以性的術語來解釋鬼胎，認為它起於婦女和鬼的交合。因鬼受孕的機制類似人類受孕：鬼胎成形於惡鬼之精被引入婦女體內。「精」字於此相當重要，因為它表示了人體生育的要素，特別是結合女血而成胎的男精。不過，婦女與鬼交合只能產生怪物。明代一個病例巧妙地證明了這種力量，並經常被後來作者引述。醫者滑壽(14世紀)受託為楊天成之女診治。該女被認為懷孕，但滑壽診斷該女正為鬼胎所苦。於是，楊夫人證實該女之前曾於黃

---

34 李建民，〈祟病與場所〉，頁130-135。
35 巢元方，《巢氏諸病源候論》42：11a-b。權威的參考書都將鬼胎一詞溯自巢氏之作，而且我也尚未發現任何更早的證據。中國中醫研究院編，《中醫大辭典婦科兒科分冊》(北京：人民衛生出版社，1981)，頁153-154。關於巢氏對婦科影響的討論，見馬大正，《中國婦產科發展史》，第六章。
36 陳自明，《婦人大全良方》40：398。

昏時造訪一所寺廟，在此之後，該女便夢與黃衣神交。正是在此事發生後，她的下腹才開始隆起。滑氏用藥「破血墮胎」並下如「蝌蚪魚目」者二升[37]。

楊小姐是在夢中受孕，但與鬼交合也可能發生在婦女清醒之時。一本具影響力的17世紀作品，由明代忠臣傅山（1607-1684）所寫的《傅青主女科》，就敘述了許多惡鬼可能用來引誘年輕無知女孩的計謀[38]。惡鬼可能偽裝成人類出現，假裝成是女孩的男性近親。惡鬼也可能偽裝成一位通過自我修鍊獲得超凡能力的神仙來打動女孩。兩種情況中，鬼都會試著突破少女本來的矜持，並引誘她到隱蔽處以便「取樂」。這些對於婦女和鬼交合的擔憂，和更廣泛對女性失禮的焦慮是相應的。有如傅山所解釋，已婚婦女若在如神廟、山林等處想到性是很危險的，該處的鬼魂隨時可能聚結。這些思想會召喚惡鬼的感應並造成鬼胎。婦女在家庭外的思想、活動和舉措可能使她們暴露在致病的力量之下。一但鬼魂進入婦女身體，它們就會進一步篡取她原來的生育進展和生命的氣血之精，轉而「供腹中之邪」。若沒有治療的話，傅氏注意到，鬼胎可能會轉為致命的勞療。

五、鬼胎：一種阻滯

像陳自明和傅山這類的作者，將外在侵擾視為鬼胎的直接原因。儘管婦女生理虛弱或不當思想也可能使她們招來侵擾，侵擾其體的鬼精本身卻才是假妊娠的真正原因。不過，在16世紀初以前，已有一相反觀點解釋鬼胎，認為是一種情感所致的內瘀形式。例如，醫者虞摶（1438-約1517）就主張「夫所謂鬼胎者，偽胎也，非實有鬼神交接而成胎也」[39]；相反的，它們是婦女未能滿足的慾望所致。不斷的沉思產生了致病物質，即是婦女自身血分所變

37　魏之琇，《續名醫類案》24：604。

38　傅山，《傅青主女科》（1827，重印於《傅青主男女科》，北京：中國書店，1985）1：8a-b。

39　虞摶，《醫學正傳》（1515：北京：人民衛生出版社，1981，重印），頁18-19。

成的「淫精」。這些物質，虞氏稱之為「白淫」或「白濁」，最後凝滯在婦
女子宮。結果，「胸腹脹滿，儼若胎孕」。對虞搏來說，致病的要素是從婦
女體內所生，而非外在所加。同樣地，假妊娠的機制和眞妊娠是相似的：精
氣積聚並融合在子宮之內。但在鬼胎的例子中，這些並不是精血的生育活
力，而只是因沉思和欲望所產生的混亂物質。虞氏因此嘲弄當時引述楊小姐
和黃袍神靈病例當作鬼妊娠之證的人；虞氏主張，楊小姐的病的確是眞的，
但宣稱「有土木爲形能與人交，而有精成胚胎」是相當荒謬的。他指出該女
經年未婚，並判斷其被推定的妊娠僅是慾求不滿所致。「非神之惑于女，乃
女之惑於神耳」。

　　醫者薛己(1487-1559)進一步闡述了這名內在論者的解釋[40]。不過，虞搏
重視的是內在病源引發的混亂，薛氏則把鬼胎之源追溯到更廣泛的體內元氣
不調。薛以三階段論來解釋。首先，情感過度會傷損那些調理血氣正常循環
的臟腑。這些重要的元素因而靜滯、倒流或堵塞經脈，最後導致正氣不足，
使得邪氣能主宰身體而致病[41]。薛氏所提倡的藥方也顯示，他認爲鬼胎主要
是個起自內在不調的病。五個世紀前，陳自明對鬼胎的療法高度仰賴驅邪
方，其中物質有助於避開和驅趕惡靈。裡面最主要是雄黃，至少在唐代時對
其驅邪的功效已有高度評價[42]。進言之，陳氏療法背後的主要邏輯就是要清
除婦女腹中的邪種。相較之下，薛己所偏好的策略則是滋補其氣，使用雄黃
丸當作瀉藥只是附帶。事實上，薛氏曾提到一個人如果在一開始有身體失調
的徵兆時就採行補充和調理式的療法，鬼胎是能夠避免的。爲了解說他的方
法，薛氏引用了一名婦女的病例。該婦女月經不至已有八個月，她相信自己
懷孕了。她苦於冷、熱、疲勞，臉色時黃時青。薛氏宣稱她並未懷孕，而是
「鬱怒傷脾肝之症」。該婦女一開始不信，但薛氏治好她的病，證明了他的
說法正確。

40　薛己，《薛氏醫案》(1764；重印四庫全書)
41　薛己，《薛氏醫案》38：5b。
42　例如孫思邈就建議燒雄黃丸並以其煙治療夢與鬼交的婦女。孫思邈，《備急千
　　金要方》(651；重印本收入《千金方》，北京：華夏出版社，1993)，頁42。

薛氏對鬼胎的解釋常被後來作者引用。不過,把內在論者解釋鬼胎的模式發展得最為完全的,卻是在張介賓(約1563-1640)的《景岳全書》中[43]。如同虞摶,張氏也嘲笑鬼怪可以使婦女懷孕的想法,他問道,「豈虛無之鬼氣果能襲人胞宮而遂得成形者乎?」[44]張氏同意,鬼胎病例的治療,應該如同其他涉及氣血阻滯的症狀一樣。張氏和其他內在論思想家的不同就在藥物選擇上。當時人依然延用雄黃丸及其他驅邪的瀉劑治療鬼胎時,張氏全然避開這些物質。譬如他的治鬼胎方中就全無雄黃。他推薦的反而是清瘀、化凝血的藥方。在理論和實踐上,張介賓都把鬼胎描述為一般的身體結構失調,而這只要補充重要元素並驅散瘀滯即可解決。

六、鬼夢

雖然像張介賓這樣的作者拒絕接受鬼胎由鬼精所致的想法,但他們既不否定鬼的存在,也不否定婦女可能與鬼交合。進一步來說,整個帝國時期的婦科論著都承認這一種以「夢與鬼交」而名的症狀。此病既被描述為神靈附身的一種形式,也被當作一種情感混亂的特殊女性形式,它經常被歸類在婦科「雜病」的範疇之下。此處應注意到一項在病因上有趣的不對稱:當許多鬼胎的討論把鬼夢視為假妊娠的原因時,鬼夢的討論卻鮮少把鬼胎當作可能的結果。一個解釋是,鬼夢主要涉及惡鬼氣的侵擾,常表現為行為或情緒上的錯亂。因此它不同於鬼胎是牽涉邪精侵擾,而顯現異常的生長物。不過這兩個概念是相交的,因為鬼夢可能產生欲望,其本身就被假設是假胎的原因。譬如宋代的作者齊仲甫(12世紀晚期到13世紀初期左右)注意到,夢與鬼交的婦女大多苦於腹部積腫或鬼胎[45]。醫書作者偶爾也把婦女不孕歸咎於鬼

43　張介賓,《景岳全書》(1624;重印四庫全書)
44　張介賓,《景岳全書》38:55b。
45　齊仲甫,《女科百問》(1279;上海古籍書店重印1735年木版摹本,1983)1:61a-62a。

夢。例如孫思邈就把「夢與鬼交」列爲十二種使女性無法受孕的原因之一[46]。
18世紀的醫者徐大椿也討論到一個三十四歲婦女的病例,她十五年來都無法
懷孕,因爲她一直夢見陰間諸事和與鬼交合。結果感而爲痰,堆積在她的胸
部,妨礙受孕[47]。

　　然而,多數經典對鬼夢的討論只描述它們在心理和情緒上的結果。在早
期的說明中,巢元方解釋道,與鬼交合之夢騷擾的是身體虛弱,因而易遭鬼
氣侵擾的婦女[48]。因爲沒有什麼可以保護婦女的神,這些風邪就容易導致心
理錯亂。這包含了反社會的行爲,「其狀不欲見人,如有對忤」,「獨言
笑,或時悲泣」。這些夢的根由可能是內在或外在。如張介賓就將之區分爲
「生於心」的鬼和自外侵擾的鬼[49]。在前例中,婦女未能滿足的渴求和欲望
轉變爲春夢。這類病例被類比爲男性夢遺,並不會引發顯著的症狀。張氏解
釋說,「不過於夢寐間常有所遇以致遺失及爲恍惚帶濁等證」。不過,如果
是鬼怪自外侵擾婦女的案例,就會造成像巢氏所敘述的情緒錯亂。

　　人鬼之間性關係的故事是志怪文學中的主要成分,整個帝制晚期對鬼怪
存在的信念一直都未消退[50]。的確,我們看到張介賓和其他醫書作者皆未挑
戰婦女可能與鬼交此一想法。他們所駁斥的只是「胎」起於人鬼相交的宣
稱。例如,張氏主張,即使婦女確與「狐魅異類」交合,鬼胎的陳述依舊是
不正確的,這類症狀仍應按氣血瘀滯之例來診治。儘管如此,一般對鬼怪侵
入的信念似乎一直延續下來。1920年代期間,謝觀(1880-1950)仍然覺得有
必要對他所見的鬼胎本質誤解加以陳述。謝氏回應張介賓,他注意到因爲
「鬼交多在夢寐」,並無實際的鬼精能傳遞給婦女。他補充道,即使有鬼精
參與「則意在吸取人精」。婦女體內不可能成胎,「故鬼胎仍多屬痰水氣瘀

46　孫思邈,《備急千金要方》,頁53。
47　徐大椿,《女科醫案》,頁1856。
48　巢元方,《巢氏諸病源候論》40:2a-b。
49　張介賓,《景岳全書》39:41a-42b。
50　關於早期的例子,見Campany, *Strange Writing*, p. 263. 人鬼性交也是陳德鴻,
　　*The Discourse on Foxes and Ghost*和Zeitlin在"Embodying the Disembodied"著作
　　中分析的主要課題。

為患」[51]。

七、鬼怪與婦科醫學

鬼胎的內在源起說從未完全取代較早的惡鬼入侵論。舉例來說，清代醫者魏之琇(1722-1772)在他的《續名醫類案》中收入六個鬼胎的病例，其中兩個病例被歸因為惡鬼入侵，三個被歸為內在不調[52]。《傅青主女科》也斷言鬼胎乃與鬼交所致[53]。因此，儘管「鬼祟之事，儒者弗道」，卻絕對有必要把鬼妊娠當成事實。文中觀察到有許多鬼胎的案例發生在「城市鄉曲」的居民中間，因此徹底地調查每一病例有其必要。「不可不察以此言為荒唐」，《傅青主女科》呼籲，「因循等待，非因羞憤而亡其生，即成勞瘵而終不起，至死不悟，不重可悲哉？」然而，儘管這類早期解釋一直留了下來，在清代，透過匯聚起異常受孕的信念和月經失調的關注，鬼胎內在論者的觀點也得到強化。結果，妊娠的不明確性逐漸地和女性虛弱的語言連結起來，而不是外在侵擾。

八、鬼怪、月經和蟲

多數醫書作者把鬼胎歸在妊娠失調一類。儘管鬼胎大部分和異常懷孕有關，但在清代它也開始被併入月經病的醫療討論中。例如《傅青主女科》把鬼胎列在不規則和有害的月經來潮一節，而非妊娠一節中[54]。在19世紀其他普及性的醫療作品中，鬼胎的典型徵兆——停經、遭異物感染和腹部隆起——現在則顯現為特殊的月經失調症狀。鬼胎和月經失調之間的概念共鳴，

---

51 謝觀，《中國醫學大辭典》，頁2421-2422。
52 魏之琇，《續名醫類案》24：604-605。魏並未解釋餘下病例的原因。
53 傅山，《傅青主女科》1：8a-b。
54 《傅青主女科》把鬼胎的討論放在「帶下」和「崩漏」之後，直接放在「調經」一節之前。

邏輯上源自對人類懷孕的古典解釋中。月經中斷是懷孕的第一個徵兆，因爲孕婦的血轉而養育其胎。同樣的，在鬼胎的例子裡，血可能轉而滋養異常的生命形式。婦科文本描述月經阻塞是鬼胎的首要症狀，這毫不令人訝異。零散的早期醫療文獻也提供了先例，把鬼胎和月經疾病的關係拉得更近。首先，有許多療法被建議爲能夠同樣地治療月經阻塞和鬼胎。一個典型的例子出現在明代醫者龔信的《古今醫鑑》，其中爲月經阻塞提供一個藥方，龔氏注意到對治療鬼胎和「瘀腫」同樣有效，且有助於「清毒」[55]。這類治療假定鬼胎和月經阻塞在病因上是相關的疾病。醫者也認識到月經失調，就像鬼胎一樣，可能伴隨婦女體內害蟲的增生而出現。舉例來說，這類信念就出現在孫思邈(約581-682)的《千金方》中。孫氏在此介紹多種關於「帶下百病」的療法(帶下，一種較早的婦科疾病分類)[56]。在孫氏所開的藥方中就有一種幫助婦女從體內清除有毒物質，一開始是壞血，接著就「下長蟲及青黃汁出」[57]。生產專家楊子建(11世紀)也警告說，內瘀可能造成異常、似動物的「塊」，會在婦女腹內跳動。他解釋說，月經不調或產後沒有適當預防的婦女有傷損氣血的危險，造成她們的精氣瘀滯。假如拖延不治，這些瘀滯最後就會轉化爲「異物，其狀腹中成塊，如蛇如鼠如蟆如虎之類」[58]。假如瘀血會生害蟲，害蟲也會導致瘀血。在他對「蟲證經閉」的討論中，醫者李梴(明代)注意到害蟲的存在會阻塞婦女月經，也可能造成她腹部隆起、形成妊娠的外觀。他解釋此一通則說，假如一個顯然懷孕的婦女苦於腹部疼痛或一直延遲生產，那麼大概可以確定是害蟲的病例了[59]。

這類敘述爲清代醫學思想家所熟知，也出現在帝制晚期有影響力的醫療書籍中。伴隨著異常感染出現的月經病敘述，也廣泛地流通在18和19世紀的

55　龔信，《古今醫鑑》(1576；上海：商務印書館，1958重印)，頁333。

56　關於帶下的討論，見Furth, *A Flourishing Yin,* 第二章。

57　孫思邈，《千金方》(651；重印，北京：華夏出版社，1993)，頁53。

58　楊子建，《萬全護命方》(11世紀，何時希重印、編輯，《珍本女科醫書輯佚八種》(上海：書林出版社，1984)，頁70。

59　李梴，《醫學入門》，引自陳夢雷編，《古今圖書集成》(頁1726-1728；中國書局和巴蜀社社，1985重印)，頁55408。

普及性醫療手冊中，其中有歸在竹林寺僧名下的婦科手冊以及鮑相璈的《驗方新編》[60]。兩書的月經病次項中皆提到關於生長在婦女體內，而經期間被驅除到體外的異常物體和生物。例如在竹林寺僧《婦科秘方》中的第三十九項月經症狀，就敘述如何治療婦女在經期間排出「蛔蟲」之病例[61]。兩本書也都討論月經液體內有「白蟲，如雞腸」這樣的症狀[62]。值得注意的是，這些失調都不歸在由蟲所致的古典病因項目下[63]；反而是把這些症狀都歸在「月經病」的類別下，《驗方新編》和《婦科秘方》把它們定義為月經失調—因此也是一種女性生育機能的失調。藉此，兩書把這種蟲感染定義為女性病。儘管當代讀者可能會認為經血中的白蟲就是寄生蟲感染，《婦科秘方》卻警告蟲的出現或許顯示了全然不同的疾病模式。該書解釋道，若婦女的確患有蟲病，那麼她的唇部會變色，也會感覺腹痛噁心。在這類例子中，用驅蟲丸是最合適的。不過，文中也警告，若婦女不覺得痛或口部未變色，那就不是單純的蟲病，必須尋求其他解釋和療法[64]。

　　《驗方新編》和《婦科秘方》中的其他症狀直接呼應了鬼胎的醫學描述。在一種疾病中，染病的婦女會在經期間排出「大如雞子」的染血大囊。

60　鮑相璈，《驗方新編》(1846；北京：人民衛生出版社重印，1990)檢證鮑氏作品普及性的證據見於Zeng Jifen, *Testimony of a Confucian Woman ： The Autobiography of Mrs. Nie Zeng Jifen, 1852-1942*, Thomas L. Kennedy, 翻譯和注釋(Athens: University of Georgia Press, 1993), p. 64. 曾紀芬是曾國藩的女兒，靠《驗方新編》照顧她生病的母親，她也提到該書是當時士紳家庭的主要藏書。值得注意的是，在許多《驗方新編》論月經病的段落中，其開頭的語言和敘述明顯類似於竹林寺僧作品中所發現的，很可能其編者鮑相璈曾借用這些早期文本中的材料。竹林寺僧各種作品的歷史，其討論見Wu, "The Bamboo Grove Monastery".

61　竹林寺僧，《婦科秘方》(李光明莊刻本，序言年份1866；北京：中國書店，摹本重印，1987)，頁16b。

62　竹林寺僧，《婦科秘方》，頁5a；鮑相璈，《驗方新編》，頁184。

63　蟲也可能導致疾病散播。Bridie Andrews已檢驗過普遍和持久的傳統想法，認為耗損型疾病是由蟲所散播，特別是從死者散播到生者。Andrews說明了這種以蟲為基礎的感染模式如何在後來20世紀初轉型為以細菌為基礎的模式。Andrews, "Tuberculosis and the Assimilation of Germ-Theory in China, 1895-1937," *Journal of the History of Medicine and Allied Sciences* 52. 1(1997)：114-57。

64　竹林寺僧，《婦科秘方》，頁15b。

當用刀子將這些囊塊劃開時，它們就像石榴一樣[65]。書中並未進一步解釋這些敘述，但可以想像這些蛋狀囊袋布滿了許多小種籽狀的物體，使人聯想到是一些流產的特異生物。使這種意味特別強烈的是，在原文中使用了「血胞」一詞。「血」指「血液」，「胞」可以釋為「囊」。不過嚴格來說，傳統文獻中「胞」一詞指的是妊娠期間包覆、養育胎兒的構造，結合了我們現在所說的「子宮」和「胎盤」。相較之下，血的醫學敘述就只停在「凝塊」，一般稱為「血塊」，也就是「塊狀」或「碎片狀」的血。婦女排出血囊的敘述因此不僅喚起月經失調的意象，也意味著血液正被導向生育的異常形式，造成胎盤充滿了可厭的生物。

在《驗方新編》和《婦科秘方》中，這種月經失調和錯誤生產之間的連結在另一症狀中特別清楚。一名婦女停經腹脹，人們以為她懷孕了。然而某一天，藏在她腹內的東西突然跑出來，大家發現她竟未懷孕；相反的，她排出含有「如蝦子」或「如蟆子」的血囊[66]。對19世紀的中國讀者來說，這些敘述可能使人想起關於鬼胎和生出怪物的故事。例如魏之琇對醫案的著名選集中，報導了一個異胎的案例。在此例中，莊氏婦已經「懷娠」三年。醫者把過她的脈後，認定其中「必異物」，並開瀉劑給她。該婦女因而產出一血囊，於落地時散開，現出其中滿布「小蛇蜿蜒盤屈以次而出」[67]。這樣的敘述顯示一個婦女的精氣可能容易轉為異常的生長物。不論界定為月經病或是古怪的胚胎，這些腫塊都是異常的，因為它們不像任何已知的事物，也因為它們代表了不合適的生命，儘管是可辨認的生物卻不應該存在婦女的子宮裏。

在這些敘述中，假妊娠和月經病兩者間逐漸匯聚，進而在對腸覃和石瘕這兩種病的敘述轉變中得到強化。這兩種狀況也以肖似鬼胎和真妊娠著稱。首先在《靈樞經》論及，兩病皆由進入婦女身體的風邪所致，造成內部生長

65　竹林寺僧，《婦科秘方》，頁7a；鮑相璈，《驗方新編》，頁183。

66　竹林寺僧，《婦科秘方》，頁15a；鮑相璈，《驗方新編》，頁184。

67　魏之琇，《續名醫類案》24：603。

物，形似妊娠的腹部隆起[68]。腸覃起於冷氣固著在腹部的腸子之外，抑制衛氣，並造成阻滯。阻滯的氣接著引起肉體隆起，逐日變大。相較之下，石瘕則起於冷氣閉塞在子宮口(子門，字面上指「小孩的門」)。這除了阻礙氣的流動，也使血無法離開子宮。結果，廢血積聚在子宮內，使腹部腫起，且日漸變大[69]。蕭壎(約1660)在他深具影響的著作《女科經論》中解釋說，鬼胎和腸覃、石瘕容易搞混。這三者在外形和病因上彼此類似，因此他把這三者一起歸爲假妊娠的三種型態，皆由瘀氣或瘀血所致[70]。

不過，當古典的定義只提及婦女腹內或子宮內的阻滯時，18、19世紀的醫療文獻卻把腸覃和石瘕改寫爲經期的疾病。例如竹林寺僧的《胎產新書》把這兩種症狀條例在月經失調一節中，即和其他涉及異常和有害流出物等症狀歸爲一類[71]。其中也說明了這兩種阻滯是發生在經期後冷氣進入身體之時[72]。周貽觀(約1752)的婦科論文同樣指出腸覃和石瘕皆由經期間冷氣侵入所致[73]。類似的敘述也出現在20世紀初期的作品《婦科易知》中[74]。舉例來說，《婦科易知》逐字重述周貽觀對腸覃的敘述，但稱它是一「月信雖行而卻血少，其腹漸大如胎漏狀(即將流產)」的症狀。進言之，該書敘述「經血凝滯，月信不行，其腹漸大如孕子狀」一條時，清楚表示了「其症名石瘕」。總之，當早期文獻強調腸覃是一種氣疾，而石瘕是一種血疾時，晚清和民國初年的一般文獻重新把它們都界定爲經血的混亂。透過這些作品，腸覃和石瘕是月經失調的觀念，被納入醫療文獻的傳統中[75]。

68　《靈樞經》(762年版；四部備要叢書重印，上海：中國書局，1927-1936)。

69　《靈樞經》9：1a-b。

70　蕭壎，《女科經論》4：37-38。關於完整的出版項列舉，參見註10。

71　竹林寺僧，《胎產新書》。關於完整的出版項列舉，參見註18。

72　收入竹林寺僧，《胎產新書》8：51。

73　周貽觀，《秘珍濟陰》(1830；重印於劉忠德等人編，《中國古籍臨證必讀叢書‧婦科卷》，長沙：湖南科學技術出版社，1996)，頁938-939。

74　佚名，《婦科易知》(1919-1920)，重印於劉忠德等人編，《中國古籍臨證必讀叢書‧婦科卷》，頁1496、1498。

75　譬如《婦科易知》似乎是民國時期廣泛流傳的醫療文獻。它在1919-1920年由中華書局首度出版，是《醫學易知》叢書的一部分，在1927-1939年由文明書局重印。1996年，《婦科易知》再度收入衛生部長劉忠德編的選集《中國古籍

因此在晚清前，鬼胎和其他假妊娠的醫療意象已經在醫學論述中變成重要的成分，強調女性在生育機能上的不可預測性和易受侵蝕性。關於鬼胎的直接原因，不論是鬼入侵或是該婦女慾求不滿，醫學思想家或許意見不一。但他們都相信未被規訓的女性慾望使婦女易患惡性積聚。對假妊娠的關注也跟月經不規則的形式融合了，擴大了女性生育資源可能轉移的範圍。因此，鬼胎的醫療討論凸顯了醫者和婦女雙方所必須處理的不明確性：當評估婦女的真正狀況時，怎麼鑑定是真妊娠、惡鬼造成的入侵，或是身體內流物的有害瘀滯？正如本文下節將顯示的，對於妊娠本身不確定性的信念，可能使得對妊娠的估算更加複雜。

九、延長的妊娠

雖然古典文獻主張人類懷孕期是10個月，醫書作者也認識到真妊娠實際上可能延續的更久。在對此問題的早期討論中，7世紀的醫者巢元方認為長於一年的妊娠可能是一種妊娠失調[76]。北宋年間，楊子建曾教導一些婦女在第七、八、九月時就分娩，儘管有其他懷孕長達四或五年小孩才出生的例子。這段敘述原來在楊氏有名的《十產論》中，從宋代到清代不斷地被古典婦科文獻引用[77]。這段敘述也被簡短的摘述，後來在帝制晚期的婦科文獻中被當作常識接受：長期妊娠和早產是兩種母血或母氣不足、不規則的可能表現。

胎兒發展的古典解釋教導說，一旦受孕，必須另有兩種狀況方能使胎兒如常發展：首先，父母雙方氣血強健，足以使他們摻和的精血轉變成胎，其次，母親的氣血必須順利流動，其量足以養育負責胎兒成長的「胎氣」。母親在受孕或妊娠時若氣血不足，會導致「胎不長」。胎長受阻或遲緩的早期討論，主要和流產的現象連結在一起。整個帝制晚期，這種連結一直延續了

(續)————————————
　　　　臨證必讀叢書・婦科卷》中。
76　巢元方，《巢氏諸病源候論》42：12a-b。
77　楊子建的原作已不存，但陳自明在他的婦科教科書《婦人大全良方》中重述了楊氏書中的段落，頁463-464。後來的作者在重覆這段長期妊娠的敘述時都溯到陳氏的引述。

下來[78]。不過在明代，醫書作者越來越關注到，遲緩的胎長也可能導致異常的長期妊娠。在巢元方的早期討論中，曾解釋過為何某些妊娠持續超過一年，「由挾寒冷宿血在胞，而有胎則冷血相搏」阻礙了精氣流至胎兒，「令胎不長，產不以時」[79]。樓英(1332-1400)也認為延遲生產是血不足或瘀血所致[80]。明代後來的醫書作者闡發了這些討論。如虞搏就認為孕婦生病或受傷，即使不至於流產，但仍足以耗去血氣，使胎不長。能引起該病的因素包括「盛胎」，即女性在孕中依然來經；以及「漏胎」，即因撞擊到任脈，使孕婦在孕期中途大量出血。

　　虞氏提到他曾見過幾個因為這些症狀，而使妊娠長達12個月到25個月的例子。他主張長期妊娠是相當平常的，故「學者不可不知」[81]。

　　在了解晚產問題的著名醫療學者間，張介賓也特別值得注意，因為他把晚產納入以內在不調為主的病因中[82]。張氏注意到脾胃失調可能干擾母親攝取養分的能力，造成衝脈和任脈之虛。鬱怒也可能導致肝氣不調，干擾肝統理血的能力，阻礙了血液循環養胎。其他的寒熱病也可能因為耗用血氣而阻礙胎長。基本上，張氏暗示說，幾乎任何病都可能阻礙胎長。碰到「胎不長」時，醫者必須判斷病根之由，且「宜補宜固，宜溫宜清，但因其病而隨機應之」。胎兒將會自行成長，在某些例子中會按時誕生，有些則會晚產。若婦女因為年邁氣血衰，則是無藥可醫的唯一例外。至於這種妊娠是否順利完成，張氏觀察道，「數在天矣，有非可以人力為也」[83]。

　　蕭燻的《女科經論》中則出現了顯著的懷疑論調。蕭氏並不否認異常久的妊娠會發生，但他認為這些例子稀少，醫者不必為此操心。他說道，「若

78　陳自明，《婦人大全良方》，頁378-380。
79　巢元方，《巢氏諸病源候論》42：12a-b。
80　樓英，《醫學綱目》，引自王肯堂，《女科準繩》4：51b。
81　虞搏，《醫學正傳》，頁16-17。
82　張介賓，《景岳全書》38：54a-55a。亦見王肯堂，《女科準繩》4：51b-52a，以及武之望，《濟陰綱目》，頁348-349。關於27個月的妊娠例子，見魏之琇，《續名醫類案》24：594。
83　張介賓，《景岳全書》38：55a。

云二年四年，則怪誕不經矣，尚得謂胎孕乎？」[84]不過，儘管有疑，蕭氏在
他書中納入相關討論也是事實，其討論顯示長期妊娠的現象依舊是一個合理
的醫學關注。數十年後，閻純璽繼續此問題，擴展虞摶和張介賓的闡述[85]。
除了這些早期醫家認定的原因外，沈氏注意到天生體質健壯的母親也有可能
患阻礙胎長的例子。他斷定這類例子來源於父精的虛衰。但無論問題根源出
在母親或父親的氣血，沈氏的治療著重在增強母親的氣，特別是脾氣。脾和
土行有關，閻氏也注意到所有生物都從土地得到滋養。因此，「胎之能長而
旺者，全賴母之脾土輸氣於子」是一通則。閻氏的討論也讓人洞察到，何以
長期妊娠的信念如此普遍。有如上述，長期妊娠可以被解釋為精氣失調損害
了統理胎長和成胎的體力或精氣，而形容此過程的措詞都仰賴陰陽五行。因
此，照古典醫學對人體運作的理解，長期妊娠有其道理[86]。但把人類成長比
作植物生長的農業類比也同時在加強長期妊娠的信念。身體是宇宙的縮影，
被同樣的創造和成熟力量所統理。具體來說，這樣的關係常常用譬喻來表
達，把母親的身體比作植物或大地，把小孩比作她的果實。此喻引發閻純璽
闡述道，如果適切灌溉，「瘠瘦之土」依然能「結實」，所以，若能適當調
養，體質虛弱的婦人，依然有產子的可能。照這樣的比喻，母親體虛可能剝
奪胎兒營養，阻礙胎長，卻不至於引發流產。閻氏解釋說，這類例子就像果
實「乾萎在枝」。這類「枯胎」，若能及早以藥物增長氣血，就能恢復。但
「若失於早為滋養，以致萎燥既成，無能為矣」。為了解釋他的觀點，閻氏
引用三個婦女的病例，她們在妊娠超過一年後曾產出「枯白」之胎[87]。

　　後來的醫者一直承認長期妊娠的可能性。著名的儒醫王士雄(1808-

84　蕭燻，《女科經綸》4：32-34。

85　閻純璽，《胎產心法》，頁287-288。

86　當婦科文獻希望強調生產是一自然過程時，它們常把成熟的胎，比做瓜熟，一
　　旦時機來臨，自會蒂落。這個比喻到20世紀初依舊在用。馮紹蓬，序於1933，
　　《四明宋氏家傳產科全書秘本》(上海：上海中西書局，1934)。栗山茂久也分
　　析過中國醫學中植物類比的影響，見"Visual Knowledge in Classical Chinese
　　Medicine,"收入Don Bates編, *Knowledge and the Scholarly Medical Tradition*, pp.
　　205-234.

87　閻純璽，《胎產心法》，頁287-288。

1868)注意到妊娠期間的血漏可能導致懷孕長達「三十或四十個月」，而且他確定他自己就認識有家小孩在懷孕一或二年後才被生出來[88]。除了這些醫療討論外，妊娠異常久的紀錄也出現在清代文人作品中。譬如一本1803年給政府官員的法律手冊就告誡，貞潔的寡婦有可能在她先生亡故已久後，生下他的遺腹子。手冊引用馬氏的病例，她在丈夫亡故四年後生子。她公公在法庭上指控她為淫婦。儘管如此，馬氏終於使判官相信小孩的確是她丈夫的骨肉，胎兒的發展遲緩正是她對丈夫亡逝情緒震驚的結果。在此例的分析中，Matthew Sommer注意到，透過判官的裁決，「寡婦的貞節更為強化」，因為延長的妊娠表現了婦女對已故丈夫情感的深刻[89]。清代文人周亮工列舉一個相似的案例，朱鵬的寡婦聲稱她懷有已故丈夫的孩子[90]。但她未於預定時間分娩，她先生的弟弟因此去法庭上告她，控告她欺瞞他家。不過她婆婆發誓寡婦懷的確是其丈夫的骨肉。沒有任何通姦的確鑿證據，要進一步追究前，官員只能下令該戶靜候產子。寡婦在56個月後終於產下一子。雖然該婦鄰人訝異其產子之緩，卻似乎無人質疑「妊娠」可能長達四年半的想法。

　　既然異常久的妊娠都在可能的範圍內，醫者在診察疑似妊娠末期時就必須小心從事。魏之琇所輯的一個例子顯示，即使其他徵兆使醫者傾向懷疑，醫者還是寧可錯把假妊娠當作真懷孕來處理。在這個例子中，明代醫者錢國賓檢視了一名已經懷孕20個月的婦女。雖然錢氏懷疑她的情況有些異常，他仍舊不敢使用任何墮胎方。這例子最後在該婦排出大量氣體，「胎」也自行消散下了結[91]。判斷長期妊娠的時候，也要考慮到異常久的「妊娠」就是鬼胎、其他假妊娠和有毒累積物的典型症狀[92]。舉例來說，有一類肖似長期妊娠的疾病是被下蠱，蠱是一種惡鬼的精種，由下蠱者提煉毒蟲和其他毒物精

88　見王氏對「妊娠經來」討論的注解，收在沈又彭，《女科輯要》，頁57；以及其對錢國賓該案例的評論，收在魏之琇，《續名醫類案》24：605。

89　引自Matthew Sommer, "The Uses of Chastity： Sex, Law, and the Property of Widows in Qing China," *Late Imperial China* 17.2(1996)：116.

90　引自錢遠銘編，《經史百家醫錄》(廣州：廣東科技出版社，1986)，頁728。

91　魏之琇，《續名醫類案》24：605。

92　例見傅山，《傅青主女科》1：8a-b。

華製成。某人若希望獲得他人的財富或要那人招來不幸和死亡，也可能藉由在受害者的食物和用品中下蠱而得逞[93]。醫學思想家可以辨認許多不同的蠱毒表現，有的如同惡鬼附身，有些則似蟲擾爲患。儘管蠱常能致命，某些蠱毒卻能夠用藥驅邪。和蠱毒有關的一系列症候包含腹部腫脹。因此，在似乎是妊、但不如預期結束的例子中，蠱毒也就是其可能解釋之一。所以如朱鵬的寡婦懷胎56個月，期間就被開給驅蟲藥方。這個治療無效，因爲寡婦是眞的懷孕。明代醫者周漢卿提供的一個病例出現了相反情況。周氏的病人馬太太已懷胎14月卻未產子。他正確地診斷出她患的是蠱毒病，並開給她瀉藥。在該婦從體內排出「有物如金魚」後，她就痊癒了[94]。也有其他長期「妊娠」的例子，即使並未特別提及蠱，也是原來被惡鬼侵擾而造成的。江瓘（1503-1565）在《名醫類案》所收的一個宋代案例，就涉及醫者潘璟如何治療三名婦人，一個懷孕五年，一個則是兩年，而一個是十四個月。潘氏駁斥先前醫者的判定，認爲他們「妄以爲有孕爾」。他開藥以破血攻毒，之後，一名婦人排出「肉塊百餘有眉目狀」，一名則生出一條大蛇；第三名婦人則夢見兩童子，色漆黑，倉卒悸怖疾走而去。當時的讀者會理解成，這兩位是原來令她生病的惡鬼，目前正從醫者的醫療攻勢中敗退。這三名婦人後來都康復了[95]。

到了明代，「醫案」已經演進爲一種特殊文類，醫者(或其徒弟)用有技巧的敘事展示出他的醫學知識，也爲新手和同樣老道的醫者提供指南[96]。醫案選集編者如江瓘和魏之琇在寫作之時已經知道某些討論中的婦人並未懷子，卻持續用如「孕」、「妊」、「娠」等辭去描述。這點很重要，因爲這

93　Frédéric Obringer表明，早期對蠱的了解集中在蟲、風、過熱或形體不全的鬼怪犯案導致的病痛。但在4世紀前，我們發現了人們刻意製蠱下毒或咒詛他人的文獻討論；而且到7世紀前，如何用蠱下蠱的典型討論已經闡述完備。*L'aconit et l'orpiment: drogues et poisons en Chine ancienne et médiévale*（Paris: Fayard, 1997）, pp. 239-242.

94　該例出現在《明史》的〈方技列傳〉「周漢卿」條，也被魏之琇收入《續名醫類案》24：605。

95　江瓘，《名醫類案》11：326。

96　見Furth, *A Flourishing Yin*, 第七章。

表示了晚清的妊娠概念比現代西方的觀點來得有彈性。特別值得注意的是，醫學作者從來不駁斥妊娠能延至五年的可能性。奇怪的是婦人子宮內特異的產物，而非她的長期妊娠。錢國賓所見的「異胎」案例即強調此點。錢氏的病人是一名農婦，已經「懷孕」18個月，她的腹部也不斷隆起。該婦當時顯然病得很重，因爲她的丈夫最後害怕她死掉而把錢氏召來。錢氏把了她的脈，發現其脈「浮沉長短，去來至止，上下不一」。依據這樣的脈象，他解釋，「知痰非胎矣」[97]。換言之，錢氏判定其非胎是基於有病的脈象，而非她被認爲的「妊娠」過長。

　　眞假妊娠在觀念上最後一塊重疊的區域，是婦女子宮內生出奇蟲異獸。有如前論，這是鬼胎、蟲毒、淤血的典型症狀。然而同時，當眞胎無法順利長大時，異物也會形成。即使沒有病擾，女性虛弱也足致壞胎。例如18世紀的醫者閻純璽和沈又彭，皆重覆朱震亨(1282-1358)的觀察，胞宮的氣不足可能使胎在受孕後無法順利長成。「精血雖凝」，閻純璽解釋道，「而陽虛陰不能化，終不成形」。結果當產孕之期到來，不幸的婦女只會排出「血塊與血囊」。閻補充說，爲避免這類疾患，可以事先給予溫補之藥導正婦女體虛，以便讓胎順利長成[98]。在一個相當普通的受孕卻產出異胎的報導中，徐大椿提出相似的女性產育模式。此例中該婦元氣太虛，精血難凝，不能成胎。最後，徐解釋說，應該轉化爲小孩的精種，退化爲「腐穢蘊積」，該婦後來排出「白蟲半桶」[99]。

十、結論

　　醫療不確定性的議題不只見於中國或女性產育的實踐上。不過我想論證，妊娠不確定性所衍生的議題和其他醫療議題有所差異。妊娠並不是一種需要適當療法的疾病或失調。相反的，妊娠是一種例行性的生理過程，儘管

97　魏之琇，《續名醫類案》24：605。

98　閻純璽，《胎產心法》，頁290；以及沈又彭，《女科輯要》，頁68。

99　徐大椿，《女科醫案》，頁1870-1871。

可能出差錯或伴隨疾病。進一步來說，既然在任何可能的妊娠案例中，直接牽涉兩條命，誤診或誤治的代價自來就高於其他情況。例如醫者程茂先(生於1581)診治的一名婦人，其家人堅持她所患的是月經阻塞，並要求醫生除瘀。不過程氏相信她是懷孕，並堅持照此處理，終於如期產子。如同Furth對此例的分析中注意到的，「(程)依據流產對該婦健康帶來的風險解釋了他的策略，(但)這也隱含了他對咎責的擔憂……當胎兒因為任何理由被墮胎時，參與的醫者可能負有責任」。因此「程的敘述告誡醫者不要冒險使用後來可能導致咎責的療法」[100]。醫者不只擔心錯誤地為人流產，不正確的妊娠處置也可能導致婦女未來的長期慢性生育毛病。由於這些考量，成功地處理可能有娠的婦女身體此一模糊地帶，便成了參與各方的迫切課題。

　　塑造主要妊娠認知的複雜性別規範系統也使得此醫療議題不同於其他，因為任何特定病例中醫療照管的成敗，都有可能直接影響父系家庭的完整性，也因此是更大社會的完整性。Lindsay Wilson就已表示，在啟蒙時代的法國，法官和醫生曾熱烈地論辯極長期的妊娠在生理上有無可能。那些否認「晚產」可能性的醫生，就不只站在醫學的立場上，也因著這些非常態妊娠的後代接下來能否宣稱繼承其假定的父親。結果，這些醫生相信「晚產的可能性對家庭的穩定性和社會的道德架構造成莫大威脅」[101]。有如馬氏和朱鵬寡婦之例所呈現的，在中國，假定妊娠帶來的不確定性，其牽連也遠超過重獲健康或拖延疾病的問題而已。Dikötter巧妙地歸結這種動態：

　　(在帝制晚期)尚未誕生的小孩變成多方關注匯聚的焦點，且在醫療論述上百花齊放：母親希望對她們自身產孕的健康有更多控制，有錢的父親透過繁衍健康的子嗣以求擴大家族，醫學專家渴望藉由一套專業醫療知識來提升他們的社會地位，保守的儒者企圖透過對正

100　Furth, *A Flourishing Yin*, p. 256.

101　Lindsay Wilson, *Women and Medicine in the French Enlightenment：The Debate over Maladies des Femmes*(Baltimore: The Johns Hopkins University Press, 1993), p. 59.

當行為準則的強調來維護他們道德上的領導權，官員則堅持性關係
只能限定在家內，熱切地捍衛家族和世系血統。[102]

　　總之，意識到帝制晚期不存在「妊娠知識的保證」是很重要的，因為它
讓我們洞見，婦女如何和一個由男性書寫的古典醫療傳統所表達的女性規
範，進行蹉商。儘管在今天的工業化社會，婦女一向仰賴生物醫學的醫生來
確認懷孕與否，此一要求確認的文化未必存在於較早的時代。例如Laura
Gowing對17世紀英格蘭秘密生產和殺嬰的研究就顯示，並沒有一個婦女尋求
醫療上妊娠確認的社會傳統，也因此婦女不會被期待有宣布她懷孕的那一
刻：

> 在近代，醫療和普遍的身體模式此一特定脈絡裡，承認懷孕可能是
> 一件相當有彈性的事。多數這些(最終秘密生產或殺嬰)的妊娠都是
> 保密的，但他人不必然全無所悉，少數婦女表示她們實際上並不知
> 曉自己懷孕。現在有點難以想像，對妊娠存疑卻能不做測試或確
> 認。說「否認」是太過簡化，更有可能的是，這些婦女不須否認懷
> 孕，因為她們根本用不著承認。[103]

　　Gowing認為，缺乏社會的確認是因為缺乏醫療確定性。因為「妊娠的跡
象，甚至是已經產子的跡象，可能都是有多種解釋的」[104]，婦女有相當大的
空間，用合於需求的方式去詮釋她們身體的感覺，這讓她們能作各種偽裝，
或忽略可能代表有孕的徵兆。Gowing總結道，「由於在這樣的社會，承認懷
孕在某個程度上是一件能進行蹉商的事，渴望懷孕和懷孕就緒與否，可能是

102　Dikötter, *Imperfect Conceptions*, pp. 13-14.

103　Laura Gowing, " Secret Births and Infanticide in Seventeenth-Century England,"
　　*Past and Present*156: 87-115. 引文出現在pp. 107-108.

104　Gowing, " Secret Births," pp. 90-91.

選擇公開承認懷孕或偷偷懷孕的原因」[105]。

中國在醫療上判定妊娠的不確定性，意味著確認的文化在帝制晚期同樣缺乏，這也決定了中國婦女能以多大的空間來適應、利用或忽略古典醫療對女性特質的界定。有如Furth所言，性別隔離的規範和正規醫療面臨的家戶場景，都使得女性家庭成員擁有某種程度的權力界定自己的身體經驗，並挑戰男性醫者的診療。進言之，這種「女性權力」在牽涉女性產育失調的案例中最爲明顯，婦女自身的感知提供了男性專家揮灑施展的框架[106]。的確，明代醫者如程茂先只在妊娠「有疑或瀕危」時才受到諮詢。這包含一些被認爲患有它疾，而原來卻是有孕的婦女案例，而且在診療存疑妊娠時，程氏的例子在強調醫者知識的局限[107]。Francesca Bray（白馥蘭）也有類似的暗示，古典醫學對經期規則性耿耿於懷，或許提供了婦女掌控自身產孕能力的道德資源。假如在月經阻滯和妊娠之間有區辨的困難，女性便能墮胎而毋須揭露其意圖：以破散月經瘀塞之名而行服藥下胎之實[108]。正如17世紀的英國，缺乏確認妊娠的文化意味著中國婦女可以隨其意圖來界定她們的身體狀態。

總言之，鬼胎定義的變遷及其所顯現中國「在妊娠知識中缺乏保證」提供了對明清時代性別觀的另一種洞見。Duden注意到在18世紀德國，假妊娠觀的特點是相信子宮具「多變的潛能」[109]。相較之下，明清醫療逐漸把妊娠的混亂歸咎到難以控制的女性之血。就像本文所論證的，在帝制晚期，早期對鬼怪入侵的關注逐漸融入更廣泛的女性失調之醫療論述中，而這論述主要關注女性產孕失能的許多可能結果。這些變遷可以進一步被當成在明清之時，醫療模式和文化規範中的女性特質轉型的一部分。首先，在明代，醫者在病因論上從外在解釋轉向內在源起論；且主要的醫療思想家迴避巫醫的模式，而偏好陰陽五行的理論[110]。此一發展也顯現在關於假妊娠之預防和成因

105 Gowing, " Secret Births," p. 114.
106 Furth, *A Flourishing Yin*, pp. 250-251, p. 256.
107 Furth, *A Flourishing Yin*, p. 250.
108 見Bray, " A Deathly Disorder," pp. 246-249; 亦見Furth, *A Flourishing Yin*, p. 256.
109 Duden, "The Fetus on the ' Farther Shore'," p. 14.
110 Furth, *A Flourishing Yin*, 第四章.

上的信念變遷。早期文獻認為婦女自身的行動和思想只是鬼怪侵擾的前提，但明代醫書作者則把婦女的行為和情感當成婦人病的直接原因。同時，明清性別論述的特色體現在婦人從染汙的形象轉為無能的形象。如同Furth所顯示，宋代婦科所極為關注的是在產子時所排出的邪惡物質，同樣的議題在明代婦科無足輕重，而把產子主要描述為消耗[111]。在Judith Zeitlin對明清鬼怪文獻的研究中，她也聚焦在這些醫療變遷和文學傳統變遷之間的相似處。她提到，女鬼的形象從「令人害怕、有害的、帶來疾病和死亡的性掠奪者，變成羞怯、容易受傷、脆弱的生物，需要男性的同情、保護、給予生命力量」[112]。最後，鬼胎的新定義在對情的崇拜也大為興盛的時代繁榮滋長。有如Dorothy Ko(高彥頤)所言，對情愛的歌頌體現了17世紀的江南城市文化，它把男人女人都刻劃成情感的動物，但女人尤其如此[113]。儘管這讓女性的情感得以受到讚揚，卻也強化了女性是情緒不穩定和慾求不滿的昔日刻板印象[114]。總結而言，強調內在不調的鬼胎病因論，起於一個有教養的男女把更多注意力放在女性情感的時代。了解鬼胎的歷史及假妊娠的一般問題，因此有助於我們了解帝制晚期的中國，性別規範和醫療知識之間的相互影響。

本文原以英文發表，刊於*NAN NÜ*, 4.2(2002), pp. 170-206。本文初稿發表於中央研究院歷史語言研究所，「健與美的歷史研討會」（台北，1999年6月17-18日）。感謝所有與會人士的回應，也謝謝《男女》的兩位匿名審查委員，他們的建議幫助我澄清了自己的論證，同時感謝Michael Thouless閱讀本文初稿。本文研究得到the Committee on Scholarly Communication with China和Albion College Faculty Development Fund的贊助。

---

111 Furth, *A Flourishing Yin*, pp. 182-184.

112 Zeitlin, "Embodying the Disembodied," p. 249.

113 Dorothy Ko, *Teachers of the Inner Chambers: Women and Culture in Seventeenth-Century China* (Stanford: Stanford University Press, 1994), 第二章.

114 Ko, *Teachers of the Inner Chambers*, p. 112.

鏡中美女
——從江戶時代的化妝書看美容意識的變遷

鈴木則子（日本奈良女子大學助教授）

黃秀敏（中央研究院語言學研究所助理）

本文主旨在探討19世紀以來出現在日本的身體與美的新意識——即筆者所謂「身體改革」——的現象。直到18世紀末葉，日本民眾仍認為他們與生俱來的身體儘管費多大功夫，都是不可能改變的。相對而言，女性被教導應當在人類本質基本是善的審美規範下，改善她們的道德特質。然而，一種新的觀念在18世紀末葉開始盛行起來。

藉著化妝和藥品把身體改造得更有價值是其中一種想法，這種身體改革的想法，普及於平民女性是19世紀前後的社會的現象。這在江戶時代後期的經濟發展和都市社會的成熟得到明證，例如女性教育程度的提高、都市女性勞動人口的增加、自我意識的形成，以及隨著這些女性的變化化妝品業界之成長、作為化妝情報媒體的媒介之展開等。

另一方面，追求更具價值的身體一事與徹底管理自己的身體結合在一起，進而出現了各式各樣的扭曲現象。通俗小說和浮世繪正好自19世紀初期開始描繪藉喝醋來減肥的市井女性們。就如同《都風俗化妝傳》所教導的，如果美貌和健康，心正一致時為佳，不合乎美標準的胖身材所暗示的是，不健康的氣血阻塞和心不正的負面形象，因此節食被正當化了。

總而言之，平民女性一面接受醫療與化妝品業界的意見和大量的美容訊息的攻勢，另一面以自己的意志，將自己的身體改造得更有價值。19世紀初期《都風俗化妝傳》與《容顏美艷考》這兩本化妝書的問世象徵了這種新的

身體認識與美容時代的到來。

> 「身子端正時則心正，心正時則貞操正，心容則如照在鏡中之人
> 影」（《都風俗化妝傳》）[1]

一、化妝法的確立和普及

不論東洋或西洋，畫家們向來偏好描繪在鏡前化妝的女性姿態。江戶時代的浮世繪畫師也同樣地以此為題材，特別是在鏡子普及於平民女性的18世紀後半葉以後，有增加的趨勢(圖1)。

浮世繪中的女性們熱中於僅由紅、白、黑三色構成的日本化妝法，而該化妝法之完成，也是在江戶時代[2]。紅是指胭脂，白是指白粉，黑則是眉墨和齒黑水。

胭脂妝所使用的胭脂是取自紅花的色素，加以乾燥而成，再以沾濕的口紅筆或手指取一些用來抹眉眼、嘴脣、臉頰及指甲。

白粉當時是以水銀白粉為主，但自16世紀初，品質較佳的鉛也能國產化後，白粉的主流就成為鉛白粉。白粉溶於水，用刷子不光是做臉，連脖頸子和胸口也要擦。其後也有在臉上拍打粉狀白粉的情形。

把牙齒染黑，係日本獨特的化妝習慣，那是把長在鹽膚木的蟲瘤取下，乾燥後磨成粉末，再溶於稱為齒黑水的醋酸第一鐵的水溶液中，每天早上塗抹。把牙齒染黑原本是貴族階級的習慣，但擴大到平民女性則是在中世(指鎌倉、室町時代)以後，並與成年禮和結婚這類「通過禮儀」深切結合。到了江戶時代雖有地域差別，但把牙齒染黑已成為已婚女性的象徵，一訂婚就把牙齒染黑的習慣便紮根了下來。不把牙齒染黑的，只有未婚女性和「遊

1　佐山半七丸著，高橋雅夫校注，《都風俗化妝傳》（東洋文庫414，平凡社，1982，1813年序），頁187。
2　關於化妝方法的歷史，請參照寶露(POLA)文化研究所，《日本の化妝》（寶露文化研究所，1989）；高橋雅夫，《化妝ものがたり》（雄山閣，1997）。

女」。在江戶時代，平民女子在產後就會把眉毛剃掉，因此，以麥子的黑穗或炭渣等爲原料做成的眉墨描眉，也只有年輕女性和遊女才這麼做。

江戶時代的女性已婚或未婚、是否有小孩，只要看牙齒染黑和眉妝就可以辨別了(圖2)。化妝扮演著表現身分、年齡、未婚、已婚的角色，並非可以自由地來化妝。但是整個江戶時代在白粉的深淺或口紅、腮紅的抹法及後頸的打扮法等有各式各樣的流行，而歌舞伎旦角和遊女所創造出的這種流行，也成爲一般女性們追求的目標。

對於愈趨華麗的女性服裝，德川幕府自18世紀前半葉開始以法令對衣著以及裝飾品加以限制。然而多次頒布同樣禁令的情形一直持續到幕府末期，由此可看出幕府的取締也並不能完全抑制女性愛美的心[3]。

如上所述，江戶時代是確立並普及平民女性化妝習慣的時代，同時也是流行千變萬化的時代。但是要調查化妝史時卻面臨了意想不到的障礙。亦即可成爲史料，以平民女性爲對象而書寫的化妝書，其發行年代竟然非常晚。要到進入19世紀後，也就是1813年佐山半七丸著的《都風俗化妝傳》[4]和翌年由並木正三著、淺野高造增補的《容顏美豔考》[5]這兩本書的出版。總稱爲「女用物」以女性爲對象的書籍在17世紀後半葉以後，陸續地出版[6]。但是卻不見以報導化妝資訊爲目的，專門討論化妝的書，這是爲什麼呢？

我在尋找這個問題的答案時，發現化妝書發行前後的18世紀後半葉至19世紀的這段期間，在平民女性的化妝意識中產生了某種變化。這種新的身體認識的誕生，我們甚至可以用「身體改革」來表達。

以下，透過討論化妝書的產生過程及其社會背景，來闡明此一新的身體

3　金銀和玳瑁、泥金畫的奢侈髮飾及華麗和服，自元祿、享保期(18世紀前半)即多次頒發禁令，但是卻無法改善奢侈之風。又禁止女子以挽髮髻爲業的禁令自1795年(《御觸書天保集成》下，頁81)以來至幕府末期頒布了20次以上。

4　參照註1。另外，此處所說的化妝書是指以平民爲對象的書籍，因此例如《化妝眉作口傳》(水嶋卜占，1708)以上流階層爲目的的職業化妝書則除外。

5　並木正三著、淺野高造補，1814年跋，1819年發行。本稿使用京都府立資料館藏本。

6　橫田冬彥，〈《女大學》再考〉，脇田晴子等編，《ジェンダ——の日本史》下(東京大學出版會，1995)，頁366-367。

認識具有什麼樣的性質。

二、作為嗜好的化妝──「女用物」的教導

19世紀之前，並非完全沒有以平民為對象的化妝資訊書籍。「女用物」僅以很少的篇幅，提供簡單的化妝資訊[7]。例如自1692年發行，到幕府末期的這一段期間，堪稱「女用物」模範的艸田寸木子著的《女重寶記》一書，全五卷中大半的篇幅耗費在禮儀成規、妊娠生產、女子應該通曉的各種技藝、女性用語及文字彙編等等的內容，但是有關流行的內容也能在一卷之六「女化妝之卷」、之七「衣服之訊息及當代染布花樣的消息」、之八「關於腰帶」等看到[8]。

本書教導女性在服裝上宜穿著合乎身分、不過分華麗的衣服，且卑視被稱為「都風」（京都風尚）的衣著，認為那是中等以下的女性所讚賞的流行華服，其實都是模仿歌舞伎旦角，屬於「女僕或端女郎（譯按：江戶時代最下級的遊女）的打扮」。此外，在女性的姿容中，最重要的是髮型，關於化妝的項目中，對頭髮梳理著墨最多，但對眉墨、白粉、口紅、腮紅、指甲紅則僅建議宜輕描淡抹。

「女用物」所說的化妝目的，已在「大凡潔淨女身、勤於髮妝，為尊崇男性之禮，因故不得不端容」（《比賣鑑》，1661；「比賣」即女性之意）這句話中充分地表現出來[9]。女性打扮得漂亮是對丈夫的禮儀，所以就不需要華美，也不需要引人注目。反而是追求時髦惹人注目的裝扮，會被視為是要吸引丈夫以外的男人的不道德行為，而成為眾人責備的對象。

保守打扮的基本想法是：容貌的美醜是天生的，故無法改變，一如《女

7　江戶時代的「女用物」中有關於化妝記述的，從《女鏡秘傳書》（1650）至《女論語躾寶》（1847），僅就管見所及就已達25冊。

8　苗村丈伯、長友千代治校註，《女重寶記‧男重寶記》（現代教養文庫1507，社會思想社），頁39-48。

9　中村惕齋，《比賣鑑》（1661年自序），收於《近世女子教育思想》（日本教育思想大系16、日本圖書中心，1980），頁201。

鏡秘傳書》(1650)所言,「容貌與生俱來,不論美醜,無法改變。心之所至,身亦隨之,務遵其心[10]。」同樣的想法在女訓書中也反覆提出。例如有名的貝原益軒在《女子 教 法》(《教導女子之方法》,1710)中說道,「女子心勝於容,不亦美哉」,並指出中國歷史上有知名如無鹽女(譯按:齊宣王夫人,生於「無鹽」),係有才德的醜女,也有像楊貴妃等等的傾國美女。他並且嚴厲地指責世人期望與美女結婚,同時主張女性不論多醜,只要心地善良就應被珍視[11]。他還根據儒教的性善說,「容貌是天生的,所以即使怎樣難看也很難改變。心既可由惡改為善,何以不改?」說明姿容雖然無法改變,但性情卻是可朝好的方向改變的[12]。

因此對於婚前的少女們,重要的不是去在意與生俱來而無法改變的容貌,而是女性的四德(婦德=貞節、和順,婦言=措詞和謙虛謹慎的會話,婦容=注意整潔的儀容,婦功=家事能力)皆須徹底掌握,這是為了不犯大錯而過著合乎身分的生活所做的準備。「女用物」沒有為化妝和服裝使用過多的篇幅,可能也是因為在基本認識上存在著「女性的容貌是天生的,無法用化妝改變」這種想法的緣故。總的說來,「女用物」的化妝內容,與其說是推廣化妝,不如說是為了抑制化妝而起作用的。

三、化妝情報和美人畫

過去以來,書籍作為提供情報的媒體,如上所述,容易受到引領社會的意識型態(ideology)所約束,而未能回應女性對流行的熱情,但事實上在近代社會出現的浮世繪這種新的情報媒體,已經開始報導流行情報了。

到了17世紀中期,從歌舞伎旦角和遊女的畫像中得知最新的化妝、服裝和髮型的流行趨勢便已大為盛行了。上述女訓書《比賣鑑》(1661)即指出,居住在鄉間的女性,從都市帶回來的禮物藝人玩偶和藝人畫(浮世繪版畫之

10　著者未詳,《江戶時代女性文庫》34(大空社),頁131。
11　《女大學集》(東洋文庫302,平凡社),頁6-7。
12　同上。

一)得到這類的情報，並且把畫當做範本來化妝[13]。例如這時期的代表畫師菱川師宣(?-1694)，在「回眸美女」(見返り美人)一畫中，便以強調婀娜多姿的腰間來描繪扭轉半身的背影，不論是髮型或服裝，都把元祿年間當時的新流行傳達無遺(圖3)。

再者，江戶時代木刻技術發達，使得大量生產的廉價美人畫普及至民間，特別是18世紀後半出現的多色印刷彩色版畫，迅速地提高了浮世繪作為流行情報來源的價值。這個時候開始也是浮世繪史上畫師輩出的黃金時代。鳥居清長(?-1716)率先使用大畫面(大張紙兩張至三張)描繪以服飾襯托勻稱身材的八頭身美女(身長是頭長的八倍)(圖4)，下一個世代的喜多川歌(1753-1806)則採用把美女的半身像繪滿畫面的構圖方式，連模特兒的微妙表情也畫了出來(圖1、圖2)。與歌　對抗並頗富人望的鳥文齋榮之(1756-1829)則描繪十二頭身像(身體是頭部的12倍)，苗條美女的肢體愈發地變形了(圖5)。

到了這個時代，出版以傳達該年最新流行趨勢為目的的美人畫也已形成風氣[14]。服裝和髮型款式的設計圖陸續出版，例如受歡迎的畫師菱川師宣所畫的窄袖便服設計圖《當世早流雛形》(《當代流行款式》，1684)[15]以及安部玉腕子的髮型設計圖《當世　　雛形》(《當代假髮款式》，1779)[16]便是其中兩例。

流行於坊間的當代美女畫像，一方面把什麼樣的女性才是美，這種女性美的標準印入人們的意識中，另一方面則在現實中為女性服務，成為最新流行的化妝範本。

13　前引《比賣鑑》，頁203-204。
14　楢崎宗重，〈浮世繪〉，《國史大辭典》2(吉川弘文館，1980，別刷)。
15　窄袖便服款式是窄袖便服花樣的設計圖集，在這以後也陸續出版很多。
16　安部玉腕子畫。本書是假髮設計的初期作品。

四、化妝技術的傳達和《容顏美豔考》

　　18世紀後半，多色印刷的浮世繪美人畫充斥於坊間，前面所說的「女用物」世界也在這種風潮的催促下開始起了變化。發行於1769年由東鶴所著的《女教豔文庫》，在女性四德中特別重視婦德、婦容，強調心靈與姿容優雅的重要性[17]。本書教導女性即使不是那麼美，也可以因為裝扮和髮型而恰如其分地變得美麗，還說能夠把自己美麗地展現出來是「心靈的發明」，對修飾打扮給予積極的評價。為什麼「女性能夠改變出身而顯貴」呢？因為儀表出色的人，即使身分卑微也有與上層男性結婚的可能。本書對打扮的具體建議與過去的書籍同樣地停留在勸阻人追逐流行的華美裝扮，勸人要淡妝，但是對於修飾打扮的基本認識則是與以前在書中所看到的想法截然不同，過去的書籍認為，心靈高貴比姿容美麗來得重要，賦予化妝的地位則是對丈夫及公公有禮。然而本書卻指出，女性天生的姿容可以自己的才智變得美麗，這種「身體改革」的想法，在不久後出版的《都風俗化妝傳》和《容顏美豔考》兩書中，則伴隨著實際的美容行為而有了重大的開展。

　　《都風俗化妝傳》和《容顏美豔考》是如何地受到女性的歡迎，首先從二書廣泛地被讀者接受即可充分地顯示出來。《都風俗化妝傳》於1813年同時在京都、江戶、大　三個都市出版，至1922年為止的一百多年間，共再版了六次；而《容顏美豔考》則自1814至1862年的50年間，再版了四次[18]。《容顏美豔考》還收入名古屋大型出租書店的藏書中，以出租形態廣泛地為

17　《女性生活繪圖大辭典》第6卷(大空社，1994)，頁33-38。

18　《都風俗化妝傳》的初版是在1813年由京都二間、江戶一間、大坂五間，計八間的書店所出版。其後也在1851年，明治初年(1870)、明治二十年代(1887-1896)、1922年再版，因為1923年的關東大地震造成木版燒毀，以後就沒再版了。特別是1851年再版時，書店有京都二間、江戶五間、名古屋一間、大坂五間，在江戶和名古屋擴大了販賣網，這點值得注意。明治以後則只在江戶出版。

人所閱讀[19]。由其他以女性爲對象的書籍在有關化妝的報導中引用《都風俗化妝傳》一事，可想見該書對後續書籍具有不小的影響力[20]。

兩書所設定的讀者層是平民女性。《都風俗化妝傳》是以讀者平常所從事的家事勞動，例如煮飯、洗衣服、劈柴等爲前提來記述[21]；《容顏美豔考》則記載由未婚女性到中年的家庭主婦、女僕及妾的化妝法，同時也提到女巫、女醫、女商人等當時的職業婦女[22]。

那麼，在此首先針對《容顏美豔考》來分析。本書因爲出版社的作業情形，出版年雖比《都風俗化妝傳》晚[23]，但書寫時期可能比《都風俗化妝傳》早一點，因爲其內容也具有《都風俗化妝傳》的先驅性格。

本書的序文對大　女性的華麗裝扮加以讚賞，並且鼓勵人化妝要適合自己的個性，而化妝的目的不只是注意儀容，而是爲了變得更美麗[24]。此序文本身，作爲以女性爲對象的化妝報導，係劃時代的。過去「女用物」在談到化妝時，是以儒教道德爲根據，主張化妝必須反映心中的貞淑度，這種談法已經成爲一種常規；一方面由意識型態抑制過度的化妝，另一方面則提倡爲丈夫而打扮。相對地，本書的前提卻是肯定華麗的打扮，並且還要加以推動。爲了讓人變得更美麗，更是徹底地提出具體的化妝技術。

全書由乾坤二卷構成，乾卷根據季節、目的和生活狀況來說明各式各樣的化妝方法。例如按照因季節而起微妙變化的皮膚狀態，使妝不易脫落而臉色看起來漂亮的化妝法；在大白天的戶外賞花或在燈光下的夜間聚會等，因

19　《大野屋惣兵衛藏書目錄と研究：本文編》，柴田光彥編著，《日本書誌學大系》27(1)(青裳堂書店，1983年)，頁124；《容顏美豔考》及《都風俗化妝傳》，頁481。

20　例如文化年間的《竊密集》(抄本)之五、六卷則幾乎直接抄寫《都風俗化妝傳》全三卷，且女訓書《女壽蓬萊台》(1819)有關化妝的報導也是引用自《都風俗化妝傳》。另外，可由德川家收藏1851年版的《都風俗化妝傳》和《竊密集》，而加賀文庫也留存《容顏美豔考》的上卷，別名《女妝ます鏡》，得知兩書的讀者實際上不只是一般平民，其讀者層甚至擴大至上層的武士門第。

21　《都風俗化妝傳》，頁107-108。

22　《容顏美豔考》乾：19-32，坤：31。

23　《都風俗化妝傳》解說：275。

24　《容顏美豔考》序：1-2。

應光線狀態之化妝法；以及看戲等熱鬧場所之正式場合的化妝法之類[25]。這與以往僅以數行概略地來說明一般化妝法就了事的女訓書大異其趣；而且在此所教導的長時間化妝不易脫落，又能充分獲得他人注意的化妝法，與其說是爲了丈夫而化妝，不如說是外出機會增多的女性，在外出場所，一面與各色人等打交道，一面積極地把自己表現得更美麗的化妝法。

乾卷又按社會立場，依未婚女性、新娘、四十歲以後的女性、成家的中等階級的妻子、有小孩的婦女、侍女、女僕、妾及小孩，分別傳授合適的化妝法[26]。四十歲以後的女性授以：讓沒有色澤、乾燥的皮膚看起來漂亮的化妝法；忙於家事的家庭主婦則授以簡單的化妝法；女僕「因爲經常用水，出力的工作等也多，而手腳粗糙，手腳指也變粗，到處都胖了的話」，則授以在洗刷工作後，要把手浸在熱水中等方法。這可能是反映平民女性即使在繁忙的日常生活中，對化妝和美容的要求也提高了吧！

坤卷則介紹爲了補正各式各樣臉孔的缺點而產生的化妝技術。臉型是以髮型和白粉的塗法來修補，而眼、鼻、口的形狀或過高的顴骨，則使用輕淡的胭脂顯出陰影，再利用眼線和口紅的塗法進行修正[27]。浮世繪雖然傳達了最新流行的化妝趨勢，但女性化的妝卻變得與畫像相同，而與自己的臉孔無關。然而本書則指出，任何人都有可能變臉成爲圓形大眼和高鼻梁的橢圓臉龐。

以化妝來修補的不光是作臉而已。皮膚質感的展現也是可能的。例如爲了掩蓋雀斑和稱爲「麻子」的天花瘢痕，在修補臉色時，則淡淡地塗上胭脂後，再同時使用亮度和光澤稍有不同的數種白粉撲打上去[28]。江戶時代一般認爲「得了天花，容貌便成定數」，照說天花和麻疹的瘢痕成爲麻子留在臉上的人應該很多[29]，但本書卻是首次記載掩蓋麻子的化妝法之書籍。

25　《容顏美豔考》乾：19-32。
26　同上，乾：19-32。
27　同上，坤：1-9。
28　同前，坤：9-19。
29　立川昭二，《近世病草紙》（平凡社選書，1979），頁124-144。

再者，爲了不使麻子起眼的皮膚保養法，還包括用「唐土」和乳汁混合的敷臉劑製作法[30]，讓因爲天花而「容貌已成定數」的肌膚重新恢復。此敷臉劑似乎是要顯示女性行動範圍的擴大，勸人在去伊勢參拜的旅行途中，作爲曬黑肌膚之美白用[31]。這種美容法不是讓皮膚看起來美麗，而是眞的爲了使皮膚變得美麗而在皮膚表面起作用的美容法。過去的「女用物」在談到皮膚保養時，只是教人洗臉材料之類的製作法，相反地，《容顏美豔考》可說是非常積極地對自己的身體下工夫。

如上所述，《容顏美豔考》傳達的是與浮世繪的化妝情報完全異質的東西。本書的目的在傳達：按個人的臉型來修補缺點或使用白粉的方法，以及保養皮膚這類詳細的技術時，若要以浮世繪這種一張畫的形態來傳達是不可能的，故有必要採取獨立書籍的形態。這就是化妝書問世的原因之一。

五、美貌和健康——《都風俗化妝傳》

《容顏美豔考》所看到的對身體下的功夫，在《都風俗化妝傳》則更進一步。但是序文對化妝的頌揚，卻比在大　出版的《容顏美艷考》較爲節制。這可能是因爲《都風俗化妝傳》在三個都市同時出版，包括了幕府風俗取締與出版管制嚴格的江戶之故[32]。

《都風俗化妝傳》的開頭，是從下文開始

> 即使是中國人所讚賞的寶物——夜明珠，若不擦亮、裝飾，不會有
> 光，女人亦與此無異，即使容貌天生麗質，若不經琢磨打扮，則內
> 心不會優雅，令人遺憾地大遜其色。[33]

---

30 《容顏美豔考》坤：12-13。
31 同上，坤：14。
32 關於幕府的出版管制，參見今田洋三，《江戸の本屋さん——近世文化史の側面》［NHKブックス299］（東京：日本放送出版協會，1977）。
33 《都風俗化妝傳》，頁3。

　　女性與玉石同樣，據說不論生得多美，若不積極地修飾、打扮，而且心不優雅的話，很遺憾地就會相形見絀。這是採取一面言及心的問題，一面鼓勵琢磨美貌的形式。

　　化妝與心的「優雅」相結合的原因，在中卷的前言中詳加以說明：

> 化妝和儀容是學會愛敬（筆者注，即溫柔而可愛），修德之根本。而且是把身體的不潔和不淨洗乾淨，端正禮節之根本。身體潔淨的話，心自然就正。聖人也舉出女性的四德，其中也舉出德和容。德是指修身，把家中整理好；容是指儀容，儀容是指化妝、整理打扮。內心和儀容原是一體，化妝整理儀容時心自然會正。對父母盡孝，出嫁後好好侍奉公婆，對丈夫守貞節，尊敬他人，對僕人之憐恤心強，救濟貧困的人，尊敬老人，疼愛小孩，這些皆是出自愛敬。所以早晨起每天面對鏡子修整容貌，整理打扮，如果對著心鏡遠離壞事，薰染善事，那麼的確可說是守了婦人之道，得到了化妝的精髓。每天修飾，時時打扮，儘管容貌、裝束裝扮得很美，但是心靈的化妝不正確，固執而愚昧，對小事不滿、生氣、嫉妒，若對他人的不幸幸災樂禍，或有誹謗善良人的心時，那化妝又有什麼意義呢？要把此事銘記在心，作為教訓。所謂化妝就是：雖說不上來，但總覺得對人很好，端莊美麗，雖然舉止之間流露文雅、華麗，但是穩重的態度，看起來卻有涵養，令人想起那人的性情之好，因此即使家世不好，但因嫁到顯貴人家，一躍而成為貴婦人也是可能的。[34]

　　由於「內心和儀容原是一體」，所以藉整理打扮來表現心正，這樣的想法以及勸人化雅致的妝，是女用物從以前就倡導的。但是，認為「德」和「容」同樣地重要，同時順勢利用儒教的「四行」之教，巧妙地把打扮容貌

---

34 《都風俗化妝傳》，頁5、10。

和藉著美貌而嫁到顯貴人家之事合理化，這是18世紀後半期上述《女教艷文庫》以來的新潮流。如此地，為不讓鼓吹化妝與封建道德之間發生矛盾而留下退路，本書遂對讀者說明：女性的容貌是全憑努力而可改變，從這種身體改革的可能性而邁向由此擴展而來的「顯貴」之夢。

> 鄉下的女子去到都市，在城市住了一、兩年，再回家鄉時，突然看起來很美麗，人們皆稱讚她變成「都女郎」，她們之中有人委託媒人介紹，以求得良緣，世上也有許多女性因而找到意想不到的騰達良緣。這並非因為去了京都，所以低的鼻子就變高，或矮的身長就變高。而是因為她們知道了藉化妝的方法，衣服的穿法和舉止動作，讓低的鼻子看起來高，矮的身材看起來高的緣故。[35]

當時被稱為「都女郎」(指京都的女性)而為人所讚賞的京都女性之美，是由按個性化妝和穿著合宜所形成的，因此即使是鄉下女子，甚至何等的醜女，閱讀本書後保證可以學會「都風」的裝扮而成為美女。這裡很明顯說的是，並非主張勸人要化雅致講究的妝。對作者而言，容貌是能透過化妝技術而有所改變的，其實並非內心應有狀況的反映。正因為如此，才說藉美貌而「飛黃騰達」是有可能的。而且本書鼓動上昇志向之類的訊息，對讀者而言，也帶有相當程度的現實意味。上述作者這種充滿自信的話語，使本書作為化妝技術的指南書，其內容是劃時代的。

在正文中，雖與《容顏美豔考》同樣地按臉型詳細地說明照臉型補正其缺點的化妝法，但《都風俗化妝傳》是初次使用圖形來說明化妝法的書籍(圖6)[36]。該書同時刊載了26種臉型的圖畫，授以利用個別的臉型，使臉型看起來漂亮的化妝法。且確定了化妝的地位，即化妝不僅是補正缺點，也是作為更積極地強調個性美予人欣賞之手段。

---

35 《都風俗化妝傳》，頁80-101。

36 同上，頁192-204。

　　另一方面《都風俗化妝傳》也花了許多篇幅來討論如何使未上妝的皮膚變漂亮的問題，其中心課題是美白和去皺紋。其基本想法如下：

> 女性的肌膚白淨是「常色」，實際上皮膚白的人約占半數，其餘是
> 黑、紅、青、黃，有各種顏色。這是因為氣血皮膚循環不好，而污
> 血阻塞，故臉上顯現不好的顏色。因此由皮膚表面怎麼洗磨，雖有
> 些許功效但是無法指望晶瑩剔透。世上雖有使膚色變白的藥物，但
> 十有七八不過是去除顏面之油脂。但是在這裡要教導的是臉部去污
> 血，爽氣血，通鮮血的方法，因此不論怎麼樣的臉色都可以變美。
> 而且可去污血，所以也可治粉刺、雀斑、疥癬，及其他所有的腫
> 包。[37]

　　一般把白色的肌膚視為「常色」，若是氣血循環良好，沒有污血，人類能保持應有的身體狀況的話，就可以擁有白淨的皮膚，而那就是美。江戶時代雖沒有「健康」這個詞，但是若將現代的「健康」這個詞適用於當時所謂的人類身體的「正常」狀況，那麼「健康」與美麗將具有很強的因果關係。為了使皮膚白晰，書中介紹了許多中藥處方的塗劑和敷劑，同時介紹用兩掌撫摩臉部的導引之法[38]。由於美與氣血循環此一「健康」狀況有關連，故美容與醫療、藥物也結合在一起。《都風俗化妝傳》的藥物情報與《容顏美豔考》比較時，則不單是在情報量上高出於它，且其多數是根據外來的藥學書《本草綱目》，在質的方面亦有所不同。附帶一提，《容顏美豔考》說青臉、紅臉的原因是在於身體有「濕」，但未提到為了去濕而對身體做些什麼，而只授以用化妝來掩蓋的方法[39]。

　　調整氣血，打從身體內部潔淨的想法，讓我們了解了人不僅是皮膚表面，也可由身體更深處來改變。「把粗的手腳指變細，把凸起、堅硬的骨節

37　同上，頁61-62。

38　同上，頁62-80。

39　《容顏美豔考》坤：16。

變柔和的作法」[40]、「把手腳變白發出光澤,把粗變細、變柔軟的作法」[41],皆用按摩和揉搓使氣血循環,使得手腳變為白細、柔軟。至此,女性的身體改革不僅是臉部,也及於全身了。

由於《都風俗化妝傳》把女性美和「健康」問題結合在一起,故其基本性格,與其說是受一時的流行所左右的化妝書,不如說是討論身體這個普遍性問題的書籍。我想這是本書百年來不斷再版,成為長銷書的一大理由。《容顏美豔考》五十年間再版的原因,也可以從想藉由外在的化妝技術來改變身體的想法中找到吧。本書只有《都風俗化妝傳》一半的生命,我想原因在於它沒有把女性美和氣血結合在一起,這與《都風俗化妝傳》有根本的不同,也就是此身體改革的想法尚未達到身體內部。基本上以日本傳統妝來改變皮膚表面的指南書之《容顏美豔考》,在化妝法大大地轉換為西洋式的明治時代以後,遂不得不消失了。

六、身體改革的時代

19世紀前後,想要改造身體以及身體是可以改造的想法,究竟是怎麼形成的呢?我想其中一點是化妝道具鏡子的普及。鏡子之製造是套用18世紀前半製造貨幣的鑄模法,18世紀後半以降,以平民為對象的廉價鏡子開始大量生產,而且放在梳妝台上直徑28公分的大型對照鏡也開始製造和普及[42]。

隨著鏡子的普及,18世紀後半,發達的彩色浮世繪版畫技術,使具有當代風的美女畫像充斥於坊間,而女性則把世人所追求的女性美標準加以內化。當他們有了鏡子時,可能並沒有花多少時間就理解到,鏡子是可以改造自身的道具吧。浮世繪所描繪的女性們認真瞧看鏡子的眼神,充分地說明此

40　《都風俗化妝傳》,頁118。

41　同上,頁118。

42　關於日本鏡子的歷史,請參照中野政樹,〈和鏡〉(《日本の美術》42號,至文堂,1969);久保智康,〈中世‧近世の鏡〉(《日本の美術》394號,至文堂,1999);小泉和子,〈家具〉(《日本史小百科》17,近藤出版社,1980);青木豐、內川隆志編,《柄鏡大鏡》(日本通信社,1994)。

事。

談到鼓吹身體改革的重要因素，還需注意當時化妝品業和藥品業界的動向。把身體朝更好的方向加以改造的這種想法，並不只是化妝書這種書籍才有的現象。《都風俗化妝傳》中美容與健康、醫療的結合，在現實的化妝品世界中，也以藥用化妝品的形式出現。

美艷仙女香這種藥用白粉在18世紀末上市時所用的廣告辭是「臉部的特效藥」。傳單上所寫的功效有：可使膚色變白、肌膚細膩，可治疥癬、雀斑、粉刺、痱子、股瘡等，常用的話，即使上了年紀，臉部也不會起皺紋[43]。川柳曾說過：「把縐綢變為絲綢的仙女香。」[44]表面是說像縐綢般粗糙的皮膚可變成如絲綢般光滑的皮膚，實際上卻是針對廣告歌頌仙女香可達成劇烈的身體改造而嘲笑其可信度。

仙女香的宣傳在當時使用了所有的宣傳媒體。發傳單、在街角貼海報(圖7)[45]，讓以為永春水為首的名通俗小說家的人物在通俗小說中加以稱讚[46]；在浮世繪畫中，若無其事地把該產品放在化妝中的美女身旁(圖8)[47]。也有一次買十包則可以得到名演員的簽名扇，這種附加優惠來吸引消費者的手法[48]。

江戶時代後期通俗小說的代表作家式亭三馬所銷售的化妝水「江戶之水」也是有名的藥用化妝水(圖9)。他看到1808年上市的齒黑藥，齒黑不容易脫落，銷路很好，由此得到靈感，於1811年2月，以「白粉不會脫落的藥」為宣傳，開始銷售「江戶之水」。他在同年四月將宣傳文字改為「白粉易附著的藥」，製成大量的傳單，在江戶散發，創下良好的銷售紀錄[49]。他還在自己的小說《浮世風呂》(《大眾浴池》)中宣傳這種藥的效用：能夠治

---

43 仙女香廣告的照片刊載於高橋雅夫上引書，頁124。
44 《俳風柳樽》108：13。
45 溪齋英泉「婦嬛美多意」(富士山形前額髮際，指美人尖)，文政時期。
46 例如為永春水，《春色梅兒譽美》(1832-1833)3編卷7。
47 圖八以外，例如五渡亭國貞，「名筆浮世繪鑑」，文政時期等。
48 一八二四年刊《江戶買物獨案內》，內藤藥博物館藏本，頁229背面。
49 《式亭雜記》，收於《續燕石十種》1(中央公論社)，頁64。

療臉上的疙瘩、配合白粉的使用，讓你變得明艷亮麗[50]。

有一本題爲《江戶買物獨案內》(《江戶購物指南》)的書，是在江戶街道購物的指南[51]。本書按業種刊載商店的廣告，通常經營化妝品的商店廣告會放在白粉店、胭脂店、針線鋪的分類頁中。然而不論是出售仙女香的　本氏或三馬的店都被歸爲藥店。仙女香和「江戶之水」是在藥店購買的化妝品[52]。

化妝品的原料是藥物。胭脂妝的紅花可去污血，用於一般婦科疾病；白粉的原料是水銀和鉛，前者用於治療梅毒、跳蚤及粉刺，後者則用於膏藥和藥丸的糖衣[53]。但是查看以前的「女用物」，卻看不到化妝的白粉可使肌膚漂亮的記載。也就是說原料雖是藥物，但是在加入各種添加物以化妝品之名進行生產後，被附上商品名，使得包在美麗包裝紙中的白粉，已經不具備藥物的地位了[54]。我們可以說，由於化妝品去除了藥品的形象，反而吸引女性產生對美的幻想。然而仙女香和「江戶之水」卻一反過去化妝品業界的潮流，特意以變漂亮的「藥品」做爲宣傳策略，並且在上市後獲得大成功。

化妝品成爲大量廣告的對象，我們可以視爲反映了女性購買力在商品社會的市場中開始占據重要地位。通俗小說《浮世風呂》曾描寫女僕們用自己賺得的錢購買流行簪子的故事[55]。我們認爲這是女性可以擁有自由使用的錢，並且拿來購買化妝品。另外，勞動婦女在工作場所或假日外出之際當然也懂得以打扮爲樂[56]。《容顏美豔考》也記載，家庭主婦參加賞花、遊山拜

---

50 《浮世風呂》三編卷下，(《新日本古典文學大系》86，岩波書店)，頁196-197。

51 請參看註48。

52 當然江戶時代藥店也經營化妝品，但主力商品是藥品，並沒有像坂本氏、三馬兩家店把化妝品當作招牌商品來販賣的情形。

53 高橋雅夫前引書，頁28、63-101。

54 據說收藏於寶麗文化研究所的白粉包(白粉的包裝)是由江戶時代後期到明治的東西，現在剩下約四百三十張(前引《日本の化妝》，頁56。)

55 上引《浮世風呂》，頁171。

56 橫田冬彥前引論文，頁381-382。

廟、看戲、旅行等必須付費的外出機會增多了[57]。此事也反映了她們開始持
有可以自己斟酌處理的少許錢財吧！

另一方面，藥品本身的狀態也改變了，竟然可以在　本氏和三馬這兩家
店的其他商品中，看到朝身體改革的強烈傾向。在三馬的商店中除了「江戶
之水」以外，也販賣「臉部的藥，清洗美白、淡妝」的白粉；酒不論多少都
能喝得下，並且可作為強精劑的「金勢丸」；治月經不順、有避孕效果的
「天女丸」；還有「生毛藥」等[58]。稱為「淡妝」的白粉當然不用說，其他
的藥品也談不上治病，而是藉此改善身體狀況。在　本氏的商店也可看到同
樣的販賣趨勢，與仙女香一起銷售的「發聲丹」，便是為了讓商人叫賣東西
時，聲音能出來得更響亮的藥[59]。

輕鬆服用藥物的感覺，與都市醫療環境的強化和醫藥普及到日常生活有
關。19世紀初的江戶已經出現許多有名無名的開業醫生和藥店，而醫療的選
擇權則在病人手上[60]。以一般人為對象的本草書和養生書也相繼出版了[61]。

從18世紀末到19世紀初，不只是女性，整個社會也已開始由身體的更深
處來追求身體改革的夢想。而身體改革的經典《容顏美豔考》和《都風俗化
妝傳》，也在這樣的社會潮流中得到接納，並且發揮了再次鼓吹這個夢想的
作用。

七、結語

藉著化妝和藥品把身體改造得更有價值，這種身體改革的想法，普及於

57　《容顏美豔考》乾：10-16。

58　前引《江戶買物獨案內》。

59　同上。

60　拙稿〈江戶都市社會における病と死〉，收於早川聞多、森岡正博編，《現代
　　生命論研究》（國際日本文化研究中心，1996），頁55-56。

61　Toshiyuki Takizawa, "Recognition of environment through yōjō in Japan," in
　　Shigehisa Kuriyama, et al., eds., *Medicine and the History of the Body* (Tokyo:
　　Ishiyaku EuroAmerica, Inc., 1999), pp. 173-184.

平民女性是19世紀前後的社會的現象。細緻的化妝技術與16世紀後半葉中國的《本草綱目》所記載的美容法之類的消息，以書籍爲媒介，不是由貴族、遊女，而是由平民女性所收集，這樣的景象是在此之前的社會所無法想像的。在此江戶時代後期的經濟發展和都市社會的成熟得到明證，也可看到各式各樣的社會背景，例如女性教育程度的提高、都市女性勞動人口的增加、自我意識的形成，以及隨著這些女性的變化化妝品業界之成長、作爲化妝情報媒體的媒介之展開等。

另外，在《容顏美豔考》和《都風俗化妝傳》，可看到對靠化妝術變美之事盡情地頌揚，以及鼓吹以美貌「騰達顯貴」的化妝觀，這是對過去「女用物」所提倡的作合於身分之打扮，實際上具有否定的性格。若把作合於身分之化妝這個想法看成封建的想法，否定此一想法的新的化妝觀——至於美貌如何與實際的「騰達顯貴」結合在一起則暫擱一旁——可以由意識型態上來認爲它具有「近代的」要素吧！

再者，身體改革是女性自己積極地對自己的身體下功夫，是想將自己的身體之社會性價值提高之意識表現；過去「女用物」狹義的身體認識，亦即把遊女以外的女性的身體由性之領域疏離，而且由僅以家庭制度存續爲目的之妊娠、生產之側面來的身體認識，向前邁進了一步。在這層意義上，這兩本化妝書，不只是化妝觀，就是關於女性身體意識本身，也暗示著朝向近代化正迎接著新的階段。

另一方面，追求更具價值的身體一事與徹底管理自己的身體結合在一起，而產生了各式各樣的扭曲。通俗小說和浮世繪正好自19世紀初期開始描繪藉喝醋來減肥的市井女性們(圖10)[62]。爲了擁有如浮世繪美女般的纖細身材而節食減肥，這是折磨自己身體的行爲。但是如同《都風俗化妝傳》所教

---

62 在上述《浮世風呂》中可以看到澡堂女客的對話：「我已厭煩了肥胖，想喝醋變瘦呀！」「人家不是說細長柔軟的柳腰嘛！」(二編，卷上：102)。另外在浮世繪「はつかし想」(一鶯齋國周、「當世三十二想」之中，1869)寫著：「厭惡自己肥胖的，一開始就一味地喝醋，不知不覺消瘦了，是因爲戀愛等等。」

導的，如果美貌和健康、心正一致時爲佳，不合乎美標準的胖身材所暗示的是，不健康的氣血阻塞和心不正的負面形象，因此節食被正當化了，視情況也可能成爲強迫性的觀念。

　　如此地，平民女性一面接受醫療與化妝品業界的意見和大量的美容消息的攻勢，一面以自己的意志，甚至有時不得已將自己的身體改造得更有價值，19世紀初期陸續出現的這兩本化妝書顯示了新的美容時代之來到。

　　　　　　　　　　　　（本譯稿承蒙吳滄瑜先生教正，謹申謝忱）

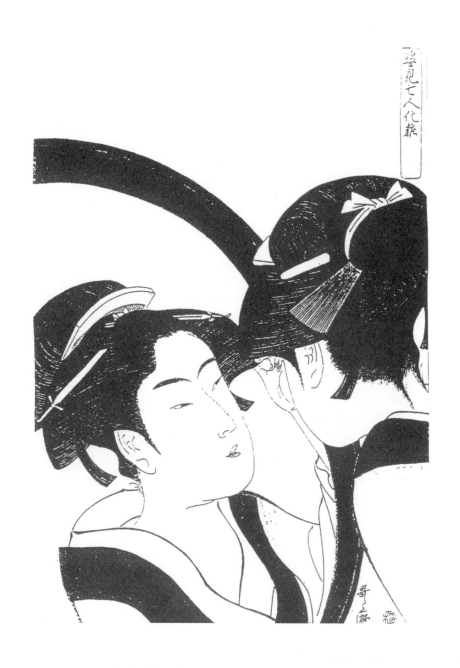

圖1 「姿見七人化妝」（穿衣鏡七人化妝，喜多川歌麿繪）

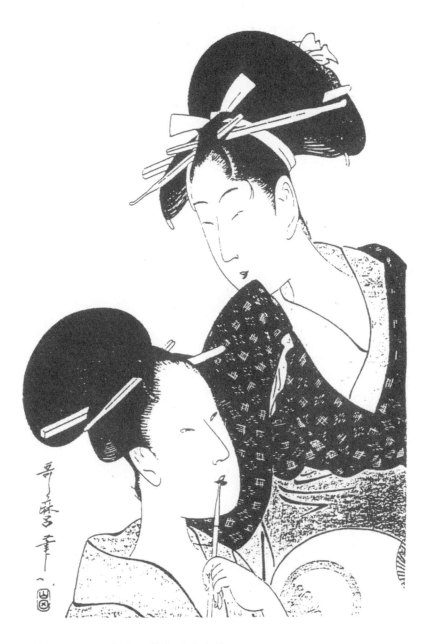

圖2　「母と娘」(母與女，喜多川歌麿繪)

上面是女兒，下面是母親，母親剃眉，並把牙齒染黑。

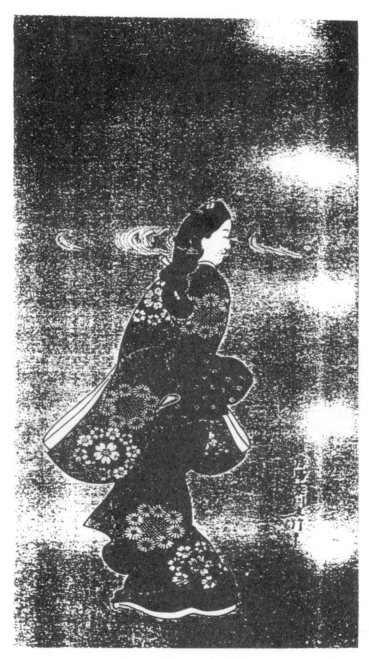

圖3 「見返り美人圖」(回眸美女圖,菱川師宣繪)

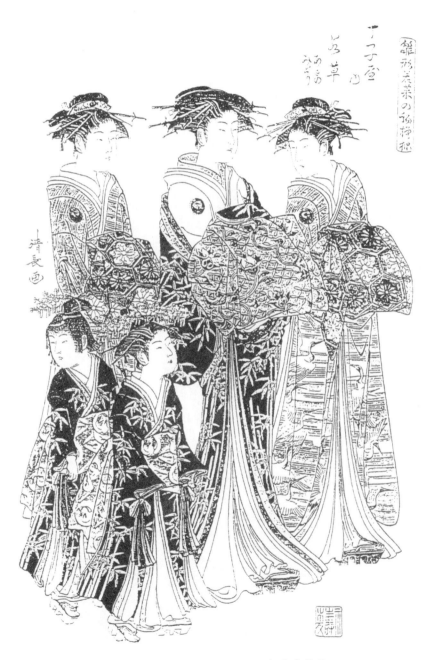

圖4　「雛形若菜の初模樣、丁字屋內若草」（鳥居清長繪）

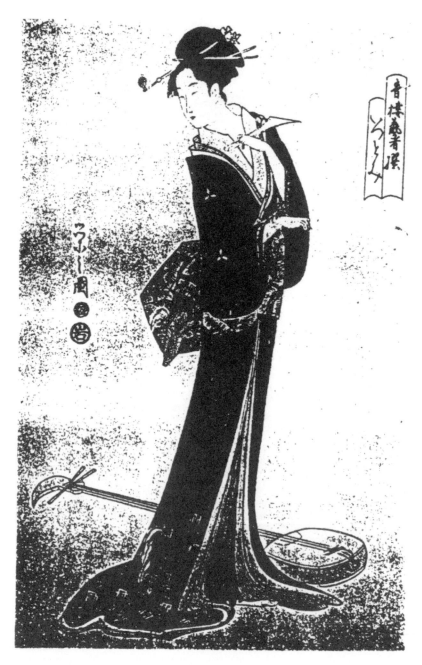

圖5　「青樓藝者撰いつとみ」（妓院藝妓撰いつとみ，鳥文齋榮之繪）

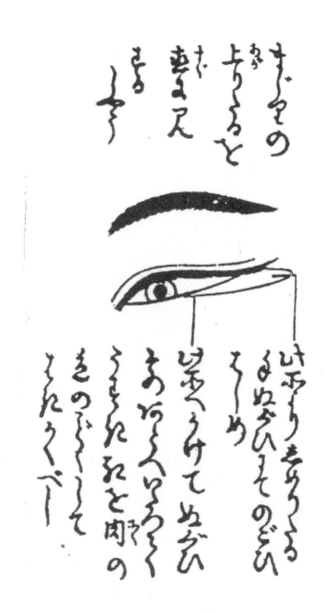

圖6　「把吊眼梢修直」（《都風俗化妝傳》）

　　以圖說明用胭脂把眼梢往上吊的眼睛修直的化妝技術。

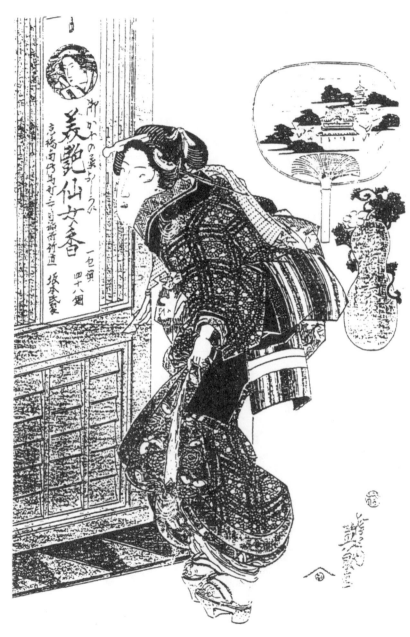

圖7　「婦嬾美多意」（富士額[譯按：即美人尖]，溪齋英泉繪）
　　女性睇視的是仙女香海報。

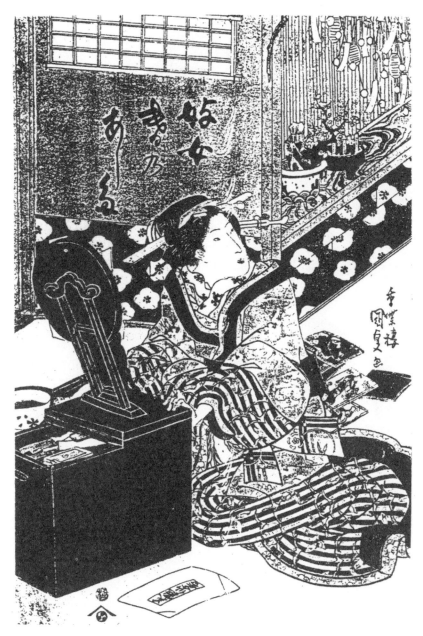

圖8 「妓女春のあした」（妓女春的早晨，香蝶樓國貞繪）
　　　放在梳妝台前邊的是仙女香的包裝。

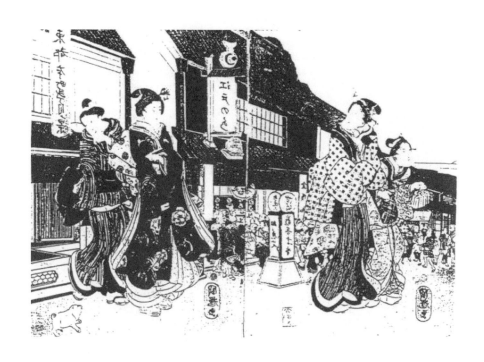

圖9　「東都本町貳丁目ノ景」（東都[江戶]本町二丁目之景，國輝繪）
　　在式亭三馬店前的情景，左端之女性提著的盒子即江戶之水。

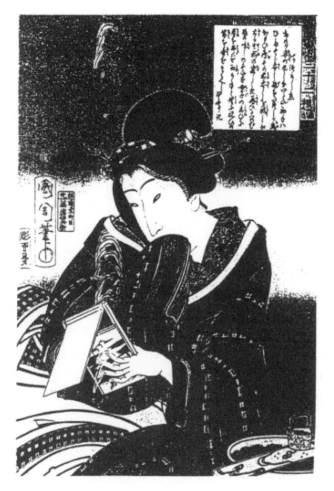

圖10　「はつかし想」（一鶯齋國周繪）

　　上面寫著：這位女性很在意自己的肥胖，所以喝醋，但結果卻因戀
　　愛而消瘦了。拿在手上的是小型鏡子。

　　本文初稿〈江戶時期日本的鏡子與美人〉曾發表於「健與美的歷
史」研討會（中央研究院歷史語言研究所，1999/6/11-12）。修訂稿後刊
於《新史學》，11.2(2000.6)，頁41-73。

女人與蟲——
兩性分工、種族概念與萬巴德的絲蟲研究

李尚仁（中央研究院歷史語言研究所副研究員）

英國醫生萬巴德（Patrick Manson, 1844-1922）在熱帶醫學成為一門專科的過程中扮演關鍵角色。他在科學上最大的成就是早年在中國廈門時發現蚊子是絲蟲的中間宿主，此一重要研究指出昆蟲會在某些人類疾病傳播過程中扮演重要角色，對後來熱帶醫學與寄生蟲學的發展影響深遠。有趣的是萬巴德在宣布此一發現的論文中，將蚊子稱做絲蟲的「保母」。本文探討萬巴德此一命名的意義，尤其是這個名稱和19世紀生物學性別分工概念的關聯。此外，本文進一步指出，這個名稱顯示萬巴德透過居住在中國通商港埠歐洲家庭的家務分工模式，來構想寄生蟲和宿主之間的關係，而當時西方醫生對於熱帶地區白人婦女生育功能受到氣候影響的憂慮，深刻地滲透到他對寄生蟲生殖機制的研究當中。

一、前言

1878年，在中國廈門海關擔任醫官的英國醫生萬巴德在《海關醫報》出版一篇論文，提出他對當地盛行的絲蟲病（filariasis）研究數年所得到的重大成果，指出蚊子是絲蟲的中間宿主（intermediate host），是絲蟲生命循環以及此一疾病傳播過程中不可或缺的一環。同年，英國寄生蟲學權威湯瑪斯・史賓賽・寇博（Thomas Spencer Cobbold）幫他在英國學術地位崇高的倫敦林奈學會（The Linnean Society of London）宣讀此一發現，這篇論文的精簡版隨後

刊登於該會會刊[1]。萬巴德日後返回英國成為建立熱帶醫學這門專科的關鍵人物,他陸續擔任英國殖民部醫學顧問(Medical Adviser to the Colonial Office, 1897-1912),創立倫敦熱帶醫學校(London School of Tropical Medicine, 1899),對英國殖民醫學政策與熱帶醫學發展有深遠的影響[2]。萬巴德學術生涯有不少卓越的醫學貢獻,然而,他在中國所做的絲蟲病研究卻是他最重要的科學成就;此一發現首度揭露昆蟲在寄生蟲疾病傳播過程中扮演的角色,改變了日後寄生蟲學的研究方向,為熱帶醫學這門專科奠定重要的知識基礎。有趣的是當萬巴德發表這個熱帶醫學劃時代的發現時,他稱蚊子為絲蟲幼蟲的「保母」(nurse),並且宣稱:就像大多數的寄生蟲一樣,絲蟲的幼蟲(the filarial embryo)「被另一隻動物吞下,在幼蟲的消化系統發育成熟之前,該動物就把絲蟲幼蟲當成乳兒般撫育」。或許是為了解釋這個有點不尋常的稱呼,寇博在萬巴德的論文中還特地加了一則註腳,指出「在整篇論文中,萬巴德醫生使用的『保母』一詞和寄生蟲學者用的『中間宿主』一詞意思是一樣的」[3]。

乍看之下,萬巴德使用「保母」一詞似乎只是個擬人化的形容方式,這樣的比擬用語在19世紀醫學和生物學的寫作當中並不罕見。然而,萬巴德此一命名其實源自19世紀生殖生物學的核心關切,具有重要的理論意涵,值得深入探討。要對萬巴德的寄生蟲學進行適切的歷史考察,就必須把它放在19世紀生物學的生殖研究的脈絡中來看待[4]。更何況生物學的命名方式往往具

1　Patrick Manson, "Further Observations on Filaria sanguinis hominis," *The Half-Yearly Medical Reports of the Chinese Imperial Maritime Customs*(以下簡稱*Med. Rep.*)No.14(1878), pp. 1-26; idem, "On the Development of Filaria Sanguinis Hominis and on the Mosquito Considered as a Nurse," *Journal of Linnean Society of London, Zoology*, 14(1978), pp. 304-311.

2　萬巴德的生平可以參考以下兩本傳記,Philip H. Manson-Bahr and A. Alcock, *The Life and Work of Sir Patrick Manson*(London: Cassell, 1927); Douglas M. Haynes, *Imperial Medicine: Patrick Manson and the Conquest of Tropical Disease*(Philadelphia: University of Pennsylvania, 2001).

3　Manson, "On the Development of *Filaria Sanguinis Hominis*," p. 304.

4　關於19世紀生殖生物學,參見John Farley, *Gametes & Spores: Ideas about Sexual Reproduction, 1750-1914*(Baltimore: Johns Hopkins University Press, 1982); Mary

有深刻的文化意涵，分析這些名詞可以是了解社會脈絡、性別概念和科學知識內容之間關係極佳的入手處[5]。此外，萬巴德研究的主題是寄生蟲的生殖方式，而保母一詞更是具有明顯的性別、階級與社會分工意涵。近年來科學史研究指出，性別概念(gender concept)是理解18到20世紀醫學與生物學理論的重要關鍵[6]，而科學理論對於自然秩序的概念往往和科學家乃至當時主流思潮對於社會秩序的概念有著密不可分的關係[7]。本文也採取這樣的史學分析進路，探討萬巴德對寄生蟲中間宿主(the intermediate host)的概念，和19世紀生物學對於自然經濟(Nature's Economy)的性別分工(sexual division of labour)的理論觀念之間的關係。此外，他把中間宿主蚊子命名為寄生蟲的「保母」，也關係到當時歐洲醫師對於殖民地白人婦女在熱帶氣候影響下身體狀況能否履行母職的醫學討論，以及對於當地保母在歐洲家庭中的角色的顧慮與辯論。不過，在對這些關聯展開分析之前，必須先釐清萬巴德的研究所要回答的問題是什麼。

(續)──────────

　　P. Winsor, *Starfish, Jellyfish and the Order of Life* (New Haven: Yale University Press, 1976); Evelleen Richards, "Metaphorical Mystifications: the Romantic Gestation of Nature in British Biology," in Andrew Cunningham and Nicholas Jardine (eds.), *Romanticism and the Sciences* (Cambridge: Cambridge University Press, 1990), pp. 130-143.

5　這類分析的代表作是Londa Schiebinger, "Why Mammals Are Called Mammals," in idem, *Nature's Body: Sexual Politics and the Making of Modern Science* (Boston: Beacon Press, 1993). 中譯本見〈「獸」何以稱為「哺乳」動物〉，吳嘉苓等編，《科技渴望性別：STS讀本II》(台北：群學，2004)，頁21-75。

6　Donna Haraway, Primate Vision: Gender, Race and Nature in the World of Modern Science (London: Verso, 1989); Lumilla Jordanova, Sexual Visions: Images of Gender in Science and Medicine between Eighteenth and Twentieth Century (London: Harvester Wheatsheaf, 1989); Cynthia Russet, Sexual Science: The Victorian Construction of Womanhood (Cambridge, MA.: Harvard University Press, 1989); Marina Benjamin(ed.), Science and Sensibility: Gender and Scientific Enquiry, 1780-1945 (Oxford: Blackwell,1991).

7　Stephen J. Cross and William R. Albury, "Walter B. Cannon, L.J. Henderson, and the Organic Analogy," *Osiris* 2ed. Ser., 3 (1987), pp. 165-192; John V. Pickstone, "Bureaucracy, Liberalism and the Body in Post-Revolutionary France: Bichat's Physiology and the Paris School of Medicine," *History of Science* 19 (1981), pp. 115-142.

二、寄生蟲的保母

　　在蘇格蘭亞柏丁郡出生、成長的萬巴德於1866年在亞柏丁大學
(University of Aberdeen)取得醫學博士之後，於該年申請到當時由英國籍總
稅務司長管理的中國海關的醫官職位，6月到台灣打狗就任。1871年萬巴德
調任廈門海關[8]，不久就有罹患當地盛行的象皮病的患者前來求診[9]。罹患此
病者常見腿部或陰囊腫大，患部皮膚粗糙皺褶有若象皮。此病因此而得名。
當時萬巴德和另一位廈門海關醫官穆勒(August Müller)致力於以手術方式治
療陰囊腫大的病人[10]。此外，他們認為象皮病是長期暴露在熱帶「瘴氣」
(malarial atmosphere)下，由於淋巴不斷受到瘴氣刺激影響，導致「淋巴管發
炎、淋巴液滲出與淋巴循環堵塞」，以致引起此一疾病[11]。萬巴德這時還不知
道歐洲已有醫生懷疑象皮病是寄生蟲引起的疾病。

　　1863年法國外科醫生德馬蓋(Jean-Nicholas Demarquay)治療一位陰囊腫
大的病人，在顯微鏡下發現陰囊內部積蓄的液體裡有絲狀小蟲，因而懷疑此
一疾病是感染寄生蟲所引起。德馬蓋將標本寄給當時法國寄生蟲學權威達凡
(Casimir-Joseph Davaine)，後者在檢視過標本之後斷定這是新發現的寄生蟲
而且這些蟲還在幼蟲階段。1872年英國駐印度陸軍醫官路易士(Timothy
Richard Lewis, 1841-1886)不只在病人尿中發現絲蟲，還發現病人血液裡也有
絲蟲。路易士也認為這些結構簡單的絲蟲是幼蟲[12]。19世紀中的寄生蟲學研

8　Manson-Bahr and Alcock, *The Life and Work of Sir Patrick Manson*, pp. 14-20.
9　象皮病在南台灣很罕見，少數病例都是外來的，福建南部卻是象皮病流行的區
　　域。參見John P. Maxwell, *Filariasis in South Fuh-Kien, China* (London: s. n.,
　　1903).
10　August Müller and Patrick Manson, "Drs. MÜLLER and MANSON'S Report on the
　　Health of Amoy for the half year ended 31st March, 1872," *Med. Rep.* No.3 (1872),
　　pp. 22-33, on pp. 25-31.
11　Müller and Manson, "Drs. MÜLLER and MANSON'S Report on the Health of
　　Amoy for the half year ended 31st March, 1872," pp. 24-25.
12　Timothy R. Lewis, On a Haematozoon Inhabiting Human Blood, Its Relation to

究者已經注意到許多寄生蟲的生命循環(lifecycle)都有兩個宿主(hosts)。寄生蟲在一個宿主體內行無性生殖，在另一個宿主體內行有性生殖；或者，幼蟲先寄生在一個宿主體內，等進入另一個宿主體內才蛻變生長成為成蟲[13]。路易士因此認為此蟲應該還有第二宿主方能完成其生命週期。他為了想知道絲蟲的第二個宿主是什麼，做了一些餵食實驗，把病人身上小蟲拿去餵狗、兔子、青蛙等動物，希望藉此找出絲蟲的第二宿主。但是這些實驗都徒勞無功[14]。所以當時醫界還不了解絲蟲第二宿主為何，以及透過什麼媒介進行傳染。這正是萬巴德的研究所要解決的問題以及他的原創貢獻所在。

　　當時西方醫學界認為寄生蟲的主要感染管道是由口而入的飲食傳染，卻沒有人懷疑昆蟲可以傳染這種疾病。當時人們還不知道昆蟲是一些寄生蟲的宿主，也是某些人類與動物疾病傳播的媒介。萬巴德利用1875年返英休假一年時間，在大英圖書館研讀象皮病相關文獻。受路易士研究成果啟發，萬巴德轉而認為象皮病是絲蟲感染引起[15]。由於絲蟲幼蟲出現在人類週邊血液循環之中，萬巴德進一步懷疑絲蟲中間宿主可能是吸血的蚊子。萬巴德休假完畢返回中國之後設計了一個巧妙實驗方法。他找來一位感染絲蟲的中國病患睡在房間裡，晚上門窗大開引蚊子進來，隔了一段時間後再將門窗緊閉。第二天一早萬巴德焚燒煙草燻房中蚊子，使房中蚊子敏感度和活動力都降低了，萬巴德再捕捉這些蚊子並關入藥罐作為研究材料。他利用這些吸過絲蟲患者血液的蚊子進行實驗，每隔一天就在顯微鏡下解剖幾隻藥瓶中的蚊子，

(續)————————————————————

　　　　Chyluria and Other Diseases, Forming an Appendix to the Eighth Annual Report of the Sanitary Commissioners with the Government of India (Calcutta: Office of the Superintendent of Government, 1872), pp. 1-9.

13　John Farley, "Parasites and the Germ Theory of Disease," in Charles E. Rosenberg and Janet Golden (eds.), *Framing Disease: Studies in Cultural History* (New Brunswick: Rutgers University Press, 1992), pp. 33-49, on pp. 36-38.

14　Timothy R. Lewis, *On a Hæmatozoon in Human Blood: Its Relation to Chyluria and Other Diseases* (Calcutta: Office of Indian Annals of Medical Science, reprinted with additions, 1874), pp. 39-50.

15　對萬巴德在大英圖書館的閱讀材料的分析，參見Shang-Jen Li, *British Imperial Medicine in Late Nineteenth-Century China and the Early Career of Patrick Manson* (Unpublished PhD Thesis: University of London, 1999), pp.117-135.

觀察絲蟲在蚊子體內究竟會被消化還是會成長。如果絲蟲沒有被蚊子消化掉反而成長蛻變，那麼蚊子就是絲蟲的中間宿主。結果萬巴德發現絲蟲並未死亡或遭到消化反而逐日成長發育[16]。

萬巴德用「保母」一詞來稱呼中間宿主今天看來似乎有些奇特，但他並不是第一個使用此一名詞的人。丹麥生物學者史廷斯托普（Japetus Steenstrup）在他的世代交替理論（theory of alternation of generations）中就使用了「保母」（ammen）一詞，並以此一概念來區辨世代交替與昆蟲常見的蛻變（metamorphosis）現象。蛻變是指一個單一個體在其生命中所發生的變化，例如蝴蝶的生命由卵開始，發育爲毛蟲，最後在蛹中蛻變爲蝴蝶，成爲一個外觀相當不同的成體。但是毛蟲和蝴蝶還是同一個體的不同生命階段。相對地，某些無脊椎動物的世代交替則是，在生命繁衍的過程中，受精卵所產生的個體，隨後可能以無性生殖的方式生下好幾個世代的個體。例如水螅可以用類似出芽的方式產生新的個體，或是蚜蟲可以在沒有交配的情況下生出新的個體。這些生物通常在進行無性生殖一段期間之後，又會開始進行有性生殖。此外，有些行世代交替的生物，其無性生殖的個體和有性生殖的個體外表型態相當不同[17]。史廷斯托普將無性世代稱之爲「預備世代」（preparative generation），其功能是在「爲注定要達成更高完美程度的下個世代的動物預作準備」。他宣稱無性世代就像失去性器官的工蜂和工蟻一般，是整個群體的「飼養者」（feeder），所以他稱它們爲「保母世代」（nursing generations, ammende），無性世代的個體則稱爲「保母」（nurse, ammen）。史廷斯托普著作的英譯者巴斯克（George Busk）承認英文的 "nurse" 並不能完全對應於作者

16 Patrick Manson, "Further Observations on Filaria Sanguinis Hominis," *Med. Rep.*, No. 14 (1878) pp. 1-26. 關於萬巴德的絲蟲病研究過程，可參見Haynes, *Imperial Medicine*, pp. 2-84; Shang-Jen Li, "Natural History of Parasite: Patrick Manson's Philosophical Method," *Isis* 93 (2002), pp. 206-228.

17 F. B. Churchill, "Sex and the Single Organism: Biological Theory of Sexuality in the Mid-Nineteenth Century," *Studies in the History of Biology*, 3 (1979), pp.139-178, on p.143.

所用的德文"amme"，因為後者其實意謂「乳母」[18]。史廷斯托普還認為「保母」必然是雌性動物，雄性動物則被排除在外，而且這是自然的法則，因為雌性動物的「器官功能適於執行這項職責」。換言之，在史廷斯托普看來，雖然這是「無性」的世代，可是負責養育下一代的個體仍舊是「雌性」。這些雌性動物之所以不完美則和它們的生殖器官有關，史廷斯托普認為完美雌性的生殖器官有二：卵巢與子宮。不完美的「保母」可分為兩類，一類如吸蟲類(trematodes)，是「個體化的子宮」(individualized uteri)，扮演著子宮的功能；另一類則如同工蜂和工蟻般，完全「墮掉」(aborted)它們的生殖器官，而扮演「餵食者」的功能[19]。萬巴德雖然沒有直接引用史廷斯托普的著作，然而，正如科學史學者法利(John Farley)所指出，萬巴德對絲蟲生命史(the filarial life cycle)的看法，基本上依循了史廷斯托普等當代學者根據對吸蟲生命史的理解所提出的模式。萬巴德認為蚊子產卵死掉之後，絲蟲幼蟲從蚊子體內進入水中，人喝此水就被水中的絲蟲所感染。換言之，他認為絲蟲感染人類就與吸蟲感染羊的方式一樣，都是由口而入[20]。

並非當代所有生物學者都接受史廷斯托普的理論，因此他的「保母」並非沒有爭議的。世代交替的理論引起學界很大興趣，許多生物學家對此一理論所描述的現象提出了不同的概念和理論來加以解釋。這引起當時學術界的一場大辯論，甚至被歷史學家視為是19世紀生物學最重要的辯論之一[21]。許多著名的自然學者(naturalists)批評史廷斯托普的概念。英國偉大的比較解剖學家歐文雖然對史廷斯托普的著作評價甚高，但他並不同意「保母」的概念[22]。歐文提出「孤雌生殖」(parthenogenesis)的理論，以「精力」

18　See J. Steenstrup, On the Alternation of Generations or the Propagation and Development of Animal Through Alternate Generations, tr. G. Busk (London; Ray Society, 1845), p. 4.

19　Steenstrup, On the Alternation of Generations, pp. 109, 111-113.

20　Farley, "Parasites and the Germ Theory of Disease," p. 39.

21　Winsor, Starfish, Jellyfish and the Order of Life, pp. 44-72; Churchill, "Sex and the Single Organism".

22　Richard Owen, On Parthenogenesis or the Successive Production of Procreating Individuals from a Single Ovum (London: J. Van Voorst, 1849), pp. 33-34.

(spermative power)或「精德」(spermatic virtue)的概念來解釋無性生殖。歐
文認為受精過程中，卵子接收雄性動物的「精力」或「精德」。然而，此一
受精卵在發育成長之後所接收到的「精力」並未耗盡，因此接下來此一成體
可利用儲存之「精力」繼續產生下一代。有些動物的卵由於接收到的「精
力」十分充沛，因此這樣的無性生殖可以持續好幾世代。這就是史廷斯托普
所謂「保母世代」的無性生殖現象。然而，當殘留的「精力」耗盡之後，就
又回復到有性生殖[23]。歐文認為脊椎動物之所以沒有孤雌生殖現象，是因為
複雜的脊椎動物的胚胎發展需要相當大的「精力」，一次受精時所得的
「精力」不足以提供下一批卵子受精發育[24]。另一位著名的英國生理學家
威廉‧卡本特則認為所謂世代交替其實類似植物出芽(bud)的現象，「保
母」在脫離母體之後發育成長為一個獨立個體，是同一世代「持續增生」。
這就類似園藝插枝的手法，剪下來插枝長成的獨立個體，和原本那株植物其
實屬於同一個世代，而和種子長出的新世代不同。因此卡本特認為史廷斯托
普所謂的「完美世代」與「保母世代」其實是同一個世代[25]。因此也就沒有
所謂「世代交替」可言。

　　赫胥黎(T. H. Huxley)既不同意史廷斯托普的世代交替理論，也不同意
歐文關於孤雌生殖的看法，因為他不接受他們對動物個體所下的定義。赫胥
黎認為動物個體是一個生命從卵開始之後的所有現象[26]。他和卡本特一樣都
認為「保母」根本就稱不上是個獨立個體，相反的，它「只不過是高度個體
化的生殖器官」。赫胥黎自創了個新字"zooid"來取代世代交替的概念。例如

23　Owen, *On Parthenogenesis*, pp. 3, 7-8, 18, 46-51; Churchill, "Sex and the Single
　　Organism,' pp. 145-149.

24　Owen, *On Parthenogenesis*, pp. 39, 68.

25　William Carpenter, "On the Development and Metamorphoses of Zoophytes,"
　　British and Foreign Medico-Chirurgical Review, 1(1848), pp.183-214, on pp.194-
　　195, 205.

26　T. H. Huxley, "Upon Animal Individuality," Michael Foster and E. Ray Lankester
　　(eds.), *The Scientific Memoirs of Thomas Henry Huxley*, Vol. I (London, 1898),
　　pp.146-151, on p. 150. 原文最初出版在 *Proceedings of the Royal Institution*, 1
　　(1851-1854), pp. 184-189.

水螅就是兩種型態的"zooids"所構成的個體。吸蟲則通常由三個"zooids"所構成。對赫胥黎而言，史廷斯托普的「完美世代」與「保母世代」不過是同一個體的不同"zooids"罷了[27]。史廷斯托普與歐文認爲「保母」是獨立的個體，但對赫胥黎而言，它只是個「流浪的性器官」（wandering sexual organ）[28]。雖然萬巴德沒有直接回應此一辯論，但是他對這方面的討論應該有所知悉，因爲此一議題和寄生蟲學對生命循環的研究有著直接密切的關係。此外，萬巴德在亞柏丁大學的生理學教授歐格維（George Ogilvie），以及大力扶持他剛起步的研究事業的寄生蟲學家寇博，都探討過這些議題，而且他們都支持赫胥黎的理論[29]。

　　既然史廷斯托普的世代交替理論有這麼多爭議，而與萬巴德關係密切的歐格維與寇博都反對此一概念，萬巴德之使用這個名詞就更耐人尋味了，更何況史廷斯托普的「保母」指的是同一物種的不同世代，而萬巴德卻用它來指涉不同物種。因此萬巴德的命名有待進一步的解釋。正如歷史學家席冰歌（Londa Schiebinger）指出，雖然動物學命名「在某種程度上是專斷任意的」，但是它也「有其歷史淵源與特定的脈絡、衝突與環境」[30]。以下的分析將指出，萬巴德的命名不只是因爲受到史廷斯托普的概念所影響，也因爲他將殖民地歐洲人的家庭分工讀進自然的經濟（Nature's economy）中。

27　T. H. Huxley, "Observations upon the Anatomy and Physiology of Salpa and Pyrosoma," in Foster and Lankester（eds.）, *The Scientific Memoirs of Thomas Henry Huxley*, pp. 38-68, on pp. 52-53. 原文最初出版在 *Philosophical Transactions of the Royal Society*（1851）, part II, pp. 567-594.

28　Adrian Desmond, Archetypes and Ancestors: Palaeontology in Victorian London, 1850-1875（London: Blond and Briggs, 1982）, pp. 29-39.

29　George Ogilvie, "Observations of the Genetic Cycle in Organic Nature, " *The Edinburgh New Philosophical Journal*, 11.1（1860）, pp.1-23；T. S. Cobbold, "On the Question of Organic Individuality, Entozoologically Considered," in idem, *Entozoa: Being A Supplement to the Introduction to the Study of Helminthology*（London: Groombridge, 1869）, pp. 81-89.

30　Schiebinger, "Why Mammals Are Called Mammals," on p. 52.

三、生命循環中的性別分工

　　對世代交替的討論與生物學的生理分工(physiological division of labour)概念是分不開的。後者是19世紀生殖生物學的重要研究議題，這也是爲何許多重要的動物學者都對寄生蟲的生殖機制深感興趣並投入研究[31]。例如，著名的德國生物學家暨生理學家洛克哈特(Rudolf Leuckart)的諸多研究都有一個共同主題，那就是生殖的問題，他的寄生蟲學巨著也不例外[32]。事實上對世代交替的研究是19世紀生殖生物學發生的巨大轉變的一部分。就在研究世代交替現象的動物學家發現有性生殖不是自然界普遍的現象的同時，霍夫曼斯特(Wilhelm Hofmeister)等植物學家也發現許多植物也有單性生殖、世代交替的現象[33]。這些研究導致19世紀中期生物學發生歷史學家邱吉爾(F. Churchill)所謂的「性危機」(sex in crisis)。18世紀的自然史認爲性是所有生物普遍共通的特徵，然而，19世紀中的這些生物學研究顯示，自然界中無性生殖要比過去所認爲的遠爲普遍。有性生殖不是普遍的現象，反而像是異常現象[34]。

　　法利的研究則指出生理分工概念的重要社會面向。孟德維爾(Bernard Mandeville, 1670-1733)在其名著《蜜蜂寓言》(*Fable of the Bees*)中，早已把群體生活生物的功能分化現象與分工(division of labour)概念連在一起[35]。19世紀生物學家使用分工的概念來討論各種生物現象，而生殖功能的性別分工(sexual division of labour)則被認爲是自然的經濟當中最重要且最凸出的分工現象之一。在1820-1830年代，法國動物學米訥-艾德華(Henri Milne-

---

31　See, for example, Carl Theodor von Siebold, "Helminthology" in von Siebold *et al*, *Reports on Zoology for 1843, 1844*, translated by George Busk *et al* (London: Ray Society, 1847), pp. 446-502.

32　Churchill, "Sex and Single Organism," p. 157.

33　See Farley, *Gametes and Spores*, pp. 34-159.

34　Churchill, "Sex and Single Organism," pp. 163-165.

35　Farley, *Gametes and Spores*, p. 111.

Edwards)致力於建構生理分工的理論(the division of physiological labour),他認為越高等的動物生殖模式就越複雜,而這正反映了分工的趨於完美[36]。洛克哈特也採取類似的觀點與研究路徑。他認為雌性與雄性的不同生理結構反映了不同的性別角色和功能。洛克哈特認為從簡單生物的單性生殖到複雜生物的兩性生殖,都得根據分工的原則來加以分析。洛克哈特發展出一套「預算」分析法(budgetary、haushalterisch),根據「營養的使用效率」、「細胞的增加」與「可供生殖使用的剩餘物資」等因素來分析生殖現象[37]。史廷斯托普的保母概念來自他對蜂窩分工現象的認識,洛克哈特深知此點,因此他形容史廷斯托普所謂的世代交替現象是「個體發生領域因分工而出現的多形現象(polymorphism)」[38]。從上述洛克哈特的生理學概念可以清楚看出,生物學、政治經濟學和社會理論透過分工的概念在當代學者對世代交替現象與寄生蟲生命史的研究中交會。

　　分工的概念有其政治和社會意義,19世紀的生物學家與社會理論家都使用性別分工的概念為男女有別的社會位階辯護。洛克哈特認為根據生物學原理,女性的工作是生兒育女,男性的天職則是戰鬥與保護社會[39]。政治光譜從左到右的思想家都引用性別分工的概念來建構他們的社會理論。恩格斯認為家庭的性別分工是人類不平等的起源[40]。史賓塞(Herbert Spencer)在其社會進化論中宣稱,相較於「原始社會」的女人得和男人一起分擔工作,歐洲婦女則只從事家務工作而不外出謀生,此種差異性別分化演化的結果,顯示歐洲是個演化階段較高的社會。許多醫生與生理學家,如美國生物學家布魯

36　Toby Appel, *The Cuvier-Geoffory Debate: French Biology in the Decade before Darwin* (Oxford: Oxford University Press, 1987), pp. 217-222; Churchill, "Sex and the Single Organism," pp. 166-167; Farley, *Gametes and Spores*, p. 112; Russett, *Sexual Science*, pp. 132-135.

37　Churchill, "Sex and the Single Organism," pp. 157-163; Farley, *Gametes and Spores*, pp. 111-112.

38　Farley, *Gametes and Spores*, p. 112.

39　Farley, *Gametes and Spores*, p. 111.

40　Friedrich Engels, *The Origin of the Family, Private Property and the State* (New York: Pathfinder, 1972) p. 94; Farley, *Gametes and Spores*, p. 112.

克(William Brook)、生理學家霍爾(G. Stanley Hall)以及英國婦科醫生緹爾
(E. J. Till)，都引用生理分工的概念來反對女性爭取高等教育與就業機會[41]。

政治經濟學的分工概念被生物學家與生理學家運用來分析生物現象，社
會理論家又引用生物學說來解釋兩性角色差異，分工的概念顯示了生物學概
念與社會成見分享著共同的文化脈絡，彼此交流密切。法利認為維多利亞時
代認為女人應該「沒有性慾、以照顧小孩與男人為職志」的性別規範，被當
時的生物學家建構到他們的理論之中，因此當時生物學所構想的雌性生物幾
乎純粹只有產卵的功能，而雄性動物則在生殖過程中扮演毫不起眼的角色。
法利認為18世紀的自然史之所以強調有性生殖的普遍性，和啟蒙時代開放的
思想與文化風潮有關。19世紀越來越多的中產階級投入生物學研究，結果就
把他們保守的性觀念建構到生物學兩性生殖分工的理論概念之中[42]。

萬巴德之所以用「保母」一詞來形容昆蟲中間宿主在寄生蟲生殖過程中
所扮演的角色，和當時生物學對於世代交替現象的探討以及有性生殖兩性生
理分工的概念，有著密切的關係。可是光憑維多利亞時代生物學的兩性生理
分工概念，仍不足以解釋萬巴德的保母概念。要了解此一命名的深意，還必
須檢視他所處的殖民主義脈絡。

四、虛弱的歐洲母親與多乳的中國奶媽

自17世紀歐洲帝國殖民擴張以來，歐洲人在海外異域健康不佳、罹病和
死亡率甚高的問題，就一直為殖民醫學所關切。一般認為這是由於歐洲人在
不同氣候環境下水土不服的結果，而且這樣的適應問題在熱帶尤其嚴重。19
世紀對此一問題的探討指出，歐洲人能否適應熱帶氣候是攸關歐洲殖民事業
該如何進行以及能否成功的重要問題；決定歐洲人能否適應熱帶氣候的重要
判準之一，是歐洲人能否成功地在熱帶地區生養下一代；成功地繁衍養育下

41 Russett, *Sexual Science*, pp. 130-154; Farley, *Gametes and Spores,* pp. 110-128.
42 Farley, *Gametes and Spores*, pp. 116, 127-128.

一代當然是成功進行長久殖民的重要條件，而且一般認爲白人婦女與小孩的
健康要比男人更易受到氣候的影響。提爾特(Edward John Tilt)的《英國女人
在印度的保健》(*Health in India for British Women*)一書，在討論英國能否殖
民印度的問題時提出：「我們能征服印度，卻屈服於它的氣候。婦女的各種
生殖功能無法適當地運作……。」因此他認爲英國無法殖民印度，只能靠
「不斷從英國徵調人手來掌握印度」，並且靠採取適當的醫療措施來「減少
『血稅』(blood tax)」[43]。在熱帶氣候和疾病的影響下，歐洲人健康受損死
亡率高，只能靠從母國源源不斷輸入新移民來維持對殖民地的統治。衛生措
施和醫學手段只能減少死亡率，卻無法改變這種人命不斷損失的狀況。

　　在中國的英國醫生也有類似的關切，他們特別擔心白人婦女在中國能否
哺育他們的子女。福州海關的醫官索莫維爾(J. R. Somerville)感嘆說：「不
幸的是在中國極少有外國母親在泌乳期能充分的哺育其嬰兒，我敢說這一定
和炎熱氣候造成的虛弱有關。」雖然有些歐洲婦女努力想以自己的乳汁餵哺
嬰兒，然而結果不只徒勞無功還危害母親的健康[44]。另一位在上海的英國醫
生韓德森也有同樣的看法[45]。萬巴德指出任何在中國對此一問題有所經驗的
醫生，都會同意索莫維爾所指出的「在中國的歐洲母親無法哺育她們的小
孩」的說法[46]。

　　英國醫生在其他東方國家與殖民地也有類似的報告。印度的英國醫生通
常勸告英國太太(memsahibs)僱用印度奶媽(amahs)，同樣的建議和做法也普
遍見諸其他殖民地[47]。莫爾(W. J. Moore)宣稱「儘管讓健康的婦女哺育她們

43　Edward John Tilt, *Health in India for British Women* (4th ed.) (London, 1875),
　　quotations from pp. 4, 39-40.

44　"Dr. J.R.Somerville's Report on the Health of Foochow (Pagoda Anchorage) for the
　　half year ended 30th September, 1872," *Med. Rep.*, No. 4, pp. 56-67, see p. 64.

45　Edward Henderson, *The Nurse in Hot Climates* (London, 1903), p. 38.

46　"The Drs. Manson's report on the health of Amoy for the half year ended 30th
　　September 1873," *Med. Rep.*, No.6, p. 31.

47　Nupur Chaudhuri, "Memsahibs and Motherhood in Nineteenth-Century Colonial
　　India," *Victorian Studies*, 31 (1988), pp. 517-535, on p. 529; Valerie Fildes, *Wet
　　Nursing: A History from Antiquity to the Present* (Oxford: Blackwell, 1988), pp.

的子女是最好的，然而事實上許多在印度的英國婦女無法履行此一責任」。
他認爲「炎熱、瘧疾以及當地氣候令人體質鬆弛的性質」使得這些婦女身體
過於衰弱，難以負起哺乳和養育子女的重責大任[48]。《全能印度管家與廚
師》(*The Complete Indian Housekeeper and Cook*)一書宣稱，印度乳母是要讓
英國嬰兒能夠存活所不可或缺的[49]。日本橫濱的英國醫生艾利吉(Stuart
Eldridge)則斷言：「當地大量[歐洲]婦女即使其他方面健康良好，也無法哺
育子女。」他認爲橫濱「至少有33%的[白人]婦女在這個意義上是壞母
親」。甚至許多婦女生產時也有羊水不足的問題。在艾利吉的描述下，東方
嚴酷的氣候似乎吸乾了歐洲婦女的精力與體液[50]。萬巴德的結論是：「歐洲
人想在此地[中國]繁衍之前，必須在[女性生殖功能]這方面先改變其體
質。」[51]

相對於歐洲婦女的失去奶水，英國醫生認爲中國婦女具有奇特的泌乳能
力。廈門一位傳教士告訴萬巴德廈門海關的同僚穆勒說，有一位中國寡婦雖
然已經多年未曾產子，卻爲一名孤兒哺乳。穆勒詢問當地人是否眞有這樣的
事，眾人皆稱是。穆勒自己見到兩名中國婦女行這樣的事；其中之一是位40
歲的婦女，她的乳房已有六年未曾泌乳。她藉著服食「水煮的『樹瓜』(tree
melon)」來刺激泌乳，因爲「還沒成熟的樹瓜汁很像乳汁」。另一位則是30
歲的婦女，同樣也有六年未曾泌乳，卻想要收養一個六個月大的棄嬰。當穆
勒第一次檢查她的時候，他發現她「又小又皺縮的乳房大多由鬆散的皮膚構

(續)————
204-206.
48 W.J. Moore, *A Manual of Family Medicine For India* (London: Churchill, 1874), pp. 484-485; Edward John Tilt, *Health in India for British Women* (London: Churchill, 1875, 4th ed.), p. 61.
49 Flora Anne Steel and G. Gardiner, *The Complete Indian Housekeeper and Cook* (Edinburgh: Murray, 1888), p. 176; Chaudhuri, "Memsahibs and Motherhood," p. 529.
50 Stuart Eldridge, "Notes on the Diseases affecting European Residents in Japan, Upon the Basis of All Available Statistics," *Med. Rep.*, No.15 (1878), p. 70.
51 Patrick Manson and David Manson, "The Drs. Mansons' Report on the Health of Amoy for the half year ended 30th September 1873," *Med. Rep.*, No. 6 (1874), pp. 30-32, on p. 31.

成」。然而，在服食同樣的水果十天之後，這女人開始泌乳，而且穆勒發現她的「乳房堅實、發育良好，一壓之下就開始泌乳」。他也檢查了這名中國女子的乳汁，結果正常。穆勒不相信這些女人吃的食物與恢復泌乳有什麼關係，雖然當地婦女認為這是食物的功效。穆勒最後認為中國女人這種現象很普遍，但他無法解釋為何如此[52]。

《海關醫報》的主編詹姆生（Alexander Jamieson）在穆勒的文章後面補充了兩個異常泌乳的例子；其中之一是條「已經兩年多沒生小狗也沒跟公狗在一起的母狗」。在這隻母狗收養一窩被丟棄的小狗之後，「她的乳房快速脹大」，結果「不出數天就乳汁充盈」。另一個類似的例子是由澳洲進口到南京的母牛[53]。詹姆生認為這現象是由「心靈與組織元素（tissue element）諸多互動」所造成的。他引用著名外科醫生帕傑特（James Paget）《外科病理學》中的一個病例：一名婦女能夠在其強迫觀念（obsession）的影響下，刺激她肩膀上的腫瘤變大，然後又使它消失。另一個例子則出自卡本特（William B. Carpenter）的《心靈生理學》，書中提到有個泌乳失常的女人在美士美術（mesmerism）的影響下恢復正常泌乳[54]。有意思的是，詹姆生舉的兩個例子都是女人。這點與當時醫界的主流觀點一致。當時醫學理論認為，女性由於其敏銳的感性與纖細的神經系統，心理特別容易受到外界影響而生理又特別易受心理作用的左右[55]；同理也適用於雌性動物。知名英國女作家馬蒂努

---

52 August Müller, "Note of Cases of Unusual Milk Secretion," *Med. Rep.*, No.10 （1875）, pp. 15-16.

53 Alexander Jamieson, "Dr. Alexander Jamieson's Report on the Health of Shanghai for the half year ended 31st March, 1876," *Med.Rep.*, No.11, pp. 48-58, on pp. 56-57. 詹姆生在Müller論文結尾加上的編者案，描述了南京的澳洲母牛的泌乳現象。參見 Müller, "Note of Cases of Unusual Milk Secretion," pp. 16-17.

54 詹姆生前引的編者案。James Paget, *Lectures on Surgical Pathology: Delivered at the Royal College of Surgeons of England* （London: Longman, 1870, 3rd ed.）, p.35; William B. Carpenter, *Principles of Mental Physiology* （London: King & Co., 1875, 3rd. ed.）, p. 609.

55 Carroll Smith-Rosenberg and Charles E. Rosenberg, "The Female Animal," in Charles E. Rosenberg, *No Other Gods: On Science and American Social Thought* （Baltimore: Johns Hopkins University Press, 1997, rev. ed.）, pp.54-70, on p. 55;

(Harriet Martineau)在得了重病之後透過美士美術治療而得以痊癒。她後來自行學習美士美術，還用這方法治療了生病的寵物母牛貝西(Betsy)[56]。詹姆生的說法也將女人類比於動物，而這和當時醫學與生物學認爲女人比男人更接近動物的看法是一致的[57]。席冰歌指出「認爲女人在心靈上與身體上不如男人完美，而更接近於動物，是個古老的想法」，可追溯至古希臘。在18世紀，林奈(Carl von Linnaeus)，造了「哺乳類」（Mammalia）一詞來作爲動物分類的範疇。林奈創造此詞來回應人類在自然中的位置這個困難的問題。一方面，人類是動物界的一部分，因爲女人就像雌獸般哺乳養育子女；另一方面，林奈又造了智人(Homo sapiens)一詞，來顯示人類由於其理性而超越動物之上[58]。19世紀的性學與種族科學通常認爲女人在「種系發生階梯」(phyletic ladder)的位置比男人來得低。理察茲(Evelleen Richards)形容這種觀念是把「女人等同小孩又等同原始人」[59]。在這樣一個思想傳統中，中國婦女特殊的泌乳能力使得她們具有奇妙的動物性。

　　由於在中國的白人婦女無法哺育子女，英國醫生建議他們僱用當地的乳

(續)────────────────

　　Moscucci, *The Science of Woman*, pp.104-106. 卡本特認爲心靈和物質身體之間是透過「神經力量」(nerve force)作爲媒介，而女人的神經系統使得她們的生理功能特別容易受到心理狀態的影響。參見 Rosenberg and Rosenberg, "The Female Animal"; Russet, *Sexual Science*, pp. 108-112.

56　Roger Cooter, "Dichotomy and Denial: Mesmerism, Medicine and Harriet Martineau," in Benjamin (ed.), *Science and Sensibility*, pp.144-173, on p. 155. 美士美術(mesmerism)，由奧地利醫生美士美(Franz Anton Mesmer, 1734-1815)所創，他宣稱發現一種宇宙中的力量，可以用來治療疾病促進健康，又稱之爲「動物磁力」(animal magnetism)。施術時病人常會失去知覺。許多學者認爲美士美術是催眠術(hypnotism)的前身。關於美士美術的歷史，可參見Robert Darnton, *Mesmerism and the End of Enlightenment in France* (Cambridge, MA.: Harvard University Press, 1968); Alison Winter, *Mesmerized: Powers of Mind in Victorian Britain* (Chicago : University of Chicago Press, 1998).

57　Russett, *Sexual Science*, pp. 49-77; Rosenberg and Rosenberg, "The Female Animal"; Moscucci, *The Science of Woman*, pp. 13-16.

58　Schiebinger, "Why Mammals Are Called Mammals."

59　Evelleen Richards, "Darwin and the Descent of Women," in David Oldroyd and Ian Langham (eds.) *The Wider Domain of Evolutionary Thought* (Dordrecht: Australian Studies in the History and Philosophy of Science, 1983), pp. 51-111, on p. 76.

母。當然也有少數醫生反對這種做法，例如，汕頭的史考特(E. I. Scott)醫生就建議歐洲婦女用奶瓶餵奶。然而，詹姆生強烈反對史考特的意見，認為用奶瓶餵奶容易導致嬰兒腹瀉，遠不如僱用奶媽[60]。索莫維爾也反對「人工餵奶」，因為這樣養嬰兒的死亡率很高，而中國的炎熱氣候更增加其危險性[61]。索莫維爾建議僱用醫生檢查過的奶媽。傳教醫生韓德生(Edward Henderson)也反對奶瓶餵奶，他說「人工餵奶很……少不帶危險」。他的理由之一是，由於中國不肖商人摻水牟利，當地供應的牛奶常常不純而且不清潔。此外，「即使可以保證牛奶的純度或是以煮沸來確保清潔，牛奶還是有很快就變質壞掉的危險，由於白天與晚上都需要餵奶，因此必須密切監控牛奶的品質，這是很難做到的」。他的結論是：乳母是不可或缺的[62]。

然而，僱用當地奶媽卻也引起其他的顧慮。賈丁(J. Jardine)抱怨說本地奶媽的奶水往往品質不佳，而且他們常拒絕食用「強身的食品以生產更豐富的乳汁」[63]。賈丁提出折衷性的解決辦法，他認為雖然當地奶媽的奶水充沛，但品質常常不好，因此他建議應該佐以牛奶、檸檬汁與「萊比嬰兒食品」(Liebig's food for infants)[64]。除此之外，英國醫生也很擔心當地保母的不當行為。詹姆生警告當地歐洲家庭說有些本地保母的不當餵食方式，導致很多歐洲小孩生病。中國保母不知是「出於善意的錯誤或根本就是變態，一有機會就在小孩嘴中塞滿乾飯與其他當地食物，這些食物未經仔細咀嚼是無

60　E.I. Scott, "Dr. E.I. Scott's Report on the Health of Swatow for the half year ended 31th March, 1880," *Med. Rep.*, No.19 (1880), pp. 11-15, on p. 15. 詹姆生不同意這樣的看法，並且在這篇論文後面加上一篇編案加以批評。

61　J. R .Somerville, "Dr. J. R. Somerville's Report on the Health of Foochow (Pagoda Anchorage) for the half year ended 30th September, 1872," *Med. Rep.*, No.4 (1873), pp. 56-67, on p. 64. 莫爾認為用奶瓶餵奶非常容易導致嬰兒生病乃至死亡，參見Moore, *A Manual of Family Medicine For India*, p.490.

62　Edward Henderson, *The Nurse in Hot Climates* (London: Scientific Press, 1903), pp. 38-39.

63　J. Jardin, "Dr. J. Jardin's Report on the Health of Kiukiang for the year ended 31st March 1876," *Med. Rep.*, No.11 (1876), pp. 14-20, on p. 15.

64　Jardin, "Dr. J. Jardine's Report on the Health of Kiukiang for the year ended 31st March 1876," on pp. 14-15.

法消化的……」。他注意到「襁褓中的當地嬰兒吞食米飯和蔬菜，而且在這種不尋常的飲食餵養下似乎活得很好」。他造訪一個中國村莊時「驚訝地」發現，當地母親總是自己先仔細地咀嚼這些食物，再把嚼過的食物餵給小孩。這就解釋了為何「外國小孩在吃了大量穀類食物之後，都會有痙攣的病症」，而當地小孩卻少有這種毛病[65]。在印度，英國人對當地保母的管理也有類似焦慮。在《印度斯坦的景色與特徵以及對印度英國人社會的描寫》(Scenes and Characteristics of Hindustan with Sketches of Anglo-Indian Society, 1837)一書中，羅勃茲(Emma Roberts)形容印度乳母是「一個家庭最昂貴、最麻煩的附屬品」。她抱怨說：「透過和歐洲小孩相關的事務，是當地人占據歐洲社區最多便宜的最快方法。」[66]

　　有些歐洲婦女則因為其他原因而不願意僱用當地奶媽。索莫維爾抱怨說很多人相信「身體、心靈與道德等方面的特質，會透過奶水傳遞給下一代」。他大力反駁這種偏見，引用英國優生學家加爾頓(Francis Galton)的《遺傳天才》(Hereditary Genius)以及達爾文(Charles Darwin)的《物種原始》(Origin of Species)與《馴養的動植物》(Animals and Plants under Domestication)等書，來論證這些品質並不會隨著乳汁傳給下一代[67]。然而，有些歐洲婦女之所以不願意僱用當地乳母並不只是因為古老的迷信，而是由於歐洲殖民家庭必須與當地社會維持一定距離。本地傭人與保母的規訓是殖民地歐洲人的一大關切，這在中國通商港埠也不例外。許多歐洲人常抱怨他們的中國僕人「不誠實」，用「腐敗與不衛生的方式做事」[68]。人類學者克里

65　Alexander Jamieson, "Dr. Jamieson's Report on the Health of Shanghai for the half year ended 30th September, 1872," *Med. Rep.*, No. 4 (1873), pp. 94-105, on p. 104.

66　Chaudhuri, "Memsahibs and Motherhood," p. 529.

67　Somerville, "Dr. J. R. Somerville's Report on the Health of Foochow (Pagoda Anchorage) for the half year ended 30th September, 1872," p. 65. 莫爾也提到在印度的歐洲人「非理性地反對讓當地女性哺育他們的子女，而且這種反對是無法克服的」。Moore, *A Manual of Family Medicine For India*, p. 485. 認為哺乳者的性格稟賦會透過乳汁傳給胎兒的想法在歐洲有著相當久的歷史，參見 Schiebinger, "Why Mammals Are Called Mammals."

68　關於通商港埠歐洲居民對於中國僕傭的抱怨，參見 Frances Wood, *No Dogs and*

佛（James Clifford）形容布爾喬亞家庭中的佣人是「馴化的外人」
（domesticated outsiders）。在殖民地的歐洲家庭中，本地佣人、女傭以及保母
「監督管理私領域的疆界，擔任『街頭』與家的中介，身處布爾喬亞私密生
活的內部。簡而言之，他們是性別、階級與種族區隔的看門人，而他們的出
現就已經逾越了這些界線」。本地保母凸出的種族他性（racial otherness），使
殖民地歐洲人更深刻感受到她這種「家中的外人」的弔詭位置[69]。

　　人類學者史托勒（Ann Laura Stoler）的研究指出，對歐洲布爾喬亞家庭而
言，傭人與保母對家中小孩的壞影響更是一大擔憂，因為一般認為小孩最容
易受到外來影響。在殖民地這種焦慮又摻雜了種族主義的因素。殖民地家庭
的居家安排與對本地僕人與保母的管理，攸關種族界線的維持，因為歐洲人
的種族身分並不只是來自其體質特徵、父母血緣或法律地位，也來自其教養
與情操（cultivation and sentiment）[70]。例如，19世紀荷屬印尼與法屬越南發生
了數件關於混血兒國籍問題的法律爭議，牽涉這些案例的小孩的父親是歐洲
人，根據法律應該具有荷蘭或法國的公民權。然而，他們的申請卻遭到拒
絕，因為法院判定他們缺乏歐洲人的教養與情操。對於教養與情操的強調，
也見諸殖民地貧窮的白人長工（white indentured workers）的曖昧種族地位，以
及對種族體質變質（racial degeneration）的討論[71]。

（續）───────────────

　　　Not Many Chinese: Treaty Port Life in China 1843-1943 (London: John Murray, 1998), pp. 131-133.

69　James Clifford, *The Predicament of Culture* (Cambridge, MA.: Harvard University Press, 1988); Ann Laura Stoler, *Race and the Education of Desire: Foucault's History of Sexuality and the Colonial Order of Things* (Durham: Duke University Press, 1995), pp. 149-150. 引文出自Ann Laura Stoler, "A Sentimental Education: Native Servants and the Cultivation of European Children in the Netherlands Indies," in Laurie J. Sears (ed.), *Fantasizing the Feminine in Indonesia* (Durham: Duke University Press, 1996), pp. 71-91, on p. 77.

70　Stoler, *Race and the Education of Desire*, pp. 137-164; Stoler, "A Sentimental Education."

71　Ann Laura Stoler, "Sexual Affronts and Racial Frontiers: European Identities and the Cultural Politics of Exclusion in Colonial Southeast Asia," *Comparative Studies in Society and History*, 34 (1992), pp. 514-551; Ann Laura Stoler, "Rethinking Colonial Categories: European Communities and the Boundaries of Rule,"

　　在殖民地教養歐洲小孩是件棘手的事，而歐洲小孩與當地保母的關係則引起很多關切與不安。歐洲人認為當地保母有可能敗壞歐洲小孩的道德與品格。例如，荷屬印尼就有不少歐洲人指控當地保母與傭人把他們的「道德習慣」傳給荷蘭兒童。除了照顧不周行事疏忽之外，當地保母常犯的毛病是過分的寵溺小孩。歐洲人指控傭人與保母的奴顏卑屈敗壞了小孩正直的歐洲品格，使得他們成為「小暴君」[72]。此外，歐洲小孩常從保母學會當地語言，這經常讓他們父母感到非常不安。史托勒指出，歐洲殖民者認為語言的使用和小孩的「品格形成」與「內在性向」有著密切關係。李漢特與肯尼(S. Leigh Hunt and Alexander A. Kenny)在《熱帶的考驗》(*Tropical Trials*)一書中宣稱歐洲小孩若學會當地的語言，「如果他們的母親懂得當地話，可以察覺小孩因此而習得那些污染他們的觀念和說法，那麼他們肯定會被嚇壞」。這些言論都顯示，殖民地的英國父母深怕在當地養育長大的下一代會受到當地人的不良影響，以致英國品格蕩然無存[73]。尤有甚者，有些歐洲人還指控當地保母傳授性知識給歐洲小孩，甚至狎玩小孩以及教小孩手淫來哄他們入睡[74]。

　　至少自洛克(John Locke)的時代起，歐洲的布爾喬亞家庭就對小孩與保母的性接觸有所顧慮[75]。在這樣的脈絡中，史廷斯托普描述的世代交替中無性的「保母」失去性器官以便哺育完美的下一代，可說是布爾喬亞家庭中完美的性別分工。有趣的是19世紀有些婦科醫生(gynaecologists)主張以卵巢切

(續)————————————————
　　Comparative Studies in Society and History, 31 (1989), pp. 134-161.

72　Stoler, *Race and the Education of Desire*, pp. 155-164; idem, "A Sentimental Education," pp. 79-80.

73　S. Leigh Hunt and Alexander A. Kenny, *Tropical Trials: A Handbook for Women in the Tropics* (London: W. H. Allen, 1883), p. 403; Chaudhuri, "Memsahibs and Motherhood," pp.530-531; Stoler, "A Sentimental Education, " pp. 80-89, on p. 81.

74　Stoler, "A Sentimental Education," pp. 77-78.

75　Stoler, *Race and the Education of Desire*, pp. 145-164。保母和小孩之間的親密關係對小孩性發展的影響的相關論述，以及年輕保母住在主人家中造成的誘惑以及引起家庭成員在性方面的緊張或焦慮，參見Jonathan Gathorne-Hardy, *The Rise and Fall of the British Nanny* (London: Hodder and Stoughton, 1972), pp. 71-104; 149-169.

除來治療包括卵巢囊腫到月經失調及「月經癲癇」（menstrual epilepsy）在內的各種婦女疾病。歷史學家莫絲古奇（Ornella Moscucci）稱此為「將女人去性」（unsexing of women）[76]。對不少19世紀的醫生與生物學家而言，將女性去性似乎是解決許多女性性象（female sexuality）引起的「問題」與「麻煩」的最好辦法。史廷斯托普也不是唯一一個用家庭關係模式來構思自然秩序的生物學家。馮希柏（Carl Theodor Ernest von Siebold）對蜜蜂孤雌生殖現象的研究，就用「義大利母親」、「德國血緣」等字眼來形容不同品種的蜜蜂[77]。理察茲認為達爾文的性擇理論（theory of sexual selection）不只和維多利亞時代的性別規範有關，也與他的家庭生活有關。達爾文的妻子艾瑪是維多利亞時代婦女被動而富有愛心的典型，她在家中的奉獻使得罹患慢性疾病的達爾文得以完成他繁重的研究工作。理察茲認為達爾文關於女性的理論，正當化了他在居家生活中對妻子的依賴[78]。在殖民地，歐洲家庭同樣依賴當地的僕人與保母來維持家務運作以及養育下一代，然而，歐洲殖民者對當地人深入其家庭生活所帶來的影響同時感到極為焦慮不安。這種關切與不安同樣出現在中國的通商港埠，尤其在英國醫生關於歐洲婦女哺乳與養育子女的討論當中最為顯著。此種歐洲人與當地人的依賴分工模式，在不知不覺中深刻地形塑了萬巴德對於寄生蟲生命循環的生理分工現象的理論構思，而呈現在他將絲蟲的中間宿主蚊子命名為保母的用語上面。

五、結語

萬巴德在談到絲蟲對「保母」的依賴時寫道：「就像許多其他的寄生蟲一般，它需要中間宿主的服務……來哺育它直到它有能力獨立生

76　Moscucci, *The Science of Woman*, pp. 134-164.
77　Carl Theodor Ernest von Siebold, *On True Parthenogenesis in Moths and Bees; A Contribution to the History of Reproduction in Animals*. tr. William S. Dallas (London: J. Van Voorst, 1857), pp. 76-77.
78　Richards, "Darwin and the Descent of Women."

活……。」[79]萬巴德對於蚊子「保母」功能的描述以及他對絲蟲生命循環性別分工的概念，和當時英國殖民地醫生對於當地乳母在歐洲家庭中所扮演的角色的觀點有著異曲同工之妙。萬巴德對中間宿主的命名，連結了當時英國醫學對殖民地歐洲婦女的生殖功能問題與歐洲殖民熱帶的可能性的探討，以及當時生物學理論有關性別生理分工在自然經濟中的重要性的說法。然而，此一命名無意間也反諷地將歐洲殖民者類比於寄生蟲。拉度(Bruno Latour)討論巴斯德及其追隨者的細菌學研究與法國殖民主義的關係時，認為：「研究寄生蟲對殖民有直接的影響，因為寄生蟲直接限制了巨型寄生蟲(macroparasites)所形成的帝國的範圍。」[80]拉度以此巧妙類比，點出寄生蟲學研究的貢獻之一，在於克服殖民者在殖民地所遭遇到的傳染病，以利於歐洲帝國殖民事業的開展。然而，在拉度提出此說的百餘年前，「熱帶醫學之父」在把雌蚊命名為絲蟲的「保母」時，無意間就做出了同樣的類比：要在殖民地生養下一代，歐洲人需要當地乳母；要繁衍永續，絲蟲需要蚊子的「哺育」。

本文根據作者較早的一篇英文論文增補修訂而成。該文出版資料如下：Shang-Jen Li, 2004, "The Nurse of Parasites: Gender Concepts in Patrick Manson's Parasitological Research," *Journal of the History of Biology* 37:1, pp. 103-130.

79　Manson, "The Metamorphosis of *Filaria*," p. 369.
80　Bruno Latour, *The Pasteurization of France* (Cambridge MA.: Harvard University Press, 1988), pp. 140-145, on, p.141.

近代中國女子健美的論述
（1920-1940年代）

游鑑明（中央研究院近代史研究所副研究員）

　　當西方體能運動傳入中國之後，為了強調健康可以帶來美麗，並體現健康是具時代性的美，健康美成為衡量女性美的一種標準，並引起討論。論者認為中國社會所標榜的美人多半嬌弱、不健美，而且以各種飾物或脂粉妝扮身體，這與西方社會講求的自然、健康的美相互抵觸，因此他們特別從西方尋找健美女性的範例，並向國人介紹西人的健美方式。由於健美的倡導主要在改進中國女性的身體，使之能強國保種，所以這時代的美麗標準不是中國式的，美人卻須具國族觀念。然而，論者除將健美緊扣國族論述之外，為引起更多女性關心健美問題，他們還從健美可以帶來兩性平等或者女性健美有利健康、能防止老化、獲得異性青睞等角度切入，使健美具有多元誘力，即連電影界或醫療界也藉題發揮，將健美商品化。在眾聲喧嘩中，女性似乎失去對自我身體的主導權，她們雖然解放身體，去除身上原有的各種束縛，卻轉而受健美運動或健美妙方的控制；同時，女體不再隱密，公開出現在傳媒中，供眾人觀看、評品。但從女性自述中卻又發現，事實上有女性為獲得健而美的身體，從中實現自我。

一、前言

　　1934年，上海有聲影片公司為了〈健美運動〉一片的上映，特別在上演前一日(11月15日)透過《申報》大做宣傳，當天《申報》以一個整版刊登了

這個廣告，在整個版面上，除了「健美運動」這四個斗大的字格外搶眼之外，還醒目的列著六行說明：

> 含有偉大教育意義的少女藝術聲白鉅片
> 二百餘健美的少女無邪地為藝術而顯露色相
> 二百餘健美的少女純潔地為大眾而表演健康
> 二百餘健美的少女勇毅地為同性而作先驅
> 二百餘健美的少女懇摯地為健美而作領導
> 藉電影藝術的表演給不健美的女性一種強烈的突擊 [1]

翌日，上海《時報》也登出廣告，指明這部影片是國產影片從未有的偉大作品，並在「告訴女性健美底重要，指示女性怎能夠健美」，同時也說出片中有「現代健美女性的太陽浴，有現代女性的游泳運動及其它運動」[2]。在這兩則廣告中，「健美」這兩個字既具教育性，又令人無限遐想；無疑的，這是製片公司一貫的宣傳噱頭，早在〈健美運動〉演出之前，一部由外國人製作的紀錄片〈健美的女性〉也以極具誘惑性的字眼進行宣傳，吸引大批觀眾前往觀賞[3]。事實上，不但廣告如此，影片中女性健美的呈現也因拍攝的方式和觀眾欣賞角度的不同，引起論者非議，認為這類教育影片有流於色相、肉感的傾向，這樣的批評除針對〈健美運動〉、〈健美的女性〉，還包括在1934年3-4月間播映的一部美國影片〈健美運動(Search for Beauty)〉[4]。

1　《申報》，1934.11.15，頁1。
2　上海《時報》，1934.11.16，頁8。
3　據似雲表示，這部片子上演之前，報紙便大為宣傳：「什麼曲線的肉感啦！什麼豐美的乳峰啦！說得香艷之極。」似雲，〈看了「健美的女性」以後〉，北平《晨報》，1934.3.12，頁7。
4　瓊聲，〈「健美的女性」〉，《申報》，1933.12.14，本埠增刊頁2；凌鶴，〈影片「健美運動」評〉，《體育評論》，79(1934.4)：265；雅非，〈「健美運動」我見〉，《申報》，1934.11.19，本埠增刊頁5。

　　從字面上來看，「健美」是「健康」與「美麗」兩個對等詞的組合，「健美」這兩個字其實是體能運動下的產物，爲了鼓勵女性對運動的興趣，倡導體育的人將運動有益健康的說法，更進一步推衍成與美麗有關的「健康美」。隨著運動競賽日漸受到重視，以及傳媒的不斷宣導，「健康美」在1920年代後期成爲時髦名詞，有人甚至認爲健美與戀愛、離婚或自由婚姻一樣能改變女性的地位[5]。換言之，當「健美」一詞廣泛流傳之後，人們對這個名詞出現千奇百種的解讀，同時，在部分傳媒操弄下，「健美」變得十分曖昧，這也就是何以每部以「健美」爲題的影片都充滿聳動性，並造成觀眾對這類影片有各種想像。不過無論如何，「健美」一詞的產生有一定的意義，在〈近代中國女子體育觀初探〉一文中，我曾對健美觀做初淺的研究，本文擬根據這些基礎進行較深入的觀察，並以1920-1940年代這段時期的健美言論爲討論焦點[6]。首先了解健康美何以成爲當時中國女性美的標準以及健美標準是如何建立；其次探究論者以何種方式讓女性健而美，並從中認識當時女性的生活習慣與健美爲她們帶來何種意義；最後觀察社會大眾對健美究竟有何種期待與討論。

　　除此之外，本文試圖透過上述的探究，觀察兩個問題，第一個問題是，由於近代中國體育的倡導基本上是爲了「保國強種」，有關健身的言論大多環繞著這個角度，而近人從事這方面的研究也著眼於國族論述，於是經過鍛鍊的身體似乎只爲了國家、社會，忽略個人對身體的自我看待[7]。當然這些論述確實反映當時的思潮走向，包括我處裡女子體育觀時，也發現民族主

5　瓊聲，〈「健美的女性」〉，《申報》，本埠增刊頁2。

6　游鑑明，〈近代中國女子體育觀初探〉，《新史學》，7.4(1996.12)：138-144。

7　許義雄，〈近代中國民族主義體育思想之特質〉；戴偉謙，〈民族精神教育之體育思想〉；許義雄等著，《中國近代體育思想》(台北：啓英文化事業有限公司，1996)，頁1-36、575-614；Andrew D. Morris, *Marrow of the Nation: A History of Sport and Physical Culture in Republican China*(Berkeley and Los Angeles: University of California, 2004), pp. 77-79；黃金麟，《歷史、身體、國家：近代中國的身體形成》(台北：聯經出版公司，2000)，頁58-80、97-107。

義與女子體育的倡導有緊密的關係；但健美的提倡固然不乏以強國保種為出發點，卻也不完全偏重國族論述，有不少論者強調健美對個人的影響，並重視女性關注的美麗問題，使健美的論述超越政治，走入女性的生活世界。另外，在情慾觀念不時湧現、女體物化現象相當普遍的都會地區，健美論述更加複雜，不以體現國族論述為唯一。因此我擬從健美的言論中，重新觀照近代中國女性的身體論述。

第二個問題是，美麗是女性的特質也是一種誘惑，很少人不為了美麗改造自己，其中女性究竟以何種態度進行改造？針對這樣的問題，西方學者有兩種不同的看法，女性主義者多認為女性是被迫順從美的標準，她們所關心的是美麗實踐如何控制女性[8]。但凱西・戴維斯(Kathy Davis)以美容手術為例，指出女性主義者並未對女性複雜的慾望做深入的理解，在進行這項研究時，她特別關注到愛麗絲・楊(Iris Young)、朵爾斯・史密斯(Dorothy Smith)的觀念，她們的說法大致是，美麗固然讓女性處在被迫的情境，但她們也試圖體現主體，甚至積極而主動的去實踐美麗，讓自己成為行動者[9]。由於本文所探究的健美是當時不少人的美麗標準，因此我將援引這些觀點做適切的討論，檢視論者要求女性健而美的理由或方式是否具壓迫性？而女性本身又如何回應？

此處必須說明的是，健美論述多半出現在1920-1940年代的家庭、醫療衛生方面的期刊報紙或是這時期的畫報中，本文試圖將這些文本歸納討論，雖然文本間有時間差距，但其基調是一致的。另外，近代的健美觀念事實上不僅針對女性，同樣適用於男性，但當時多數男性認為中國女性沒有健康美，有關的論述主要集中在女性[10]；在圖像方面，健美男子出現的比例也不

8　Kathy Davis, *Reshaping the Female Body: The Dilemma of Cosmetic Surgery* (New York: Routledge, Inc., 1995), pp. 49-56.

9　Kathy Davis, *Reshaping the Female Body: The Dilemma of Cosmetic Surgery*, pp. 58-62, 179-181.

10　徐致一指出，他曾在1932年第一次全國體育會議中提出「提倡男子健康美」的議案，結果審查單位將「男子」二字刪除，最後連整個議案都被打消。他表示他倡導男子健美是因為「我國舊時，男子以溫文爾雅為最美之態度，其流弊遂

及女性，因此本文僅從女子健美的言論進行討論。

二、建立女性美的標準：健康美

　　眾所週知，「美麗」是沒有標準，它會隨著時空而改變；同樣的，人們對於美人的看法也見人見智，隨個人的鑑賞力和反應而定。然而不可否認的，同一時代的社會中還是有美的標準，王以明即指出：

> 在同一時代的社會中雖有種種不同的美的觀點存在，即各種人群的美的觀點存在，但在這中間必然有一種美的觀點占著支配地位，這種占支配地位的美的觀點便是那時代社會的美的標準。[11]

王徽所提出的「大家公認的美人」，便是一種由時代社會孕育出的美人標準，例如中國的西施和埃及的克麗佩脫拉(Cleopatra)，曾是一般人心目中美的典型[12]。當西方體能運動傳入中國之後，為了強調健康可以帶來美麗，並體現健康是具時代性的美，不少人將健康美視為衡量女性美的一種標準。論者從不同角度挑戰與健康美相異的美的標準，以凸顯健康美的重要。

　　「健康」是極普通的名詞，其中「健」字因有運動、行進的意涵，因此和「懦弱」一詞相對立[13]。根據這種概念所形成的美人標準，自然和不重視健康的嬌弱美人相牴觸；所以論者在倡導健康美時，首先挑戰的是中國傳統社會「弱不勝衣」的美麗標準，他們將這種不合乎健康的美，統稱為「病態美」。就扛日的解釋，所謂病態的美就是「精神萎靡，弱不禁風，多愁善

(續)————————

　　　致造成今日文弱之風」，徐致一，〈再談「提倡體育應從提倡健康美入　　　手」〉，《康健雜誌》，5.1(1937.1)：2。

11　王以明，〈美的標準〉，《申報》，1935.3.3，本埠增刊頁1。

12　王徽，〈女性美〉，頁51。

13　葉曾駿，〈婦女的健康〉，《婦女雜誌》，16.6(1930.6)：11。

感，以藥度日的一種可憐蟲」[14]！他認為病態美之所以能受到頌揚，是與傳
統禮教的束縛和文人的提倡有關[15]。扛日指責禮教的束縛讓女性終日悶坐，
身體既不能儘量發育、精神也不能完全發揚，導致衰弱，繼而病死[16]。他又
批評文人的詩文中處處充滿對病弱的歌頌，致使女性愈發衰弱：

> 不弱不病不能為美，要美必先弱先病，「美與病」根本不能分離，
> 這實是中國一班【般】文妖所提倡的「女子美」，無聊的文人這樣
> 倡，無知的婦女這樣跟著做。最初不過求美裏須帶點病，後來愈趨
> 愈弱，病中竟尋不出美了。[17]

針對人們對病態美的欣賞，呂敏也毫不留情的指出，男性愛戀的林黛
玉，其實是「一個已患了第三期肺結核的癆病鬼」，他同時提到病態美有三
種害處：易招疾病、阻礙發育和妨害後繼，其中妨害後繼是指病態美的女性
因厭惡生育或身體羸弱，造成無法生育後代[18]。羅家倫甚至發現，宋代以後
脆弱病態的描寫不少是出自女性文人，他認為這些女文人「把自己雕琢成男
子玩弄的工具」[19]。錢一葦也提出呼籲，指責以病態為美的女性，除了當男
人的玩具和生育機器之外，對社會並沒有貢獻[20]。他甚至嚴肅的表示：

14　扛日，〈現代女子的美(上)〉，《星期三》，1.16(1933.4)：249。
15　同上。
16　同上。
17　他指出，這些詩包括有「淡白梨花面，輕盈楊柳腰，行一步可人憐……」、
　　「弱不禁風，力不勝衣」、「美人屋裏常有藥香」，至於描寫女子美的辭語：
　　嬌怯、靦腆、婀娜、綺妮、輕盈、消瘦，也是寫女性的弱或病。扛日，〈現代
　　女子的美（上）〉，頁249。
18　他們認為造成妨害後繼的原因是：一、束胸緊腰，影響生理的健全，於是生育
　　也蒙了重大打擊。二、太好靜惡動了，身體易變衰弱，因是生育也深感痛苦，
　　甚或因經不起痛苦而罹病者，亦屢常有之事。三、愛病態美的女子，大多有喜
　　孤單厭合群的惡癖，對於生育尤為厭惡。四、既是不健全的母親，其生育子女
　　也一定是不健全的，雖然能生下來，但終為愚笨或體弱而中夭者居多。呂敏，
　　〈婦女病態美和健康美的檢討〉，《婦女雜誌》，1.2(北平：1940.10)：7-8。
19　羅家倫，《新人生觀》(上海：商務印書館，1946.12，版5)，頁29。
20　錢一葦，〈婦女美的問題〉，《婦女與兒童》，19.20(1935.12)：2。

婦女們底這個弱點，小之害了自己的健康，失了自己的美貌，殺了
自己的威儀和生氣；大之喪了民族底生氣，造成懦弱無用的國民，
苟且地生，苟且地死，等候著做沒落的亡國奴。[21]

此外，有論者對靠妝飾或脂粉而呈現的人工美提出批評，他們反對穿
耳、燙髮、著高跟鞋，還認為佩帶飾物或傅粉施朱是不健康、非自然的美[22]。
事實上，論者並不否認適度的妝扮可以增添美麗，但他們認為美麗不能單靠
化妝品來粉飾；同時妝飾美只是一種徒具外表的美，妝得不好則適得其反[23]。
特別是當時有許多女性以為講究妝飾便是摩登或者是新女性的象徵，於是有
人呼籲新女性應該是一個完全獨立而自由的人，要成為新女性必須從這些不
合理的桎梏中解放出來，解除各種妝飾上的刑具[24]。無疑的，這對講求妝飾
美的摩登女性其實是極大的諷刺，但也是論者希望以自然美來糾繆女性對摩
登或新女性的誤解。值得一提的是，這種反對人工美、妝飾美的聲浪在倡導
愛用國貨的1930年代，更受到支持，主要是不少女性的化妝品是洋貨，消耗
費用又相當驚人。筆名「南國佳人」的論者根據1934年國際貿易局的統計，
發現在該年度的半年內，中國婦女耗費的舶來脂粉約值97萬元；為此，他指
責這群女性是「只圖片時享樂不顧民族死活的脂粉骷髏」[25]。長生也表示：

她們不獨是做了每年輸入數百萬關金的化妝品的大主顧，而她自己
所得到的結果，只不過是虛耗時間，有害衛生，毀壞自然的美，和
自失人格和供做男性的玩物而已。[26]

21　錢一葦，〈婦女美的問題〉，《婦女與兒童》，19.20(1935.12)：2。

22　〈健全的新女性應該：從刑具的妝飾中解放出來〉，《家庭良友》，
　　6(1937.7)：8-9；霞華，〈美與婦女〉，《女聲》，3.1(1944.5)：13。

23　霞華，〈美與婦女〉，頁13；〈婦女與粧飾〉，《女子月刊》，3.9(1935.9)：
　　4901；帆影，〈女性要健康美〉，《家庭週刊》，154(1946.12)：2。

24　〈健全的新女性應該：從刑具的妝飾中解放出來〉，6：8-9。

25　南國佳人，〈由舶來脂粉說到婦女的健康美〉，《申報》，1934.8.23，頁17。

26　長生，〈自然的健康美和人工的清潔美不是婦運前途的阻力〉，《女子月
　　刊》，2.10(1934.10)：3071。

因此，在反對洋貨的聲浪中，論者主張以健康美、自然美來對抗妝飾美，例如「南國佳人」指出，眞正的健美女性：「一方是憑藉不假脂粉的天然麗質；一方面是在乎實際體格的鍛鍊和德性的涵養。」[27]乍看之下，愛用國貨的反舶來品運動與要求女性效法西方舶來美女的觀念似有衝突，但嚴格而言，引借西方的健美觀基本上是在改進中國女性的身體，讓她們走向世界，甚至能與西方國家一較短長，而這與「師夷長技以制夷」的概念其實是相關的。

病態美、人工美或妝飾美既然不符合美的標準，論者所建構的健康美或自然美的標準又如何呢？「南國佳人」居於反對舶來脂粉的立場，強調合乎中華民族的標準健美女性應有四個條件：(一)保持天然的完好的皮膚，不假脂粉的塗飾；尤其絕對不用舶來品的脂粉；(二)每日用最多的時間於求知、健身、操作等有益身心的事情，極少時間用於妝飾；(三)純粹服用國貨，袪除崇拜洋貨的心理；(四)減輕自身的消費，增加家庭的生產力量[28]。不過，有更多人重視發自身心健康的健美標準，1936年金陵女子文理學院發起了「金陵健康小姐」的選美運動，在這項運動中，該校所列出的健康標準大致是各部器官健全、全身姿勢正確、舉動自然、精神活潑，雖然這僅在表現女性身體的健康，但基本上是在糾正女性以弱爲美的錯誤觀念，並爲社會大眾勾勒出現代女性美的典型[29]。前述的扛日所提出的「健全美」便與這項標準相當神似：

> 所謂健全的美，是指軀幹昂直，筋肉豐潤，血脈活現，行動活潑，精神煥發，一舉一動，都表現青年的朝氣，她們不知道什麼是呆板，什麼是憂愁，她們只是時刻歡躍突進的向上。[30]

---

27 南國佳人，〈由舶來脂粉說到婦女的健康美〉，《申報》，1934.8.23，頁17。

28 同上。

29 闞刪，〈現代健康的女性〉，《申報》，1936.6.27，頁18。

30 扛日，〈現代女子的美(上)〉，頁251。

不過帆影將健康美做了更清楚的解釋,他表明健康美就是自然美,而所謂自然美「便是身上一切的一切,都要本著自然,同時還得要帶有健康的成分」[31]。帆影同時將健康美歸納成八點,包括:(一)讓身體的各部自然的發展;(二)要使身體充分的發達;(三)肌肉要結實;(四)體格要健全;(五)臉部要有血色;(六)身體要清潔;(七)要去掉一切壓迫身體的障礙,如束胸、束腰等等;(八)要取消一切人為的無謂妝飾。他認為無論任何女性,只要符合上述條件便達到眞正的美[32]。顯而可見的是,健康美是注重整體的美,並重視身體各部分的適中與勻稱發展[33]。

論者不但提供健美的標準,也試圖尋找健美的實例供女性參照。有論者打破中國傳統社會重視病態美的說法,指出中國傳統社會不完全欣賞病態美,早就有健美女性。羅家倫在〈恢復唐以前形體美的標準〉一文中便表明,中國民族的體格原本是雄健優美的,而是宋代以後才漸漸退化、頹唐;他特別提出,在足以代表時代心理和風氣的文學詩歌中,便出現不少形容男女形體美的作品[34]。程天工也以先秦到唐代為例,呈現各時代健美女性的形貌,例如《詩經》的〈碩人〉篇中曾以「高大而健美」來稱頌美女,程認為這位美女既活潑又無病態,因為她所體現的是:

> 手如柔荑,膚如凝脂,領如蝤蠐,齒如瓠犀,螓首蛾眉。巧笑倩兮,美目盼兮。[35]

31　帆影,〈女性要健康美〉,《家庭週刊》,154(1946.12):2。

32　帆影,〈女性要健康美〉,154:2;在帆影之前,女體育家陳詠聲曾提出九點健美條件,對女性身體每個部分做詳細評估:(一)全身肌肉發達得很勻稱;(二)體內各器官都很健全;(三)面部紅潤不假脂粉的修飾;(四)牙齒整潔晰白;(五)五官靈敏;(六)胸部豐滿而勻稱;(七)腹部扁平而帶圓形;(八)脊柱正直,姿態優美;(九)舉動靈活而輕快。詠聲,〈如何推動婦女體育活動〉,《中國婦女》,1.8(1940.7):5。

33　王徽,〈女性美〉,頁51。

34　羅家倫,《新人生觀》,頁27-28。

35　程天工,〈女性美與健康〉,《婦女共鳴》,11.7、8(1943.2):9。

同時，程在宋玉的詩中也看到「增之一分則太長，減之一分則太短；著粉則太白，施朱則太赤」的自然美女性[36]。接著程又發現漢代的女性美也以健康爲準則，例如抱著琵琶到邊地出塞的漢明妃不是弱質女性，漢民歌中的美女羅敷是一位整天挑著擔子到野外採桑的勞動女性；至於唐代的美女則更展現健美的形象，從楊貴妃到宮中的宮女或民間小說中的俠女紅拂、紅線、聶隱娘，不是熱愛運動便是武功高強[37]。因此，程天工強調，20世紀中國所標榜的女性美其實是回復到傳統社會的健康美或自然美[38]。

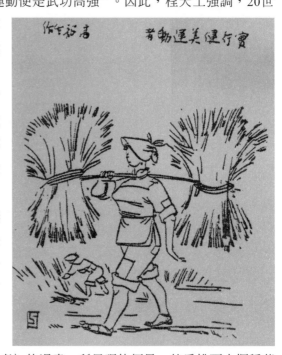

另有論者認爲，中國當代的鄉村婦女也是健美的代表。霞華指出，相較於「都市女性的養尊處優，食玉食而衣錦衣，揮霍享受」[39]，鄉村婦女不但操持家務、撫養兒女，還到田裡協助丈夫工作，因此她們「能夠使身體健康、發育均衡，而另有一種布衣荊釵樸素美」[40]。有趣的是，《婦女新生活月刊》中一幅〈實行健美運動者〉的漫畫，所呈現的便是一位肩挑兩大捆稻草的農村婦女[41]。

儘管在中國的傳統社會或當時的社會可以找到健美的實例，然而在一般

36　程天工，〈女性美與健康〉，頁9。

37　同上，頁9-10。

38　同上，頁10。

39　霞華，〈美和婦女〉，頁13。

40　同上，頁13。

41　《婦女新生活月刊》，7(1930.6)。

人的刻板印象中，中國的女性是病弱、不健康的，加以這時期強調的健美觀
是緊扣著來自西方的體能運動，要尋找健美典範便多從西方女性著手，強調
西方的女性美。早在1912年即有人將中西女性的體態做比較，指出：

> 希臘雕刻多裸體美人像，皆飽滿豐盛、鮮妍、明媚，吾國無裸體美
> 人，即畫像亦渺。……雖吾國俗重廉恥，不重裸體美人，要亦婦女
> 身體大抵瘦弱，裸體不能增美，反為損美也。[42]

雪林則進一步提到，西方人雖然在20歲以前較中國人蒼老，但這以後就不
大改變，她諷刺「中國女子三十而後，容華日漸凋謝，西洋女子到這個年
齡，還是一朵盛開的牡丹」[43]。雪林的比喻固然離譜，但這種以西方健美
女性為典範的看法普見於健美論述中，於是不夠確切或未經考證的論調也
一樣不脛而走。

　　多半的論者認為西方女性之能具備健美條件，是因受體能訓練或經常運
動所致；他們還特別從歐美各國中尋找健美女性的範例，以提供國內女性效
法。由於近代體育主要受希臘競技運動的影響，而且許多人體美的藝術品都
以希臘女性為代表，因此不少論者推崇希臘的女性美，同心即指出：

> 現在的希臘，已經創造了所謂一般意義上的平均的美人，她們在蔚
> 藍色的天空下運動著，訓練她們強固的身體。……且從她們的美感
> 中，再能創出其美向人間撒播。[44]

除了希臘之外，其他國家的健美女性也受到論者關注。1928年美國《體育
雜誌》的發行人發起的全國健美體格競賽活動便深受注意，這項活動不但

42　新石，〈運動與美人之關係〉，《婦女時報》，8(1912.9)：45。
43　雪林女士，〈康健的美〉，《生活週刊》，4.50(1929.11)，頁572。
44　同心，〈從體育上獲得的幸福—體格美〉，《婦女雜誌》，12.10(1926.10)：
　　32。

在當地造成轟動，鼓勵健康美的國內論者也做了詳細的報導，據他們的轉述，美國健美女性的選拔基本上是在鼓勵女性運動，並提出「由健康得來的美麗，才是眞美麗」的說法[45]。當選拔通告發出後，有5000多名女性參加競賽，結果雀屛中選的是戴克勒斯(Marjorie Jane Douglous)；論者特別指出，這位被稱爲是全美最健康而美麗的女性象徵，除體格合乎大會標準之外，同時擅長游泳、騎馬、溜冰以及打高爾夫球、網球、足球、籃球等運動。因此論者認爲這種女性美的標準足爲國內女性參考[46]。

另外，德國女性的健康、敏捷也頗受重視，有論者讚美道：

> 德國女子，則爲健康而運動，求天然補益──即陽光空氣──而去
> 田徑場。皮膚之黧黑，肌肉之豐碩，行動之敏捷，不曰粗蠻，而曰
> 健康美也。[47]

還有論者進一步說明德國女子身體的健而美並非偶然，也非一日之功；她們曾受過嚴格訓練，必須和男性一樣的接受各種體能訓練，所以能養成健美的身體[48]。雖然論者不否認近代中國的女性也從事運動，但他指出不少女性一離開操場，又變成病西施[49]；因此，論者強調德國女性的健美是別有用心。

1936年金陵女子文理學院選拔健康女性時，家爲更清楚的表明健康美已是當前歐美各國共同的審美標準，他特別引用英國考察家的話：

> 我人不能以昔日的審美目光，定女子美醜，昔日以美媚勝，今則須

45　秋月，〈一九二八年一位最健美的女子〉，《生活週刊》，4.16(1929.3)：
　　162-163；葉曾駿，〈婦女的健康〉，頁14-16。

46　秋月，〈一九二八年一位最健美的女子〉，頁162-163；葉曾駿，〈婦女的健
　　康〉，頁15-16。

47　吳微，〈德國女子體育之訓練〉，《女青年月刊》，13.6(1934.6)：40。

48　履平，〈德國的女子〉，《家庭與婦女》，3.4(1940.10)：151。

49　同上。

以健美為標準。蘇聯女子現在以操作不讓男子，運動更有較男子勤奮者，俾彌補其體力上天然之缺憾。腰臀勻稱，腿臂豐腴剛娜，膚色在白紅之間，不施脂粉，充分表現天然之美。而其生活起居，在在較歐美女子簡單，亦其為惟一美點。故認蘇聯女子為世界最美女子，實無疑點。[50]

且不論蘇聯女性是否是全世界最美的女子，從前述論者對希臘、美國、德國和俄國女性的禮讚可以看出，在論者眼中健康美是近代女性美的標準殆無疑義；但重要的是，這種美的標準似乎並不存在於中國社會，必須引借自西方。換言之，儘管中國傳統社會曾出現健美女性，但論者認為這樣的健美女性已不復存在，不少人甚至以「病態美」這個話語來概觀傳統女性、譏諷當時女性，並強調相對於西方各國的健美標準，中國女性需要向西方取經，才能成為真正的美人。無疑的，這樣的美人是必須受過體能訓練或擅長運動，從當時報章雜誌的報導或各種圖像說明中即可證實：具有「健美」美譽的中國女性多半是體壇健將。

三、走向健康美：解放身體抑或束縛身體

為倡導健康美，論者主張先進行身體的解放，就沈瑞珍的說法：

> 「束胸」、「纏足」我們既認為是妨害身體的發育，是健康的大障礙，當然第一步我們就應當先打破這種觀念，同時我們應當宣傳「健康美」的標準、「健康美」的價值，先使女同胞們完成第一步工作──「身體解放」。[51]

---

50 家為，〈談言：金陵選舉「健康小姐」〉，《申報》，1936.6.5，本埠增刊頁1。

51 沈瑞珍，〈女子體育之我見〉，《新體育》，1.2(1930.10)：53。

由於健康美是針對中上階級的都會女性，而健康美被大力宣導時，這群女性已多數不再纏足，所以有關解放身體的討論主要集中在女性的束胸問題，有人甚至倡言解放「天乳」。事實上，1915年沈維楨在〈論小半臂與女子體育〉一文中即分析束胸的害處，她認為束縛胸乳之物「阻人天然之發育而害生理之甚者也」，而且「過于緊小，不但運動不便、肺部不舒、血液不易流通、呼吸不易暢達」[52]。她還嚴肅的告誡，束胸的女性將如何影響胎兒和自身的健康：

> 將來生產子女雖有乳汁，必不暢旺，胎兒身體必不健全，甚至傳染肺病、流毒骨髓，雖有神醫亦難救治，吁為此，弱國滅種之因，豈非女同胞之罪耶？乃若束小胸部，自鳴得意，以為絕世國色，斯真秦樓楚館者所為，豈正人君子之所為耶？[53]

其實女子之所以束胸不完全為了美觀，有不少是出於禮教觀念，認為乳房肥大是可恥，於是努力束縛胸部，而身為母親的也以不束胸是粗野行為，在女兒發育期間便為她們準備「小馬甲」以束胸[54]。儘管論者了解女性的苦衷，但仍強烈的反對束胸，有人表明主張天乳的目的，不是在增加女性的誘惑或所謂的「肉感」，因為「身體是屬於自己的，想鍛鍊女子自己的體魄，應當解放一切肉體上的束縛，恢復固有的曲線健康」[55]。有人則從人體的曲線美指出，束胸是「反自然的勾當」，同時，「束起來的胸平平的，呆板的，而且麻木的」，根本談不上曲線美或藝術化[56]。另有人以男性的立場指責女性穿著小馬甲是不知衛生、戕賊自然，讓身體無法依自然程序發育[57]。

---

52 沈維楨，〈論小半臂與女子體育〉，《婦女雜誌》，1.1（1915.1）：1。
53 沈維楨，〈論小半臂與女子體育〉，頁2。
54 王曲辰，〈女子應注重體育〉，《方舟》，9（1935.2）：25。
55 梨，〈少女的常識：曲線的健康〉，《大公報》，1933.5.3，版13。
56 雪人，〈中國新女性美的缺憾〉，《新家庭》，1.9-10（1932.4-1933.4）：3。
57 苦李，〈我對於「摩登女性」的觀察〉，「男性心目中的女性」，《女子月刊》，2.3：2131-2133。

不過，論者更注重從事運動的女性應否束胸的問題，例如劍夫提及，有次他看到一群體育專校的女生在公共體育場練球，對她們的健美體態深表讚賞，但卻對她們的束胸感到遺憾，他批評道：

> 束胸這件事，早已為人反對，現在甘為玩品的時髦女子，相競束胸，還不要管他；若已受教育的女子，尤其是體育專校的女子，尚守此惡習，則豈非可怪之至！[58]

還有人則將穿小馬甲當成是落伍的象徵，「新感覺派」的郭建英刻意以漫畫和旁白呈現上海女性不流行束胸，即連鄉下來的女傭也入境隨俗，不著小馬甲[59]。

論者除認為束胸妨礙女子運動之外，其他如穿高跟鞋、束腰或紮腿都被指為不利運動，其中被討論較多的是穿高跟鞋，有人認為高跟鞋較纏足有害健康，並稱如果婦女在妊娠中穿高跟鞋，嬰兒將容易致殘、衰弱或不健全[60]。還有人指出穿高跟鞋會傷害小腦的健康，同時諷刺穿高跟鞋的摩登女性「只知道喊解放，而自己實在是不解放，打倒一個舊的桎梏，而又給新的一個桎梏所困」[61]。由是之故，論者強調在倡導女性運動之前，不但要解放她們的胸，還要解放她們的腳、腰以及腿[62]。

針對女性身體上的各種束縛，有不少論者指稱，這是男性使然，例如有人批評是男性「為婦女加上的永世『刑具』」[63]；或有責怪是男性偏頗的審美觀所致：

58　劍夫，〈體育女生的束胸〉，《血湯》，1.5(1931.2)：6。
59　郭建英在這幅漫畫旁列了兩段對話：「你家裡新近從鄉里來的娘姨，漸漸地慣常上海的生活了嗎？」「唔——差不多了，她這兩天連小馬甲都不穿了。」〈上海生活〉，郭建英繪、陳子善編，《摩登上海：三十年代洋場百景》(桂林：廣西師範大學出版社，2001)，頁36。
60　西門沙丁，〈健康美與女性〉，《方舟》，20(1936.1)：31。
61　闍刪，〈現代的健康女性〉，頁18。
62　可倫，〈婦女運動的前提〉，《大公報》，1928.5.4，版10。
63　〈健全的新女性應該：從刑具的妝飾中解放出來〉，頁8。

　　他們（此處指男子）又依了不真實的美的標準，選擇女子，束胸啦，
　　裹腰啦，纏足啦，多方戕賊，自成薄柳弱質了！[64]

然而論者也同時怪罪女性，扛日發現纏足束胸的惡習，讓舊式女性積習難
改，依舊纏足束胸，而新式女性雖然放了足，卻仍然有束胸的習慣，甚至
流行纏腰；他還提到，有女性為追求苗條、纖細竟然「怕多食」、「怕多
走路」，因為這些女性以為多食會發胖、多走路腿易豐肥[65]。還有論者批
評是女性缺乏自覺，為迎合男性的喜好不惜在自己身上加上刑具，致而成
為多愁善病的可憐蟲[66]。

　　無論這些束縛是出於男性偏愛或女性自願，為形塑健康美的新女性，解
放女性身體是當時不少人的共識，但解放後的身體並不表示已具備健美條
件，伽傾的比喻便十分妥切：

　　就算，我們有時在舞場裡面看見那些畸形的曲線罷，雖然不束胸，
　　但絕不是健美的表現。而且，她們距離健美是很遠很遠的。因為，
　　她們總是弱不禁風地婀娜不過。[67]

進言之，身體解放後的下一步工作是鍛鍊身體、追求健康，造就真正健康
美的身體。

　　由於論者多半認為健美的身體是需要藉由運動而產生，於是提出不同類
型的鍛鍊方式，以引起女性的興趣。在近代女子運動興起之後，社會各界對

64　項翔高，〈女子體育與女子的將來〉，「青年婦女」第36期，《民國日報》，
　　1929.1.23。
65　扛日，〈現代女子的美（上）〉，頁250。
66　程天工，〈女性美與健康〉，頁10；〈健全的新女性應該：從刑具的妝飾中解
　　放出來〉，頁8；苦李，〈我對於「摩登女性」的觀察〉，頁233；德才，〈婦
　　女修飾與人格的關係〉，《方舟》，23(1936.4)：15。
67　伽傾，〈電影上的健美運動〉，《申報》，1934.10.4，本埠增刊頁2。

實施兩性相同或兩性相異的體育方法，各有定見[68]。倡導健美觀的論者基本
上是採用不同於男性的運動方式，何況健美觀念的推出不完全是針對女運動
員或女學生，還包括一般女性。楊彬如曾引用美國哈佛大學體育教授沙琴特
(Sargent)的說法：

> 有增進呼吸循環器官諸器官的能力，和發達對於背、脊、腹、腰、
> 各肌肉效益的運動，為最合宜於婦女的運動。今日通行的田徑賽，
> 對於智德雖有些裨益，但我對於這種運動，主張縮小範圍，只取他
> 有益於婦女們身體的。……男子的運動，只有增長男子的丈夫氣
> 概，不能使婦女有嫻雅的儀容。婦女的運動，也只能增長婦女優美
> 的態度，不能使男子有【使有男子】鬚眉的精神了。今日社會提倡
> 婦女解放，常施以田徑賽及高等激烈的運動，斷不可使女子與男子
> 同其程度。[69]

這種著重女性特色的運動概念，正是女性健美運動的要素。

論者提供的女性運動內容，大致包括游泳、排球、網球、乒乓球、杖球
(cricket)、投球(playground ball)、射箭、登山、體操、溜冰、騎馬、騎自行
車、旅行、短跑或散步等[70]。雖然游泳、射箭或球類都屬競賽中的項目，但
論者認為這類運動危險性不大，同時也不激烈，不但利於女性健康，也能帶
來趣味[71]。例如柏華十分鼓勵女性從事網球運動，他的理由是，網球是各項
運動中最能增加女性健康美的一種，他特別表明：

> ……這種運動，不但能使你身體強健，而且還可以增加樂趣，減少

68　游鑑明，〈近代中國女子體育觀初探〉，頁141、144-153。
69　楊彬如，〈職業婦女的運動〉，《婦女雜誌》，10.6(1924.6)：909-910。
70　阮蔚村，〈婦女與運動〉，《體育周報》，1.1(1932.2)：6；平，〈婦女與健康〉，
　　《婦女雜誌》1.2(北平：1940.10)：11；孟年譯述，〈適宜於婦女之運動及比
　　賽〉，《大公報》，1927.11.27，版8；沈瑞珍，〈女子體育之我見〉，頁53。
71　阮蔚村，〈婦女與運動〉，頁6；孟年譯述，〈適宜於婦女之運動及比賽〉，版8。

煩惱。苦悶煩惱一切都是損害美的要素。[72]

至於游泳，儘管國外游泳專家有不同的看法，例如〈游泳能妨礙女性美麼？〉一文提出，一位在世界運動會中得到游泳錦標的男游泳家反對17歲以上的女性學習游泳，認為這種年齡的女性無法呈現性感；但作者也舉出另一位女游泳家反對這種崇拜女性性感的觀念，認為是這位男游泳家的看法過於陳腐，不懂「現代所謂真實的健康美」[73]。事實上，這種強調游泳有助於健康美的說法得到較多的認同，有不少人指出游泳使運動者伸縮自由、活潑四肢，既可充分發展全身，又能矯正姿勢[74]。還有人甚至說：

> 在一切運動中，游泳是最不偏勞的。它用同樣的程度發達你的每一部分。它是健美的製造者，它是民族的優生學，它是我們東亞病夫的一劑良藥。[75]

為鼓勵更多女性投入健美運動，論者較偏愛動作和緩又能增加姿儀的健身操，因為這類運動可以深入女性的日常生活，並適合任何女性。有論者認為中國上階層婦女的主要嗜好是看電影、打牌或出門坐汽車，這種好逸惡勞的生活是健康的公敵，於是建議她們以運動為消遣[76]。另有論者則發現一般婦女因忙碌家事而缺乏運動，也鼓勵她們利用空閒活動筋骨[77]。但對這些婦女而言，能引起他們樂趣的運動必須是輕鬆、不費時，其中健身操或柔軟操最具說服力。就如〈健康美〉一文的分析：

---

72 柏華，〈家政：健康美與運動〉，《女鐸》，22.11(1934.4)：12-13。
73 邠，〈游泳能妨礙女性美麼？〉，《申報》，1933.7.29，本埠增刊頁5。
74 孟年譯述，〈適宜於婦女之運動及比賽〉，版8；阮蔚村也有類似的看法，見阮蔚村，〈婦女與運動〉，頁6。
75 問筆，〈談游泳〉，《宇宙風》，1(1936.5)：191。
76 樂瑤，〈婦女注重體育之我見〉，《大公報》，1928.5.17，版9；沈瑞珍，〈女子體育之我見〉，頁54。
77 周純，〈寫給家庭主婦們的信〉，《家庭星期》，1.29(1936.6)：51。

平衡的運動和柔軟體操，能夠使人身獲得整個健完發育，如果你每天起床後和上床前按時舉行五分鐘至十分鐘，持續下去，雖然也許你已經過了發育的時期了，但你也可矯正了身軀形態上許多的毛病。同時使全身的肌肉平均發達。[78]

健身操如果具健美效果更具吸引力，於是有論者以好萊塢（Hollywood）女明星的身材爲例，說明她們之所以健美，便是經常運動，而柔軟操是她們起床後必須進行的工作[79]。同心也強調，凡是體型已變樣的已婚或未婚女性若能持久做體操，定能回復原有健美的體格[80]。

論者不但介紹健身操的重要，還以圖文並茂的方式，詳述體操的操作步驟，〈你願意美麗嗎？〉一文即提供一種簡易的運動方式，指導讀者每天運動一、兩次，每次10至20分鐘；作者認爲「此種運動最能使腹部的肌肉緊結，使腰腹部有著合於美的線條」，一個月後，除腰部之外，身體各部分都能適度發展，使身段勻稱，達到健康的美境[81]。〈家庭婦女簡便的健美體操〉一文則介紹一種利用桌椅的健身操法，作者共列出柔腰操、柔姿操、大腿操、小腿操、跳舞操及健胸操等六項動作，他也指出這項運動僅需要花費十餘分鐘[82]。

78　蕙，〈健康美!〉，《香港女聲》，1.7(1947.5)：16。

79　〈值得討論的問題：現代女性的愛好〉，《大公報》，1936.8.10，版12。

80　同心，〈從體育上獲得的幸福──體格美〉，頁34。

81　這種運動方式是「把你的身體伏在地板上，雙手按在地上，指尖對著指尖，讓兩肘曲向外面，然後將頭部和上半身仰起，手按在地板上支持著，同時雙足舉起，儘量朝後屈去。然後再將頭部和上半身伏低，雙足放下，這樣循環的起伏著，如果你覺得手臂和肩膀酸痛，便用手掌在該部摩擦，即可減去。」林康，〈你願意美麗嗎？〉，《今代婦女》，24(1931.1)：37。

82　柔腰操：將兩手緊握拖出之抽屜，將腳和頭同時向後彎，如此練習十餘次。柔肢操：背靠抽屜，兩腳並攏，將身體蹲下（愈低愈好），再行起立。大腿操：一手撐在抽屜上，一手叉腰，以腳向前後方向猛踢。小腿操：一手靠桌一手支腰，將一腳舉起，隨後身體漸漸蹲下，再行起立。跳舞操：以右手靠抽屜，左膝高舉，上軀不動，將左膝向左旋轉，至不能轉時將腿伸直，並猛踢，隨將上軀和腿同時向後彎曲，再行復原。健胸操：騎坐長凳上，將兩足以台腳支柱，兩手拖後腦，將上體向左右旋轉，並練習向前後兩方向倒仰。陸德剛譯，慕琴

除此之外，有人又倡導「睡前三分鐘健美操」、「主婦五分鐘體操」或
「女子頭部小運動」等簡易的肢體運動，並標榜這類體操不僅能幫助女性消
除疲勞，且有健美作用[83]。另有人則介紹變化較多或必須配合呼吸的健身
操，例如〈女子室內體操〉一文提供美國體育家楷姆白(Camp)發明的女子
體操，這項體操共有12則定式，包括立的姿勢、腰的姿勢、頭的姿勢、運臂
法、運足法、俯仰法、運腰法、呼吸法、蹲踞法、揮舞法、腰臂屈伸法、飛
躍法等。作者特別引用楷姆白的說法：「每天只要做八分鐘的體操，行之日
久，不獨能使身體強健，並且可以使容貌少艾，精神活潑。」[84]

健美運動並不完全針對年輕或中年婦女，年長的女性同樣受到論者關
切。1929年孤峰特別以賀珀(Edna Wallace Hopper)為例，指出這位老婦女雖
已63歲，卻有18歲苗條身材、20歲嫵媚嬌容，並說明她的駐顏有術是因每天
有規律的運動[85]。而梅琳也對北海溜冰場一位外國老太太矯健的滑冰姿勢印
象深刻：

> 在冰場中，最惹人注意的，要算是一位外國老太太，看模樣，她的年
> 齡至少在五十歲以上，……可是，她滑冰的姿勢，卻絲毫沒有老太太
> 的樣子；不但滑得很敏捷自如，而且對於各種滑冰的樣式如拖車式、
> 側身式都滑得很熟練，如同一位年輕女郎的身體一般活潑靈敏。[86]

梅琳反觀國內婦女，發現國內婦女多半未老先衰，她認為這是出於年輕時

(續)————————
　　製圖，〈家庭婦女簡便的健美體操〉，《健康家庭》，1.3(1939.6)：34-35。
83　鍾玲，〈睡前健美操三分鐘〉，《家庭醫藥》，10(1947.7)，頁46-47；敏浩，
　　〈體育與家事勞動〉，《家庭良友》，6(1937.7)：16-18；〈會務概要：幾個
　　簡易的女子頭部小運動〉，《婦女新生活月刊》，8(1937.7)：48。
84　小柳，〈女子室內體操〉，《婦女雜誌》，8.1(1922.1)：84-86；配合呼吸的
　　體操運動，尚可見秀文，〈婦女健康運動最適宜的美容操〉，《婦女雜誌》，
　　2.1(北平：1941.1)：69-70。
85　孤峰，〈六十三歲不像老太婆〉，《生活週刊》，4.20(1929.4)：212。
86　梅琳，〈由冰場上體會出中國婦女的健康〉，《世界日報》，1936.1.30，版8。

缺乏健身運動所致[87]。為此，有人建議年老的婦人應比年輕人更勤於運動，只是運動的方式不宜過劇，並且需「從輕易下手，步步增加分量」，才不會感覺疲勞或半途而廢[88]。

前述論者的健美觀主要是緊扣健康，因此他們無不強調運動的重要，事實上，這也是當時健美論述的特色；不過，也有論者在倡導運動之餘，提出與衛生保健、起居飲食有關的健美方法。在衛生保健上，不少論者主張女性應經常沐浴，以保持身體清潔，也提醒女性應注重頭髮或顏面的清潔[89]。《康健世界》的「健康美座談」的專欄中，即有人指導道：

> 就沐浴而言，如能於每晨沐浴，於青年婦女衛生裨益不淺。而沐浴
> 先用溫水以便除垢，但在水中亦不得過久，多不可超過十分鐘以
> 上；蓋恐其精力疲乏，反而有礙健康。又婦女之頭髮，亦宜時時要
> 肥皂洗濯，使其清潔，因為人髮為最污之物，苟不時時洗濯，則膚
> 屑滿頭；雖日加梳刷，終亦無益於事。[90]

在起居飲食上，論者倡導早睡早起、飲食適量，尤其注意食物的營養，例如反對吃刺激性的食物，贊成多吃水果、蔬菜或喝牛奶[91]。還有人提出服用維他命A是健康美的基礎：「維他命A，不惟是人類不可或缺的營養要素，而且還能增強對於病菌的抵抗力，促進新陳代謝的機能，助長內分泌

87　梅琳，〈由冰場上體會出中國婦女的健康〉，《世界日報》，1936.1.30，版8。

88　特，〈健康跟美麗關係(下)〉，《申報》，1937.3.27，頁14。

89　帆影，〈女性要健康美〉，頁2；《家庭醫藥》，5(1947.1)：56-57；林瑞瑾，〈婦女健美與化裝妙法〉，《方舟》，20(1936.1)：28；蕙，〈健康美！〉，《香港女聲》，1.7(1947.5)：16。

90　史東，〈健康與婦女〉，「健康美座談」《康健世界》創刊號(1935.11)，頁23。

91　錢品珏，〈婦女的健康美〉，《康健世界》「健康美座談」，11(1936.9)：730；林瑞瑾，〈婦女健美與化裝妙法〉，《方舟》，20(1936.1)：28；霞華，〈美與婦女〉，《女聲》，3.1(1944.5)：14；帆影，〈女性健康美〉，頁2；史東，〈健康與婦女〉，頁25。霞飛，〈婦女的愛美〉，《申報》，1936.5.16，頁17；蕙，〈健康美！〉，頁16。

及細菌的活動力。」[92]此外，保持情緒愉快、培養正當娛樂都被認為是女性健美的要訣[93]。

有趣的是，由於「健美」成為時尚，於是「健美」被商品化，從報紙的醫藥廣告中即可以看到一些號稱有助於「健美」的食品或藥物廣告，而且提出它們的效用與運動等健美方式無所不同，例如上海科達西藥廠標示「要健而美的體格和增加體重請速服」：「『雙虎牌』牛肉汁（"Double Tigers" Meat Juice）。」[94]上海五洲藥房也為該藥廠所出產的「月月紅」和「女界寶」大事宣傳，並請專人撰寫宣傳短文〈健美的女性〉，文中指明：

> ……成為一個健美的女性，並不是天生來就是健美的，她必須隨時的修養鍛鍊，並且要隨時克服自己體內的疾病，……譬如她是患月經秘【閉】結，或是經來澀少的，就應該購買通經活血的妙藥「月月紅」吃。她是患體虛血虧，或者是經水不調的，就應該購買滋陰補虛的聖劑「女界寶」吃，這樣，就不難成為一個健美的女性。[95]

在這類廣告中還特別附上穿著運動服擲球和拍網球的女性插畫和照片，而這些女性正是當時健美的象徵[96]。

此外，空軍標「健美寶」、生殖素、美奴甯這類與調經補血、促進內分泌或新陳代謝有關的藥品，則分別透過廣告或醫生的介紹，標榜它是具有增進健美的功能[97]。其他如治療皮膚病的「如意膏」、養生補品「維他賜保命」

92　怡云，〈健康美的五種秘訣〉，《康健雜誌》，3.3、4（1935.4）：16-17。
93　怡云，〈健康美的五種秘訣〉，頁17；錢一葦，〈婦女美的問題〉，頁235，曾維祺，〈談健美的幾個要點〉，《現代婦女》，11.1（1948.1）：25。
94　《申報》，1932.10.10，頁7。
95　明媚，〈健美的女性〉，《申報》，1937.2.4，本埠增刊頁1。
96　〈健美的女性〉，上海《時報》，1936.4.24，頁8。
97　《申報》，1938.3.6，頁1；姚崇培，〈健美：現代女性的乳峰美〉，《申報》，1931.1.5，頁3；姚崇培，〈女性的健美與幸福〉，《申報》，1939.1.24，頁10；詹念曾，〈乳峰與女性健美〉，《申報》，1938.12.18，頁16；張君實，〈女性健美與妊娠術的啟示〉，《申報》，1935.10.15，頁14；

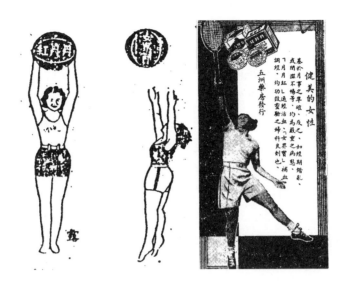

也強調它們的藥品能促進健美[98]。

　　根據前述觀察，論者所提出的健美辦法，不管是運動、衛生保健、起居飲食或心靈陶冶明顯的呈現兩項特色：一是這些方法十分輕鬆、安全、不費時、易於操作，讓女性樂於接受；二是論者介紹的運動式樣或健美要訣大體上是來自西方，雖然在一片向西方學習的聲浪中，也有人提出中國式的健美，例如前述的健美藥品「月月紅」、「女界寶」便以國產自豪，只是這樣的宣傳並不多。更重要的是，這些健美方法在改造中國女性的身體，也在革新中國女性的生活或飲食習慣，並糾正她們的衛生觀念。另外，從「健美」這一名詞的商品化可以看出，「健」與「美」是如何吸引社會大眾，因此

（續）────────────

　　　姚石年，〈健康對於女子的終身問題〉，「新家庭與衛生」，《申報》，
　　　1936.8.14，頁17。

98　「如意膏」的廣告辭是：「天生萬物最美麗的大都屬於最健康的、完全無病的
　　　樹木、花，如錦葉、如蓋果纍纍，何等好看。至於人們的健康美，更可一望而
　　　知，皮膚美麗必要皮膚健康；苟滿面疹瘰、滿身瘡癬，美於何有？不過，此種
　　　皮病若治以如意膏，卻又不難去其疵，而復其美也。」（標點由作者自注）《良
　　　友》，70(1932.10)：13；「維他賜保命」的廣告中，除標出「惟健康美纔是
　　　真美」一詞之外，還特別指明該藥品「乃造成健康美之原素也」，《良友》，
　　　119(1936.8)：17。

「健美」被廣泛利用，甚至濫用。

　　總之，為使近代中國女性具有健康美麗的身體，她們被要求應先解放身體上的各種束縛，然後再從事能達成健美的運動或妙方，這其中，運動是被視為最基本而不可或缺的一種，而其他改善衛生、飲食、生理狀況的方法也受到注意，儘管論者倡導的健美方法是易於學習或方便使用，但其背後有一定的運作程序或步驟，不是需定時操練、長期配合，便是要養成習慣，成為日常生活的一部分，因此女性在解除束胸、縛腰等非健美的外在妝飾後，顯然又進入另一種健美的束縛。

四、健康美的影響及其檢討

　　「健康美」的討論既然受到廣泛重視，但它究竟有何種影響力呢？呂敏所提出的三點說明可以代表當時人的大致看法，首先他提到，健康美的好處是「適應時代潮流」，呂敏的理由是，其他國家的女子都具有健全的體格，但我國的女子卻是弱不禁風、多愁多病，這種情形容易造成亡國滅種，他還提醒女性不能忽視「適者生存，不適者滅亡」的至理名言[99]。而這種將女性身體與國家命脈結合的說法，基本上是因近代中國體育的發展緊扣強國強種的理念，致使「健康美」的觀念不乏國族論述，因此除了呂敏之外，不少人也環繞著這個問題，而且更深入的說出健美與國家的關係。前述的錢一葦即認為病態美造成國民的懦弱，所以他極力倡導以健康美、姿態美來養成強壯優秀的國民，他還強調：

> 只有康健美才能打破中國底積弱，使種類優生化，只有姿態美才能掃蕩苟且墮落的醜態，收到民族傑出的效果。如此才能達到國家強盛的途徑。[100]

---

99 呂敏，〈婦女病態美與健康美的檢討〉，頁8。
100 錢一葦，〈婦女美的問題〉，頁235。

潤珊不諱言的指出，與女子運動發達的國家相較，中國女性可稱爲是「東亞病婦」，由於女性的健康不僅和男性一樣會影響國家的強弱，同時影響到未來的國民、關係著民族的生存，因此潤珊一方面呼籲女性藉運動體現健康美，另一方面又闡明健康的母親能培養好國民[101]。

值得一提的是，健康美的討論固不乏國族論述，但與女子體育的論述相較，「健康」與「美麗」這兩個概念，使「健康美」的面向更廣泛，所以呂敏接著提出的第二項好處是健康美能「幫著事業進展」，呂不僅認爲女性有健美的身體可以爲社會服務，他同時呼籲「靠嬌態、美容來依賴男子是靠不住的，快用出你們的智慧、氣力來求獨立」[102]。雖然有論者悲觀的表示：

> 健美仍舊無補於女子被侮辱的地位，超越意識的健美，要在女子被解放，而且和男子共同擔負創造「新生活」及那責任的時候才會出現。[103]

但藉由健康美追求兩性平權是當時對女性的一種鼓勵，有這種共識的人還不少。例如程天工不否認女性健康是強國強種的根源，他甚至以爲這是謀求兩性眞正平等的要素[104]。根據程的觀察，知識婦女爲爭取自由終日伏案打筆仗，致而忽視自己的健康，所以他建議倡導婦女運動的女性切勿捨本逐末：

---

101 潤珊，〈婦女的體育〉，《婦女雜誌》，1.1(北平：1940.9)：31，這種說法也同樣出現在〈婦女與健康〉一文中，作者指出：「我們力求健美的身心，將才可以產生完全的工作和強壯的子女，這也就是每個女子的責任，一份國民的天職。」平，〈婦女與健康—身體精神的兩方面健全—〉，《婦女雜誌》，1.2(北平：1940.10)：11。

102 呂敏，〈婦女病態美與健康美的檢討〉，頁8-9。

103 笑翁指出：「占有者要你們『弱不勝衣』、『傾國傾城』，你們就得『弱不勝衣』、『傾國傾城』，……占有者要你們在十一、二秒鐘內跑一個『百米』，像一個獅王的王后，你們就必得把自己琢成一個獅王的王后。」笑翁，〈健美〉，《大公報》，1935.5.4，版12。

104 程天工，〈女性美與健康〉，頁10。

> 我們曉得要求男女真正的自由平等，決非一兩個知識婦女的禿筆寫
> 出一兩篇呼喊不平的文字所能爭取的。要之，要從婦女的本身根本
> 改造才成的，一個健康的體格，便是最重要的武器。[105]

女權運動者陳學昭也以她所目睹的法國女性為例，提出法國女性勇於任事
是因體格強健；陳有感而發的指出，從事婦運的人若不重視健康，就如同
病人，即使荷了槍、穿了軍服，也沒有革新的力量，她譏諷：

> ……她們還未革到自己的「命」，自然更沒有大力量來革一切腐敗
> 的命了。其結果不過是半三不四的不能實行的人，萎靡不振的病
> 人，與女流氓差不多的。[106]

顧學裘也表明，現代婦女既然高唱女權解放，便應該靠實力去爭取，自謀
生活的獨立，不過，他強調女性的本能比不上男性雄厚，所以若要和男性
一樣的工作，就必須有健康的身體[107]。其實論者不僅認為健康美有助於男
女平權的推動，基本上也要求女性盡社會責任，例如家為曾針對金陵文理
學院的健康小姐選拔，勸導年輕女性獲得健美身體後，不可忘記做為時代
新女性應負的社會責任，否則「成了一個外表美好而依舊無用的軀殼」[108]。

除實現對國家、社會、家庭的責任以及爭取兩性平權之外，論者也提出
為女性個人著想的健美觀念，使女性對健康美有較多的想像空間。呂敏認為
健美的第三項好處便是讓女性「減少疾病的侵襲」，並降低精神上的痛苦[109]。
不過，與呂敏不同的是，有些人強調個人的健美觀是著眼於如何增添美麗，
贏得男性喜愛並保持青春永駐。鮑黛指出，一個面貌秀麗、肉體豐滿的女

---

105 程天工，〈女性美與健康〉，頁10。
106 陳學昭，〈婦女運動近趨的一面觀〉，《大公報》，1928.6.28，版9。
107 顧學裘，〈婦女的健康美〉，《婦女共鳴》，2.6(1933.4)：35。
108 家為，〈談言：金陵選舉「健康美小姐」〉，本埠增刊頁1。
109 呂敏，〈婦女病態美與健康美的檢討〉，頁9。

人,無論在社交、事業或家庭中都能夠占優勢,特別是選擇丈夫;她認為男性中意的女性不是因她的理智或烹調技巧,而是「感覺上得來的女性美的印象」[110]。但鮑黛也進一步提到構成女性美的要素是健康,即使妝飾能掩飾肉體的缺陷,但「姿態美、動作美、靜止美也須有健康才有生氣」,她甚至表示健康的心靈美和由健康而得的肉體美,才是愛情的火苗[111]。這種男性喜愛健美女性的說法,顯然是時代的趨勢,在郭建英的筆下,1929年代的現代男孩所欣賞的女性是「自然的、富有野味的、赤裸裸的、有劇烈的刺激性的美」,而不是用胭脂、雪花膏妝扮成的人工美[112]。再從一些擇偶條件中也可以得到證實,例如有人的理想妻子是「伊的身體,極美妙,極健康;不肥不瘦、修短適中。伊能運動,能跳舞、能游泳」;有人認定的娶妻標準則是「體格健全」[113]。而李于影更明白的表示:

> 女子要有「健而美」的體能,在現代的社會呼聲最高,由男子找愛人的要求,進而至於男女共同的要求了。因為女子身體健美,不但於女子本身精神上、事業上有關,就是對於傳種上子女的遺傳尤有關。所以男子要有健強的體魄,女子也應該要有「健而美」的體魄了。我們要打破從前所重視的所謂「嬌小、娉婷、婀娜……」等弱質的病態美!我們今日所需要的粗壯的「健康美」!因這,我欲得一個健而美的身體的愛人。[114]

男性既然多以「健美」為娶妻標準,婚後如何繼續持有健美體格當然也受到關注,在〈保留美麗的母親〉一文中,作者提出任何女性結婚生子後,

---

110 鮑黛,〈健美是愛情的火苗〉,《家庭良伴》,4(1948.12):94。

111 同上,頁96、98。

112 〈華大暑校生活漫畫:在游泳池裡〉,郭建英繪、陳子善編,《摩登上海:三十年代洋場百景》,頁63。

113 瑞卿,〈理想的妻子〉,《申報》,1934.1.22,頁12。琪玲,〈娶妻的標準〉,《申報》,1934.1.22,頁12。

114 李于影,〈理想的愛人〉,《女子月刊》,1.6(1933.8):147。

都會失去昔日的風采，惟有運動可以恢復美麗，她特別舉一位美國母親為
例，說明這位母親在生產兩個孩子後，容貌與健康狀況逐漸失色，但經過持
續不斷的運動，不但體力增加，而且「疾病自消，肌肉豐盈，活潑的美態恢
復」[115]。雲影也強調：

> 常練習適宜的運動，可使你的身段變成婀娜多姿，就是到了中年，
> 也不容易變成臃腫或瘦弱的樣子。所以我很相信那四個養成健康美
> 的方法。這種方法，即使不能使我們的樣子變成美麗，至少限度，
> 可以使我們的身體得到健康。[116]

由於不少論者認為已婚女性的健美是為了丈夫，1929年《生活週刊》曾介
紹國外一位L. M. G.女士如何藉運動「搶回丈夫」的真人實事。據報導，這
位女士婚後因疏於保健，常常吃多動少，導致身體變差、形貌憔悴，她的
丈夫也因而對她冷淡。為此，她徵得丈夫的同意離家半年，這半年內，她
除了每天散步之外，還固定做15分鐘體操，並注意飲食起居。六個月後，
她的健康狀況不但大幅改善，也恢復婚前的美麗，贏回丈夫的心。這以後
她繼續進行運動，7年未曾停止，因此能保持年輕的樣貌[117]。

　　前述均是提倡健美者的片面說法或西方例證，女性本身如何看待健美觀
並予以回應，是值得關注的。此處列舉兩個例子，第一個例子是短跑高手李
森，根據李森的回憶，四、五歲以前，她的身體並不好，這以後因為喜好運
動，身體才逐漸強健，所以她感悟到「一個人底身體健康，倘若自己肯努力
鍛鍊，就不愁不會改進」[118]。另一個例子是《生活週刊》的讀者戴夢琴，據
編者表示，戴因「實行柔軟體操而一變病軀為『健而美的體格』，且在精神

---

115 秋月，〈保留美麗的母親〉，《生活週刊》，4.21(1929.4)：221。
116 雲影，〈怎樣能使你的容顏美麗〉，《女鐸》，25.2(1936.7)：16。
117 孤峰，〈搶回了丈夫〉，《生活週刊》，4.27(1929.6)：296。
118 李森，〈名人生活回憶錄其十、乙：我的體育生活〉，《良友》，
　　110(1935.10)：17。

上一變煩悶悲觀而爲愉快樂觀」，於是該刊特別邀請她撰寫親身經驗[119]。戴自稱，她原先病得十分嚴重，她的丈夫曾告訴她體操的好處，她卻始終不肯實行，直到讀了《生活週刊》的健美報導之後，她才知道「一身的容貌體態，不是一成不變的，可以拿自己的力量來改變自己」；之後，她又讀了一份美國的體育雜誌，讀完後，興趣更高，於是在她丈夫教導下，每天練習16種操法，並當成常課。爲了向社會大眾介紹她成功的實例，她詳細的道出身心改變的歷程，據她表示，做了一個星期的體操後，她的「身體輕快起來，心中覺得快樂，並有無限的希望」；一個月後，「臂上發現了一塊小小的筋肉」，這之後她的身體更爲強健：

> 面部、頸部、胸部、腹部都生筋肉了，獨有腿部、臂部效果最遲，直到第二年後始見進步。目下將及三年，自覺肺肝心胃均極強壯。[120]

此外，她根據三年的體操經驗，告訴讀者一些要訣，也就是體操不可操作過度、行進時要有誠心、操作時間以早晨最佳，同時要多接觸空氣、陽光，注意飲食，並有充分的睡眠，如此一來，即能產生健而美的體格[121]。

從李森和戴夢琴的例子可以看出，他們是以積極主動的態度駕馭自我身體，才能換來健康，這反映了她們既是健美的接受者也是行動者。此外，在戴的自述中發現，她追求健康美是爲了袪除病痛、增強體力，與國家民族並無太大關係，但戴卻在撰寫正文之前，以「必須注重健康，方始可以擔負治家興國的責任，而且體格不強，決不能產生強壯的兒童，……女子既有家國的責任，所以我們要提倡健而美」作爲引子，顯然「強國保種」的健美觀已內化在一些女性的生活中[122]。當然不容置疑的是，近代中國政局的阢陧不

---

119 戴夢琴，〈健身健國的途徑〉，《生活週刊》，6.26(1931.6)：535。
120 同上，頁535-536。
121 同上，頁536。
122 戴夢琴，〈健身健國的途徑〉，頁535。

安,使民族主義的思潮成爲中國歷史發展的主流,並長期激盪著中國人的生活。然而也必須注意的是,究竟內化的程度有多深?會不會只是一種響應時潮的口號?更重要的是,是不是每一個人都嚴肅的看待「健美」觀?

有論者便發現不是每個人都以正當的態度認識健康美,他們甚至認爲健美帶來一些錯誤觀念或現象,因而提出反向思考。例如游泳被不少人視爲有助於健美,有人卻認爲游泳妨礙風化,據這些人的觀察是:

> ……到了水裡,一般人的目的也不在乎游泳。男人乘機會看女人的曲線,而女人則惟恐看的人少,還要把曲線登上畫報。結果是,維持風化的人出來了,說游泳不可提倡,女人本是禍水,現在反縱之於水,這還不是亡國敗家麼?於是在學的人又多了一層阻礙,少一分興趣。[123]

還有人批評,自健美運動倡導以來,有不少女性講究體育,於是「美人魚的大出風頭,還風行裸腿、裸臂,裹緊身體的服裝,把健康美、姿態美,全歪曲在出風頭上,歪曲在肉感上」[124]。換言之,論者認爲追求健美成爲滿足男性慾求與女性出風頭的工具,因此喟歎「好事拿到中國,總要變壞」[125]。

針對這個問題,有論者指責這是部分倡導健美者的誤導,導致有人一見到「健美」二字,就會想到女人的大腿[126]。〈健美的女性〉一文曾做了深入的檢討,作者首先提到女性的健與美是由男性發起,因爲男性認爲:

> 有健美女性,斯有快樂的家庭,有快樂家庭,才能產生強壯國民;與乎「家齊而後國治」,有此而使男子篤實從公,百業俱興政治上

---

123 問筆,〈談游泳〉,《宇宙風》,1(1936.5):191。
124 蘇丹,〈健康美與姿態美〉,《申報》,1935.3.31,頁26。
125 蘇丹,〈健康美與姿態美〉,頁26。
126 伽倩,〈電影上的健美運動〉,《申報》,1934.10.4,本埠增刊5版。

軌，中國獨立自由之道斯在於此！[127]

作者指出這種振振有辭的說法有如倡導國術比賽者以爲，有強健身體，斯有強壯事業；有健全民族，方足以言禦敵抵抗，以致於弱不勝衣的女性成爲「目前失地損兵的根源，而非大興以掃蕩不可」[128]。作者基本上不反對健美運動，但她發現有的男性倡導健康美，是因爲看到好萊塢的「大腿酥胸」、上海霞飛路上白俄女性「顫動的乳頭」，才要求中國女性進行身體的改造，因此作者諷刺，倡導健美運動的結果：「除了在商店機關多增加許多『花瓶』、『高射炮』、『坦克車』、『標準美人』及明星交際花等而外，不見得對女子有何益處。」[129]基於此，作者提醒「健壯(健則美)」的身體確實爲中國女子所需要，不過，應在求自身獨立、增高女子社會地位與發展自己事業的目的下，來鍛鍊自己的身體，並自動自發的提倡健美運動；她同時強調，應「給那些男士希圖以提倡女性『健美』來作達到『某種野心』的伎倆以回駁」[130]。嚴格來講，這篇文章的說法不免偏頗，因爲喜愛健美女性、倡導健康美的固然不乏男性，女性也一樣大力鼓吹，而且有興趣觀看健美女性的也不完全是男性，女性身體展示的問題應該是屬於公眾話語[131]。

至於健康美之所以會流於肉感，基本上是每個人對美的概念不同。〈漫談「健康美」〉一文曾清楚的對健康美做詮釋，他提出「健康」與「美」是兩件事，而且「健康美」這三個字從美學的觀點看是自相矛盾，健康是科學的、實在的，而美的涵義，依印象派的說法，「美」起於美感，美感起於形象的直覺，因此與實際有一段距離[132]。作者舉例說，一個身體結實、皮膚黝

---

127 瓊聲，〈「健美的女性」〉，《申報》，1933.12.14，本埠增刊2版。
128 瓊聲，〈「健美的女性」〉，本埠增刊頁2。
129 同上。
130 同上。
131 Leo Ou-fan Lee, *Shanghai Modern: The Flowering of a New Urban Culture in China, 1930-1945* (Massachusetts: Harvard Univ. Press, 1999), p. 74.
132 祿，〈漫談「健康美」〉，《大公報》，1947.3.6，版6。

黑的人被稱爲健康美，但這只能稱「健康」而構不上「美」[133]。根據〈漫〉文，作者著眼的是「健康」二字，而這也是當時倡導女子體育的基本精神。但是當「健康美」成爲時髦名詞之後，這個名詞開始呈現各種解釋或想像，就如「健美運動」這類電影上演時，採用極具聳動性的表演方式或廣告宣傳來吸引觀眾。可以理解的是，這是製片公司或導演刻意將健美運動商業化，而且不論國片或西片都有同樣情形，例如凌鶴評美國影片〈健美運動〉時，他指出這部影片雖然鼓勵女性接受體育訓練，不要空自羨慕女運動選手的體格，但卻將體操美化成歌舞場面[134]。同樣的，國產的〈健美運動〉影片固然有教育的企圖，所展現的還是少女們的大腿[135]。

進一步說，一般人在鼓勵健美時，有人專門強調「健康美」中的「美麗」部分，用以滿足男性的欲求、實現部分女性的虛榮，於是將健美呈現成曲線美、肉體美。不過，不能忽視的是，這種現象的產生其實與1930年代都市文化的發展有關，特別是在充滿現代魅力的上海，此處所孕育出的文化有部分是極具誘惑力。從《良友》畫報的圖片與一篇「都會的刺激」短文的描述，即可證實：

> 僥倖的心理，麻醉的享樂，金錢底誘惑——這都會的刺激，代替了
> 一切努力的正當事業的熱情。跑馬、跑狗、回力球……，還有加插
> 的少女舞蹈，冶蕩的舞姿，女人旗袍開叉的高度發展，肉的挑動、
> 性的刺激。[136]

此外，爲刺激大眾的感官，都市中不少傳媒所標榜的健美女性兼有運動員、電影明星、學生和裸體模特兒，致使社會大眾認知的「健康美」是健

---

133 祿，〈漫談「健康美」〉，《大公報》，1947.3.6，版6。

134 凌鶴，〈影片「健美運動」評〉，頁265。

135 凌鶴，〈評「健美運動」〉，《申報》，1934.11.17，本埠增刊頁9；費念祖，〈「健美運動」我評〉，《申報》，1934.11.22，本埠增刊頁9。

136 〈都會的刺激〉，《良友》，85(1934.2)：14。

康與色情的混雜品。在這樣的都會中，女性的健美身體被色情化實不足爲奇。同時，這篇短文也沉痛的表明「建設的雄心，愛國的熱情，在失望的絕境之下，全沉淪在這麻醉的漩渦中去了」[137]，因此，健美觀脫離愛國熱情、社會責任是可以想見。換言之，在國族論述甚囂塵上的時代，人們對健康美的認識或健康美所帶來的影響不盡然環繞著對家國的責任，五光十色的都會文化讓健康美有鬆動的一面，也有多元的想像空間。

五、結論

綜括前述，歸納出四點觀察以及可以延伸討論的問題。首先，爲了倡導體能運動，論者認爲女性的多愁善感、弱不禁風是一種病態，在講究健康、活潑的近代，這是不值得效法的，且會帶來弱國滅種的危機，於是論者提出健美來對抗病態美。論者所期待的健美女性雖然在中國傳統社會並不罕見，但由於多半論者提供的健美典範主要來自西方，他們認爲西方式的健美形象是當時全世界公認的女性美，爲不落西方之後，且能和這些先進國家聯成一氣，論者爲中國女性建構了一個西化的美人標準。嚴格而言，這個美麗標準的建立主要是用來掃除「東亞病婦」的污名，並藉此改進中國女性的身體，使之能保國強種。但必須承認的是，爲達成這個合於西方潮流的美麗標準，女性必須先除去身上的各種束縛，再根據一定的程序或規範進行健美訓練，因此，期盼成爲健而美的女性顯然得在健美這個框架下接受控制。換言之，論者藉由西方的健美觀要求女性擺脫傳統女性美的束縛，卻又以另一種枷鎖束縛女性。

其次，從健美論述中可以看出，受清末以來的女權運動影響，兩性問題成爲討論的焦點之一，許多論者強調健美能幫助女性解決兩性之間的處境，並指出病態美或妝飾美是男性對女性美的控制，他們的目的是在貶抑女性的地位，使女性成爲他們的玩物，因此爲提昇女性的人格，女性必須具備健康

---

137 〈都會的刺激〉，《良友》，85(1934.2)：14。

的身體，始能擺脫男性的操縱，甚至能和男性一樣的發展社會或為國家服務。然而，從另一角度觀之，健美的倡導人中，有不少是男性，女性一旦擁有健康美是否就不再被男性操縱，誠令人懷疑[138]。同樣的，健美是否改變了兩性的權力分配，也是值得思考。

其三，中國女性對自己的身體向來是極隱密，並以層層衣服緊裹身體。近代以來，受西方服飾的影響，女性的穿著已不再保守，逐漸有女性將自己的身體做部分的裸露；當女子運動盛行之後，為配合運動而設計的服裝，使女性的身體更加的暴露。同時，因健美觀的提倡，有關女體的討論經常在傳媒中出現，為勸導女性解除身體的束縛、投入健美運動，論者將女體做深入的剖析、品評或建議，舉凡女性的頭、臉、頸、胸或手足都成為觀照的對象；而為指導女性進行健美運動，有人更以圖文並茂的方式呈現女體，對女性身體每一部位的操作做詳細解說。這種藉由文字或視覺圖像侵入女體，並做公開討論的方式，明顯的使女性沒有隱私權，但毋可否認的，女體成為公領域關心的焦點是這段時期的特色[139]。另外需要關切的是，關於女體的說明或圖片大多數引自西方的報刊雜誌，說明了西方文化對近代中國女體公開化的影響；然而從反對或批評過度暴露女體的聲浪中，卻又呈現近代中國知識分子對西方健美觀的焦慮與不安。

其四，為吸引更多女性重視健康，進而具健美身軀，不少論者的論述重點是在女性個人的健康或美麗問題。論者發現中上階層的都市女性好逸惡勞、缺乏正規的運動、不懂得保健身體，只注重虛華的外表，於是建議以健美運動取代非自然的人工美，並強調健美具有防止老化、回復青春、獲得異性青睞等功效。另有人則從衛生保健、飲食起居或女性生理變化等方面提供健美妙方，甚至連商業廣告也介入健美話題，將健美與消費文化相結合，引導女性走向消費市場。無疑的，這類健美言論對中國女性生活、飲食或醫療

---

138 游鑑明，〈近代中國女子體育觀初探〉，頁141-143。

139 我在討論女子獨身問題時，也發現當時論者將結婚或不婚女性的身體、心理或生理問題公開陳述。〈千山我獨行？廿世紀前半期有關女性獨身的言論〉，《近代中國婦女史研究》，9(2001.8)：154-162。

習慣有革新的意義；同時，論述的內容必須貼近一般女性的生活，才能讓女性願意接受健而美的宣導。因此經由這些論述我們對這時期都市女性的部分生活習慣以及她們在生活上的需求，有進一步的認識。

最後回歸本文試圖處理的問題，第一個問題是女性身體與國族論述的關係。毋可否認的，有關身體運動的討論多扣緊國族論述，健美的言論也不例外，但相較於女子體育的論述，健美的討論更加多元，一方面是，被要求健美的女性不只是學生，還包括一般女性；另一方面，不少論者注重「美麗」這個層面，因此健美言論不以八股的國族論述為唯一。再加上傳播媒體、電影工業、商品廣告的渲染，健美女體不完全來自女運動員，它們甚至將健美女體扭曲成色情或肉感，逸離國族論述，帶給社會大眾各種想像。因此透過健美論述似可思考：國族論述是研究近代中國婦女問題的一項指標，卻不是探究所有婦女問題的唯一方式，特別是與兩性日常生活有關的問題，必須回到女性的現實生活中進行考量，始能切實掌握她們的思想與活動。

第二個問題是女性是以何種態度從事健美改造，根據前述可以看出，相對於傳統的美麗觀念，近代的健美觀是對女性身體的一種新的束縛。不過，美麗固然讓女性處在被迫的情境，從本文的討論卻也發現，無論「病態美」或「健康美」的美麗標準都不盡然出自男性建構，女性自己也在深化這類觀念。再者，健康美固然規範女性對美麗的選擇，卻也讓部分女性從接受者變成行動者，進而實現自我。就李森和戴夢琴的實例中，顯示她們進行自我身體的鍛鍊是來自他者無法駕馭的決心與毅力。儘管兩個個案是不具太大的說服力，不過，在追求健美的過程中，女性是否失去主體性是可以進一步深思的問題。

本文原刊於游鑑明主編，《無聲之聲(Ⅱ)：近代中國的婦女與社會(1600-1950)》(台北：中央研究院近代史研究所)，2003.5，頁141-172，此處稍做修正。感激Dorothy Ko(高彥頤)和Gail Hershetter(賀蕭)兩位教授提供寶貴建議以及兩位匿名審查人的詳閱與指正。

台灣的新生殖科技與性別政治,
1950-2000

吳嘉苓(國立台灣大學社會學系副教授)

　　本文分析人工協助生殖科技過去五十年在台灣的歷史發展,探討不孕診療在什麼樣的異性戀父權社會下發展,新生殖科技又如何可能改變生殖理念與實作,挑戰生殖分工,撼動性別系統。我們發現,1950年代男性遠生殖的生殖理念,使得不孕檢查重女輕男;重視父系傳承的社會價值,也使當時對於AID的討論著重在男權的保障。然而,在1970年代開始,強調男女同步的不孕檢查,將男性拉近生殖,而AID增高實施比例,降低「男性的種」的重要性,造就非父系血親的生殖突破。1990年代,不孕檢查逐漸破除「生殖=女人」的生殖意識,但是以IVF與ICSI為主的助孕科技反而由於「男性不孕,治療女性」的不孕醫療模式,強化了女體與生殖的關連性。雖然異性戀夫妻的不孕「治療」愈發以血親為重,非異性戀婚姻體制的邊緣他者卻在1990年代開始利用新生殖科技分離性與生殖的特色,成為使用科技的新主體。現今醫學凝視的對象也從不孕的器官擴散到社會生活的各個層面,醫療助孕的社會儼然來臨。本文強調,著重新生殖科技多重使用的歷史脈絡與意義轉換,以及掌握性別與生殖關係的多樣性,才能明辨新生殖科技與性別系統的變動關係。

一、前言

　　有關再生產(reproduction)的分析討論中,生殖這個議題,由於其強烈的

生物性，比家務勞動、養育等等其他再生產面向，面臨更大的理論化挑
戰[1]。「造人」這件事(包括受孕、懷孕、生產等生殖過程)，在人類歷史
上，一直是由女性擔任要角。女性懷胎十月，歷經產痛(或經由手術)，完成
「造人」的勞動；男性除了貢獻精子之外，參與十分有限。固然社會學、人
類學、歷史與文化研究對於女性的懷孕、分娩經驗，紛紛以「權力」為切入
點，將看似生理決定的現象，展現其豐富的社會性，但是「造人」的分工議
題，似乎因為生理生殖機能的男女差異，少能有歷史社會變異的分析。女性
主義文獻多以「生殖是詛咒？恩賜？」這類的角度作爭論[2]，也等於是基
於女性單一擔任生殖工作的假設。當女性主義者強調家務勞動、育兒等等再
生產過程因為性別系統(以及資本主義體系、種族關係等等)才衍生特定的性
別分工模式[3]，生殖由於生理限制，仍透過異性戀性行爲來由女性擔任，
使得過去女性主義者少能在「分工」上起論戰，而多從「差異」上來做文

1　見Alison M. Jaggar, *Feminist Politics and Human Nature* (Savage, MD: Rowwan &
　　Littlefield Publishers, 1983). 若沿襲馬克思與恩格斯的分類，將再生產定義爲勞
　　動力的再生產，則再生產包括兩大類：一是對現有勞動力的再生產，亦即勞工
　　日常生活的維持，要吃、喝、休息，才能再從事生產，這吃、喝、休息，由家
　　務勞動提供；另一爲培養新勞工，即爲創造資本家所需繼起的生命，那要藉由
　　生育來產生，這裡的生育還包括生殖(childbearing)與養育(childrearing)兩部
　　分，見Friederich Engels, *The Origins of the Family, Private Property and the State*
　　(New York: International Publishers, 1970); Karl Marx and Frederick Engels, *The
　　German Ideology* (Edited, with an introduction by C. J. Arthur)(New York:
　　International Publishers, 1970). 社會主義女性主義文獻對於再生產的內容，約略
　　有一些差異，例如，Ursel將再生產的過程分爲生殖、社會化，以及日常生活
　　的維持，見E. Jane Ursel, "Toward a Theory of Reproduction," *Contemporary
　　Crises*, 8(1984), pp. 265-292. Jaggar則分消費跟生育(procreation)，其中生育又
　　分生殖與養育，或是分「造人」——受孕、懷孕、生產(childbirth)等生殖過
　　程，與「育人」——養兒、育兒(社會化))兩部分，見Alison M. Jaggar,
　　Feminist Politics and Human Nature.

2　見Tong的文獻整理, Rosemarie Tong, *Feminist Thought: A Comprehensive Introd-
　　uction* (Boulder, Colorado: Westview, 1989).

3　例如，Stevi Jackson, "Towards a Historical Sociology of Housework," *Women's
　　Studies International Forum*, 15:2(1992), pp.153-172. ，以及Evelyn Nakano
　　Glenn, "From Servitude to Service Work: Historical Continuities in the Radical
　　Division of Paid Reproductive Labor," *Signs*, 18: 1(1992), pp. 1-43.

章[4]。

　　人工協助生殖科技——本文有時稱爲「助孕科技」或是「新生殖科技」（new reproductive technology）[5]——逐漸廣泛的運用，似乎都更戲劇性地凸顯「生殖的生物決定性」論述的不足，進一步地把生殖上的(異性戀)性別分工，予以複雜化；用Franklin的話來說，對於過去被我們視爲理所當然的概念如親屬、生殖、父／母職等，新生殖科技開發了「去理所當然化的角度」（defamiliarizing lens），讓我們對相關文獻予以重新檢視[6]。例如，藉由人工受精、體外受精，甚至體外受孕，「造人」的性別分工在人類史上第一次出現變異，未必全程由(單一)女性擔任；基因的、妊娠的與社會的親職也前所未有地出現了分離的可能性；新生殖科技將性與生殖分開的特色，也使得透過異性戀性交而生殖，不再成爲唯一可能的生殖模式。於是我們要問，助孕科技的出現，如何改變性別系統？人工協助生殖科技，又是在什麼樣的性別系統下發展？Jaggar所提的女性主義討論的核心關懷，「(如何)將生育視爲一歷史過程，而這歷史過程是由人類的生殖生理，與社會組織的形式，兩者不斷辯證的關係所形塑」，就在「造人」出現了新的模式後，有了更多探索

4　見 Alison M. Jaggar, "Sexual Difference and Sexual Equality," *Living With Contradictions: Controversies in Feminist Social Ethics*, edited by Alison Jaggar (Boulder, CO: Westview, [1990]1994), pp.18-28.

5　Stanworth將生殖科技分爲四類，節育科技(如避孕藥)、分娩科技(如剖腹產)、產前檢查科技(如超音波與羊膜穿刺)、助孕科技(如人工受精與「試管嬰兒」)，見Michelle Stanworth, "Reproductive Technologies and the Deconstruction of Motherhood," *Reproductive Technologies: Gender Motherhood and Medicine*, edited by Michelle Stanworth (Cambridge: Polity Press, 1987), pp. 10-35. 一般所說的「新生殖科技」是指助孕科技。雖然「新生殖科技」的說法在1970年代在英語世界的媒體與學術界開始投入更多關注，但是像是人工受精早於20世紀初期已有相當發展，見Adele E Clarke, *Disciplining Reproduction: Modernity, American Life Sciences, and the Problems of Sex* (Berkeley: University of California Press, 1998), p10.

6　見Sarah Franklin, "Making Miracles: Scientific Progress and the Facts of Life," *Reproducing Reproduction: Kinship, Power, and Technological Innovation*, eds. Sarah Franklin and Helena Ragone (Philadelphia: University of Pennsylvania Press, 1998), pp. 102-117, in p.103.

的線索 [7]。

本文以新生殖科技過去50年在台灣的歷史發展爲分析對象，探索助孕科技與性別社會的變動關係。本文先借用Bijker對於科技與社會文獻的分類，來整理英語世界爲主的女性主義相關文獻，並從中吸取幾個關鍵的分析概念 [8]。然後，我以台灣1950年以來不孕檢查、不孕「治療」等兩個面向的歷史變遷作爲分析的軸線，理解助孕科技、生殖分工與性別政治的關係。

二、新生殖科技與性別社會：幾種分析的路數

Bijker提出探究科技與社會關係的視野光譜 [9]，成爲後來研究者多所借用的文獻探討架構[10]。Bijker呈現了科技的社會研究幾回的「擺動」。早期社會科學研究缺乏對科技的細部研究。然後自1940年代研究開始「擺」了起來，卻有些過頭——當時主要文獻將科技視爲社會必須臣服的自主力量。接下來的研究，又從這種科技決定論，擺得太過另一頭——僅將科技視爲社會的建構。Bijker認爲1980年代以來的研究，開始檢討這種擺動的不均，傾向將科技與社會的關係視爲緊密連結、異質又不可分，Bijker稱之爲「社會科技聚合體」（sociotechnical ensembles）的分析路數。

以下，我依循Bijker的分析策略，來回顧以英語世界女性主義論述爲主的文獻，整理幾種研究助孕科技與性別社會關係的角度。我將這批文獻區分爲三部分：「助孕科技改變性別關係」、「助孕科技是異性戀父權社會的產物」，以及「助孕科技與性別社會的相互影響」。我並不將這三種視野視爲對立的觀點，而是著眼於特定觀點關注到的特定面向。同時，如同Bijker的

7　Alison M. Jaggar, *Feminist Politics and Human Nature*, p. 76.
8　見Wiebe E. Bijker, "Sociohistorical Technology Studies," *Handbook of Science and Technology Studies*, eds. Sheila Tasanoff, Gerald E. Markle, James C. Peterson, and Trevor Pinch (London: Sage, 1995), pp. 229-256.
9　Wiebe E. Bijker, "Sociohistorical Technology Studies," pp. 229-256.
10　例如Mike Michael, Reconnecting Culture, *Technology and Nature: From Society to Heterogeneity*（London: Routledge, 2000）.

界定[11]，「科技」在此蘊含三層意義：實體物(像是注射針與持卵針)、人類活動(像是取卵、胚胎植入)以及知識(像是理解精卵體外結合過程)。科技不只指的是「硬體」部分(像是試管和實驗室)，也包含「社會」科技(像是施行「試管嬰兒」的醫療體系)。

1. 助孕科技改變性別關係

　　當生殖上的性別分工被視為女性壓迫的來源時，可能改變性別關係的人工協助生殖科技，就成為部分女性主義者提出的解放契機。這可以Firestone的討論為代表[12]。對Firestone來說，女性由於生理構造，負責生殖，造成了女性對男性的依賴，也因而制約了包括家庭等社會關係的安排，促成了女性的從屬位置。Firestone認為「兩性之間天生的生殖差異，造成了階級源起的第一種分工」[13]。如同古典馬克斯主義認為無產階級者要以掌握生產工具來達到去除(經濟)階級之分，Firestone認為女人(現階段性別階級的下層階級)也要掌握生殖工具，來完成性別革命。Firestone除了間接提出利用避孕科技以使得女人逐漸脫離生理限制，更主張要以「人工生殖」來解決因為生理差異而造成的地位差異，因為「人工生殖」可以使得小孩由任一性別產生[14]。如Tong所闡釋，在Firestone寫書的70年代，其實只有避孕、墮胎等生殖科技[15]，而現今的人工受精、體外受精、代孕等等人工協助生殖技術，的確更進一步趨近Firestone所言，有可能泯除因生理差異所造成的性別階級差異。

　　然而，更多的女性主義論著，著眼的不是科技如何成為解放性別的工具，而是新生殖科技如何抹滅女性在生殖上的主體性。這可以以FINRRAGE(Feminist International Network of Resistance to Reproductive and

---

11　見Wiebe E. Bijker, "Sociohistorical Technology Studies," p. 231.

12　見Shulamith Firestone, *The Dialectic of Sex: The Case for Feminist Revolution* (New York: Bantam, 1970).

13　Shulamith Firestone, *The Dialectic of Sex*, p. 9.

14　Shulamith Firestone, *The Dialectic of Sex*, pp. 8, 202.

15　見Rosemarie Tong, *Feminist Thought*. Firestone也提到了人工胎盤，這使得她認為人工子宮之類的科技發展也指日可待。

Genetic Engineering)主要成員的論述來討論。例如，Corea認爲新生殖科技劇烈地改變了爲母經驗——女性由排卵、性交、懷孕到生產一貫而成的一致性與連續感，遭到人工受精或體外受精等新生殖技術的介入而斷裂，女性的生殖經驗趨向疏離，生殖也轉移到受限於男性(科學家與醫生)的控制[16]。相對地，男性藉由精子銀行或是分離Y染色體的精蟲分離術，更確保父系血緣的延續，新生殖科技反倒增強了男性與父職的關連性[17]。這批女性主義文獻強烈批評生殖科技製造更多對女體的醫療侵入與暴露[18]。既然新生殖科技代表的是父權體制對女性進一步的掌控，這些女性主義者提出的策略就是「向新生殖科技說：不！」[19]。Firestone與FINRRAGE成員之所以有如此歧異的觀點，主要在於其性別壓迫的來源解釋不同。Firestone將生物性母職與社會性母職的必然連結視爲女性的困境，因而肯定生殖科技可能帶來的突破。而Corea, Raymond, Klein等人則正面肯定生殖經驗爲女人所帶來的連續感與一致性，同時也認爲父權體制正是由男性對於女性生殖力的欽羨而建立，所以

16　見Gena Corea, The Mother Machine: Reproduction Technologies from Artificial Insemination to Artificial Wombs (New York: Harper & Row, 1985).

17　對於生殖意識與性別的關係，O'Brien有較完整的概念討論。O'Brien (1981)在《生殖政治》(The Politics of Reproduction)一書中提出，女性由排卵、性交、懷孕到生產，一貫而成，產生了「女性生殖意識」(female reproductive consciousness)，這意識重點在於其一致性與連續感，見Mary O'Brien, The Politics of Reproduction (Boston, MA: Routledge & Kegan Paul, 1981). 而男性性交後留下種，就抽離大部分的生殖過程，與生殖是一個疏離的關係(alienation)。男性因爲未能參與生殖的許多步驟，因此其男性生殖意識(male reproductive consciousness)主要在於斷裂與不確定性，與自然世界的斷裂，以及對物種延續的不確定。而男性發現自己生理上的親職，對O'Brien來說，是生殖過程的首要歷史轉變(頁21)。不知在歷史的那個時期，男性發現自己與親職的關係後，這種對親職的斷裂感與不確定性使得男性必須集體地靠壓抑母系關係、建立家父長制、劃分公私領域，以及創設法政上的一些制度來確立其親職關係，據有生殖勞動產品，彌補其斷裂感。因此，Corea延續O'Brien的概念，認爲生殖科技破壞了女人原有的一貫性，增加男人生殖上的連續感，是將男女在生殖意識上的優劣倒轉。

18　見Janice G Raymond, Women as Wombs: Reproductive Technologies and the Battle Over Women's Freedom (New York: Harper Collins, 1993).

19　見Renate D. Klein, Infertility: Women Speak Out About Their Experiences of Reproductive Medicine (London: Pandora Press, 1989).

譴責生殖科技可能對此女性生殖意識的破壞[20]。

晚近的女性主義分析，已經逐步脫離這種「解放？壓迫？」二元對立的提問，轉從生殖、母職、甚至女人的多樣性與複雜度，來看到生殖科技帶出的多重意義。例如，捐精、捐卵等助孕科技過程，可能改變過去以血親為主的親屬關係(例如，捐卵的人與生出的孩子沒有親屬關係)，帶出新的家庭形式與認同[21]。如Gimenez所提醒的是，「新生殖科技不只創造了新的、可販售出租的客體(卵、子宮、精子、受精卵)，也創造了新的歷史主體，這些願意進入[種種分離生殖模式與再生產模式]關係的主體」[22]。也就是說，新生殖科技將昔日「三合一」——基因上的、妊娠上的、社會上的——「天然」的母子關係，予以拆散。例如，一位女性可能提供卵子、負責懷孕，但是不負責養育孩子(提供卵子的代孕者)；也可能歷經懷孕、負責養育，但非基因上的母親(借卵進行人工生殖的不孕者)；又或者她只是基因上有貢獻，不參與懷孕與養育關係(捐卵者)等等。這些都是因為新生殖科技出現而產生的新母職主體。Gimenez以馬克思女性主義的觀點提出，「這形成了生理上的新經驗，並會形塑新的意識形式」[23]。就像代孕者以只懷孕不養育的意圖受孕，以具體經驗悖離主流社會將生物性母職與社會性母職不分的假設，可能促發打破像是強調「臍帶相連」的信念。而新生殖科技分離性與生殖的特質，根本地斷絕以生殖目的來合理化／自然化異性戀插入式的性交，也前所未有地牽引了過去生殖上的邊緣人(女同志、未婚女性等)使用助孕科技來

20　見Mary O'Brien, *The Politics of Reproduction*.

21　例如Marilyn Strathern, *Reproducing the Future: Essays on Anthropology, Kinship, and the New Reproductive Technologies* (New York: Routelege, 1992); Marilyn Strathern, "Displacing Knowledge: Technology and the Consequences for Kinship," *Conceiving the New World Order: The Global Politics of Reproduction*, eds. Faye D. Ginsburg and Rayna Rapp (Berkeley: University of California Press, 1995), pp. 346-363. 以及Gay Becker, *The Elusive Embryo: How Women and Men Approach New Reproductive Technologies* (Berkeley: University of California Press, 2000).

22　Martha E. Gimenez, "The Mode of Reproduction in Transition: A Marxist-Feminist Analysis of the Effects of Reproductive Technologies," *Gender and Society*, 5.3(1991), pp. 334-350, in p. 346.

23　Martha E. Gimenez, "The Mode of Reproduction in Transition," p. 346.

達成生殖欲望，展現其生殖能力[24]。綜合來看，晚近這些文獻已脫離早期「解放？壓迫？」式的提問，不再假設只有單一一種母職欲望，單一一種合法家庭型態，或是單一一種女性受到壓迫的解釋(Firestone的生殖束縛女性，或是FINRRAGE強調男性對於女性生殖力的羨嫉)，而著重分析新生殖科技帶出新的家庭型態、親屬關係、母職主體與身體觀。

2. 助孕科技是異性戀父權社會的產物

女性主義討論也逐漸看到只談「科技如何影響社會」可能有所限制[25]。的確有一些文獻明顯把助孕科技當成人類無法控制的洪水猛獸。例如Snowden, Mitchell和Snowden在調查英國899對使用非配偶間人工受精(artificial insemination using a donor's semen，簡稱AID)的研究後，呼籲「我們的社會必須找尋新的方式來因應這些新科技」，就主要是這種論調[26]。於是像McCormack就明白地指出「科技決定論……是差勁的社會學，糟糕的女性主義論述」，因為畢竟是「更大的規範體系才決定科技如何使用運作」[27]。像這樣認為「性別政治決定生殖科技而非生殖科技主導性別政治」[28]，而強調研究著眼於對生殖科技發展的「社會基礎結構」(social infrastructure)[29]，

---

24 見Dion Farquhar, *The Other Machine: Discourse and Reproductive Technologies* (New York: Routledge, 1996).

25 上述的討論，研究者大多也往往提到了「要避免淪為生殖科技決定論」的分析觀點，但是往往只是「提到」，而缺乏分析與討論，因為科技如何改變社會才是論證的重點。例如，O'Brien強調生殖科技的發明本來不是以解放女性為前提，而是以降低第三世界人口，解決能源危機等等而滋生，見Mary O'Brien, *The Politics of Reproduction*, pp.205-206. Gimenez 也強調其論點不是科技決定論，提醒科技類型形成的社會背景，但她更要彰顯科技提供了改變再生產關係的物質基礎，見Martha E. Gimenez, "The Mode of Reproduction in Transition."

26 Robert Snowden, G. D. Mitchell, and E. M. Snowden, *Artificial Reproduction: A Social Investigation* (London: George Allen & Unwin, 1983), p. 166.

27 Thelma McCormack, "When is Biology Destiny?," *The Future of Human Reproduction*, edited by Christine Overall (Toronto: the Women's Press, 1989), pp. 80-94, in p. 83.

28 Thelma McCormack, "When is Biology Destiny?," p. 84.

29 見 Christine Crowe, "Whose Mind Over Whose Matter? Women, In Vitro

就是這批討論「社會如何形塑生殖科技」的文獻大宗。

前述基進女性FINRRAGE成員提出新生殖科技如何成爲父權體制控制女性的新工具，有別於一般強調科技爲價值中立的論述，明白點出「科技是一種文化與政治現象」，也被Farquhar看做是科技理論的一種[30]。大多數這類的文獻，以女性歷經助孕科技所受到的身心傷害，或是助孕科技如何強調延續男性的種，作爲父權體制成功利用新生殖科技來控制女性的證據。也有部分討論從助孕科技專業的性別組成——人工協助生殖科技的研究社群主要爲男性，臨床上執行的醫生也以男性爲主——來視爲科學社群很父權的證據[31]。

其他較細緻的研究，直接進入科技發展過程或是臨床研究的實驗室，來探討性別系統如何形塑生殖科技的運作與使用。例如，這些女性主義者觀察到，有關不孕定義的界定，是基於某種對於母職的假設。例如，Crowe就以所謂「試管嬰兒」在英國的研究發展與臨床應用，提出IVF的實施就是在一個以生物性關係作爲「母親」的主要定義，並以「無子」作爲問題的社會下所產生的[32]。她提出這樣的助孕科技「是以科技來解決『無子』的社會處境，而不是治療不孕的生理問題」[33]。「不孕」這個字詞等於將生殖著重在女體(女人才孕)，是在一個連結女性與生殖的社會下產生，並可藉此代表病

(續)——————————

Fertilisation and the Development of Scientific Knowledge," *The New Reproductive Technologies*, eds. Maureen McNeil, Ian Varcoe and Steven Yearley (New York: St. Martine's Press, 1990), pp. 27-56, in p. 27.

30 Dion Farquhar, *The Other Machine* p. 98.

31 見 Deborah Lynn Steinberg "The Depersonalisation of Women through the Administration of 'In Vitro Fertilisation'," *The New Reproductive Technologies*, eds. Maureen McNeil, Ian Varcoe and Steven Yearley (New York: St. Martine's Press, 1990), pp. 74-122, in p. 75. 以及 Judy Wajcman, "Feminist Theories of Technology," *Handbook of Science and Technology Studies*, eds. Sheila Tasanoff, Gerald E. Markle, James C. Peterson, and Trevor Pinch (London: Sage, 1995), pp. 189-204, in p. 195.

32 Christine Crowe, "Whose Mind Over Whose Matter? Women, In Vitro Fertilisation and the Development of Scientific Knowledge."

33 Christine Crowe, "Whose Mind Over Whose Matter? Women, In Vitro Fertilisation and the Development of Scientific Knowledge," p. 38.

理失能的說法，合理化種種醫療措施的介入[34]。再者，也有一些文獻論證，以助孕科技程序與作法，來彰顯科技設計所隱含的性別意圖。就以這些措施的語言為例，Steinberg就提出，以IVF(in-vitro fertilization，即表示在瓶子裡受精，台灣一般譯為體外受精)為例，「在瓶子裡受精」只是整個使用助孕科技過程的一環，以此名詞作為代表，等於把婦女身體要親身經歷的吃藥、打針、排卵、取卵、植入等過程，給隱而不見[35]。「試管嬰兒」──IVF的通俗說法──亦是一個誤導的說詞，因為這個詞只強調胎兒形塑成長的最前受精階段，把婦女單一負責的孕育、分娩等予以抹煞。同時，當我們一般說「需要做試管嬰兒」時，整個使用助孕科技的過程，似乎只見嬰兒這個產品，不見母親這個產品的主要製造者。Morgan也批判，像是取卵、植入這類IVF步驟的說法，主詞都是醫事人員，女人只變成卵的生產者與孵育者[36]。Morgan認為，這樣的說詞是把女人整體的生育與為母經驗，更支解、分離為片段的器官擁有者，把生物性母職，更降低到只見其孵卵器功能[37]。

這類分析「社會如何形塑科技」的文獻，成功地彰顯「男性利益如何影響了生殖科技發展的形式」[38]。然而，這樣的研究取徑可能有兩層限制。一是如同Denny所觀察的，這樣的談法容易忽略婦女的異質面，隱然把採用科技的婦女都當成無知的受害者[39]。又如Annandale和Clark所提醒的，「性別」這個概念在主要的女性主義文獻討論過於狹窄，原應討論的性別關係(男女、男人間、女人間)，只剩下男女對立，而且是生殖的女人與醫學的男人

34　見 Deborah Lynn Steinberg "The Depersonalisation of Women through the Administration of 'In Vitro Fertilisation'."

35　Deborah Lynn Steinberg "The Depersonalisation of Women through the Administration of 'In Vitro Fertilisation'."

36　Keathryn Pauly Morgan, "Of Woman Born? How Old-fashioned!—New Reproductive Technologies and Women's Oppression," *The Future of Human Reproduction*, edited by Christine Overall (Toronto: the Women's Press, 1989), pp. 60-79.

37　Keathryn Pauly Morgan, "Of Woman Born? How Old-fashioned! —New Reproductive Technologies and Women's Oppression."

38　見Judy Wajcman, "Feminist Theories of Technology," p. 195.

39　Elaine Denny, "Liberation or Oppression? Radical Feminism and In Vitro Fertilization," *Sociology of Health and Illness*, 16:1(1994), pp. 62-80.

的對立；例如，男性不孕就是這類女性主義文獻鮮少著力的議題[40]。另一層限制，借用Bijker的談法，在社會建構論的路數下，「科技似乎只是一個社會建構物，而不可能以一種固執的、難以改造的、形塑社會的形式出現」[41]。看不到科技作為一個行動者的獨立性，這個強調社會的路數會不會太過頭呢？

3. 助孕科技與性別社會的相互影響

目前有關助孕科技採用「社會科技的聚合體」的分析路數，還在初步萌芽。但是已有一些以助孕科技為題的研究，一方面重視科技發展的社會面，另一方面也見到科技本身的影響力。如同Bijker所提醒的[42]，不論是Hughes所談的「科技的動力」[43]，或是Latour同時將物與人都視為行動者的分析方法[44]，都是將科技與社會作為一體來分析的研究取徑。Strathern於1990年代初期就指出，一般常聽到的「社會要決定科技如何使用」的說法，等於假設了將「社會」與「科技」放於兩端，好像科學界發明科技，使用者與公眾意見才是社會，各司所職，互不相干。Strathern質疑，當醫界藉由如何執行助孕科技本身，其實也就是一種社會意見的表達。Strathern以此提出社會與科技作為兩個分析單位的限制，但卻未有進一步的深入分析[45]。

Cussing、Farquhar與Clarke三人的作品，明顯看到這種將「社會與科技

---

40 見Ellen Annandale and Judith Clark , "What is Gender? Feminist Theory and the Sociology of Human Reproduction," *Sociology of Health and Illness*, 18:1(1996), pp. 17-44.

41 Wiebe E. Bijker, "Sociohistorical Technology Studies."

42 見Wiebe E. Bijker, "Sociohistorical Technology Studies."

43 Thomas P. Hughes, "The Evolution of Large Technological Systems," *The Science Studies Reader*, edited by Mario Biagioli (New York: Routledge, [1987]1999), pp. 202-223.

44 Bruno Latour, "Give Me a Laboratory and I will Raise the World," *The Science Studies Reader*, edited by Mario Biagioli (New York: Routledge, [1983]1999), pp. 258-275.

45 Marilyn Strathern, "Introduction: A Question of Context," *Technologies of Procreation: Kinship in the Age of Assisted Conception* (second edition)(London: Routledge, [1993]1999), pp. 9-28.

放於兩端」的限制，而趨向Bijke所謂「社會科技的聚合體」的分析路數，但她們的研究取徑又彼此迥異[46]。Cussing主要以不孕診療的日常運作，來展現不孕診療之所以能夠進行，「並不是純粹有關人類生殖系統的醫學知識應用的結果」[47]，而是診療的方式與知識本身相互依賴所產生的情況。與性別政治最有關的面向，在於異性戀這個社會常模與診療運作的關係。她觀察到不孕診所採用主流異性戀社會的標準，假設只有異性戀者才會求診，但是Cussing不限於「社會如何形塑科技」的分析，強調像這樣的措施更進一步強化了社會規範——也就是將排擠非異性戀者的面向，又開拓了新項目。不孕診療的措施就根本成了社會規範的一環。Farquhar細數「科技利多——增加選擇」與「科技弊多——反自然、商品化、父權控制」兩派論述的限制，而進一步提出：「不再將生殖科技的特質當作是一定是邪惡還是一定有助益，……而是專注於生殖科技多重使用的歷史特定性，以及對於生殖科技所衍生的意義轉變，以及使用者對於生殖科技的意義轉變。」[48]固然Farquhar著重歷史脈絡，但是也不限定社會決定論，而是運用Haraway所提出的cyborg（人／獸——機器的混合體）概念，來提出新生殖科技創造出的家庭——cyborg家庭——本身如何挑戰像是「子女是我的血肉」這種過去視為理所當然的假設與認同[49]。Clarke則是以美國生殖科學從20世紀初到1960年代的發展，來彰顯生殖知識形成的過程中，內在（科學的、理論的、方法的）與外在（社會的、經濟的、文化的、組織的）來回移動的狀態[50]。雖然新生殖

46 見Charis Cussing, "Producing Reproduction: Techniques of Normalization and Naturalization in Infertility Clinics," *Reproducing Reproduction: Kinship, Power, and Technological Innovation*, eds. Sarah Franklin and Helena Ragone（Philadelphia: University of Pennsylvania Press, 1998）, pp. 66-101; Dion Farquhar, *The Other Machine*; Adele E Clarke, *Disciplining Reproduction*; Wiebe E. Bijker, "Sociohistorical Technology Studies."

47 Charis Cussing, "Producing Reproduction, " p. 66.

48 Dion Farquhar, *The Other Machine*, pp. 187-188.

49 Donna J. Haraway, *Simians, Cyborgs, and Women: The Reinvention of Nature*（New York : Routledge, 1991）.

50 Adele E Clarke, *Disciplining Reproduction*.

科技是1970年代才流傳的說法，但是Clarke研究的這段歷史卻是新生殖科技發展的關鍵基石。針對性別，Clarke主要以避孕科技發展過程中，看到科學界如何在從個人選擇到人口控制的論述轉型中被動員參與，而固然避孕可能成為規訓科技的一種，卻也同時提供婦女解放的新手段。這些文獻雖然從診所田野、論述分析、歷史調查等不同面向來探查，卻都將科技與社會視為同等重要的行動者，也因此更能體察這兩者相互滲透的樣態。

從以上的文獻探討，我們得到許多分析的養分。例如，上述「助孕科技改變性別關係」的文獻提醒我們，醫療的侵入性、血親／親屬關係、生殖的性別分工，是探討助孕科技牽動的改變時所應著力探查的面向。而「助孕科技是異性戀父權社會的產物」文獻，提供如何從助孕科技的發展與應用邏輯，來探查社會常模如何被挪用並遭複製。「助孕科技與性別社會的相互影響」則提出「太科技決定論」與「太社會決定論」的限制，並主張不輕易將「科技」與「社會」二分，同時強調既要能看到科技如何可能就是社會的一支，也不忽略科技本身有的能動性。

然而，我們也看到目前文獻的限制。首先，在研究取向上，不是太把生殖科技同質化，就是僅取特定的生殖科技來討論，缺乏討論科技彼此之間的關連性。1990年代以來的研究取向，較針對特定的助孕科技來做討論，也注意到女性的異質性，避免將科技與女性視為同質[51]。但是這種針對生殖科技的異質性所衍生異質意義的切入角度，有時容易忽略這些助孕科技彼此之間的關係。例如，IVF的出現可能取代昔日採用人工受精的作法；ICSI

51　見Maureen McNeil, "Reproductive Technologies: A New Terrain for the Sociology of Technology," *The New Reproductive Technologies*, eds. Maureen McNeil, Ian Varcoe and Steven Yearley (New York: St. Martine's Press, 1990), pp. 1-26; Elaine Denny, "Liberation or Oppression? Radical Feminism and In Vitro Fertilization"; Judy Wajcman, "Feminist Theories of Technology"; Rosemarie Tong, *Feminist Approaches to Bioethics: Theoretical Reflections and Practical Applications* (Boulder, Colorado: Westview, 1997); Sarah Franklin, "Postmodern Procreation: A Cultural Account of Assisted Reproduction," *Conceiving the New World Order: The Global Politics of Reproduction*, eds. Faye D. Ginsburg and Rayna Rapp (Berkeley, California: University of California Press, 1995), pp. 323-345.

（intracytoplasmic sperm injection，卵細胞質內精子顯微注射）於1990年代初期的興起，也可能使得男性不孕的「治療」從人工受精、領養，轉爲牽涉女體更繁複的ICSI。這些科技之間的關係，以及其牽引出的性別政治，就無法在談論特定單一的科技時呈現。同時，整個醫療體系的運作，也並不把這些科技拆分。一個求診者，可能先試試人工受精，然後再採用ICSI，甚至同時也嘗試藥物治療。因此，如何既看到科技的異質性，又能關照到助孕科技之間的關連性，而非只是條列各種科技的功與過[52]，顯然是目前文獻需要進一步努力的面向。

　　與此相關的是，上述的限制在於目前討論的助孕科技文獻仍然「不夠歷史」，以致難以呈現科技與社會不斷相互影響滲透的過程。Clarke提出了精彩的歷史分析，但是分析只到1960年代，而且她著重生殖知識生產的上游部分，而非本文也很關心的下游部分——助孕科技如何影響性別社會[53]。Farquhar也很細緻地呈現歷史情境，但是像是有關ICSI的討論缺席，就無法完整地掌握到現今助孕科技意義的變動性[54]。如果「不夠歷史」，討論科技對於社會的影響就容易僅止於單面。例如，男性不孕卻在女體上做治療，一直是助孕科技一個飽受批評的面向[55]，但是這似乎得放在跟其他時期的歷史來做比較時，才能如Jaggar所建議的：「只有將生育作爲一種歷史過程，才可能發覺現今的分工有多少成分是由生物性來決定，又有多少成分，能把生育視爲女人受壓迫的指標。」[56]Lock和Kaufert則呼籲要在更大的社會與歷史

52　例如 Gena Corea, *The Mother Machine,* 以及 Robyn Rowland, "Technology and Motherhood: Reproductive Choice Reconsidered," *Signs*, 12:3(1987), pp. 512-528.

53　見Adele E Clarke, Disciplining Reproduction.

54　見Dion Farquhar, *The Other Machine*.

55　例如 Christine Crowe, "Whose Mind Over Whose Matter? Women, In Vitro Fertilisation and the Development of Scientific Knowledge," p. 40.

56　見Alison M. Jaggar, *Feminist Politics and Human Nature*, p. 76.此外Purdy亦強調，即使人工協助生殖科技(特別是代孕與試管嬰兒)對女人可能有害，但女性主義者亦宜先評估生殖科技對女人的得失，看看使用生殖科技的婦女處境，比起生殖科技未存在前的婦女處境，有何助益、有何傷害。唯有得與失一併比較，才能對生殖科技與婦女利益做一完整考量，見Laura M. Purdy, *Reproducing Persons: Issues in Feminist Bioethics* (Ithaca, New York: Cornell University Press,

脈絡來討論生殖和權力的議題，還待更精緻的經驗研究來累積[57]。

　　同時，即使如Annandale和Clark已呼籲，男性不孕的相關研究在質與量上都遠遜於女性不孕方面的討論[58]，但在這幾年仍不見女性主義文獻對此有新進展。大部分研究會把「男女不孕比例相當，但不孕『治療』多以女體爲主」，當作是男女受醫療侵入不平等的論證，卻少能分析「男女不孕比例相當」的歷史過程與意義，特別是對連結男性與生殖的意義。同時，影響男性不孕「治療」甚劇的ICSI在1992年出現成功首例，我們卻不見女性主義文獻有什麼深入討論，這與影響女性不孕甚劇的IVF於1978年問世後，所引發的豐富探討實在無法相比。我同意Annandale和Clark所提醒的，像是男性不孕研究的遺漏，將使得「性別」概念過於窄化，是相關文獻亟需補強的面向[59]。

　　這篇文章藉由台灣助孕科技發展的歷史調查，來探究人工協助生殖科技與性別社會的關係。這樣以台灣社會爲研究對象，一方面特別顧及不同科技的異質性與科技之間的關係，另一方面也掌握性別系統的變動，而非僅將異性戀女性作爲助孕科技唯一的使用者。我們要問，台灣的不孕診療，在一異性戀父權社會中是如何形塑的？有可能因爲其醫學知識與科技本身所造成對生殖理念與實作的改變，而撼動什麼性別邏輯、挑戰什麼生殖分工嗎？我們以台灣醫療制度中不孕檢查與不孕「治療」這兩個面向的發展軌跡，劃分三個時期(1950-1969，1970-1981，1982-2000)來試圖回答這些問題。我們的資料來源包括醫學期刊、通俗醫療文獻、家庭計畫研究所文獻、報紙醫療新聞，醫療院所的田野觀察，以及醫事人員與不孕者的訪談[60]。

（續）

1996).

57　Margaret Lock and Patricia A. Kaufert , "Introduction," *Pragmatic Women and Body Politics*, eds. by Margaret Lock and Patricia A. Kaufert（Cambridge: Cambridge University Press, 1998），pp.1-27.

58　Ellen Annandale and Judith Clark, "What is Gender? Feminist Theory and the Sociology of Human Reproduction."

59　Ellen Annandale and Judith Clark, "What is Gender? Feminist Theory and the Sociology of Human Reproduction."

60　我們在一所醫學中心婦產科門診進行了五個半天的參與觀察，以及在這家醫學中心的不孕「治療」部門進行了兩個月的田野觀察。有關醫事人員的訪談，包括婦產科醫生、技術員、護理人員、諮詢員等，一共有14人。對於異性戀有不

三、以女體為重的不孕檢查與診療：1950-1969
1. 窮盡女而後男的不孕檢查與分類

　　省立台北婦產科醫院針對1949年8月到1951年10月所呈現的統計資料，包含了不孕求診的簡單統計[61]，這是我們找到台灣戰後最早的不孕資料。這份發表於台灣醫學會年會的報告中提出，三年多來因不孕而求診的有404人，占全部婦產科求診者的16.3%。報告中所列的七項不孕原因分類中，除了「男性精蟲不好」一項為男性因素外，其他不孕原因都歸於女性因素。從這份簡短的會議報告可以看出，似乎從1950年代開始，不孕就已經是婦產科的重要業務之一。

　　台大醫院自1951年開設不孕門診，婦產科吳家鑄等醫生並發表了十多篇臨床醫學系列報告，提供我們探查當時不孕診療情況的重要資料。我們可以從1953年的一則醫學報告[62]，來分析當時醫界對不孕檢查的處理：

> 關於不妊症之問題，在醫學方面或社會方面之重要性逐漸增加。其發生率，在幾份報告之統計，約占100分之10或100分之20。在我們台大婦產科門診部，於民國四十年元月起到10月止，10個月間，求醫病人總數3,760名中，訴不妊者為502名，占100分之13。……
>
> 訪問本科之本症病人，經過門診部的一般婦科檢查以後，被叫和她的丈夫來我們特別設立的「不妊症檢查部」(Infertility Clinic)。這個機構，對病人方面我們特別用一個名字「家庭計畫中心」

(續)————

　　　孕求診經驗的訪談，共23人(其中4位為男性)；針對同志對於生殖與親職的經
　　　驗與意見，我們訪問了女同志5人，男同志4人。

61　見蔣正、譚學凱、黃國慧、郭芳村，〈省立台北婦產科醫院創立以來之婦科一
　　　般統計〉，《台灣醫學會雜誌》50.12(1951)，頁316-317。

62　吳家鑄、李卓然、陳智堯、洪振仁、吳惠銘、張芬芳，〈不妊症之研究第二
　　　報：200對不妊症夫婦之臨床研究(第一編)〉，《台灣醫學會雜誌》
　　　52.3(1953a)，頁31-36。

（Planned Parenthood Center）。

訪問本部的夫婦，我們立即用我們特別造出的「不妊症病人病歷表」來聞詳細的既往歷及現症歷，並特別對性生活問題注意。以後，才行婦人的一般檢查，骨盤檢查及一般研究室檢驗……若不能發見特別的條件時，於病人月經終了後4-5日的排卵前期，行卵管通閉試驗。……如果卵管的疏通性保存時，命她做基礎體溫表，並於下次月經開始後12小時內，或預定月經2天前，取子宮內膜而做組織檢查來判排卵之有無。同時檢查經5天禁慾後的精液。……正常者，再做「性交後試驗」。檢查夫婦2個人的內分泌學上的問題，特別一定要做基礎代謝檢查。這樣檢查完了以後，我們就可以做「試驗的治療」來觀察其結果。

……訪問我們檢查部之患者，能發見卵管閉鎖，無排卵性月經之任何絕對因素者，將其歸入檢查完了。無此2種之絕對因素而男子受精液檢查時，屬於夫妻檢查完了。自1951年1月1日至1951年10月22日檢查200對之不妊夫婦中，118對即59%檢查完了……。[63]

　　這段文字充分顯露，1950年代的不孕的檢查流程，已包括精液檢查，但是整體仍以女性為主。在台大醫院這200對夫婦的研究中，雖名為夫婦，但是受檢查的頻率與機會並不平均。「訪問本科的病人」用字中性，但是因為「經過門診部的一般婦科檢查」，顯然病人指的是女人。從此報告可看出，建立病歷後的例行程序，仍由女方著手。女方要經過「一般檢查，骨盤檢查及一般研究室檢驗……卵管通閉試驗……基礎體溫表……取子宮內膜而做組織檢查來判排卵之有無」等等繁複的檢查程序，其中許多檢查涉及侵入性醫療，一些檢查起碼需要耗費一個月以上的時間(為了配合月經來臨)。丈夫頂多是之後才被要求前來接受檢查；文中雖有「同時檢查經5天禁慾後的精

63　吳家鑄、李卓然、陳晢堯、洪振仁、吳惠銘、張芬芳，〈不妊症之研究第二報：200對不妊症夫婦之臨床研究(第一編)〉，頁31-32。

液」的描述,但是從實際接受精液檢查的男性數目來看(見後討論),並沒有
什麼「同時」的檢查情況。更重要的是,研究者將「確定女性有無做檢查」
作爲「檢查完了」的標準。因此「女性檢查發現排卵問題,但是丈夫未檢
查」,也稱之爲「檢查完了」。而只有女性檢查無排卵問題的,才會明確要
求男性做精液檢查。這顯見,即使男方檢查(精液檢查)容易單純,流程上仍
排在繁複的女性不孕檢查之後,並且在確認女性無問題後,才有進行的必要
性。這樣重女輕男的檢查流程,使得118對所謂「檢查完了」的夫婦,其實
只有60名男性有做檢查(見圖1)。

圖1 台大醫院1951年不孕症門診118對「檢查完了夫婦」的不孕成因分析
(資料取自吳家鑄等文而重新製圖)[64]

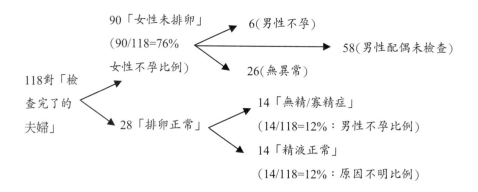

有做排卵檢查的女性　　有做排卵檢查的女性　　女有檢查男未檢查

90「女性未排卵」　　　6(男性不孕)
(90/118=76%　　　　　　　　　　　　58(男性配偶未檢查)
女性不孕比例)　　　　26(無異常)

118對「檢
查完了的
夫婦」

28「排卵正常」　　　14「無精/寡精症」
(14/118=12%:男性不孕比例)
14「精液正常」
(14/118=12%:原因不明比例)

一方面,台大醫生觀察到,發現女性有排卵問題後,「男子遂拒絕檢
查」[65];也就是「男尊女卑的社會」有問題,使得男性不願意做檢查[66]。之後

---

64 吳家鑄、李卓然、陳皙堯、洪振仁、吳惠銘、張芬芳,〈不孕症之研究第二
報:200對不孕症夫婦之臨床研究(第一編)〉。

65 吳家鑄、李卓然、陳皙堯、洪振仁、吳惠銘、張芬芳,〈不孕症之研究第二
報:200對不孕症夫婦之臨床研究(第一編)〉,頁32。

發表的臨床研究報告也顯示，1950年代台大不孕門診，男性接受基本精液檢查的比例僅占2-3成[67]。另一方面，門診與臨床研究上對於「檢查完了」的認定，也強化了「窮盡女而後男」的不孕檢查程序。台大醫院如果把「檢查完了」界定為男女都有檢查，那麼這裡符合「檢查完了」僅有60名，而非118名。雖然名為「200對不孕症夫婦之臨床研究」，但是200名女性多少都有接受檢查，卻只有60名男性接受檢查。從「女性有問題，男性檢查就不重要」的檢查流程與樣本界定來看，當時台大醫院以女體作為主要的問題的身體來對待，正驗證了江萬煊、吳建堂所觀察到的：「對不孕症不但社會一般人的觀念連醫生也把其責任都推到妻子的身上。」[68]

　　當時「窮盡女而後男」的不孕門診檢查程序，加上以女體為主要問題的不孕成因分類邏輯，致使「女性不孕」的統計數字遠較男性為高，製造了不孕原因多出現在女方的「假象」，更複製了「生殖＝女性」的預設。台大1953年發表的報告數字是，76%為女性不孕，12%為男性不孕，12%為原因不明。在1957年發表的報告，則更指出：「在669檢查完畢例中，有545例

（續）─────────────────────────────

66　約略同一時期，這兩位台大泌尿科醫生在學術期刊發表的臨床醫學研究中，透露了他們觀察到社會與醫界抗拒男性與不孕連結的原因：「『無子三年，去妻。』自古以來對不孕症不但社會一般人的觀念連醫生也把其責任都推到妻子的身上。事實上這個完全是謬見，近來醫學研究的進步已把這偏見完全打破而證明丈夫也要負一半不孕症責任。……由於男尊女卑的社會以因女人吃大虧，雖然妻子檢查沒有不孕的原因，但大部分丈夫卻拒絕就醫。因為潛在意識恐怕如果發見自己是不孕的原因時會失掉其優越性和男性力量。」（頁57，**底線另加**）在這裡「丈夫也要負一半不孕症責任」中的「一半」顯然不是臨床發現，而是僅止於提醒男女都有責任的通俗說法。見江萬煊、吳建堂，〈男子不孕症之研究：148例的檢查報告〉，《台灣醫學會雜誌》52.6（1953），頁57-60。

67　另外一份調查報告是以台大醫院1951年1月起到1953年1月間，400名求診夫婦中150名的精液檢查結果為研究樣本，見吳家鑄、吳惠銘，〈不孕症之研究第三報：精液之研究〉，《台灣醫學會雜誌》52.5（1953），頁24-33。這有可能表示，當時每400名婦女求診，只有150名配偶做精液檢查，比例為37.5%。台大醫院又發表自1951年起到1957年十月1094對在台大不孕症特別門診接受兩種以上檢查的夫婦，其中有294名丈夫接受檢查，比例為26.9%，見吳家鑄、李卓然、陳哲堯、林春諒、林業生、施獻庚，〈不孕症之研究：第十二報台大醫院過去六年間不孕婦人之臨床研究〉，《台灣醫學會雜誌》56.11-12（1957），頁557-558。

68　江萬煊、吳建堂，〈男子不孕症之研究：148例的檢查報告〉，頁57。

(80.1%)發現在女性方面，俱有不妊的絕對因素。由此亦可知在不妊症中，女性因素的重要性。」[69]這樣超高比例的女性不孕統計結果，並非實質不孕原因的性別分配。例如，在1953年的報告中，若「女不孕，男也不孕」(有6名)，則歸在「女性不孕」的分類底下；若「女不孕，男未檢查」(有53名)，也算爲「女性不孕」的類別(見圖1)。換句話說，女性稍有瑕疵，不管男性狀況如何，就視爲問題；而男性的問題，一定要在女體健康的前提下，才能算做問題。也因此，這20名檢查出不孕的男性，占全部檢查男性(60名)的33.3%，但是這份臨床報告卻以118名(都有檢查的女性)爲分母，計算出12%的男性不孕比例。若以男女皆做檢查的結果來重新分類，男女不孕的比例未必如1953年台大這份報告來得如此懸殊(見圖2)。「窮盡女而後男」不只是檢查流程，也是統計計算不孕成因的邏輯。在這樣的邏輯下，得到「在不妊症中，女性因素的重要性」的臨床證據，更加複製了重女輕男的生殖分工。

圖2　台大醫院1951年不妊症門診60對雙方都有檢查夫婦的不孕成因分析
　　　(資料取自吳家鑄等[1953a]而重新製圖)

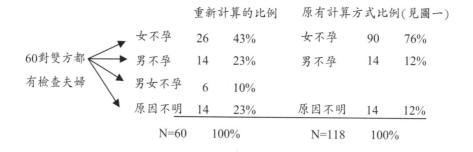

在此時期，我們看見社會重女輕男的生殖分工，影響了民眾求診方式，以及醫院的門診流程設計。這樣的醫療制度衍生的科學調查結果，也複製了

69　吳家鑄、李卓然、陳哲堯、林春諒、林業生、施獻庚，〈不妊症之研究第十二報：台大醫院過去六年間不妊婦人之臨床研究〉，頁558。

先前的社會觀念——男性固然可能有關，但是不孕的身體還是以女體爲主。

2. 用藥、手術與人工受精：以女性爲對象的不孕「治療」

早期台灣醫界的不孕門診，檢查意義勝於治療，若治療成功，主要因素在於性知識的傳授，而非助孕科技的採用。前文所討論的台大醫院於1951年元月到10月的200對夫婦中，只有7名在「治療中」懷孕。這樣低的比例當然與其統計方式有關(只能觀察很短時間)，但是7名的「成功率」比例亦甚低。以致在報告中，檢查占了大部分篇幅，文末才列出「治療結果」：

> 詳細的檢查以後認定需要外科方法者，我們勸她手術是當然的。不需要者我們需要有系統的方法給她治療。在治療上我們特別注意的事項如下。每一個人都需要檢討他們的性生活，教他們可能受精的時期，需要者給她Hormon治療或甲狀腺劑。7名於10個月的治療期間發生妊娠。其中1名經卵管開口術以後受孕，1名是經卵管通閉試驗直後受孕者。其他是經以上述的注意事項治療的。[70]

這份我們所能找到台灣最早的「治療成效報告」中[71]，有三個值得注意的地方。一，即使檢查的程序可能頗爲複雜，治療的效果卻極爲有限。二、最大「治療因素」還是來自「注意事項」，以生殖知識的傳授爲主。三，此時男女不孕治療差異十分明顯，在這系列以婦產科醫生爲主要研究人員的臨

---

70 吳家鑄、李卓然、陳哲堯、洪振仁、吳惠銘、張芬芳，〈不妊症之研究第二報：200對不妊症夫婦之臨床研究(第二編)〉，《台灣醫學會雜誌》52.4(1953b)，頁44。

71 省立台北婦產科醫院在更早也有提出幾句的不孕「治療」成效報告，但是缺乏確切統計說明：「治療有：羅式輸卵管氣術，應用內分泌素，青黴素及金黴素和透執法，其結果均不甚滿意，其他施行子宮頸擴張數，子宮懸吊術及人之受孕法等，已有相當病例，獲得良好結果。」大致上我們可看出有療效的主要在於手術，而原文所說的「人之受孕法」我們並不確定是否就是爲「人工受精」。見蔣正、譚學凱、黃國慧、郭芳村，〈省立台北婦產科醫院創立以來之婦科一般統計〉，頁317。

床報告中，用藥、手術的對象都是女性[72]。

在1950年代有限的不孕治療方式中，女性不孕以用藥(例如荷爾蒙治療)與手術(例如接通輸卵管)爲主，而男性不孕方面，我們所能找到台灣最早有關「治療」的臨床研究文獻，就是人工受精，且由婦產科醫生執筆[73]。雖然1954年台灣發表的這篇人工受精醫學報導中，人工受精也可視爲女性不孕的治療方式(例如女性陰道畸形等)，但是主要還是當成男性不孕「最重要，且最有效的治療方式」[74]。人工受精分爲兩種，由配偶本人精子所採用的人工受精，當時稱爲AIH(artificial insemination using the husband's semen)，由捐精者精子完成的人工受精，稱爲AID(artificial insemination using a donor's semen)。不論是AIH還是AID，男性精蟲數量少或活動力不足的生理情況並

---

72 這次的檢查之中，有64名有「卵管閉鎖」的問題，可是只有1名接受手術。另外，省立台北婦產科醫院不孕報告也以婦產科醫生所提出，不孕「治療」亦以女性的用藥、手術爲主。見蔣正、譚學凱、黃國慧、郭芳村，〈省立台北婦產科醫院創立以來之婦科一般統計〉，頁317。

73 見吳家鑄、李卓然、陳皙堯、吳惠銘、張芬芳、蔡北辰，〈不妊症之研究第七報：人工受精〉，《台灣醫學會雜誌》53.10(1954)，頁28-34。根據Marsh & Ronner的研究，第一位正牌醫生「承認」施行人工受精的，也是一位婦產科醫生——19世紀後半期將不孕診療帶入手術領域的美國婦產科醫生Marion Sims，見Margaret Marsh and Wanda Ronner, *The Empty Cradle: Infertility in America from Colonial Times to the Present* (Baltimore: John Hopkins University Press, 1996), pp. 48-74.20世紀中葉，以人工受精治療不孕的臨床報告才漸漸增多。李鎡堯提出台灣最早的人工受精施行於1952年，應即是由台大醫院開始，見李鎡堯，《我倆爲何不孕》(台北：健康世界，1981)，頁167。

74 見吳家鑄、李卓然、陳皙堯、吳惠銘、張芬芳、蔡北辰，〈不妊症之研究第七報：人工受精〉，頁28。江萬煊與吳建堂發表的檢查報告亦有提及8名「寡精蟲症」中，有4名自行服用男性荷爾蒙。但是作者提醒的是，服用男性賀爾蒙的嚴重副作用，包括可能從「寡精」變成「恆久性無精」。這篇文章因此呼籲不要服用此類男性賀爾蒙，見江萬煊、吳建堂，〈男子不妊症之研究：148例的檢查報告〉，頁59。這篇臨床文獻仍是以男性不孕檢查結果爲主，而非治療方式。求診者自行採用的治療方式，爲這兩位泌尿科醫生所不許。江萬煊(Chiang 1961)之後並發表針對無精蟲症的外科手術療法，顯見台大醫院在1956-1960年間，共有128名無精症的男性不孕求診者，其中約四分之一接受手術治療。在發表臨床報告之際，接受手術的34位男性，僅有6位妻子有懷孕情況。這是少數有關手術治療男性不孕的臨床報告。此外，精索靜脈曲張的手術，應也是早期治療男性不孕的手術之一，但是我們並未看見相關的討論。

不會改善。所以這裡男性不孕的「治療」，並非如治療女性不孕的手術或用
藥等方式，去治癒不孕的身體。人工受精作爲一種「治療」方式，是透過這
種助孕科技，在精蟲品質仍有問題的情況下，達到有子的結果。因此，與其
說這是「治療」，不如說是「解決無子問題」[75]。

　　對於人工受精可能造成什麼「社會問題」，從當時的醫學文獻討論看
來，關注的焦點在於陽剛氣質是否遭到損害。一、非配偶的人工受精，是否
意味妻子「出軌」而使得丈夫「戴綠帽」，成爲釐清的焦點。「人工受精不
是通姦」成爲臨床報告討論重點：「這種操作，因沒有色慾，情慾等的因
素，而且病人和Donor之間沒有肉體關係，而絕對不能視爲通姦。」[76]除了
這種理念溝通外，爲了考量可能引起爭議的「通姦」聯想，當時也採用將捐
精者和丈夫的精液混合的措施，再實行人工受精。二、非配偶的人工受精，
是否使得丈夫血親的缺席，也要在醫療措施上盡量彌補。在吳家鑄等的討論
中提到，「Donor的選定是非常重要的事情」，除了精液必須健康外，「不
僅僅在種族或體質上與病人的丈夫相似，最好在感情上，氣質上，也要相
似。……我們根據這些見解，主要地從學生選擇Donor」[77]。三，人工受精
所需的「人工性行爲」（以注射器代替陰莖射精），造成男性取精的「不自
然」、「尷尬」，是這項助孕科技的重要爭議（女性以注射器受精可能的
「不自然」、「尷尬」，卻不是討論的重點）。20世紀初的AIH，是在夫妻
行房後（常常是在家），由（常是在求診者家中等候的）婦產科醫生取得自陰道
流出的精液，裝到注射器中，再將精液注入女方陰道；在1934年美國有一廣
爲媒體報導的人工受精例子，就採用這種方法[78]。Marsh和Ronner的研究指

75　見Robyn Rowland, "Technology and Motherhood: Reproductive Choice Reconsidered,"
　　以及Christine Crowe, "Whose Mind Over Whose Matter?　Women, In Vitro
　　Fertilisation and the Development of Scientific Knowledge".

76　吳家鑄、李卓然、陳晢堯、吳惠銘、張芬芳、蔡北辰，〈不妊症之研究第七
　　報：人工受精〉，頁32。

77　同上。

78　Margaret Marsh and Wanda Ronner, *The Empty Cradle: Infertility in America from
　　Colonial Times to the Present*, p. 163.

出，會用這種方式，是因為當時醫生難以啓口要丈夫以手取得精液，而求診丈夫也拒用保險套[79]。而台大醫院於1950年代初期實行人工受精，「大部分」是以「手淫」取得精液[80]。以保險套或拔出法等經過陰道性交而取得精液的情況，雖然醫生認為影響精液品質，但是顯然因以手取精對部分男性仍有困難，而仍得使用。

這些爭議，多是由於採用AID以及AIH所牽涉到攸關男性氣質受損的問題(戴綠帽的聯想、非血親的遺憾、取精的尷尬)。然而，人工受精可解決男性不孕造成無子的問題，卻可能為女性製造新的問題——我們可以稱之為「能孕女體的病理化」。一、人工受精作為「治療」男性不孕的主要方式，這使得男性無須經過侵入性醫療，即可達到使女方受孕的結果，但是「生殖機能健全」的女性，卻很早就要因為這種治療男性不孕的方式而受到侵入性的醫療。婦女要測量三個月的基礎體溫，在排卵日由醫師檢查，以窺鏡撐開陰道口及子宮頸外口，以注射器將精液注入，然後平躺約30分鐘。1950年代台大是在8小時以內施行兩次人工受精。這經常不是一次成功，可能要重複好幾個月。相對於男方最多只要提供精子(AIH所需的精液洗滌等處理都由醫事人員處理，AID更不需要當事人取精)，女性所需的醫療措施複雜得多。人工受精對於婦女可能造成損害健康的副作用，主要在於注射器插入可能帶來的感染，對於男方並無生理健康上的副作用。二、女性因為男性不孕而被稱之為「病人」：「通常使病人仰臥，以沒有附著消毒液之乾淨的Speculum插入陰道後⋯⋯。」「(人工受精)完了之後，保持骨盤高約30分，然後讓病人起來。」「病人和Donor之間沒有肉體關係。」[81]在這裡的「病人」指的是婦女，包括生殖機能完全健全的婦女，因為丈夫不孕施行人工受

---

79 見Margaret Marsh and Wanda Ronner, *The Empty Cradle: Infertility in America from Colonial Times to the Present.*

80 吳家鑄、李卓然、陳晢堯、吳惠銘、張芬芳、蔡北辰，〈不妊症之研究第七報：人工受精〉，頁31。

81 吳家鑄、李卓然、陳晢堯、吳惠銘、張芬芳、蔡北辰，〈不妊症之研究第七報：人工受精〉。

精而變成的「病人」[82]。三、由於治療對象在於女體，明明是男性不孕，需要更進一步檢查的反而是女性。因此台灣1950年代強調人工受精的要件之一，就是強調女體的健康：「不能有很大的骨盤病態，不能有閉塞的輸卵管，而且必須有排卵，黃體賀爾蒙的分泌正常。」[83]爲了實行人工受精，增加婦女醫療檢查的機會。綜觀來看，女性因爲男性不孕，而要承受侵入性的醫療措施，即使生殖機能健全也被視爲病人，並且增加徹底檢查的需要。然而這樣「男性不孕、治療女性」而病理化能孕女體的情況，都並非當時討論人工受精爭議的重點所在。

因此，即使不孕檢查還要分辨男女，1950年代的不孕治療，主要還是透過女性身體進行。固然女性不孕的治療當時主要採取吃藥、開刀等方式，男性不孕則少有治療男性的方法，而是以人工受精，使得女性成爲「病人」。而人工受精的使用，使得在生殖分工上強化了女體的重要性。雖然AID的使用有突破血親迷思的潛力，但是醫學論述與實際措施，仍以保護丈夫自尊不受損來打轉。然而，由於人工受精的實行比例與成功率當時都很低，所以這個時期女體病理化的不孕治療情況仍十分有限。

四、男性近檢查，遠血親：1970-1982
1. 強調男女同步的不孕檢查

前述「重女輕男」的不孕檢查流程，從榮總自1970年婦幼中心開辦不孕症門診中的理念來看，觀念上有了改變。根據崔玖和王桃蓀的報告，自1970年5月至1972年4月，共有382對夫婦在榮總的不孕症門診中心接受檢查。在不孕小組的施行準則中的第一條就特別提到：「(不孕)調查、檢驗、治療都

82 在1990年代，這類接受人工受精的婦女仍通稱「病人」，見江漢聲，《男性不孕診療的新進展——男人與生育》(台北：健康世界，1994)，頁173-175。
83 吳家鑄、李卓然、陳哲堯、吳惠銘、張芬芳、蔡北辰，〈不妊症之研究第七報：人工受精〉，頁641。

要朝以夫婦為一婚姻單位來進行。」[84]在談到首次門診的檢查程序中,都一再指出生殖器官、性生活史等等是要一併進行。崔玖在一家庭計畫的執行手冊中,有關不孕的診測過程,也一再強調在夫婦都接受醫生的初步詢問後,「丈夫要與妻子同時接受進一步的檢查」。甚至在章節的安排上,也先談論男性檢查項目,再列女性方面[85]。崔玖在接受我們訪問時,談到她在1970年代的「創舉」:

> 那個時候男生不孕很難被發現。其實早期的不孕症,他們也不查男子的精蟲,妳看那七出之條他也從來沒說過查查看那個先生,兒子會不會生,對不對?所以說,是很不公平的。所以我們當時在那裡的第一課就是說,不孕症,絕對不光看女的,不看,要來絕對要男的女的一起來。一起來男的也要經過同樣嚴格的體格檢查,性行為的技術啊!然後精子啊……要查三次精子的數。…生殖生理,一般人的講法,都喜歡講女性,是不是?女性的這個很多……講月經啦、講月經週期、講月經的形成。但是我一上來就講男性,就是攝護腺、睪丸裡面精蟲是怎麼生出來的。所以我先講男性,這在當初是一個創舉,就是精子是怎麼成熟的。[86]

崔玖提到「七出」,很清楚地意識到昔日對不孕過程的誤解,所造成對女性不平等的待遇。因此她個人在不孕的檢查與教材設計上,都意圖達到「男女平等」。不孕檢查,起碼在理想的流程上,以從先前的「女先男

---

84 Julia J. Tsuei(崔玖)and Tao-Sun Wong(王桃蓀), "Analyses of Successful Pregnancies in Infertile Couple Treated at the Infertility Service of the Veterans General Hospital," 《中華民國婦產科醫學會會刊雜誌》11.3(1972),頁121-128。

85 Julia J. Tsuei(崔玖), *Family Planning Methodology: A Reference Book for Medical Student and Family Planning Worker* (Taipei: Maternity & Child Health Demonstration Project, 1971), pp. 155-156.

86 訪談記錄,1998年10月7日。

後」，轉變到「男女同步」。

　　1970年代另一代表人物為台大婦產科醫生李鎡堯，他自1978年在《健康世界》所連載的「我倆為何不孕」，以「我倆」作為不孕的主詞，同樣是強調男性不孕的重要性。李鎡堯在1981年集結出書的《我倆為何不孕》提及：

> 在國外很多不孕中心把「精液檢查」列為第一步檢查項目。……
> 「精液檢查」對男性來講，不痛不癢，輕而易舉，比起太太今後還
> 要做的檢查簡單輕鬆，應毫無拒絕檢查的理由。但事實上，我們常
> 遇到先生們往往以事業忙，抽不出時間為理由，藉口逃避；或說：
> 「等太太全部檢查完了沒有毛病時，纔輪到我好了！」這多不公
> 平！大丈夫應該大方爽快地接受檢查。[87]

雖然李鎡堯提到國外檢查「男先女後」的例子，可是在國內因為即使「女先男後」男人都可能拒檢，因此李鎡堯也僅限於呼籲「大丈夫」「出面檢查」，還不到「先檢查」的層次。

　　男性不孕的比例，在李鎡堯的論著中，也較1950年代台大的臨床報告高出了許多。「在不孕症的主要因素中，男性因素占30-40%，不得不重視。據外國研究者的估計，不孕夫婦之間，男性方面有一部分或全部之責任者占27%至高達66%之多」[88]。類似的統計資料(30-40%)亦見於凌岡泉[89]。雖然當時並沒有相關的台灣本土臨床統計，但是利用「外國研究」的科學發現來強調男性不孕的高比例，以支持「男女同步」的不孕檢查概念。同時，不只男性不孕的比重增加了，男性不孕的檢查也變得更為繁複。例如，崔玖強調，要「查三次精子的數」。李鎡堯提出，「曾有過一次孕，不能保證這位先生的精液是絕對沒有問題」[90]。藉由這樣強調精液品質的變異性，也

87　李鎡堯，《我倆為何不孕》，頁44。
88　同上。
89　凌岡泉，〈不孕的男人〉，《健康世界》10(1976)：14-18。
90　李鎡堯，《我倆為何不孕》，頁45。

提高了男性不孕檢查的重要性與頻繁檢查的需要。

即使對於檢查流程的觀念上有此轉變，但是實際執行上，未必能達到「男女同步」，甚至不願檢查的男性仍普遍存在。一些權宜措施的使用，可以看出當時男性精液檢查的困難。一位於1970年代執業不孕門診的醫師在受訪時也提出，當時男性不願去醫療院所的情況，就設計了「不用露面」的檢查流程：「我們叫她先生來檢查，很簡單，先生也不要露面。有的他大男人主義，他愛面子嘛，就不露面。她就是拿精液來，我們就檢查，檢查有問題，然後才跟先生講你有問題。」[91] 連露臉都有問題，顯見男女一起問診的理想有實施上的困難。一位於1960年代末期在在台北地區醫院求診的婦女觀察到：

> 那個時候男人去做檢查比現在更困難…而且男生絕對不會去…當然是我一個人去。那我去以後醫師也會提到，…他的精子怎樣啊。醫師看看說，好像沒有什麼了不起的問題。（問：所以張先生也去做檢查？）沒有去！（問：哦？他沒有去？）他沒有去！（問：可是，那怎麼做檢查？）我拿他的精子去就好了。（IF006）

當我訪談時用「去做檢查」的字眼，其實在問「是否有做檢查」，並沒有特別強調是否在醫療院所現身，可是為先生跑腿送精子的太太，顯然很在乎有無去醫院的差異，而強調「他沒有去」。一方面這位婦女觀察到當時「男性不露臉」檢查的普遍性，另一方面我們也看到男性不孕求診者的隱形，其實付出代價的是加強女性的求醫（送精子）次數。榮總最早的臨床報導，雖然行文是以「夫婦」（couple）作為對象，仍令人懷疑「男女同步」的檢查流程是否確切執行，民眾僅由女方單方面求診就可能為一大阻力。榮總的臨床報告並未詳列不孕原因，只列不孕治療效果，但從治療女性多於男性的統計數字上，可以間接看出診斷出男性不孕的比例較少，可能來

91　訪談記錄2001年7月24日。

自受檢的比例亦少的緣故。

「男女同步」的理念與實際狀況存在巨大差異，並不完全是民間有醫師所稱的「大男人主義」所導致。醫療院所以婦產科醫師作為不孕門診的主軸，也可能影響民眾對不孕的理解。例如，從榮總當時不孕症門診組成成員以婦產科醫師為主導，泌尿科醫師及其他醫事人員（內分泌醫師、心理醫師、公共衛生、社工人員等）為附屬。崔玖所列的診療守則中明訂，「婦科以外如泌尿科、內分泌科與精神科的檢查有其必要」，如果不孕不只限於婦科是需要提醒的，這其實透露不孕與男性的關連在醫療組織仍是新觀念。而婦產科為主的不孕門診，也容易給予大眾檢查女性優先的刻板印象。長庚醫院婦產科於1981年2月成立不孕門診，報紙標題就訂為「清查婦女不孕原因，長庚醫院將設門診」，呈現出婦女做為檢查對象的單一性別[92]。醫療院所甚至也缺乏特別要求丈夫檢查的流程。一位在1970年代末期求診的婦女，丈夫甚至到了治療階段才以「治療」代替檢查：「都沒有做檢查……他做了人工受精就知道他有沒有問題……所以他從來都不用做檢查。」（IF005）因此，我們訪問到四位1960-70年代求診的婦女，分別是因為等到女方「檢查幾次」（IF012、IF006）、基礎體溫量一年（IF014）、採取人工受精等「治療」方式（IF005）之後，丈夫才接受檢查。她們共同的觀察也是，要男性檢查已經很困難了，更不可能「男女同步」。

即使男性抗拒檢查的例子仍存在，1970年代強調男女同步的不孕檢查，相較於先前的「窮盡女而後男」的檢查流程，仍有助於打破重女輕男的生殖分工。我們訪問到一位於1977年、結婚兩三年後開始看不孕門診的女性，就跟先生提出男性先檢查的要求：

> 我是說，你男生檢查比較快，你先去檢查。假如你有問題，我不是不用檢查了嗎？他說，你先去啊。（問：……你那時候是怎麼會想到這一點？）大概因為我自己沒事就會看報紙吧，（報紙）是說男女

92　《民生報》，1981年，1月10日，第四版。

都有可能。因為也許我自己沒生，當然會比較注意這方面的資訊。
（IF012）

雖然因為先生要求，這名婦女還是去檢查了幾次，後來在醫師要求下，由
先生也做了精液檢查。可是從這位婦女提出的要求看來，藉由通俗醫學資
訊而建立了不孕是「男女有可能」以及「男女同步檢查」的觀念，「男性
遠生殖」的生殖分工已逐漸打破。

2. 不孕治療的兩極：治癒身體與放棄血親

　　1970年代延續1950年代，「注意事項」仍為醫界治療不孕的最大功臣。
固然安得孕(Clomiphene Citrate)等排卵藥於1960年代末期引入台灣，為女性
無排卵而導致不孕的情況帶來「重大突破」，但是當時的不孕治療，整體來
看療效仍有限[93]。榮總於1970年代初所報告，兩年內不孕門診求診者中60名
「接受診療而達成懷孕目的者」，「成功因素」第一位在於「選擇適當之行
房日期（排卵期）」（占46.6%），第二位為「個案心理方面的改進」（占
25%），經由用藥、手術以及人工受精而懷孕的，占28.4%，這使得醫師作者
呼籲在進行各種不孕醫療之前，性教育與心理建設應為首要步驟[94]。李鎡堯
也提出掌握排卵期的重要性，並喜於「我不用藥，不打針，只用嘴巴指
導」，就能達到助孕效果[95]。助孕科技至此時期的協助，重點在於生殖知識
的指導，特別是由基礎體溫測量來推算排卵日所掌握的懷孕時機；侵入性的
醫療措施反而並非主要達成療效的方法。

93　見邱秋田、林茂，〈使用安得孕誘發排卵之臨床研究〉，《中華民國婦產科醫
　　學會雜誌》8.1(1969)，頁68-73。以及Tsung-Kuang Yu（余宗光）, Pei-Chuan
　　Ouyang（歐陽培銓）and Kuo-En Huang（黃國恩）, "Induction of Ovulation Using
　　Clomiphone Citrate in Anovulatory Women," 《中華民國婦產科醫學會雜誌》
　　9.4(1970)，頁8-16。

94　Julia J. Tsuei（崔玖）and Tao-Sun Wong（王桃蓀）, "Analyses of Successful
　　Pregnancies in Infertile Couple Treated at the Infertility Service of the Veterans
　　General Hospital."

95　李鎡堯，《我倆為何不孕》，頁32。

在有療效的不孕治療項目中，仍以「治癒不孕身體」，以求血親子女，作為主要內容。不論是當時不孕門診成效最明顯的「用嘴巴指導」，還是意圖治癒不孕身體的手術(精索靜脈曲張手術，輸卵管疏通手術等等)或藥物(排卵藥)，都意圖恢復身體的生殖功能，以採用原有的生殖分工模式，讓求診者擁有血親子女(見表1)。雖然用藥手術的過程具醫療侵入性，治療成功的比例也都相當有限，但是治療能夠修復不孕的身體，從此受孕能不仰賴醫療措施，算是「一勞永逸」的作法。同時，這種「意圖治癒」型的不孕治療，男性不孕治療男體，女性不孕治療女體(見表1的「是否治療不孕身體」、「是否醫療侵入男體／女體」一欄)，不若AIH、AID，以及後來的IVF、ICSI等新生殖科技，不論男或女不孕，都主要在女體上進行「治療」，而且離治癒不孕身體漸行漸遠，使得重複仰賴醫療措施來懷孕，也變得越來越普遍(見後討論)。

就是由於「治癒不孕身體」的治療方式成效仍十分有限(見表1「不孕治療比例」一欄)，由AID或是領養來解決不孕問題，特別是男性不孕問題，就成了必須採用的措施，因而帶出新的生殖理念與進入新生殖關係的主體。AID顯然在1980年代比以往使用更為頻繁。1970年榮總60例的不孕治療報告中，僅有3例使用AID[96]，到了1980年代初期，台大、榮總每年各有上百例的人工授精[97]。1980年3月，由於美國一家精子銀行推出諾貝爾獎得主的精子，使得非配偶間的人工受精，在台灣的媒體有密集的報導，也使這個男性不孕的治療管道得到更多披露[98]。榮總自1981年4月成立精子銀行，也讓AID更受社會注目，增加了求診的人次。這個時期的人工受精，一如50年代，仍強調血緣的接近；例如當時榮總的不孕症及家庭計畫科主任林猷炯就表示，相同

96　Tsung-Kuang Yu(余宗光), Pei-Chuan Ouyang（歐陽培銓）and Kuo-En Huang（黃國恩）, "Induction of Ovulation Using Clomiphone Citrate in Anovulatory Women."

97　台大每年約有120-150例，見《民生報》，1980年5月7日，第四版。榮總自1981年4月至1982年7月成立精子銀行，實施270名人工受精，41名成孕，見《民生報》，1982年7月2日，第四版。

98　以《民生報》為例，從1980年3月2日連續7天每天都有相關報導。

表1　1970年代主要不孕處理方式及其特質：

1970年代主要不孕處理方式	是否治療不孕身體	是否醫療侵入男體	是否醫療侵入女體	夫妻生殖分工是否轉變	血親（全、半、無）	不孕「治療」比例
「用嘴巴指導」	是	否	否	維持原狀	全	占榮總不孕門診成功率71.6%。[99]
精索靜脈曲張手術	是	是	否	男體治療後維持原狀	全	40%男性不孕有精索靜脈曲張現象，手術改善75%，當爸爸比例45%。[100]
疏通輸卵管	是	否	是	女體治療後維持原狀	全	輸卵管因素占全部不孕的20-30%。[101]
服用排卵藥	是/否	否	是	女體治療後維持原狀	全	內分泌因素占全部不孕的15%-25%。「安得孕」使無卵症婦女排卵70%，懷孕35-40%。[102]
配偶間人工受精（AIH）	否	否	是	男性維持不孕，女性仍須擔任生殖工作	全	成功率15-25%。[103]

99 見Julia J. Tsuei(崔玖)and Tao-Sun Wong(王桃蓀), "Analyses of Successful Pregnancies in Infertile Couple Treated at the Infertility Service of the Veterans General Hospital".

100 見李鎡堯，《我倆爲何不孕》，頁161。

101 同上，頁16。

102 安得孕(Clomiphene Citrate)1960年代末期引進台灣的臨床報告如下：邱秋田、林茂的臨床報告顯示，9例無卵婦女(子宮與輸卵管正常)，8例經服安得孕後排卵，1例懷孕，見邱秋田、林茂，〈使用安得孕誘發排卵之臨床研究〉。Yu, Ouyang and Huang的臨床報告則以18例無卵症婦女爲對象，11例排卵，6例懷孕，見Tsung-Kuang Yu(余宗光), Pei-Chuan Ouyang (歐陽培銓) and Kuo-En Huang (黃國恩), "Induction of Ovulation Using Clomiphone Citrate in Anovulatory Women".

103 見李鎡堯，《我倆爲何不孕》，頁172。李鎡堯強調，由於「因不少夫婦一旦成功後不願意再回到做人工授精的醫生處(心理因素使然)所以無法獲得確切的統計數字」。

非配偶間人工受精（AID）	否	否	是	男性維持不孕，女性仍須擔任生殖工作	半	台大1980年每年約有120-150例人工授精[104]；成功率為35-50%[105]；榮總自1981年4月至1982年7月成立精子銀行，實施270名人工受精，41名成孕[106]。
領養/接受無子	否	否	否	男女皆免生殖勞動	無	

的血型是一般性的措施[107]。榮總1981年公開徵求捐精，目的之一在於增加「遺傳條件最接近丈夫的精蟲」的機會[108]。然而，血緣親近度的標準已經比50年代降低。例如，像是高矮胖瘦等其他條件要符合丈夫就無法採行[109]；50年代將捐贈者與丈夫精液混合的作法，此時也已不再採行[110]。這透露出80年代初期雖然還是顧及血緣因素，但是已較50年代淡化許多。甚至，由於捐精者的高智商(國外是諾貝爾獎得主，國內是醫學系學生)，AID造成的「半血親」，還被強調帶來好處—例如林猷炯會提出「供應者的智商都是相當不錯的」[111]；台灣也轉載美國第一位接受諾貝爾獎得主精子而生下女嬰的婦女說法，欣喜於這樣人工受精得來的女兒，「她將是個女愛迪生」[112]。

AID作為醫界提出處理男性不孕的趨近「常態」作法，等於降低「丈夫的種」的重要性。這個時期已經看不到50年代會考慮的「通姦」論述，顯示卵與非丈夫的精子結合，已經脫離了助孕科技造成性偏差或生殖偏差的討論

---

104 《民生報》，1980年5月7日，第四版。

105 見李鎡堯，《我倆為何不孕》，頁172。

106 《民生報》，1982年7月2日，第四版。

107 或是相同的種族－因此媒體報導華僑因為在海外「不容易找到同一種族的精液捐贈者」，所以回台作人工授精，見《民生報》，1980年，5月7日，第四版。

108 《民生報》，1981年，5月17日，第四版。

109 《民生報》，1981年，5月7日，第四版。

110 《民生報》，1980年，3月5日，第四版；1982年，4月15日，第四版。

111 《民生報》，1980年，3月5日，第四版。

112 《民生報》，1981年，6月26日，第四版。

脈絡。榮總精子銀行的負責人婦產科醫師于鎮煥曾強調：「接受人工受精的夫婦應該建立嬰兒是『從己所出』觀念。」[113]當台大醫師楊友仕在此時期提出「經由AID出生的『半養子』也比領養的小孩來得親密些」[114]，一方面我們看到了對於血親仍有強調（「半」血親比「無」血親來得好），另一方面也意味著對於丈夫血緣重要性的輕忽（「半養子」是媽媽那一半）。我們不能說醫學論述已經完全打破傳宗接代的血親觀念[115]，但是AID實際成為當時助孕科技越來越被使用的一環，不但帶動了「傳丈夫的種」生殖理念的破除，用Gimenez的話，也創造了新的、願意進入「非夫妻關係生殖的主體」[116]。值得注意的是，如果說這些論述與作法有助打破親子關係與血親傳承的「先天說」（來自血親父母基因的孩子才最適合成為子嗣），醫界提出捐精者的高智商以肯定AID的說法，卻又以類似優生學的觀念，強化了人類品質的「先天說」（高智商的「種」會產生優秀聰明的孩子），反而落入另一種「基因決定論」的論調[117]。

除此之外，「領養」也是男性不孕的重要「解決之道」；領養使得子女不止沒有丈夫血緣，根本無血緣[118]。例如，時任台大醫院婦產科醫師的劉志鴻就提出：「如果是男性因素引起的不孕，並不一定要作AID，像收養子女及適應沒有小孩的生活，發展夫婦雙方各方面的興趣也未嘗不可。」[119]在台灣家庭計畫研究所的通訊，也提及對於「永久性不孕症患者」的三大服務：

---

113 《民生報》，1982年，7月2日，第四版。

114 《民生報》，1982年，4月7日，第四版。

115 例如，泌尿科醫師江漢聲(1981)與此時期做的一首打油詩，某個程度顯示了精子作為傳宗接代的重要性：(背景為李先生在顯微鏡看到自己精蟲的有感而詩)「顯微鏡裡看精子，千萬小我在一起，搖頭擺尾胡亂撸，他們每個都姓李」。

116 Martha E.Gimenez, "The Mode of Reproduction in Transition: A Marxist-Feminist Analysis of the Effects of Reproductive Technologies."

117 Peter Conrad and Jonathan Gabe, "Introduction: Sociological Perspectives on the New Genetics: an Overview," *Sociology of Health and Illness*, 21.5(1999), pp. 505-516.

118 我們蒐集的資料中，比較少看到在討論女性不孕時提到「領養」作為解決方式。不知是否與女性不孕可以「休妻」或「討小老婆」，而男性不孕難以「休夫」或「討小老公」有關。

119 《民生報》，1982年，4月15日，第四版。

接受不孕事實、領養、「對男方不孕的夫婦，建議他們考慮採用他人精子做人工受孕[120]。」領養與過繼，使得不孕夫婦無須經由治療身體，或是讓女體承受醫療措施來懷孕。領養與過繼作為解決不孕問題的手段，也打破重女輕男的生殖分工(見表1的「生殖分工」與「血親」兩欄)。

綜合來看，70年代到80年代初的不孕「治療」，雖然仍受到社會強調血親的影響，但部分科技的應用也突破了血親(特別是父系血親)的生殖實踐。當時生殖知識的傳導勝於實體科技的應用，而療效有限的手術與用藥，多以治癒身體為導向，讓身體從不孕到能孕，以便使生殖回到「自然受孕」。然而由於這些措施都仍有限，因此打破社會生殖觀念的AID與領養，就仍遭鼓吹。特別是AID的發展，雖然使得女體必須承受較多的醫療措施，卻對於社會的生殖理念——異性戀夫妻的結合才是合法的生殖，特別是「傳丈夫的種」——有突破性的衝擊。所以，一方面血親為重的生殖觀念影響著各種助孕科技的應用與價值，但是另一方面，助孕科技成效上的限制，也使得某些措施必須實施，因而打破了一些傳統生殖理念。然而，在1980年代初期，精蟲分離術、IVF與ICSI等新生殖科技出現後，助孕科技與社會的關係又有了重大的改變。

五、醫療助孕的社會誕生？1982-2000
1. 強調男性優先的不孕檢查

「男性優先」的不孕檢查，成為越來越普遍的「呼籲」。除了前述李鎡堯1981年出版的《我倆為何不孕》中，提供國外男性先做精液檢查的流程外，長庚婦產科醫師高添富也在1981年的民生報，以漫畫形式討論不孕成因，直接說明「不孕症的檢查，應自男方開始，只需禁慾2-3天，收集精液後2小時後送檢。若為正常才檢查女性」，這也是我們蒐集到最早強調「男

---

120 陳清清(譯)，〈不孕症與性接觸傳染疾病〉，《家庭計畫通訊》75(1983)，頁1-14。

性優先」的通俗醫學論述[121]。1990年代不論是泌尿科醫師的通俗醫學著
作[122]，還是護理界的發言[123]，甚或是台灣省家庭計畫研究所出版的手冊
《爲何我倆不易懷孕》[124]，都強調男性檢查簡單、經濟，應該優先進行。男
性優先的不孕檢查，已經成爲不孕檢查的「理想」程序了。所有我們受訪的
醫師也都觀察到，雖然男性仍有「逃避檢查」的現象，可是夫妻一同來做
初診，甚或是男性先於女性檢查的情況，都較以往爲多[125]。一份於1995年
到1996年間針對全省近五萬名高中、高職、五專學生所問的調查中，問到
「妻子無法懷孕，完全是妻子的問題，跟丈夫無關」，有97.7%的男生，以及
99%的女生都表示上述說法不對，顯然男人近生殖的關連性已緊密建立[126]。

121 《民生報》，1981年，7月29日，第四版。

122 江漢聲，《男性不孕診療的新進展——男人與生育》。

123 蘇燦煮、余玉眉、陳月枝，〈不孕婦女面對不孕及治療的困惑與護理需求〉，
《護理雜誌》4.3(1998)，頁15-20。

124 「造成不孕之因，因為是男女因素各占一半，因此在初診時最好是夫妻雙方一
同就診……即使要安排檢查，也應是先生先檢查，因為男性的檢查較簡易，
無時間性，也沒有甚麼痛苦，相反的妻子的檢查一般較為繁瑣，須配合月經週
期，或會有些不適感。」見台灣省家庭計畫研究所，《爲何我倆不易懷孕》
(1995a)，頁4。值得注意的是，台灣自1990年開始「新家庭計畫」，不孕夫婦
也列入計畫推動對象之一。崔玖於1970年代即提出不孕爲銅板的另一面，在其
撰寫的英文版家庭計畫方法學中也討論了不孕，但是當時家庭計畫研究所並無
有系統地將不孕納入推廣之中。是要到1990年7月開始的「新家庭計畫四年計
畫」(共兩期、八年)，才有不同於過去以避孕爲主的家庭計畫，把「不孕症夫
婦生育需求高」列爲主要面臨的問題，見台灣省家庭計畫研究所，《台灣省家
庭計畫研究所志》(1996a)，而工作內容大多限於宣導教育(每年約兩百多場
次)，另有由衛生所護理人員教導疑似不孕夫婦就醫或追蹤等直接服務，見台
灣省家庭計畫研究所，《爲何我倆不易懷孕》，以及台灣省家庭計畫研究所，
《中華民國台灣省家庭計畫推行概況：八十五年度工作報告》(1996b)。

125 例如，一位同時在醫學中心與私人診所職業的婦產科醫師觀察(訪談記錄，
1999年1月12日)，醫學中心的不孕門診有時一個上午要看百餘人，「因為一望
眼過去都是女的，他(指一般男性)根本就不好意思在那邊站」，使得一同求診
的男性比例，約只在10%左右，但是在這位醫師的私人診所中，較有私密性，
初次求診者，丈夫出現的約占一半。這個例子顯示婦產科做爲女人的科別，以
及醫療院所的設計，的確造成男性求診的阻力。

126 台灣省家庭計畫研究所，《未成年青少年性知識、態度與行爲：男女之間比較
(台灣地區高中、高職及五專在校學生性知識、態度、行爲調查，調查結果統
計表)》(1997)。

　　然而，實質上男性先於女性的不孕檢查狀況，仍未普及。我們的田野發現，若依男性接受精液檢查的時間快慢來算一個光譜，最早男性受檢的是在陪同太太去婦產科檢查時，醫師在第一次求診即提出男性亦應該一併檢查的要求(IF007)。最晚的是等到太太窮盡各項檢查都查不出問題，已經到了開始採用人工受精受孕的階段，非得提供精子的先生才被檢查出來精蟲有問題(IF005，IF009)，甚至還有直到妻子退出診療過程，先生都未被要求做檢查(IF001)。

　　90年代這樣男性抗拒檢查的情況，我們從以下幾種因素探討。首先，雖然90年代在理念上可能比50年代更明白男女可能不孕，可是社會仍將生殖與女性的緊密連結，使得沒受孕容易從檢查女性開始。特別我們發現，男女不同的身體經驗與身體觀，使得男性較女性難將不孕與自己連結。一方面，除了「不舉」外，精蟲數少、精蟲活動量低，是男方難以直接感知的身體經驗，因此不容易對自己產生懷疑。另一方面，即使男女不孕比例相當，男女對身體「起疑」的容易度，卻有重大差別。我們的訪談發現Martin與Rothman所描述的女體病理化的情況[127]；不論從月經的量、顏色、氣味，還是臉色或身體，女性或周遭親友總有辦法對自己的生殖能力挑出毛病。例如，訪談中有一位受孕能力毫無問題的婦女(IF009)，始終沒有把「精蟲一動也不動」的先生不孕情況告知親友，因此親友撞見她上醫院，就「順理成章」地推論為女性不孕，並提出包括「太瘦」、「小時候生理期不是很順」、「婚前就開始吃避孕藥」等可能女性不孕歸因。「瘦」或「小時候生理期不是很順」等身體狀況，是女性頗為普遍的經驗，可見得要合理化女性不孕，如何容易。相較之下，男性卻較難因為身體狀況而對自己受孕能力產生懷疑。例如，訪談中有一例(IM002)，因為在婚前曾經捐精，發現品質不佳，但卻以「一次檢查不準」，沒有強烈懷疑自己的受孕能力，還是要等到

---

127 Emily Martin, *The Women in the Body: A Cultural Analysis of Reproduction* (Boston, MA: Beacon Press, 1987); Barbara Katz Rothman, *Recreating Motherhood: Ideology and Technology in a Patriarchal Society* (New York: Norton, 1989).

有生子的迫切需要，才藉由陪同太太上婦產科，發現自己有精索靜脈曲張的問題。這可見得是「起疑心」，而非實際生理狀況的差異，造成社會對於男女不孕的懷疑程度有異，以致影響求診程序。

醫療制度的設計，也強化女性與生殖的連結。一如50年代，90年代的不孕診療仍由婦產科主導。例如衛生署核准的60家人工協助生殖技術機構，除了大型醫院外，診所類全由婦產科醫師主持。醫界設計的不孕檢查流程(例如將不孕門診設於婦產科，將男性檢查報告列於女性病歷之下)，都可能會強化女性與生殖的連結。在我們的調查中也發現，即使醫界有男性先檢查的呼籲，我們也的確看見有婦產科醫師建議男女要同步檢查的「開明作風」，但仍有90年代的婦產科醫師始終沒有要求男性配偶做精液檢查的例子；而在女性檢查不出什麼結果，才建議男性來做的情況，也仍然存在。以台灣省各縣市省立醫院不孕檢查或治療的人次來看，1995年7月到1996年6月的統計發現，女性共有13349檢查人次，男性則僅有859檢查人次，女男比例為94:6(台灣省家庭計畫研究所1996b)。雖然這項比例也可能包括「治療」部分，但這項男女懸殊的差異仍充分顯示男女求診的嚴重不均等[128]。

然而，我們可以說，就確認不孕的原因而言，這是前所未有的「男性近生殖」的情況。當然，理念與實作仍存在一段距離。有趣的是，這個時期最受矚目的不孕「治療」——IVF與ICSI，迫使男性在每次體外受精的過程，都需要取精，造成以「治療」強迫達成「檢查」的情況。這也可能降低過去男性逃避檢查的狀況，使得男性不孕的情況更得以掌握，造成「不孕一半歸諸男性」成為現今一致的不孕成因說法。

2. 重血親、女體為主的不孕「治療」：從IVF到ICSI

在1978年英國誕生了第一個「試管嬰兒」後，台灣於1985年首次成功執行IVF(即體外受精，in-vitro fertilization，簡稱IVF，俗稱「試管嬰兒」)，這

---

128 我們並不知道，若醫院將精液檢查報告附在女方病歷下，是否在這份統計中，列入正確性別類別。若為有此疏失，則列入女方病歷這項措施，還容易造成統計上的性別混淆。

往往被視爲台灣不孕治療的一大里程碑[129]；但是這些技術因爲牽涉到取卵的過程，也開啓助孕科技對女性更深遠、更複雜的醫療侵入。IVF相關的體外受精的技術——體外受精及胚胎植入術(IVF-ET)、輸卵管內胚胎植入術(IVF-TET)、輸卵管內精卵植入術／禮物兒(GIFT)等[130]，早期主要被用來解決女性不孕，特別是「輸卵管堵塞」所造成的不孕，少數爲應用於男性不孕的例子上[131]。各類IVF的技術，都需要女性歷經打針、吃藥、取卵、植入等

---

129 張家榮認爲，台灣因爲推行家庭計畫，使得「避孕科技」較「助孕科技」來得更受重視，影響早期台灣人工協助生殖科技的發展，見張家榮，《台灣當代生殖科技的建構－以科學社群與身體論述爲觀察》，國立清華大學歷史研究所碩士論文，1999。一位醫學中心醫師就告訴我們，他曾於1984年提出人工協助生殖科技的國科會研究計畫，被以「不符合國家政策」的理由，而遭拒絕(2001年6月15日田野筆記)。當榮總於1970設立不孕門診，亦處處以「家庭計畫」相連。例如，1970開始在國防醫學院健康中心門診部的家庭計畫，分節育與不孕項目，不孕是列於「家庭計畫」之下，見崔玖，《三年有成：婦幼衛生示範工作團三年工作報告》，1973，頁4。崔玖撰寫有關婦幼衛生的報告中，提到榮總開設不孕門診，也要說「以配合家庭計畫的實施」，見崔玖，《三年有成：婦幼衛生示範工作團三年工作報告》，頁8。崔玖與王桃蓀在《婦產科醫學會會刊雜誌》撰寫的英文臨床報告，英文標題是"Analyses of Successful Pregnancies in Infertile Couple Treated at the Infertility Service of the Veterans General Hospital (榮總不孕門診不孕夫婦成功懷孕的分析)，到了中文摘要也改成「家庭計畫的另一面—助孕：六十個不孕個案之報告」，見Julia J. Tsuei(崔玖)and Tao-Sun Wong(王桃蓀), "Analyses of Successful Pregnancies in Infertile Couple Treated at the Infertility Service of the Veterans General Hospital," p. 128. 1980年代初期精子銀行的成立，也要強調與家庭計畫的宗旨不相違背，見張家榮，《台灣當代生殖科技的建構—以科學社群與身體論述爲觀察》，頁37。固然強調避孕的家庭計畫並沒有完全阻絕不孕檢查與治療，但是從這些不孕文獻也要拿家庭計畫來強調其正當性，可以看出家庭計畫的影響力。

130 這些技術的差別主要在於植入的內容。一般稱之爲「試管嬰兒」的IVF-ET，是取卵後，實行體外受精，2-3天後，發育成早期胚胎，然後植入母體的子宮腔內。IVF-TET也類似，只是把早期胚胎或受精卵(體外受精後1-2天)植入輸卵管(而非IVF-ET的子宮腔)。GIFT不同之處，是沒有形成早期胚胎，只是卵子與經洗滌後的精子混合，然後打入輸卵管內，期能使胚胎在母體內形成。

131 例如，榮總最早期的142名接受IVF的婦女，70%是輸卵管問題，15%爲重度的子宮內膜異位，10%爲精蟲稀少以及不明原因的不孕(見《民生報》，1985年4月17日，第一版)。不論是世界頭幾號的試管嬰兒，還是榮總的張小弟、陳小妹，不孕原因都是輸卵管堵塞。三總的第一號試管嬰兒，則爲第一位由於男性精蟲問題而採行IVF的例子。

繁複過程。女性取卵的過程與比男性取精的過程牽連繁多。IVF實行初期一次只取一個卵，後來基於增加成功率的因素，一次取多個卵。所以婦女通常都要每天在固定時間打排卵針、吃排卵藥，當接近排卵日，感到兩側卵巢的漲痛時，需到醫院先行麻醉後上手術台，讓醫師以陰道超音波或腹腔鏡取卵。之後(時間依採用的技術而有異，但約兩三日)，等到醫師人員將精卵處理好(有的只是將精卵混合，有的要等精卵分裂成胚胎)，然後再進行「植入」的工作。且為了方便著床，婦女仍須服藥。這只是一回而已，1998年台灣施行IVF的活產率為22.5%，也就是說，每進行10次的IVF，大約只有二對夫妻可以抱個孩子回家。男性部分仍然只要提供精液，精液品質的改善則由醫事人員操作。這使得一度號稱「解開很多男性不孕的難題」的IVF，並不用牽涉更多男性的治療過程，卻對女體有更深入的侵入[132]。

ICSI(intracytoplasmic sperm injection，卵細胞質內精子顯微注射)自1992年在Lancet發表第一篇應用成功的臨床報告以來，普遍為醫界所認為是繼IVF之後人工協助生殖科技發展另一個里程碑[133]。ICSI直接將精子注入卵子的細胞質內，在比利時科學家Palermo等人的報告中，被視為是因為精子品質不良而使得IVF等體外受精方式無效時，讓女人懷孕的利器[134]。於1995開始台灣陸續發表有關ICSI的本土研究報告，並有更多相關的媒體披露，而ICSI當時多是以治療「重度男性不孕」(例如無精蟲症)為主[135]。但是，ICSI

132 江漢聲，《男性不孕診療的新進展──男人與生育》，頁184。

133 簡單地說，過去種種IVF，主要是由精子與卵子在體外於培養皿內受精；精子雖然經過洗滌等處理過程，但是仍需要「一群」精子(10萬到50萬隻精蟲)，並由精子「自行」與卵在試管形成受精卵。ICSI是由技術員選取「單一」精子，經由醫師或技術員「顯微操作」直接將精子注入卵細胞的細胞質內。

134 Gianpiero Palermo, Hubert Joris, Paul Devroey, Andre C. Van Steirteghem. "Pregnancies after Intracytoplasmic Injection of Single spermatozoon into an Oocyte," *Lancet*,340(1992), pp.17-18.

135 見Shee-Uan Chen , Hong-Nerng Ho, Hsin-Fu Chen, Su-Cheng Huang, Tzu-Yao Lee and Yu-Shih Yang, "Intracytoplasmic Sperm Injection (ICSI) for Severe Semen Abnormalities: Dissecting the Tail of Spermatozoa at the Tip," *Human Reproduction*, 11.12(1996), pp. 2640-2644.和Chiang, Han-Sun (江漢聲)and Chi-Hong Liu (劉志鴻), "Intracytoplasmic Sperm Injection (ICSI) in Male Infertility,"

逐漸被視為是男性不孕的重要解決途徑，並不只限用於重度男性不孕，甚至會有「九成的男性不孕可獲解決」的說法出現[136]。例如，從精蟲的濃度來看，1996年台大發表的臨床報告上，研究對象的精子濃度在每ml 500萬隻精蟲以下，但是1999年新光醫院就把適用的標準訂為每ml 2000萬隻精蟲以下[137]，此亦為世界衛生組織（World Health Organization）所定義的男性不孕標準[138]。ICSI也並非限於男性不孕的適應症—傳統IVF屢次失敗的情況，也會採用ICSI[139]。我們訪問的4位醫師（三位婦產科、一位泌尿科）都觀察到ICSI占所有IVF的比例「越來越多」；國外的報告達40%（Kim 2001），台灣1998年所有的IVF中，則有31%採用ICSI[140]，劉志鴻甚至也預測ICSI可能取代傳統的IVF[141]。從這些轉變，ICSI在應用層面上似乎在短短的幾年內，從處理重度男性不孕，到用來解決幾乎所有男性不孕的問題，甚至擴展到非男性不

（續）

　　《中華泌尿醫誌》8.4(1997)，頁177-183. 以及江漢聲、劉志鴻，〈卵細胞質內精蟲注射以治療男性不孕〉，《台灣醫學》2.2(1998)，頁237-240。例如，江漢聲與劉志鴻於1994年11月至1995年4月，為10位「男性無精蟲病人」及其配偶施行ICSI，其中有五位懷孕（但是其中一位流產）。相較於以往無精蟲只有靠捐精來嘗試懷孕，或是「以前我們曾經歷過四十例左右的副睪丸取精，進行傳統的試管嬰兒懷孕成功只有一例，目前以細胞質內精蟲注射懷孕率高達50%，是相當有意義的一個突破」，見江漢聲、劉志鴻，〈卵細胞質內精蟲注射以治療男性不孕〉，頁240。

136 《民生報》1996年2月16日。《中國時報》2000年9月16日，39版(醫療版)。
137 陳宏恩、黃一勝、黃建榮、黃詩嘉，〈卵細胞質內精蟲注射法治療男性不孕之成果──新光醫院的經驗〉，《中華泌尿醫誌》11.1(2000): 1-5。
138 Shee-Uan Chen , Hong-Nerng Ho, Hsin-Fu Chen, Su-Cheng Huang, Tzu-Yao Lee and Yu-Shih Yang, "Intracytoplasmic Sperm Injection (ICSI) for Severe Semen Abnormalities: Dissecting the Tail of Spermatozoa at the Tip."
139 溫兆遠、張淑如、曾啓瑞、簡立維、區慶建、簡逸毅、蘇慧純、江漢聲，〈單一副睪丸精子顯微注射術：對於阻塞性無精症所引起的男性不孕症的革命性人工生殖技術療法〉，《北醫學報》26.1(1997)：1-11。以及Edward D. Kim, "An Overview of Male Infertility in the Era of Intracytoplasmic Sperm Injection," *Chinese Medical Journal*, 64.2(2000): 71-83.
140 見衛生署保健處的統計資料：http://www.doh.gov.tw/newdoh/90-org/org-4/900524-1.htm
141 主要是基於ICSI「可以篩選單一精蟲細胞，以促進胚胎植入前遺傳診斷」，見Chi-Hong Liu, "Impact of Assisted Reproductive Technology on Modern Medicine," *Journal of Formosa Medical Association*, 99(2000), pp. 100-106.

孕的項目。而ICSI一如IVF，除了少數副睪取精需要手術外，男性除了手淫取精外，不用牽涉更多的醫療措施，而女性仍要歷經吃藥、打針、手術取卵、植入等繁複過程。

如果說1970年代助孕科技的特色在於，「治療身體與放棄血親的兩極」，那麼IVF與ICSI成為近年來助孕科技的重要治療方式，特色就在於「不治療也可以得到血親子女」，而且完全把治療的對象轉移到女體。以下是進一步的討論：

一、助孕科技的主要項目(AIH，AID，IVF，ICSI)都不再治療不孕的身體(見表2的「是否治療不孕身體」一欄，並比較表1)。近年來的助孕科技以達到成果(生子)為導向，離「治療」越來越遠。過去女性主義文獻已經提出IVF這種「不治療身體」的不孕治療[142]，但是鮮少被提及的是，這些不能治療身體的助孕科技，還逐步取代了可以治癒不孕身體的醫療措施。例如，IVF使得「接通輸卵管」已經不再受重視，因為即使接不通還是可以靠IVF的技術取卵、受精、植入等過程來達成受孕[143]。一位醫學中心的婦產科醫師表示，IVF出現之前，他每星期都要做一兩件接通輸卵管的工作，但是目前一年只有一件。他並觀察到，目前年輕的醫師普遍沒有能力從事這項極耗時耗力(接通細小的血管)的技術[144]。又例如，台灣醫界也有因為精蟲數不足，就直接使用ICSI的情況，忽略其他可能的治療。一位醫學中心泌尿科醫師就觀察到，每年他都接到十多例已經採用ICSI，但是其實經由簡單身體檢查，就發現是精索靜脈曲張，用手術就可以「治癒」精蟲數不足的問題[145]。另一位泌尿科醫師也提出，所謂男性不孕的「保守療法」(用藥、手術等)，在台灣

---

142 例如 Gena Corea, *The Mother Machine*; Robyn Rowland, "Technology and Motherhood: Reproductive Choice Reconsidered"; Judy Wajcman, *Feminism Confront Technology* (University Park, Pennsylvania: The Pennsylvania State University Press, 1991).

143 Chi-Hong Liu, "Impact of Assisted Reproductive Technology on Modern Medicine."

144 訪談記錄，2001年7月19日。

145 訪談記錄，2001年7月27日。

表2　1990年代主要不孕處理方式及其特質：

1990年代主要不孕處理方式	是否治療不孕身體	是否醫療侵入男體	是否醫療侵入女體（與侵入度）	夫妻生殖分工是否轉變	血　　親（全、半、無）	不孕「治療」比例。[146]
用藥與手術	是	精索靜脈曲張等需要	吃排卵藥等需要	不孕身體治癒後維持原狀	全	
AIH	否	否	是	男性不孕，「治療」女性	全	
AID	否	否	是	男性不孕，「治療」女性	半	1998年有130人次
IVF	否	否	是	男或女不孕，「治療」女性	全	1998年有4821人次，活產率為22%
ICSI	否	否（部分需要）	是	男性不孕，「治療」女性	全	1998年有2176人次，活產率為23.4%

有遭到忽略的情況，而傾向直接採用人工受精或是ICSI等無法治癒男性不孕身體的科技[147]。成功地接通輸卵管，或是用手術處理精索靜脈曲張，的確是不孕「治療」，可能會使得走出醫院大門的不孕身體，從此得以藉由性行為而懷孕。但是目前棄接通輸卵管而取IVF的主流作法，造成婦女得常常進出醫院，很可能歷經比接通輸卵管更繁複的程序，來得到懷孕的機會。忽略治癒男性不孕的手術(如處理精索靜脈曲張的手術)，更增加使健康女性上手術台以受孕的機會。不治療的技術取代能治療的技術，意味著是更多的侵入性醫療措施。

　　二、女性前所未有地成為助孕科技治療的主體，加重女性的生殖勞動。早年強調治癒不孕身體的不孕治療，男性不孕治療男性，女性不孕治療女性。但是在這些新生殖科技(AIH，AID，IVF，ICSI)的作法上，不論男性還

---

146 這部分資料見衛生署保健處的統計資料：http://www.doh.gov.tw/newdoh/90-org/org-4/900524-1.htm.

147 訪談記錄，2001年6月22日。

是女性不孕，都以女性作為治療的主體(見表2的「是否侵入男體」、「是否侵入女體」以及「夫妻生殖分工是否改變」三欄)。而IVF與ICSI的侵入度，都比AID與AIH來得高。想像一下，1950年代一位先生不舉的女性，僅能以領養的方式獲得子女，免於參與生殖勞動。70年代一位先生精蟲品質極差的女性，可以由AID這個低侵入性的助孕科技的方式受孕。但是ICSI的出現，會使得不論配偶不舉或精蟲品質如何惡劣，女性仍然要歷經打針、吃藥、取卵、植入等繁複過程，來獲得血親子女。台灣少數對不孕求診者的研究中，已顯出男女有別的不孕診治過程。而接受助孕科技的繁複過程，亦耗費求診者甚多心力，或使其面臨重大身體變化，亦增加其壓力，使女性比男性更來得辛苦[148]。李從業、張昇平、張嘉琦針對59對求診不孕夫婦，發現先生對不孕的困擾小於妻子，而在檢查與治療過程中，先生的壓力亦比妻子低[149]。主要癥結仍在，即使不孕原因出自男方，每日量體溫、每日抽血以預測排卵時間、服用或注射助孕藥物、漲膀胱以照超音波、等待驗孕結果等等程序，仍主要由妻子承受。蘇燦煮也提到受訪婦女「感到為了要受孕，夫妻雙方只由她一個人受罪……感嘆身為女人真命苦」[150]。其他地區的訪談亦有類似不孕科技重女輕男造成夫婦不同壓力的研究結果[151]。

---

148 李從業、張昇平、張嘉琦，〈不孕夫婦的困擾程度、壓力感受及因應策略的比較〉，《護理研究》5.5(1997)，頁425-437。蘇燦煮，〈不孕婦女決定接受生殖科技治療時之主觀經驗與護理需求〉，《護理研究》1.1(1993)，頁50-59。蘇燦煮、余玉眉，〈不孕婦女於生殖科技治療期間對其身體變化之同化與調整行為〉，《護理雜誌》38.3(1991)，頁71-81。

149 李從業、張昇平、張嘉琦，〈不孕夫婦的困擾程度、壓力感受及因應策略的比較〉。

150 蘇燦煮，〈不孕婦女決定接受生殖科技治療時之主觀經驗與護理需求〉，頁56。

151 例如 Arthur Greil, Leitko Thomas, and Karen Porter, "Infertility: His and Hers," *Gender and Society*, 2.2(1988), pp.172-199.然而，男女所承受的不平等壓力，特別是「男性不孕、治療女性」時，「健康」女性所必須承受的種種侵入性醫療過程，不但鮮少成為爭議，在坊間的不孕通俗醫書還反而呈現「男人不忍、女人義無反顧」的心情故事，使得呈現的是「男人也只好順從妻意」的聲音。例如，一本通俗不孕書書中呈現一對男性不孕夫婦接受體外受精技術的歷程。這對夫婦之前在美國已試過一次試管嬰兒技術但失敗。回到台灣，醫師建議再作體外受精的嘗試，丈夫本來「拒絕再就醫」，因為「他受夠了」，但是「看著妻子『上刀山，下油鍋』也不怕的決心，大偉怎麼忍心拂逆？」見曾啟瑞，

不只是女人成爲「治療」的主要對象，ICSI使得根本只剩下女人有問題。如前所述，男性不孕占不孕的一半原因的「科學發現」，以及「男性優先」的不孕檢查呼籲，本來可能有機會打破「生殖=女人」的刻板印象，但是當「精蟲顯微注射，男性不孕解決了九成」的醫界宣稱出現，並且又未必每個使用ICSI的夫婦都能順利「帶小孩回家」，等於就意味著「只剩下女性有問題」。ICSI雖然提高了受孕率（台灣的臨床研究從30%到60%不等），但是從不保證一定會成功。目前文獻都傾向將失敗的ICSI歸功於「卵」的品質。例如，台大的臨床研究，就依照女性的年齡來區分懷孕率，發現婦女40歲以上ICSI的成功率最低[152]。因此，醫界普遍認爲，「只剩下女性的問題」——特別是卵老化所造成的低受孕率。於是我們想見，一位原本先生射精有困難的女性，本來可以理直氣壯地將不孕歸因歸於男方，但是ICSI會不僅要由女方來承擔大部分不孕治療的過程，還要承擔其成敗——如果沒有因

（續）————————————

　　常玉慧，《走過不孕》（台北：時報，1995），頁189-190。即使是男性不孕，這裡真正「就醫」是女性，卻是丈夫在喊「拒絕再就醫」。這樣的故事呈現使得女性的「犧牲」變的模糊，男性的「體貼」成爲焦點。如此的呈現，藉由顛倒男女可能遇到的情境，避開了討論「男性不孕、治療女性」成爲爭議的可能。Lorber認爲，不孕男性的女性伴侶，若採取助孕科技的措施求子，往往被認爲是出自於利他，或是作爲呈現給男性伴侶的禮物。但是Lorber強調，在目前的醫療體制與社會安排下，婦女也別無其他選擇。一來醫療體制往往將「受術夫妻」視爲療程的一體（檢查時未必，但是治療時是），使得不孕男性的女性伴侶，常被醫事人員假設一定會參與助孕科技的使用。二來，在父權體制下，要維持婚姻關係，就是要爲他生一個孩子，而且是帶有男性伴侶基因的孩子。Lorber認爲，這種實踐夫妻參與的生物性親職，是父權社會下認爲「好妻子」與「好媽媽」的作法，也因此，像是領養或是由他人捐贈的人工捐精，牽涉到男性伴侶以外的第三者，就不被認爲是理想的作法，而最好要由實質使用男性伴侶精子的助孕科技來執行。Lorber認爲，是這樣的醫療體制與父權社會，使得「男性不孕、治療女性」即使在男女伴侶之間可能有所爭執，也一直沒有成爲爭辯的公共議題。見Judith Lorber, "Choice, Gift, or Patriarchal Bargain? Women's Consent to In Vitro Fertilization in Male Infertility," *Hypatia* 4.3 (1989), pp. 23-36.

152 Shee-Uan Chen , Hong-Nerng Ho, Hsin-Fu Chen, Su-Cheng Huang, Tzu-Yao Lee and Yu-Shih Yang, "Intracytoplasmic Sperm Injection (ICSI) for Severe Semen Abnormalities: Dissecting the Tail of Spermatozoa at the Tip"; 陳思原、何宏能、趙光漢、吳明義、陳欽德、張宏江、楊友仕，〈使用卵子細胞質內精子注射治療重度男性不孕症患者〉，《台灣醫學》1.1 (1997)，頁12-22。

爲ICSI而懷孕，不是因爲不能舉而不能生，而是卵不好而不能生。在IVF的失敗率檢討中，還有以精子品質不佳作爲可能的理由；例如台大醫院統計IVF的失敗原因中，有35%歸因於男性因素[153]。但是有ICSI以來，精子品質不佳，已經不再是大問題，焦點轉移到了卵子的品質。準此，卵細胞質核轉移這樣的技術，被認爲是改善卵品質的契機，也成爲目前最熱門的新生殖科技項目。我們可以說，ICSI的出現，使得即使不孕成因在於男性，治療無效卻能轉歸因於女性；ICSI使得女性的生殖力受到更嚴苛的評量。

三、「血親的重要性」重新成爲被挪用的社會論述，以合理化新生殖科技的使用。在1970-80年代初期因爲AID而淡化「男性的種」、甚至淡化血親觀念的情況，在1990年代已經遭到改寫。正是對於血親的強調，使得IVF（例如，多胞胎造成的危險）與ICSI（例如，遺傳不孕的可能性）的爭議得以淡化[154]。例如，倡導ICSI的醫師，往往將「想要有基因子女」作爲優先施行ICSI的社會基礎，這使得擁有血親子女的重要性，已經超過了子女遺傳不孕，或是子女品質堪慮的ICSI焦慮。例如，劉志鴻在一篇回顧新生殖科技的文章中，開場就提出「生命的意義在於宇宙繼起之生命」這句「中國諺語」（原應該是出自蔣中正），作爲支持追求血親子女的正當性。正文中第一句又強調維繫血緣傳承作爲人類最核心重要的事。藉由這種規範性的說詞，只要能夠提高擁有血親子女機會的技術，就當成一大突破。過去如無精症只能以捐精或領養的方式來擁有子女，ICSI增加了血親子女的機會，因此被視爲是可以避免所謂社會爭議，成爲倫理面向的利多[155]。AID嘗試三個週期

---

153 Yu-Shih Yang, Shee-Uan Chen, Jiann-Loung Hwang, Hong-Nerng Ho, Heng-Ru Lin and Tzu-Yao Lee, "Analysis of Human in vitro Fertilization Failure," *Journal of Formosa Medical Association* , 92(1993), pp. 122-127.

154 由於將精子直接注射在卵的細胞質內，沒有經過「自然淘汰法則」（比較IVF的千萬隻精蟲只有一隻與卵結合）的過程，因此因爲基因而導致男性不孕的精子，如何因爲ICSI而使下一代也遺傳到不孕的生理情況，就成爲ICSI出現後討論的焦點(de Krester 1995；Chandley 1998; Oehninger 2001).

155 Chi-Hong Liu, "Impact of Assisted Reproductive Technology on Modern Medicine."

率的懷孕率可能高達80%[156]，也因爲只有半血親，而不敵ICSI(1998年的台灣ICSI的懷孕率爲31.9%，活產率爲23.4%)[157]。AID幾乎已鮮少在90年代施行；相較於榮總、台大在1980年代初期兩家醫院相加約有近400件的的AID，1998年全台灣也才僅有130件，同年ICSI卻有2176件[158]。ICSI比AID更受重視，並非理所當然；如果我們的社會邏輯，換成「減少侵入性醫療干預」作爲欲求的目標，那麼ICSI就未必能脫穎而出。更具體地來說，我們假設一個社會如果考慮健康的女性應避免因爲男性不孕而成爲「病人」，因此以「減少女性所承受的侵入性醫療干預」作爲處理男性不孕的理想基準，那麼理想的得到子女的方式順序應爲：領養>AID/AIH>ICSI。我們可以看出，目前是因爲在擁有男性基因的社會價值下，生殖科技的可欲度變成：ICSI>AIH>AID>領養[159]。例如，醫界文獻也會提及ICSI增加女性負擔，但是卻又強調「給予男性不孕夫婦強烈渴望自己子女希望」，而認爲ICSI仍值得採用[160]。

弔詭的是，IVF與ICSI帶出重血親的傳統價值，其在「體外」受精的過程，也同時引發非異性戀婚姻的生殖實踐。這如同Hirsh所觀察到的[161]，社會

---

156 此爲台北醫學院附設醫院的資料，見簡立維、張淑如、曾啓瑞，〈精液處理與人工授經??〉，《不孕症及生殖內分泌學》(台北：合記，1998)，中華民國不孕症暨生殖內分泌依學會編，頁229-243。

157 1998年的統計資料可見http://www.doh.gov.tw/newdoh/90-org/org-4/900524-1.htm

158 1998年的統計資料可見http://www.doh.gov.tw/newdoh/90-org/org-4/900524-1.htm 受訪的醫師多將AID的式微歸因於對於捐精的嚴格規定(像是一人只能捐一次，捐精後半年還要做愛滋複檢，才能使用)所造成。

159 在李鎡堯(1979)早年還會諄諄教誨「根據報告，每西西只有三百萬隻精子的先生，在太太一切條件良好的情況下做AIH還會成功。因此奉勸先生們不必灰心，別輕易放棄機會」(頁29)。但是現在ICSI的門檻，已經降低到了每西西兩千萬隻精蟲，常常也跳過人工受精的可行性而直接採取ICSI，付出的代價就是更具侵入性的醫療措施。雖然同是增加血親子女的機會，但是ICSI是否比AIH更增加醫事人員的「控制感」，是另一個值得考量的運作邏輯。

160 陳宏恩、黃一勝、黃建榮、黃詩嘉，〈卵細胞質內精蟲注入法治療男性不孕之成果──新光醫院的經驗〉，《中華泌尿醫誌》11.1(2000)，頁5。

161 Eric Hirsch, "New Reproductive Technologies and the 'Modern Condition' in Southeast England," *The Gender-Technology Relation: Contemporary Theory and Research*, eds. Keith Grint and Rosalind Gill (London: Taylor and Francis, 1995),

一方面期待新生殖科技「改善」生物性／自然所帶來的限制(例如,民生報
1985年的頭版標題就以「天地不仁自尋造化管道」來描述榮總第一個試管嬰
兒的成就)[162],但是另一方面,要靠科技「改善」仍要符合「自然」的法
則,也就是要符合特定年齡異性戀婚姻體制的生殖(例如,目前台灣「合
法」的助孕科技使用,限於一定年齡的異性戀夫妻)。固然如此,新生殖科
技將性與生殖分離的特質,仍促發不想進入異性戀婚姻體制的女性(單身,
女同志等),可以不用爲生殖而(異性戀)性,得以利用助孕科技來懷孕。雖
然AID在台灣於1952年就開始實施,可是仍要等到1990年代同志平權運動與
婦女運動較活躍,才見到Farquhar所說的「社會邊緣人」要求使用助孕科技
的情況[163]。不論是媒體報導,或是從我們對於醫師的訪談中,醫師(特別是
私人醫院的醫師)都有接觸單身或是女同志前來要求使用科技的情況[164]。甚
至知名單身女性也在媒體公開其求助新生殖科技以達成生殖欲望的經歷;演
藝界的白冰冰與政治界的李永萍是其中兩個最有名的例子[165]。同志運動也有
爭取同志人工生殖權的聲音[166]。台灣生殖醫學會甚至於1999年提出聲明,
「在今日兩性關係多元的社會中,(衛生署草擬的人工生殖法)更是扮演了將
同居、單親者排除在外的泛道德監督角色」,意圖從在法律層面將非異性戀
婚姻狀況的女性列入合法使用助孕科技的對象[167]。然而,當台灣生殖醫學會
卻以「社會接受度低」(該會做的一項統計調查顯示,只有20.6%的受訪者同
意未婚女性採用人工生殖),在後來正式的說帖上,將這項提議刪除[168]。綜

(續)───────────────
　　　　pp.112-145.
　162 見《民生報》,1985年,4月17日,第一版。
　163 Dion Farquhar, *The Other Machine.*
　164 以女同志爲例,無論是報紙報導(例如《中時晚報》,2001年3月25日;《民生
　　　　報》,2001年3月26日,第4-5版),或是我們訪談的醫師的經驗談,都顯示女
　　　　同志有實際「求醫」的動作。
　165 關於白冰冰的人工受孕診療經驗,見《TVBS週刊》,第172期(2001年),頁
　　　　14-18。關於李永萍的求醫經驗,見中國時報,2001年8月23日,第五版。
　166 例如張娟芬,《姊妹戲牆:女同志運動學》(台北:《聯合文學》,1998)。
　167 見台灣生殖醫學會的「我們對衛生署草擬之人工生殖法草案的建議聲明」,
　　　　1999年3月14日提出,2000年12月10日修正。
　168 我們訪談的醫師對於所有不進入婚姻狀態的女性,也有不同的「評價」。基本

合來看，雖然異性戀社會限定新生殖科技應用的範圍(社會→科技)，然而新生殖科技分離性與生殖的特點，仍促發了非異性戀婚姻體制的人「歪用」科技，在行動上採行新科技，或在理念上爭取使用權(科技→社會)，並引發社會對於「什麼是合法生殖」的重新討論，意圖維持或顛覆現有的科技使用規範(社會→科技)。我們在此看到社會與科技來回的交互影響。

3. 醫療助孕的社會誕生？

1990年代以來，生殖的性別分工看似存在著矛盾的現象：一方面在不孕檢查拉近了男性與生殖的連結，一方面不孕「治療」又將生殖的主要對象放在女體身上，使得女性更加難以逃脫生殖勞動。然而這可能不是個矛盾，而正是「醫療助孕社會」的特徵：不孕越來越被定義為醫療問題、受孕牽涉越來越多的醫療干預，受孕的醫療化現今達到高峰。

如同Conrad所強調的，醫療化的第一步在於把特別的情況定義為醫療或生理「問題」[169]。不孕稱為「症」，以及目前假設不孕的身體都渴望透過「治療」得子，就是假定不孕是病。Tong就提出，不孕的身體大多沒有疼痛，不會造成功能性障礙，社會本可以把不孕比做像「矮子」般是一種「遺憾」，而非病痛[170]。更重要的是，只有在當事人「想要懷孕」的意圖之下，不孕才會定義為限制[171]。一個不打算有小孩且不斷避孕的男性，永遠不會發現精子沒有活動力；一個不想要使人受孕的男性，甚且會欣喜自己精子斷頭，免除性行為中對於意外懷孕的顧慮。Sandelowsk的歷史研究就呈現女性

(續)
　　上，與男友同居的女性，或是未結婚但是甚為喜歡小孩、有作母親欲望的單身異性戀女性，被認為比較適合以人工生殖科技來擁有子女。對於女同志，兩位受訪醫師都認為小孩生於同志家庭，並不適合。這顯見雖然當時台灣生殖醫學會以單身女性為新科技適用範圍，意外涵括了女同志的部分，但卻並非這些提倡醫師的本意。

169 Peter Conrad, "Medicalization and Social Control," *Annual Review of Sociology*, 18(1992), pp. 209-232.
170 Rosemarie Tong, *Feminist Approaches to Bioethic*.
171 亦見Elaine Denny, "Liberation or Oppression? Radical Feminism and In Vitro Fertilization."

如何藉由「自願性不孕」來避免母職，以達成其他人生規畫[172]。然而，這些可能性都不是現行不孕診療的考量。將不孕定義爲「病」之後，由醫療院所進行治療的正當性與重要性，逐步被認可。

越來越多的「宣稱」，提出台灣社會存在著高比例的不孕，也更鞏固醫療介入的必要性。例如，台灣醫界及媒體常宣稱不孕的普遍性——每六至七對夫婦就有一對不孕，而且比例節節升高。然而，這個宣稱並無可信的科學證據支持。我們找到最早有關不孕比例的系統調查爲日治時期的資料；當時於昭和三年到五年所進行的保健衛生調查中，針對6059名45歲已婚台灣女性中，有7.96%爲「石女」——即未曾懷孕的女性，以此推估爲台灣的「不妊者」比例(台灣總督府警務局衛生課1933)[173]。台灣省家庭計畫研究所曾於1993年的生育保健調查報告中發現，「結婚一年以上無避孕但仍未生育」(目前醫學的不孕定義)的比例爲2.06%(台灣省家庭計畫研究所1994)。家計所再於1995年至1996年針對1990年4月結婚的婦女做一大規模調查，發現這6千多名婦女中，發現只有2.16%尙未懷孕。若以婚後一年未避孕且未懷孕的比例，也才6.41%。婚後六年未避孕也未懷孕的原發性不孕比例，爲1.95%[174]。這是我們能找到有關不孕比例的可信資料。一來，我們看到從日治時期的7.96%到90年代的6.41%(或是2.06%)，我們可以說不孕的比例其實下降了。二來，我們也看到不孕的醫療定義從嚴了——日治時期以45歲已婚台灣女性未懷孕爲不孕指標，而目前以未避孕一年而未懷孕來定義不孕。無論如何，目前證據並無顯示台灣有「每六至七對夫婦就有一對不孕，而且比例節節升高」的情況[175]。

---

172 Margarete J.Sandelowski, "Failures of Volition: Female Agency and Infertility in Historical Perspective," *Signs*, 15.3(1990), pp. 475-499.

173 這個比例有明顯的區域差異：最高的台北爲13.87%，最低的高雄爲1.38%。當時日本的不孕比例估計爲10.1%。在報告書中還特別提及，雖然常常把不孕的責任歸諸於妻子，但是也應考慮是否可能是丈夫有男性的疾病所致。

174 蔡益堅、劉怡妏，〈台灣地區不孕盛行狀況初步報告〉，《家庭計畫通訊》149(1997)。

175 那麼這種宣稱從何而來呢？這是國外醫學教科書的説法，台灣醫界直接引用。但美國已有學者指出，15%的不孕率是誤讀統計數字的結果，實際上應是約每

　　不孕比例不見得升高，但是看不孕門診的比例，顯然節節上揚。縱使目前台灣每年約只有將近1%的嬰兒經由人工協助生殖科技而孕育誕生[176]，但是有越來越多的民眾爲受孕而求助醫療院所。其中一個原因在於，「不孕意識」的增加，也就是懷疑自己不孕的比例增加。50年代台大醫院的「不妊症門診」求診者，從結婚到求診期間爲8年8個月[177]。馬偕醫院1970年代接受不孕檢查的婦女平均不孕時間爲4.3年[178]。90年代中期的一份研究，則求診者的不孕時間僅爲2.45年[179]。這些資料顯示民眾比以前更快容易懷疑不孕而求醫。更重要的是，我們在不孕門診的田野調查中，屢屢觀察到有婚後不到半年就上不孕門診的求診者。一位受訪者(IM003)描述夫妻如何開始預備懷孕，幾個月沒受孕就開始懷疑的情況：「懷孕，比我們想像中還要困難……。就(沒避孕後)一兩個月，發現都沒有懷孕，就覺得說，啊，爲什麼沒有懷孕？(笑)是不是我們兩個有什麼問題？我們要不要去做個檢查？」這樣兩個月就開始產生挫折的受孕經驗，恐怕是在90年代的社會才可能出現。固然如受訪者所提出，由於避孕的控制感，延伸認爲懷孕應該也很能控制

(續)───────────────

　　　　十二對才有一對不孕，見Janice G Raymond, *Women as Wombs*.或是，台灣出現
　　　　這種百分之十幾的統計數字，都是婦產科求診者中，訴求不孕的比例。例如，
　　　　最早期台大醫院婦產科求診者中13%有不孕困擾，見吳家鑄、李卓然、陳晢
　　　　堯、洪振仁、吳惠銘、張芬芳，〈不妊症之研究第二報：200對不妊症夫婦之
　　　　臨床研究(第一編)〉；1992年婦產科婦科病人中，有18%有不孕困擾，見曾啓
　　　　瑞，常玉慧，《走過不孕》。但是這當然不能當成不孕人口的比例，因爲這裡
　　　　的分母是求診婦科女性，而非所有育齡女性。即使在家計所的精密調查結果於
　　　　1997年出爐後，醫學與媒體討論仍時常引「每六至七對夫婦就有一對不孕」的
　　　　說詞，連家計所自己於1998年所出版的資源手冊，也仍以15%做爲台灣不孕夫
　　　　婦的比例，見李從業、張昇平、張嘉琦，〈不孕夫婦的困擾程度、壓力感受及
　　　　因應策略的比較〉，頁2。

176　以1998年爲例，當年經由AID、IVF及ICSI出生的嬰兒數爲2,304人(單胞胎914
　　　人，雙胞胎593對，三胞胎以上有68組)，占當年嬰兒出生總數(271,450人)的
　　　0.85%。由於AIH的比例並未算入，因此這個數字可能還略低估。

177　吳家鑄、李卓然、陳晢堯、洪振仁、吳惠銘、張芬芳，〈不妊症之研究第二
　　　報：200對不妊症夫婦之臨床研究(第一編)〉。

178　Kuo-Gon Wang(王國恭)，Te-Sheng Cherng(程得勝), Chou-Shein Chen(陳朝
　　　賢)and Yi-Nan Lee(李義男), "Laparoscopic Study of Infertile Patients,"《中華民
　　　國婦產科醫學會雜誌》18.1(1979), pp. 25-34.

179　李從業、張昇平、張嘉琦，〈不孕夫婦的困擾程度、壓力感受及因應策略的比較〉。

（例如在排卵期行房，就應該可以受孕）。但是，90年代更多面向的不孕歸因，更多頻率的不孕討論，也是促發「不孕意識」提高的原因。

我們就台灣相關新聞的分析，來探討這個議題[180]。從1978年至今的台灣醫療新聞呈現變化，可以看出不孕相關議題的能見度大幅提昇。以表五呈現的報紙不孕新聞分析來看，1978年台灣幾乎僅有兩三則地方性的不孕報導，其他相關報導多為國外訊息。在1981年，隨著長庚繼台大榮總兩家教學醫院設立不孕門診後，長庚企業經營的導向，顯然也促發長庚醫師更頻繁在媒體發布相關新聞，使得不孕相關醫療資訊開始「本土化」，而非如之前幾乎全面仰賴國外資訊。不孕議題的能見度增高，在1985年台灣第一個試管嬰兒在榮總誕生衝向高峰。1990年仍延續之前的所謂的醫院「軍備競賽」形式，多是各種新型科技推陳出新、又創第一的討論形式。2000年中國時報出現不孕相關議題更有112則，平均每三天就見報一次。

1990年代受孕醫療化達到高峰，不僅在於不孕討論的能見度更高，更在於醫療凝視的對象已從不孕的器官，擴充到生活的各個層面。從表3可以看出，媒體呈現的不孕成因已從生理原因，轉而著重到生活型態；在1978年僅有四則的相關不孕原因探討中，並沒有任何一則提及個人生活型態，在1981年則因為男性不孕討論較多，男性相關行為與不孕的討論增加，2000年討論的不孕成因一方面則數量更多(58則，平均一個月可以見到4-5「XXX可能導致不孕」的報導)，一方面觸角伸得更遠更廣—從婚外情到減肥，從挑食到緊身牛仔褲，從看電視到慢跑──都可能造成不孕有關。

套用Armstrong的語言，我們看到監管醫學(surveillance medicine)如何在受孕這個面向作用[181]。監管醫學的特色在於如何將目光得以超出醫院的侷

---

180 我們選擇《民生報》作為主要新聞報導的分析對象，是基於《民生報》自1978年創報以來，即每日有半頁到一頁的醫療版，比較可以跟後來綜合性報紙(如中國時報)增張後固定一頁的醫療版面作比較。選擇這五個年份來比較是基於：1978年《民生報》創報；1981年長庚成立不孕門診，明顯帶動醫療院所主動向媒體發布新聞的趨勢；1985年則為第一個「試管嬰兒」於榮總誕生；1990年與2000年則作為近年來相關報導變化趨勢的參考點。

181 David Armstrong, *Political Anatomy of the Body: Medical Knowledge in Britain in*

限，更進一步伸入社會之中，而臨床的專注點從疾病本身如何使人患病，逐漸轉移探索「社會」如何影響人健康。從我們有關不孕成因的媒體呈現就觀察到，早年談不孕成因著重於生理面，越晚近則環境影響因子越受到強調，近年來則大幅延伸到日常生活的各個面向如何影響受孕能力。於是不孕不再只是子宮、卵巢、或是睪丸的病理問題，而是與生涯規畫，性關係，娛樂型態，以及生活習慣有關。男女的生殖身體——而不只是不孕的身體——更成爲醫學凝視的對象。於是，不孕不再是只是那幾個百分比的已婚夫婦的問題，人人都可能與不孕牽連。

如同「監管醫學」一詞點出的意涵，研究者的研究興趣在於強調這個過程中，醫療如何可能成爲社會控制的手段。縱使男女都可能提高不孕意識，在日常生活中進行自我規訓，但是如同許多女性主義者觀察到的，女體與監管醫學的連結更爲緊密[182]。這不僅是如前所討論在不孕檢查與不孕治療上，以女體爲主的種種作法。女體的社會控制，更表現在不孕成因所展現對女性的規範之上。除了像「現代婦女因爲工作忙碌，生活不規律，飲食不正常，造成體質虛弱受孕不易」的說法[183]，暗指婦女進入職場(因此偏離傳統母職)與不孕相連結之外，亦有更多的不孕歸因指向女性的晚婚(「老蚌難生珠」)[184]，如先前所述，女性的卵的品質，成爲助孕科技成敗的關鍵，也間接指陳晚婚或是晚生作爲妨礙母職的「偏差行爲」。然而，2000年出現最頻繁的是針對女性的性規範。當醫師爲文指出「性氾濫」與不孕的關連，其實指的是女性的性氾濫，亦即是「性氾濫→性病或墮胎不當→骨盆腔發炎、輸卵管沾黏」的不孕成因推論模式。於是醫師提醒「婚前性行爲不當墮胎亦造

(續)———————————————————————

　　　　the Twentieth Century (Cambridge: Cambridge University Press, 1983).

182　見Lock and Kaufert的相關文獻回顧，Margaret Lock and Patricia A. Kaufert, "Introduction," Pragmatic Women and Body Politics, eds. by Margaret Lock and Patricia A. Kaufert (Cambridge: Cambridge University Press, 1998), pp.1-27.

183　《中國時報》，2000年1月5日，第35版，「想當媽媽請先暖身」。

184　《中國時報》，2000年4月18日，第39版，「老蚌難生珠，晚婚不孕症」。

表3　不孕相關新聞的分析

年份／ 資料來源	相關報導 次數185	當年所有不孕相關新聞中， 討論不孕原因則數與內容	當年新聞特點
1978 民生報	33次	4則 a. 生理原因(男性—性行為障礙、精子通路障礙、不能製造精子；女性－輸卵管不通，性器異常，排卵及月經有障礙) b. 醫療行為(結紮、脊椎穿刺－遭否定) c. 環境污染(農藥)	* 世界第一個試管嬰兒於英國誕生，台灣全年不孕相關新聞中有三分之一報導為對此的報導。 * 許多不孕討論是附在避孕的議題下討論。 * 國內醫師鮮少發言，相關新聞多為外電報導
1981 民生報	47次	14則 a. 生理原因(同前，淋病、小兒隱睪症) b. 醫療行為(結紮、子宮頸冷凍治療) c. 環境污染(自然界藥物) d. 個人生活型態(抽煙、喝酒、服用鎮靜劑、運動——男性的空手道、女性慢跑過度、高溫工作——烤麵包師、鑄鐵工人、潔癖——行房後清洗陰道、行房頻繁、緊身褲、洗三溫暖、緊張)	* 台灣醫師針對不孕議題而發言的情況明顯增多，其中大部分為當年成立的長庚醫院不孕症門診醫師。 * 榮總設立精子銀行，男性不孕討論增多
1985 民生報	90次	9則 a. 生理原因(同前，淋病、小兒隱睪症、女性生殖器隱睪症) b. 醫療行為(避孕器) c. 環境污染 d. 個人生活型態(女性激烈運動、女性抽煙)	* 榮總誕生第一個試管嬰兒，相關報導暴增。 * 不孕治療多於不孕檢查的報導。
1990 民生報	59次	5則 a. 生理原因(同前，披衣菌、狼瘡抗凝因子) b. 醫療行為(切除卵巢) c. 環境污染	* 大多數新聞為推陳出新的不孕「治療」措施，例如台灣第一個ZIFT三胞胎，世界第一個精蟲

185 若一天同樣的新聞有多篇報導，例如1978年7月27日有9則有關第一名試管嬰兒的誕生，則我們算一次，但若一天有兩類不同的報導，則分開計算(如1982年8月2日，試管嬰兒不見客，與美國精子銀行被控保管不當，則算為兩次)。同時，新聞需要提及「不孕」才納入計算；例如雖然「陽痿」也意味著不孕，但是「陽痿」的相關報導若沒有與不孕連結，我們就不納入計算。

		d. 個人生活型態(生活壓力，性關係複雜，穿嗶嗶褲，抽煙喝酒，洗三溫暖)	顯微注射冷凍胚胎等等。 *有關代孕討論增多。
2000 中國 時報	112次	60則 a. 生理原因(同前，女性高齡，子宮內膜異位遺傳，甲狀腺荷爾蒙分泌過量，泌乳激素過高，多「腎虛、肝血瘀、痰濕、氣虛」等中醫談法。 b. 醫療行為(放射檢查的X光，婦科手術沾黏，藥物) c. 環境因素(殺蟲劑，清潔劑，農地的汞、鎘污染，電磁波，地震) d. 個人生活型態(生活不規律，飲食不正常，早婚，晚婚，婚前性行為，一夜情，房事過頻，開放的性態度，不當墮胎，過重，過輕，挑食，過量運動，菸酒咖啡，吸食大麻、海洛因，泡溫泉，電磁波－面對電腦及電視，高溫工作，久坐，濫用生髮水，緊身牛仔褲)	*有關個人行為與不孕關係討論多，特別著重於性行為與不孕關係。

成日後不孕」[186]、「性態度的開放……導致未來不孕的生成」[187]，「未成年少女……私下找密醫進行流產，……因此子宮穿孔造成終身不孕」[188]，不孕的假設對象都是未婚女性[189]。過去社會譴責女性婚前性行為，主要著重道德面，並在種種制度設計上(如剝奪未婚小媽媽的就學權)予以懲罰。現在則大幅出現醫師言論，以不孕為由來鋪陳性管束的途徑。這似乎驗證Zola提出的「社會的醫療化」(medicalization of society)概念[190]，我們看到

---

186 《中國時報》，2000年2月14日，第39版。「情人節多一點浪漫，少一點激情」。

187 《中國時報》，2000年12月23日，第39版，「請不要歌頌一夜情」。

188 《中國時報》，2000年6月9日，地方新聞(台中)，「少女嚐禁果，未婚懷孕多」。

189 但是當要把性行為與男性不孕連結，主要為「房事過頻…幾乎不能使妻子受孕」，假設的對象是已婚的男性。見《中國時報》，2000年12月28日，第39版，「精子有『六怕』，男士的蟲蟲危機」。

190 Irving Kenneth Zola "Medicine as An Institution of Social Control," *Sociological*

醫療逐步取代其他社會制度（特別是法律制度與宗教制度），成為社會控制的主要機制[191]。

　　醫療化的另一重要面向，在於將問題的解決方式訴諸醫療[192]。從我們先前有關不孕「治療」的討論可以看出，不孕治療的人次增加，助孕科技取代領養等非醫療措施作為主要處理不孕的策略，都顯見醫療如何成為現今最具正當性的不孕對策。人工協助生殖法於1980年代中期開始修訂，台灣的不孕症醫學會於1990年成立，衛生署現今明訂核准特定機構才能施行新生殖科技，都更進一步確定西醫治療不孕的權限。

　　然而，鮮少被討論的是，不只是更多的日常生活面向與不孕相連，人們對不孕的起疑度增強，助孕求診的比例增加，助孕科技已根本地擴大使用，應用於非不孕的身體。1981年台灣引進精蟲分離術，以蛋白質法分離Y精蟲，以達成生男目的；為了性別篩選，必須以AIH來受孕。我們也觀察到，

(續)──

　　　　Review, 20(1972), pp. 487-503.

191　本文未能探討中醫在受孕醫療化上扮演的角色，是一大限制。這方面可以參考 Handwerker(1998)在北京所做的田野調查。Handwerker提出，中醫亦傾向以中國婚前性行為的增多，來解釋不孕比例的增加，見Lisa Handwerker, "The Consequences of Modernity for Childless Women in China: Medicalization and Resistance," *Pragmatic Women and Body Politics*, eds. by Margaret Lock and Patricia A. Kaufert(Cambridge: Cambridge University Press, 1998), pp. 178-205. 關於古代中國醫學求子醫方的性別政治，可參考李貞德的研究。李貞德觀察到漢唐之間的不孕醫方的男女差別待遇。漢魏六朝的求子藥方以房中術為主，還預設求子主導為男人。到了隋唐，求子藥方大增，卻以女體作為醫療的主體，「似乎從五世紀到七世紀的兩百年間，求子藥方已頗多變化。而最大的變化，實在於給婦人服用的藥方大增」，見李貞德，〈漢唐之間求子醫方試探──兼論婦科濫觴與性別論述〉，《中央研究院歷史語言研究所集刊》68.2(1997)，頁302。李貞德觀察到醫書雖然提出「夫病婦疾」都可能導致無子，但是醫方論述與下藥都主要把無子當成婦人之病，例如唐初《千金方》大量收錄了求子藥方，並將這些藥方列於「婦人方」最前頭。對於男性呢？「醫者向來以陽氣不足、精清冷少為男性無子的唯一理由。……醫方的重點在於描繪性器病變的現象，從未專列一章，深入討論男性身體與生育能力的關連。……男性的無子藥方，顯然繼承了前代傳統，並無突破……。至於治療男性腰腎病變，以致『經自泄出』、『房事不舉』的藥方，雖自增加不少，所標榜的卻仍是補腎固精、養生延年，並不討論生育之效」，見李貞德，〈漢唐之間求子醫方試探──兼論婦科濫觴與性別論述〉，頁299。

192　Peter Conrad, "Medicalization and Social Control."

待助孕科技能見度提升，民眾也運用來達成各種生育計畫。例如冷凍精子技術的成熟，使得丈夫在海外工作得以儲存精子，以便配偶不必受限丈夫回家時間而受孕。或是IVF增加多胞胎的可能性，也讓我們聽聞婦女希望藉由IVF「一次就生兩個」來降低生育對生涯規畫的影響。近年來，胚胎植入前基因篩檢的應用，使得將胚胎在體外做基因檢測的作法增多，多宣稱此種技術將造福家族有遺傳性疾病的夫妻[193]。於是我們看到，自80年代以來助孕科技不只用於幫助懷孕，還用於性別篩選，基因篩選，以及控制受孕時間與胎數選擇上。更多非關不孕的理由，促使受孕仰賴醫療措施的範疇日漸擴大；醫療助孕的社會，已逐漸浮現。

六、結語

台灣女性主義有關新生殖科技的討論，多半集中在代理孕母的議題，爭論著新科技是舊父權的幫凶，還是新科技作為身體的新抗爭[194]。然而代孕只是眾多助孕科技的一環。如果主要討論集中在代孕，容易忽略新生殖科技的異質性，也難以全面探查新生殖科技彼此迥異的性別政治。像過去英語世界相關文獻「科技是解放或束縛女性」的提問，忽略到科技的異質性與社會的變異性[195]。說「助孕科技反映並形塑性別系統」固然沒錯，卻也太籠統，未能具體呈現「反映——形塑」的變動過程。

這篇論文意圖從1950年以來新生殖科技的發展，來探查助孕科技與性別

---

193 Chi-Hong Liu, "Impact of Assisted Reproductive Technology on Modern Medicine."

194 見劉仲冬，陳美華、林燕翎對這些觀點的綜合討論。劉仲冬，〈代理懷孕：女性及醫療社會學觀〉，《應用倫理研究通訊》4(1997)，頁23-29。陳美華，〈物化或解放——女性主義者關於代理孕母的爭論〉，《月旦法學雜誌》52(1999)，頁8-17。林燕翎，〈夾縫中的女人——探討台灣代理孕母問題〉，台灣大學新聞所碩士論文，1999。

195 例如Jennifer Strickler, "The New Reproductive Technology: Problem or Solution?" *Sociology of Health and Illness*, 14.1(1992), pp.111-132. ，以及Elaine Denny, "Liberation or Oppression? Radical Feminism and In Vitro Fertilization."

社會的關係。就不孕檢查方面(見表四「不孕檢查」一欄),台灣在1950年代即開始設立不孕門診,當時的檢查多爲女先男後;1970年代逐漸出現「男女同步」的論調;1990年代對於檢查流程,更有「男先女後」的呼籲。就醫界提出理想的不孕檢查流程來看,的確有打破生殖僅攸關女人的刻板印象,拉近男性與不孕的距離。

表4　比較1950、1970、1990年代不孕診療的特色

	不孕檢查	不孕「治療」	AID的變化
1950年代	女性為主	檢查多,治療少 女體為主要治療對象	初期一年僅有數例 醫學論述強調男性氣質的損傷
1970年代	呼籲 男女同步	生殖知識指導為主 AID、領養遠血親 手術用藥治癒身體	使用增多 醫學論述強調避免血親迷思
1990年代	呼籲 男先女後 自我懷疑不 孕程度增加	治療身體措施減少 重血親的IVF、ICSI取代 半血親的AID 女體為主要治療對象	異性戀夫妻使用降低,改用 IVF與ICSI 女同志、未婚女性使用出現

　　相較於不孕檢查尚逐漸有破除「生殖=女性」的面相,不孕「治療」的發展變化複雜(見表4「不孕『治療』」一欄)。1950年代的不孕診療,檢查意義大於治療;1970年代仍以性知識的傳授爲主,但是當時逐步頻繁的AID,一度淡化血親觀念,降低「傳男性的種」的重要性;1990年代的新科技已使得「治癒不孕身體」的作法受忽視,IVF與ICSI都越加將女體視爲不孕治療的主體。特別是在男性不孕方面,隨著不孕治療技術的精進,對於女體的侵入反而更深化。早年人工受精開始發展即有如此傾向,當時承受的可能是注射器插入所帶來的副作用,而隨著體外受精的技術越加突破,生殖機能健康的女體,反而因爲男方不孕,遭受包括吃藥、取卵、植入等等更具侵入性的醫療措施。

　　AID使用與意義的變化,特別能顯示助孕科技在不同時代脈絡會產生異質的意義(見表4「AID的變化」一欄)。雖然1952年台大開始使用AID,可是

當時醫學論述都在男性陽剛氣質是否受損(戴綠帽的聯想，非血親的遺憾，取精的尷尬)打轉。在1980初期台灣還成立精子銀行，並隨著AID的使用人次增多，破除血親迷思的論調也出現。然而到了1990年代，AID可能的社會改造，卻遭IVF與ICSI等其他新生殖科技的取代，轉向重血親的老調。IVF與ICSI更需要女體經歷更繁複的醫療措施，來換得有父系血親的子嗣。雖然AID在1990年代於異性戀夫婦之間式微，卻在同志平權運動與婦女運動日漸蓬勃的社會背景下，成為女同志和單身女性達成生殖欲望的新資源。

至此我們可以看到，若要全面討論助孕科技的社會意涵，必須細究其內在的異質性，以及歷史社會脈絡。例如，不孕檢查的確逐步提高了男性近生殖的觀念，而不孕治療卻可能愈將女性當作治療的主體。助孕科技一度促發打破血親的親屬觀念，又一度強化血親的重要性；一度強化傳承男性種的重要性，一度又讓沒有男性伴侶的女人能夠生殖。這顯示科技的意涵除了不能忽略其本身特質(例如其分離性與生殖的特色)，也要看在什麼樣的社會脈絡，影響科技的使用與意義。更重要的是，過去的文獻忽略這些科技彼此之間的取代性——像是這篇論文所探討治癒身體的醫療措施如何被不能治癒身體的新生殖科技所取代，AID如何又被ICSI所取代等等。而這樣取代的現象，並不完全基於科技的效能(如ICSI並未比AID的成功率高)，更能顯現出助孕科技並無一個內在固定不變的意義。而意義的轉變，固然要看使用者對於生殖科技的意義脈絡，也不能忽略新科技出現所引發出來的社會解讀；唯有同時看見社會也看見科技，才能充分解釋這些變動的來由與衝擊。

最後，本文觀察到，科技與社會的關係在不同的時期存在著不同的關係。在1950年代，當時男性遠生殖的生殖理念，使得不孕檢查重女輕男。而固然AID有著鬆動性別秩序的潛力，但是為了能讓這項新科技進入台灣社會，使得醫師著重對於陽剛氣質的保護，使得現存的社會規範了影響科技的使用。然而，在1970年代開始，比較明顯看見科技帶動的社會改變。強調男女同步的不孕檢查，將男性拉近生殖，而AID增高實施比例，造就非父系血親的生殖突破。然而從1980年代中期，科技與社會的關係，不斷地變動、互相滲透。的確此時期新科技有強化舊思想的可能性，但是也產生了非意圖的

效果。相較於不孕檢查連結了男體與生殖，不孕治療到了1990年代，IVF與ICSI不但見不到什麼顛覆傳統生殖分工的作用，反而由於「男性不孕，治療女性」的不孕醫療模式，強化了女體與生殖的關連性。然而，在異性戀夫妻的不孕「治療」愈發以血親爲重的同時，非異性戀婚姻體制的邊緣他者，卻利用新生殖科技其分離性與生殖的特色，成爲使用科技的新主體，具體提醒社會重新思考有關「什麼是自然」、「什麼是合法生殖」等基本問題。1990年代更具體呈現「科技與社會的聚合體」的面向在於：醫療助孕的社會似乎已然降臨，助孕科技至此成爲社會力量的重要一支。醫療助孕的社會一大特色在受孕的醫療化：一方面我們看到民眾越來越自我懷疑不孕，爲受孕而求診的比例越來越高；另一方面，我們看到助孕科技也逐步擴散運用到性別篩檢、時機選擇、胎數控制、基因篩檢等非關不孕的面向。醫療助孕社會的另一特色在於醫學凝視的擴散；隨著吃喝玩樂都可能造成不孕的說法四處浮現，不孕成因已從一個生理現象，延伸到日常生活的各個層面。如果我們抽煙、外遇、喝咖啡、穿牛仔褲、坐在電腦前、晚婚、洗溫泉、暴露在戴奧辛的環境中，都可以牽連到不孕議題，那麼助孕科技至此已經成爲形塑社會的一支重要力量，因爲「避免不孕」的法則，儼然就是社會運作邏輯的一環。

本文原刊於《台灣社會研究季刊》45期(2002.3)，頁1-67。非常感謝李貞德教授將此文收入叢書之中。本文由國科會研究計畫(編號NSC-88-2412-H-002-12，NSC-89-2412-H-002-010，NSC90-2412-H-002-001)資助完成。文中部分發現與論點曾分別發表於以下學術研討會：

「生殖科技挑戰母職意涵？以台灣不孕醫療發展爲例」，發表於跨世紀的台灣社會與社會學學術研討會，台北：東吳大學，1999年1月17日；「台灣不孕男性的社會處境初探(研究紀要)」，發表於「性別與醫療」工作坊，2000年5月27-28日，台北：清大月涵堂；「ICSI與性別政治」，發表於「性別、醫療與社會」學術研討會，2001年7月19-20日，高雄：高雄醫學大學。感謝研討會期間許多朋友的提問與建議。歷任助理簡妤儒、李嘉文、黃于玲、顧彩璇、唐筱雯、曾凡慈費心協助蒐集資料，屢屢提出原創性十足的研

究建議，我受惠甚多，特此感謝。田野與訪談過程中許多人士慷慨熱心提供資料、分享生命經驗，在此表達我深深的謝意。兩位匿名審查人的寶貴意見，具體點出初稿許多的盲點，促發我作了大幅的修正，我收穫甚豐，萬分感謝。

初論台灣泌尿科的男性身體觀

成令方(高雄醫學大學性別研究所副教授)

傅大為(清華大學歷史研究所教授)

　　對於台灣男性的身體、身體意識、身體觀等，有很多的社會力量在角逐其發言權的位置。在這些社會力量中，一個積極而有充分自我意識的群體、同時也在經營與掌握「知識與醫學」的宣稱，就是台灣的泌尿科醫界及其醫生們了。特別是近十多年來，台灣的泌尿科醫師們，風塵僕僕的在各種社會領域中(醫院病房、醫學研究、報章、電視、八卦、笑話、大眾演講等等)，不斷的努力經營，如今可說是成績斐然。本文以泌尿科主流的異性戀論述為討論範圍，企圖藉著三類資料，交錯探討與評論泌尿科醫師的「男性身體觀」：(一)「威而剛」的知識現象與社會回響：I.I.E.F.的研究呈現的特色是「女性缺席」和「男性獨自面對生理反應」。(二)泌尿科醫師口述訪談得出四個討論子題：(1)男性的性焦慮。(2)早洩、生物演化與女性主義論述。(3)病史、性別政治與老男人的身體。(4)泌尿專業的科技化。(三)從1950-1960年代至20世紀末，大眾醫療論述中泌尿科醫師的男性身體觀。這是一個初步的討論，我們所使用的討論觀點，大致上是從女性主義「醫療與性／別」、傅科「知識／權力／規訓」等觀點發展而來。文章的最後我們從三個方向提出理論的思考：(1)醫療化與陽具中心主義(2)雙人性身體(3)「陽具勃起」科技的政略。我們提出需要把一切以「正常／病理」來看性身體的醫療觀點，減低到最少的地步。我們認為在異性戀關係中，性的身體需要雙人(而非「單獨個人的」)的獨特性風格。性身體的風格，最好都是一種雙人的

品味與偏好，而不具有醫療上正常或病理的性質。我們對「威而剛」則有另類的看法，認為若放在「去醫療化」的另類視野中，它可以是一種特殊的「維他命」，成為高齡者、同性或異性戀者，發展多元「性風格」選擇中的一種。

一、前言

　　婦女健康在過去十多年來，一直是台灣婦運團體和女性主義學者關注的議題之一，婦產科也成為她們長期批評和督促的對象，她們持續努力的結果，逐漸打開了婦產科醫界與衛生署過去緊閉的大門，在婦女親善醫療的政策方面有所突破。但是，台灣婦運和婦女健康運動不及英美的成功，尚未能激發有性別覺醒的男性參與男性健康議題的討論。因此長期來，男性的健康議題以及男性的性身體，往往只限於醫藥界、公衛研究、媒體、流行服飾、運動行業、同志團體的討論為主，這些社會力量在角逐其發言權位置的過程中，我們注意到近十多年來的泌尿醫學與醫師們，已經在這角逐的過程中脫穎而出。

　　泌尿科學界和醫師們，特別是「中華男性學醫學會」，是一個積極而有充分自我意識的群體，同時也在經營並掌握「知識與醫學」的宣稱。近十多年來，他們風塵僕僕地在各種社會領域中(醫院病房、醫學研究、報章、電視、八卦、笑話、大眾演講等等)，不斷的努力經營，如今可說是成績斐然。

　　在本文我們所指涉的泌尿醫學研究和醫師們，不包括專攻泌尿系統(包括男女的腎臟，輸尿管，膀胱和尿道的病變)和生殖系統(包括精蟲篩檢，男性不孕)的醫師及其研究與診治。我們指涉的，是專攻精路系統(包括睪丸、輸精管、陰莖、勃起射精，到性病)的醫師及其研究與診治。這與我們要探討的範圍，也就是男性性身體的「性功能」問題有密切的關係。

　　我們認為醫學的重要功能之一，是探討並處理人們身體的病痛與不適，而這病痛與不適大部分脫離不了社會文化的建構。泌尿科對男性性身體的醫學研究與泌尿科醫師對男性性身體的診治，必須放在社會的性別／階級/族

群/世代等關係的脈絡來思考，才能評估泌尿醫學對社會的貢獻。基於這樣的關懷，我們從非醫學的社會人文觀點，認為有必要對與性別有密切關係的醫學領域之一——泌尿醫界與醫師——作初步的透析與評估，期望引發人文社會學界與泌尿醫界的對話，督促泌尿醫界更加貼近其服務的對象及其伴侶。共同為推動男性多元的「性」福而努力。

這篇論文將藉從下面三個方向來蒐集資料，以探討台灣泌尿科醫師對男性的「性身體」觀點。(一)威而剛研討會的參與觀察與醫學會的論文分析。(二)對四位泌尿科醫師的訪談分析。(三)對泌尿科醫師寫作的大眾醫普書籍作論述分析，以呈現泌尿科醫學中男性「性醫學」的論述。最後，我們企圖從這些有限資料中對台灣泌尿科的男性身體觀做一理論性的分析與評論。由於我們關注的是以泌尿科醫師在這方面為主導的醫療知識和醫療論述，就醫病(或醫『用』)互動的關係中 [1]，我們就偏重在醫師的文字、說詞及其呈現的觀點和性別意識型態，將男性求診者的聲音留作未來另外一個研究的重點。我們討論的範圍有限，僅從性別觀點出發，我們不認為這篇報告涵蓋了足夠的面向，因此我們稱它為「初論」。

二、Sildenafil(威而剛)[2]的知識現象與社會迴響

1999年5月16日藍色小丸子「威而剛」在台灣上市後的二個月，一個偶

1　當今很多研究者以「使用者／非專業者和專業者關係」(user/lay-professional relationship)取代普遍流行的「醫病關係」，主要是認識到病人不再無知、被動，他們和醫療專業者的會面，被形容成「專家和專家的會面」。造成這樣的改變至少三個原因：第一、慢性病越來越多，而且是無法治療的，醫師必須認識到自己技術的限制，醫師也認知到社會文化因素，社區家庭的支持和照顧是很重要的。第二、人們對自己的健康照顧比以前較為重視，比較清楚哪些原因會影響到自己的健康。如今很多疾病是跟社會行為有關，所以醫師和病人應共同探討哪些生活方式需要改變，而不是朝病理方面去治療。第三、現在社會鼓勵健康照顧的「使用者」(user)要自己做選擇，自行選擇使用醫療產品，使用者個人的身體經驗與文化信念，會影響他們的抉擇。詳細討論見成令方，〈醫『用』關係的知識與權力〉，《台灣社會學》3(2002)：11-71。

2　Sildenafil(citrate)是Viagra的原藥名。Viagra(威而剛)則是輝瑞藥廠的牌名。

然的機會，我們從一位受訪的泌尿科醫師口中，得知在環亞飯店舉行的「威而剛臨床經驗研討會」。這正是關於我們目前題材的泌尿科大聚會，於是我們就如期前往，準備以「參與觀察者」的身分與會。

其實早在1998年的11月，台灣六家參與臨床實驗的醫學中心的醫師們，已經在南韓漢城舉行的亞洲性學會議報告過台灣實驗的結果，即兩百三十一位民眾試用的結果，約六成一的民眾認為有效(中國時報1998/11/26)。從此，威而剛的訊息就開始成為媒體炒作的焦點。1999年5月研討會的對象是以國內泌尿醫學界為主，算是正式在泌尿醫學界進行學術討論。

我們到了環亞飯店二樓主廳，其金碧輝煌的架勢令人震驚。原來是輝瑞藥廠(Pfizer Limited)主辦的。醫學界的學術研討會幾乎都有藥商或醫療技術廠商贊助，醫界也都習慣了極其華麗盛大的場面。約有近兩百名人士到場，除了忙上忙下的女服務生之外，絕大部分的都是男醫生以及藥廠男性和女性業務人員[3]。

會議的主持人是陽明大學校長也是泌尿科教授張心湜，主講員則是舊金山大學著名的呂福泰(Tom F. Lue)教授，還有日本的Michitaka Yajima教授、榮民總醫院泌尿外科主任陳光國教授，以及亞洲地區輝瑞藥廠的醫療主任Dr. Fidela Morena。近兩百名的與會人員齊聚一堂，大家興高采烈的討論泌尿科近乎「革命性」的新藥；主講員、主持人還不時穿插一些男性的笑話，使得會場頗有高級「男性俱樂部」的味道。其中，舊金山大學的呂福泰，在關於陰莖勃起的生理、還有Viagra的臨床研究上都扮演了重要的角色[4]，在

3　會議在一個寬廣輝煌的大廳中舉行，每兩個座位前都有一張小桌，桌上除了茶水、點心、精美會議手冊外，還有一個輝瑞的小袋子，其中放著輝瑞送給與會者的精緻禮品(輝瑞高級皮夾子、精美威而剛原子筆)。雖然我們兩人看起來大概不像醫生，我們還是很順利地被請入會場，實在有點受寵若驚。

4　參考Ahmed I.M.D. El-Sakka, Tom F.M. D. Lue, "Physiology of Penile Erection," *Digital Urology Journal* (http://www.duj.com/index.html)數位期刊中一文，還有I.M.D. Goldstein, Tom M. D. Lue, et. al., "Oral Sildenafil in the Treatment of Erectile Dysfunction," *The New England Journal of Medicine*, 338.5-14(1998):1397-1404, 以及 *Milestones in Urology* (2002): in recognition of American Urological Association's 100th Anniversary, Sexual Dysfunction 部分。

當天會場顯得非常的活躍。

一開頭，呂福泰教授就笑問張校長吃威而剛的效果如何？然後轉而問整個會場相同的問題，順便加一句「現在有哪一位勃起的請站起來！」顯然，整個會場覺得這些開場白很有趣，近兩百名的大男人/孩都很愉快。之後，呂福泰行雲流水般地簡介了他在美國的Viagra（Oral Sildenafil）臨床研究報告[5]，大家也聽的如痴如醉。但最令人驚訝的，是呂福泰的結尾小笑話與幻燈片。雖然我知道醫學院學術報告結尾的幽默慣例，但是在革命性的藥物出現時，似乎也該有革命性的新幽默才對。呂福泰神秘地說，他們這篇論文發表於1998年是較早的研究，所以他知道一些威而剛（Viagra）的研究秘辛。

呂福泰說，是在1998年研究過美國總統Clinton的DNA之後，才有"Viagra"（Vigor as Niagara）的想法的。因為Clinton的女人非常多[6]，透過女性洋裝上克林頓精液的DNA，研究者發現，他的DNA不是一般人的雙螺旋狀，而是一個特殊的「Y」狀（褲子拉鍊半開狀）。所以，呂教授煞有其事的說，Viagra的分子結構是從「Y」結構的靈感而得來的。他的報告，以幻燈片的Y拉鍊鏡頭結束，而滿場的泌尿科醫師則報之以愉悅的如雷掌聲。之後，在另外幾位主講人報告過後，由主持人張校長說話，他也就把握機會，反過來笑問幾位主講人「吃過威而剛沒有？」幾位主講人則行禮如儀般逐一回答，有的說沒有，有的支吾其詞，有的則以技巧回答過關[7]。最後開放給大家問問題。

聽過Y拉鍊分子結構的笑話以及滿場如雷的愉悅掌聲後，我們琢磨這個笑話的意義以及有什麼隱晦不明的訊息。是否，威而剛等同男人的豔遇（以克林頓為代表）？在少有女人在場的中式會場中一再問詢「勃起了沒有？」

5　見I.M.D.Goldstein, Tom M.D.Lue, et. al., "Oral Sildenafil in the Treatment of Erectile Dysfunction."

6　此時呂福泰幻燈片所顯示的，是一期《時代雜誌》的封面，中間是克林頓的臉，四周則被許多其他女人的臉環繞著。

7　陳光國教授，因為也是陽明泌尿科的主任，對他自己校長的回答是這樣的，「本來要用，但是校長使用後的side-effect很大，所以不敢用；而且，平常常勸病人無病不要吃藥，所以自己不能違背自己對病人的勸告。」

明顯地暗示，威而剛與女人無關，純粹為男人製作的。它使得威而剛與當天環亞飯店豪華會議廳中的濟濟男士，彼此互相輝映。甚而有之，不但威而剛是男性的，滿場的知識擁有者幾乎都是男性，連幾位主講者報告論文的內容，也基本上與女性無關，這幾乎是個「純陽」的論述世界，而諷刺的是，他們所談論的對象，卻都是在異性戀的性關係脈絡中。這與本論文的主要論點有密切關係。

(一) I.I.E.F.實驗的評論

在幾篇關於Sildenafil的服用效果與可能的後遺症、安全性之研究中[8]，其實所使用的方法與預設都非常的接近。台灣於1998完成的臨床研究，所謂「ASSESS-3」（ASian Sildenafil Effacacy and Safety Study），是整個亞洲繼續西方測試Sildenafil Citrate的擴張與延伸。ASSESS-1是測試馬來西亞等三國，ASSESS-2則是測試香港等三國，ASSESS-3，據說很榮幸地，只包含台灣一國。基本上，每個測試，從美國到台灣，都是找數百位年歲不等的男人來對各種劑量的Sildenafil作比較長時期的「雙盲測驗」，然後，請這些受試者在事後回答一份自我評估的問卷（全世界通用的I.I.E.F.）[9]，然後就以此回答

---

8   I.M.D. Goldstein, Tom M.D.Lue, et. al., "Oral Sildenafil in the Treatment of Erectile Dysfunction"; A. Morales, G. Gingell, et. al., "Clinical safety of oral sildenafil citrate〔VIAGRA™〕in the treatment of erectile dysfunction," *International Journal of Impotence Research*, 10(1998): 69-74; CHEN KK, Hsieh JT, Huang ST, Jiaan DB, Lin JS, Wang CJ., "ASSESS-3: A randomised, double-blind, flexible-dose clinical trial of the efficacy and safety of oral sildenafil in the treatment of men with erectile dysfunction in Taiwan," *International Journal of Impotence Research*, 13(2001): 221-229.

9   The International Index of Erectile Function. 此問卷短的有五題（稱作「IIEF-5」），比較長的有十五題。如第二個問題是「當你有性刺激而勃起時，究竟有多平常它可以堅硬地達成插入？」然後就是一個五選一的自我評估，從「沒有性活動」、「幾乎從未達成」，到「幾乎每次都達成」共五項，然後有評分。若要參考簡單的五題，可以很容易地從「亞洲勃起功能障礙顧問與訓練處 ASIAN EDACT」的網站上看到：http://www.asianedact.org.hk/PublicAssess Quest.htm

的計分，透過雙盲的制式統計，來評估此藥的效果[10]。仔細分析這實驗的(1)實驗對象的選定(2)IIEF問卷的目的(3)題目措辭與論文語言的意涵等，我們認為有些值得質疑和商榷的問題。

　　首先，就實驗對象的選定而言，基本上對象必須是起碼已經有六個月的「穩定性關係」的異性戀男性(通常平均年齡是60歲左右)[11]。這是唯一我們所知道的有關實驗男性的「女性性伴侶」的資料！所以，我們完全不知道他們的「女人」是否對威而剛排拒、懷疑、沒有反應、或是喜愛——雖然我們常識性地知道，他們性伴侶的態度、積極／同情／幫忙與否，與兩人性愛的過程有相當的關係；而且在年紀大的性愛關係中，這種雙方合作的需要會更大。那麼，對這些參與臨床實驗的男人，為什麼必須有一個「穩定的女性伴侶」呢？大概只是在於參與實驗者可以更專心於自己陰莖的表現，不必擔心

10　台灣評估結果的一個簡報，見謝汝敦醫師寫的「威而鋼的臨床試驗」：「威而鋼的療效是由代號ASSESS3的雙盲與隨機的研究來評估。此項研究在國內多所醫療機構平行進行，且具彈性劑量的使用(81.4％受試用者服用100毫克，14.8％的人服用50毫克)。它進行的時間由民國八十六年九月至八十七年三月，涵蓋的醫療機構，包括台大、台北榮總、長庚、高醫、高雄榮總及成大等六所教學醫院。總共有237位男性完成試驗。其平均年齡，威而鋼這組是61.3歲，而安慰劑這組是59.9歲。平均診斷為勃起功能異常時間，威而鋼這組有3.99年，而安慰劑組有3.82年。這兩組中分別有80.7％與82.9％的病人是源自於器質性病因。服用威而鋼的劑量由25到100毫克不等，期間皆為12週。療效計量是採用國際勃起功能指標問卷。在問題『能夠插入伴侶』，及問題『能夠維持勃起』，威而鋼組的得分與安慰劑組相較有顯著差異(分別為4.170比2.299及4.138比2.023)。在國際勃起功能指標的其他項目上，威而鋼這組也有較佳的得分。在成功完成性交的比例上，威而鋼這組的病人與安慰劑組比較，是61.8％比30.4％(p＜0.0001)。有88.5％的威而鋼組病人在十二週試驗結束時覺得他們的勃起功能改善了，然而安慰劑組只有38.2。」見：「台灣勃起功能障礙諮詢及訓練委員會 TAIWAN EDACT」網站謝汝敦的衛教相關文章：http://www.edact.org.tw/edact-2-7.html.當然就全面的學術報告，仍得見CHEN KK, et.al., "ASSESS-3".

11　在台灣影響甚大的I.M.D.Goldstein, Tom M.D.Lue, et. al., "Oral Sildenafil in the Treatment of Erectile Dysfunction"一文，很清楚的提到女伴條件。陳光國教授1999/May在會場上也表明，台灣六大教學醫院所合力測試的237名病患，均有穩定的異性戀關係。CHEN KK, et.al., "ASSESS-3," pp. 222.的條件設定也一樣。

在實驗期間因「沒有插入對象」而造成「不穩定」的情況吧。比如說，一夜情的對象並不穩定，充氣娃娃等成人玩具又不夠逼真、不能「體貼人意」，容易產生厭倦感，導致降低性慾，影響臨床結果。因此，女性性伴侶在此實驗中除了具有「穩定的工具性」功能外，不具任何意義。這點在下面進一步討論「自我評估的題目和語言」時，會再度觸及。

其次，IIEF問卷的目的是為了了解受測者服用Sildenafil的效果。問卷的簡要5題(或全部15題)[12]只以探討受測者本人的經驗為主，完全沒有考慮受測者與伴侶的性愛互動關係，以及其伴侶對其不舉的態度，可見泌尿醫界對異性戀性愛的概念是：一邊是男人與陰莖的對話，另一邊是沈默被動、隨時待命、永遠無怨無悔、全力配合的女人。所以只要了解男人的滿意度與陰莖的表演成效，無須考慮異性戀性關係的實質內容與其實是行動者的女人。

至於台灣關於「威而剛臨床試驗」的權威論文，「ASSESS-3」，也不是完全沒想到這點，但他們是這樣子來解釋這個問題的：

> 雖然它[IIEF]的確有些限制，例如，只集中在性功能問題，而對於「性反應」的一些與勃起無關的成分，或是對伴侶的關係，它能作

12　國際勃起功能指標(IIEF)全部有15題，經過台灣的**翻譯與修飾**後，實際進行的中文問題如下(每題由實驗者打0-5分的分數)：1.在過去一個月裡的性行為中您可以勃起的次數？2.在過去一個月裡當您在有性刺激的情況下勃起，您勃起的硬度可以進入伴侶的身體的次數？3.在過去一個月裡當您嘗試性交時，您的陰莖可以插入(進入)伴侶體內的次數？4.在過去一個月裡當您在性交時，在您已插入(進入)伴侶體內後，您可以繼續保持勃起的次數？5.在過去一個月裡當您在性交時，在您已插入(進入)伴侶體內後您繼續保持勃起到完成性交的困難度？6.在過去一個月裡您曾嘗試性交的次數？7.在過去一個月裡當您性交時，對您而言滿意的次數？8.在過去一個月裡當您享受性交的程度？9.在過去一個月裡當您有性刺激或性交時，您曾射精的次數？10.在過去一個月裡您有性刺激或性交時，不管是否曾射精，您感覺到有性高潮的次數？11.在過去一個月裡您多少次有性慾的感覺？12.在過去一個月裡您評估自己性慾的程度？13.在過去一個月裡您的性生活，整體而言您的滿意程度如何？14.在過去一個月裡您對自己與伴侶間的性關係的滿意程度？15.在過去一個月裡您評估自己勃起並維持勃起狀態的自信程度？資料來源：TAIWAN EDACT網站 http://www.edact.org.tw/ edact-home.html，前面提到謝汝敦的衛教文章。

的評價都很有限。即使如此，IIEF問卷已經被廣泛地使用……它已
經被調整各種不同的亞洲語言，包括普通話 Mandarin、廣東話，還
有其他在東南亞國家所使用的英語方言。還沒有聽說過有甚麼「跨
文化」的語言理解問題。[13]

　　但是對性別研究學者而言，異性戀性關係中女人是不可或缺的行動者，
她與受測者的情愛互動，必然對他服用Sildenafil的效果有所影響，而且在老
年的性愛關係中，這種雙方合作的需要應該會更形重要(見後面Dr.C 的訪談
紀錄)。僅僅對男人測試其對陰莖表演的「滿意度」，沒有參考他們與性伴
侶的關係和態度的調查，其結果令人懷疑。更嚴重的問題還在於問卷設計者
對「穩定的性關係」的預設，好像在無菌實驗室中進行，而不是在充滿異質
性的社會文化、多樣性的自我認同的「床第」(embedded)中進行。這是人文
社會學者必然要質疑的滿意度調查。

　　第三，從問卷題目的措辭和論文的語言中，我們也可以透視泌尿科醫界
對異性戀性愛的圖像。IIEF問卷中的第三、第四題，也許是美國與台灣的臨
床實驗中最重要問題[14]。第三題問：「在過去一個月裡當您嘗試性交時，您
的陰莖可以插入(進入)伴侶體內的次數？」第四題則繼續問「在過去一個月
裡當您在性交時，在您已插入(進入)伴侶體內後，您可以繼續保持勃起的次
數？」都是五選一的選擇，從「從未」到「幾乎每次」等來選擇與計分。我
們注意這種問題的語言，是很令人驚訝地，它又是非常的機械、冰冷，像是
在練功夫時出劍刺穿木人的問題[15]。同時，可以注意到，這些問題都嚴格地

13　CHEN KK, et.al., "ASSESS-3," p. 227.
14　IIEF的第三、第四題，在Chen KK, et.al., "ASSESS-3," p. 223.論文中，被稱作
　　"The primary efficacy variables"，是服用威而剛者與服用安慰劑、還有與
　　Baseline比較的關鍵因子。IIEF的其他十三題，則被稱為"The secondary efficacy
　　variables".
15　此處有一個劃入括號的次要的修飾：(進入)以減弱「插入」刺穿的效果。如果
　　從女性的角度來說，我們常聽到的是女人在「吃」而非男人在插。某些鼓吹女
　　性性愛自主的書籍說法，主張女人上位做愛姿勢讓女人掌控性愛的主導權。

把男性與其性愛對象的身體，彼此撕裂分開；雖然其實這些實驗者是有親密的性伴侶，但是就問卷的問題意識而言，有無真正的性伴侶並不重要，「插進」的對象，也可以是個充氣娃娃、可以是個自慰（或「自我鍛鍊」）的成人玩具、或甚至是個一夜情的陌生對象。

就這樣，實驗者需要有「穩定的插入對象」的詮釋角度，可以更進一步在這些臨床實驗的論文語言中得到證實。在呂福泰等的論文中[16]，有一項奇特的統計，在比較服用Sildenafil與安慰劑(placebo)的人，他們每個月有多少次性交「嘗試」，而「成功的嘗試」次數又是多少等等。用這樣的「語言與格式」來量化與計算每月有多少次的企圖、還有其中成功的比例，令人不禁想到運動會中跳高、跳遠的競賽，每次都可以有三次的「嘗試」、「試跳」等。難怪，在這麼多拿著馬錶與量尺的醫師環伺下，被要求不斷要試跑、試跳的情況中，臨床實驗者就更需要一個穩定的、隨時待命的「被插入者」，以供運動員們，在自己心理穩定下來、自己體能準備好之後，找時間與機會來對「它」試跑、試跳或甚至試騎[17]。

在蘇珊‧沃安醫師書中所報告的一則心情故事中，我們終於聽到了女人的聲音。芭芭拉是這樣來描述她與服用威而剛的先生傑克的新情境：「現在性交時，傑克好像在和他的陰莖作愛，我卻被丟在一邊。性交好像是跑馬拉松似的，他好像是用馬錶和尺，不停地去量他陰莖的表現，在他腦中彷彿有一隊啦啦隊在歡呼，簡直把我逼瘋了。」[18]

---

16 I.M.D. Goldstein, Tom M.D. Lue, et. al., "Oral Sildenafil in the Treatment of Erectile Dysfunction," *The New England Journal of Medicine*, 338.5-14(1998): 1402.

17 在台大醫學泌尿科中，還流行著威而剛的另一則笑話，把威而剛比擬為「迪斯奈樂園」：「意思是說 "One hour waiting for one minute ride." （等了一個鐘頭，就為了「騎」一分鐘）。」見蒲永孝醫師的「如何威而剛」的衛教文章 http://med.mc.ntu.edu.tw/~urology/c_ency_1_c.htm。這是把女伴比喻為迪斯奈樂園中的電動馬。

18 蘇珊‧沃安醫學博士 (Susan Vaughan, M.D.)，印鮑氏譯，《威而剛 (VIAGRA—a Guide to the phenomenal Potency-Promoting Drug)》（笛藤，1998），頁212-3。沃安醫師是位在曼哈頓的職業精神科醫師與心理分析師，也是哥大醫學院臨床精神醫學的講師。何時台灣的精神科醫師可以寫一本關於威

上面的分析的結論是：在威而剛醫學檢測中，我們看到的是十分明顯一致的論述與性別意識型態，那就是「女性缺席」和「男性獨自處理性器官」的個別片段思考，以性器官為關注主體，完全忽略性關係對身體的影響。我們在下面第二節中要指出，泌尿科醫師也都知道造成男性不舉或早洩的有很多社會和人際互動的因素在內，「女性缺席」和「男性獨自面對生理反應」其實並不符合實際情況。在第三節要指出，「女性缺席」和「男性獨自面對生理反應」已經成為台灣主流的醫學思考與操作。這只是泌尿醫學近十多年來的趨勢，在1970年代中期以前還不是如此。

(二)社會與醫界對「女性缺席」的回應

在1999年3月7日威而剛正式上市前二週，「中華男性學醫學會」曾就開藥可能遇到的特殊狀況提供給泌尿科醫師參考，並以問答的方式讓民眾了解用藥禁忌以及副作用。當時就有女性學者指出該臨床實驗缺乏性伴侶的滿意度。

女性主義學者劉仲冬也對威而剛的本土研究完全沒有包括女性伴侶的看法發表評論，她的意見很能代表女性主義者對威而剛上市的立場：「男女的性事，女人沒有置喙的餘地，只是被『行』性的對象。……但女人是否受惠，其實要看其性伴侶的態度而定。」(中時晚報1999/03/05)以婦女健康為主要訴求焦點的台北市婦女權益促進會在「紫色姊妹」會訊中也提出類似的意見：「在看到醫師們以專業的醫學術語不斷地告訴社會大眾，威而剛是如何能使男性持久、威猛以維持美滿性生活的同時，伴隨而來的是醫師對於『性』的掌控。……我們收聽到的、看到的都是醫生的說法，至於女性的感受早就淹沒於男人挺不挺的迷思中。」[19]

受到婦女團體的質疑，醫師們很快的以行動表示。2000年5月和2001年10月林口長庚醫院都有「威而剛使用者滿意度調查報告」，其中性伴侶的滿

(續)

而剛的書？

19　蔡宛芬，〈「性」的醫療化─威而剛的省思〉，《紫色姊妹花》56(1999)，台北市婦女權益促進會網頁：http://newcongress.yam.org.tw/ women/99inf001.htm

意度高達70%（東森新聞台電子報2001/10/06）。醫界所補充的資料雖然可以彌補一些「女性缺席」的遺憾[20]，但從下面的訪談資料中，「女性缺席」和「男性獨自面對生理反應」仍然是台灣醫學主流的思考的特色。

下面我們將進入醫師的訪談資料，了解他們看診的經驗與對男性性身體障礙在醫學與社會層次上的理解。在此我們要提醒讀者，根據Kassouf and Carrier的臨床醫學研究，I.I.E.F.所提的十五個問題或簡單版的五個問題，其實只能作為評估性功能的臨床實驗(clinic trials)，不能作為性功能診斷的工具(a tool to diagnose)[21]。換言之，上面討論的醫學研究部分與臨床看診的醫用互動不同，Kassouf and Carrier提醒臨床醫師，很多人回答問卷的結果分數相同，但是所患的病變卻各有不同。下面來看看醫師們怎麼說。

三、性別政治與科技化：與醫師觀點對話

這一節的討論，將集中分析訪談四位泌尿科醫師所獲得的資訊。分析四位醫師的意見，對我們的研究可以有如下的幫助：(1)泌尿科醫師對醫療使用者(患者)的觀察和了解，可以展現某部分的醫療與性別之間的複雜形構關係。(2)藉著訪談醫師，我們可以進一步聽到一些不同於經常在媒體發言的醫師的聲音，展現醫師專業者的多樣觀點。(3)展現泌尿醫學處理「性功能障礙」的科技化趨勢與性別的關係。

我們訪談的四位醫師都是經過仔細選擇很具代表性的。Dr. A是一位在區域醫院的年輕醫師，三十多歲，可能表現優秀，被邀請參加威而剛實驗團隊。Dr. B是一位在區域醫院當泌尿科主任的資深醫師，年齡約五十多近六十，在泌尿科服務已有近三十年的歷史。Dr. C是一位在台北有名的私人聯合

---

20 問題是，在質疑之下，究竟醫師補充了甚麼資料？到目前為止，我們沒有搜尋到任何正式的醫學論文，來討論這個問題。醫師們在call-in節目或詢問時隨便聊聊，可靠性與知識性均不高。

21 W. Kassouf and S. Carrier, "A comparison of the International Index of Erectile Function and erectile dysfunction studies," *BJU international*, 91.7(2003): 667-669.

醫院當主治醫師，在泌尿醫學界有將近二十多年經驗。Dr. D是一位在國立醫學中心參與威而剛臨床實驗的醫學教授，年齡約四十多歲，在泌尿醫學界頗負盛名，有很豐富的看診經驗。他們四位對泌尿醫學的發展與威而剛的引進，以及豐富的看診經驗對我們訪談者很有啓發。

訪談問題是以半結構和半開放式的系列問題為主，訪談時間進行約一小時。我們在訪談的內容中，找出下面四個值得進一步討論的面向：(一)門診室前的男性焦慮(二)早洩、生物演化與女性主義論述(三)病史、性別政治與老男人的身體(四)泌尿專業的科技化。

(一)門診室前的男性焦慮

首先，我們從泌尿科日常例行的看診活動開始，由小到大、由具體門診到較高層的醫學史趨勢，逐步進入醫師的口語世界。在例行看診活動剛開始時，一個基本問題是，「男人爲什麼要去？」換句話說，男人怎麼會認爲自己有性的問題，轉而向泌尿科醫師求醫？因爲自認爲是不舉或早洩而求診，等於要向醫師承認自己的男子氣概的缺失。從四位泌尿科醫師的口中，我們可以看見他們眼中的男病人，或者被他們所詮釋的台灣男人。

> 問：比如說跟性功能障礙有關的，有的很難以啓齒，會不會有不信任的問題啦？
> 答：會！沒錯！這些會有，事實上，不要說以前，現在來講的話，還是很多人很保守，看久了就知道。病人進來，神色不太對勁，然後我們都會有護士小姐跟診在旁邊，他會看了護士小姐一眼，不太自然，那我大概就知道有性功能方面的問題啦，這時候，我就會請小姐稍微避開一下，然後再問他有什麼樣的問題，有的病人有時候他進來不會直接講他有這方面的問題，他會先迂迴打轉，然後才提了一句，比如說我小便不好解啦，頻尿啦，最後才冒一句說這方面有問題，就是到現在還是一樣會，而且還不少。(Dr. A)
> 答：台灣跟國外都一樣，大家談到性都很不好意思。有人在還沒來

看診之前，就反覆練習怎麼開口，有人掛了號卻沒勇氣去看病，你
應該去訪問病人才能知道他們的內心世界。……有人走進來，東聊
西談好一陣子，說到：我下面癢，我就知道他可能有性方面的問題
了，我就要引導他，讓他慢慢地說出來。(Dr. C)

從這兩位泌尿科醫師的口中，我們窺見到男人面對自己的「不正常」
時，所必須承受的精神負擔。多多少少，這是男人的性身體被醫學加以定義
「正常／病態」後，所加諸在個人的壓力，特別對老人來說，即使有時有礙
自尊，可是器官的老化是自然的，但如今卻被認定是不正常，有功能障礙，
使老男人不易坦然面對高齡的自然現象。同樣的，即使是普通男人，平時如
果沒有慾望，或是沒有勃起，常識性的會覺得有許多可能的原因，但是當今
天泌尿醫學不斷的宣傳說社會上有多少百分比(甚至還超過一半)的男人有障
礙、不正常，這種帶有醫學知識權威的觀點，當然就影響到許多相關民眾的
自我身體認識。

我們看一看另一位醫師 (Dr. B)如何以年齡來區分前來看診的人，並對
他們的動機進行詮釋：

問：他為什麼覺得他有病？他自己怎樣看他自己？
答：我知道你的意思，這第一點，性關係後，對方的影響很大，女
方的關係很大，女方有時候是老手，發生過很多的性關係了，男方
是人家講的「菜鳥」，沒有經驗，或者是初步經驗，所以女方說你
怎麼那麼沒有用，那男的第一個就會找醫生。第二有的確有男孩子
外面有小老婆的，家裡的老婆已經用了一次了，到了外面還要再
用，上了年紀的人……總不能太快吧，我想我們的經驗，一個四十
歲左右的人，一個禮拜一次兩次我想還不錯，三次四次就很不錯，
三次還可以。要不然昨天跟老婆用，今天再去跟小老婆用，我想恢
復沒那麼快。(Dr. B)
問：性功能障礙的那些人很多都是老年人？

答：沒有錯啦，第一，病人來你可以看他的年齡。其實性方面門診
的病人，不是一定是老年人才會來看，年輕人也會來看，因為他對
這觀念不懂，尤其第一次發生性行為的人，他會很緊張。第一次發
生，尤其還沒有結婚的人，他會很緊張，他說現在第四台很流行，
怎麼人家都可以維持半個小時，甚至更久，他不到幾分鐘就結束
了。其實這因素很多啦，這些大部分不是因為有性功能障礙，是因
為他對這方面沒有正確的知識，而且受了媒體第四台的……第一個
年齡層，考慮年齡層，第二個中年，第三個少年……不能否認，越
老化，器質性的性功能障礙，大部分都會有的，上了年紀的人，差
不多六十多歲以上；二十歲以下一定很少很少。(Dr. B)

　　Dr. B覺得菜鳥年輕人其實沒病，但菜鳥可能自覺有點問題。至於有大小
老婆的中年男人，自己都不覺得有病，只是需要拿藥來維持多重性行為的負
擔而已。即使這裡的中年男人例子在道德上可以議論，但卻在醫療界的網絡
中是個行動者，不是被動的接受醫療安排而已。所以Dr. B拒絕開威而剛給
他。至於菜鳥，主要似乎是心理與資訊的問題，所以Dr. B也沒有積極要治療
他，倒是習慣性的指摘一些有經驗的女人(我們之後還會回到此點)，而把菜
鳥的心理上詮釋的不堪一擊。在這裡，我們看到性功能醫療的多樣與多面
性，也算是醫師與醫療資源使用者(病患)之間的性別政治吧。我們再看下面
一段。

問：我想請問一下，請您舉一、兩個例子說，判斷到哪一個程度它
【這個所謂的障礙】就是心理的問題？
答：他去(妓女戶)玩一次不行、兩次不行，那就完了。事實上他不
一定有問題，他也許是早洩而已。對方功夫太好，兩三下就清潔，
他奇怪怎麼他的朋友還在裡面？他就嚇壞了。另外還有一個情況就
是說，沒有正當的發洩方式，他用手淫的方式，手淫也是變化很大
呀！開始的時候情況很好，但時間久了以後，他這種東西是用幾套

電影去播的，他要想像的東西到後來就沒有新鮮感了，等到後來跟
以前不一樣的時候，他認為他有問題，事實上並不是有問題，這是
常常可以看到的病例。這樣的東西你沒有好好處理的話，你說這是
陽萎，那就慘了，這下沒完沒了了，也許這句會讓他這一生就完蛋
了，這相當麻煩。所以在有一些fresh case，在處理上我一定會相當
謹慎，因為怕誤診到。（Dr. D）

　　男人會覺得自己的性身體有病，是有很多因素交集而成的認知，從四位
泌尿科醫生的訪談我們得到的印象，至少有四個來源：勃起障礙的醫學論述
與標準、醫療相關廣告的影響、性愛對象的評論、甚至受到男性朋友的暗示
等。若訪談人數再多一些，相信還有其他的來源。推而廣之，我們可以了
解，今天男性的性身體，其實是在一個複雜的人際互動與醫療網絡中形塑
的。同時，我們也可以以此作為例證，說明在前面一節對 I.I.E.F. 「女性缺
席」和「男性獨自面對生理反應」的批評不是憑空而來，泌尿科醫師在看診
時也都認識到患者的社會關係對他的影響。

(二)早洩、生物演化與女性主義論述

　　門診室前的焦慮男人，終於鼓起勇氣，進了門，那麼，有甚麼問題嗎？
醫生問。好像「早洩」嗎？醫師支走護士，開始定定看著眼前這位男人。

　　上一節，在 Dr. D那裡，關於早洩，他曾說了很有趣的話來：「他去(妓
女戶)玩一次不行、兩次不行，那就完了。事實上他不一定有問題，他也許
是早洩而已。對方功夫太好，兩三下就清潔，他奇怪怎麼他的朋友還在裡
面？他就嚇壞了。」也許，所謂性功能障礙的早洩，是在相對應「正常持
久」才會產生，那麼如何定義早洩呢？

答：什麼叫早洩？這定義蠻難的。在會有競爭性的動物裡面，它的
射精會很快的。在性交的時候最危險，最容易被敵人殺掉。到了人
類，慢慢進化，開始享受性交。……現在文化也鼓勵，女性也喜歡

這樣，就慢慢會要久一點……到底要多久才算正常？早期，金賽的調查，美國75%的人要三分鐘[sic]射精，一般我們把這個當參考。如果說，他不能在期望的時間內射精的話，可能有這方面的問題。早洩來講，當然病態也有，有人有攝護腺的問題很敏感，有腫脹，容易射精。基本上，射精比較快跟經驗有關係，跟這方面的控制有關係，也跟對方彼此間的互動有關係。射精基本上，他就跟燒開水一樣，乾柴烈火一燒，他馬上就沸騰，他如果能學習調和溫度，不要那麼快到達臨界點，他恐怕射精時間會晚一點。他射精慢慢會改善。但是有人到了四、五十歲還是很快呀，我們就要了解一下，是不是包皮太長，或是先天敏感。我們可以建議割掉包皮，或帶保險套，再不行，我們就有些藥物可以幫忙，可以讓他射精緩一點。在緩的過程，讓他去體會，怎麼不要很快達到臨界點。(Dr. C)

　　Dr. C的說法很值得進一步分析。關於這「早洩保命」的說法，我們其實很難找到甚麼演化論的解釋，隨便翻一兩本性演化史的書[22]，都不是如此說。不過有趣的是，Dr. C的這種說法，資深老醫生江萬　教授也提過(見本文第四節的討論)，除了病變的問題外，還強調「環境危險的威脅」、「跟

22　幾本不同觀點的靈長類演化史的書，如Jared Diamond, *The Rise and Fall of the Third Chimpanzee* (Vintage, 1991)以及Meredith Small, *Female Choices: Sexual Behavior of Female Primates* (Cornell, 1993)，都完全沒有提這種早洩保命說。反而比較集中在辯論男人的陰莖尺寸比其他靈長類來的大，其演化意義為何？就勃起到射精的平均時間，Diamond, *The Rise and Fall of the Third Chimpanzee*, p. 63，美國人4分鐘，大猩猩1分鐘，侏儒黑猩猩15秒，一般黑猩猩7秒，但卻比(紅毛)猩猩15分鐘，袋鼠類老鼠12小時，都短很多。Dawkins, *Selfish Gene* (1989)新版p.307討論到人類陰莖沒有「陰莖骨」(penis baculum但許多雄靈長類有)的原因，但也與獅虎威脅無關，反而可能與女性的「性選擇」(sexual selection)有關。雌性選擇(female choices)是近年來演化論用來解釋許多男性性特徵的一個重要潮流，似乎台灣泌尿醫學界還很少運用這個領域的相關知識，可參考Meredith Small, *Female Choices: Sexual Behavior of Female Primates*.請注意，這裡說的「性擇」，是長期物種演化的結果，而不是後面說到20世紀的文化中，女人的喜愛如何。

經驗有關」、「慢慢學習可以改善」等,都是間接的否定了早洩是疾病的說法。這其實是值得稱讚的說法,在目前醫療界中動輒以打針吃藥或開刀的方式予以治療的主流作風中,這樣的說法值得多加鼓勵。他們所提的「療法」,看起來倒像是個性諮商者的經驗談。Dr. C的觀點可以代表泌尿科醫師身處在雙重知識的領域:生物醫學知識與社會文化的性別知識。我們希望泌尿科醫師能正視到他們專業的寬廣性,在社會文化的性別知識中,還有很多可以開展的空間。

Dr. C夾雜著生物演化與文化要求的兩種觀點,陳述今天男人延長射精的希望,並非原有,而是受文化、受性伴侶的影響,「女性也喜歡延長射精」(下一節討論江萬煊醫師的早洩說法時,會再提到)。他同時也暗示了三分鐘持久才算正常:「現在文化也鼓勵,女性也喜歡這樣,就慢慢會要久一點……到底要多久才算正常?早期,金賽的調查,美國75%的人三分鐘射精(?)[23],可作為正常的參考。」Dr. C的說法引發了二個很重要的問題,我們認為有必要再細緻的討論。(A)所有女人都愛持久不衰堅挺的陰莖嗎?(B)到底陰莖持久到多久才達到「正常標準」?

從1970年以來,這就一直是英美婦運人士辯論的焦點之一:女人的性滿足在陰道還是陰蒂?佛洛伊德認為成熟女人的性滿足來自於陰道[24]。而金賽的調查,則是認為女性的陰蒂才是性感的來源,認為在生理上女人的性高潮不是來自陰莖的插入,95%的女人可以從自慰達到性高潮,但認為陰莖的插入可能給女人一些心理的滿足[25]。1972年婦運剛開始,Anne Koedt影響深遠的文章"The Myth of the Vaginal Orgasm"(陰道高潮的迷思)就是建立在金賽以及後來性學專家Masters和Johnson的研究,認定女人可以不要陰莖的插入還能得到性高潮[26]。這樣的說法,至今仍廣為英美女性主義者和女同志接受

---

23 在這裡,Dr. C也許有個口誤。1948年金賽所得的數據,是兩分鐘,而非三分鐘。後面會再討論到這個問題。

24 查遍佛洛伊德的著作,他並沒有用「性高潮」而是「性滿足」,參考Lynne Segal, *Straight Sex: The Politics of Pleasure* (London: Virago Press, 1994), p. 121.

25 Lynne Segal, *Straight Sex*, pp. 91-92.

26 Anne Koedt, "The Myth of vaginal orgasm," in Stevi Jackson and Sue Scott (eds.),

(台灣的情形則未調查)，但是Lynne Segal則指出海蒂報告(Hite Report)中有30％的女人在陰莖插入的性交中得到高潮，但因爲海蒂對佛洛伊德理論的不滿，就忽略這一部分的資料，跳入女人不需要男人陰莖插入的宣稱，這是不對的[27]。Segal認爲女性主義者若在性活動中傾向持有「陰蒂」比「陰莖」高明，「主動」比「被動」高明的觀點，「不僅忽略了慾望的狂野性，而且不是超越卻是反映了，我們『仇恨女性』的文化中對女性氣質的棄絕」[28]。換言之，Segal警告女性主義者要重視一些異性戀女人對男人陰莖依戀和需求的經驗[29]。帶著這警語，我們再來回答前面一段的問題(A)。

所有女人都愛持久不衰堅挺的陰莖嗎？答案應該不全如此，但也有部分女人認爲陰道插入是重要的性快感來源。除了前面提及的海蒂報告之外，與本章主題很相關的醫學研究裡，我們也發現與海蒂報告有非常有趣的銜接。在Riley & Riley的研究中提到[30]，受訪的128名有性功能障礙 (Erectile Disorder)的男性中，83.7％的人認爲能夠性交(intercourse)對他們是重要的，而他們的性伴侶中只有(或說仍有)20.2％的女人認爲男人陰莖堅挺對滿足自己的性快感很重要。

有了海蒂報告和一些研究知識後，我們建議女性主義者實在應該正視男性功能障礙的問題，因爲這會影響一些異性戀女人的生活品質，也是個重要的性別議題。我們也建議泌尿科醫師也能正視相關的性別研究，把診治的焦

(續)────────

     Feminism and Sexuality: A Reader (Edinburgh University Press , 1972/ 1996), pp. 111-116.

27   Lynne Segal, *Straight Sex*, pp. 223-224.

28   Lynne Segal, *Straight Sex*, p. 223.

29   我們在第一節曾提過，異性戀的性交，不一定就是男人主動的插入，而也可以是女人主動的吞食。如此，主被動的關係，就不是那麼的截然分明。另外，我們前面對泌尿科威而剛臨床試驗的「女性缺席」，有許多批評。同樣地，如果我們不提女同性戀、自慰這些另類的性身體行爲，而把「女性不需男人就可以得到陰蒂高潮」當作一般性的性愛宣稱，有趣的是，那麼在這個宣稱裡，是否反而是「男性」缺席了？

30   見Riley A. & Riley E., "Behavioural and clinical findings in couples where the men presents with erectile disorder: a retrospective study," *International Journal of Clinical Practice*, 54.4(2000): 220-224.關於Riley & Riley的論文，我們後面還會進一步討論到。

點，除了放在協助男病患恢復性功能外，還應該推展對男病患的性教育。若男病患擔心不能讓他們的性伴侶滿意，醫師可以開導他們，讓他們知道，很多女性重視的是性關係，而不一定重視陰莖的插入，例如，女性的陰蒂是性感帶[31]，以及有很多其他可以讓女性伴侶滿意的方式。若醫師與求診的男人都把注意力放在那根陰莖上，擔心「堅挺」、「持久」和「長度」等，等於把陰莖從男人的身體單獨抽離檢查，而不考慮兩人的性愛關係。根據上面研究的推論，我們不相信醫療好了早洩，就一定可以改善該病患與性伴侶的性關係。反之亦然，性關係不能改善，也可能醫不好早洩。

目前泌尿科醫師給早洩病患的建議，似乎都僅限於訓練自己身體的收放能力，努力接近「正常的長久」。達到三分鐘的持久度，就算大功告成。Dr. C提出的三分鐘「正常長久」，大概可代表一些醫師們的認定。他們不會像藥商廣告那樣誇張提出十分鐘的說法，而是依據金賽報告、多數美國男人的標準，提出個相關的數據[32]。但我們要問，真有這樣的「正常標準」嗎？這標準值會不會也造成很多男人(其他25%的男人)的焦慮和疑惑？

到底早洩有沒有醫學的客觀定義？Leonore Tiefer，這位在泌尿臨床醫學工作的女性主義性學專家在論文中指出：「在醫學文獻中，陰莖勃起的定義與規範卻是付之厥如。」[33]醫學界裡，有些對性功能障礙的定義，更是簡單：「持續不能達到和/或維持勃起，足夠讓性活動達到滿意的程

31　雖然，所謂女人身體的性感帶、秘密等的說法，在台灣大眾醫療書籍中，由來久矣，常常出現，但是問題是，泌尿科醫師對這些女性身體的知識，有多重視，在診療與諮商中，有多重要？其實，這類男女身體性感帶的知識，並不單純，而台灣醫師們對其討論研究，究竟有多少？

32　前面提過，金賽原始的資料，是兩分鐘，不清楚Dr. C是口誤，還是無意間把它增長為三分鐘。不過，時間長度，只是許多醫師所引用的標準之一而已。W. Masters & V. Johnson, *Human Sexual Inadequacy* (Bantom Books, 1970), p. 86, 就引用了如「性伴侶充分激動後的30秒到1分鐘內」、或「有一半以上次數讓性伴侶滿意者」等更重視女性伴侶的標準。而且完全沒有提金賽的時間標準。後面第三節，我們討論到凌岡泉的大眾醫療論述時，會進一步討論到這個重要細節。

33　Leonore Tiefer, *Sex Is Not A Natural Act & Other Essays* (Westview, 1995), p. 159.

度。」[34]Tiefer批評這樣的定義僅是依賴個人主觀的感受，而不符合醫學界號稱的「客觀的」正常長久標準。

Tiefer的批評，可以在Rowland, Copper and Schneider嚴謹的醫學文獻研究中得到類似的呼應。Rowland, Copper and Schneider對眾多文獻研究早洩(premature ejaculation)的定義，發現無一定論[35]。他們認為這種情況，將對早洩醫學研究造成一種限制。於是三人竭盡所能，蒐集過去四十年的早洩醫學文獻，比較幾個類型的研究，企圖找出界定早洩類別的共同模式，以作為引導未來早洩醫學的研究。他們的資料來自於參與研究者的報導，認定早洩次類別的蒐集過程，早洩分類的操作標準，早洩患者的人際關係與性伴侶的資料等。他們發現50％的研究並沒有提出任何早洩的正常標準，若有也只是依賴早洩患者自己的陳述和認定而建立的早洩類別。49％的研究，所使用早洩的標準是可量化的行為標準，最常見的是以「射精前控期」(ejaculatory latency)為標準[36]。Rowland, Copper and Schneider指出，由於目前沒有大家共同接受很精確的早洩認定標準，他們就根據醫學文獻分析四十年來的研究，提出一個流程表把早洩的特色展現出來，以便協助早洩研究未來的進展。

既然沒有早洩的「客觀」標準，也就表示沒有陰莖「正常的」持久標準，那麼大家提到的陰莖持久，就是前面的問題(B)，也許根本是無解的？我們會在下面第四小節「泌尿科的科技化」，再回到這個問題來。但是，在大家都習慣有標準答案的台灣社會中，大家都還是以訛傳訛，建構一個不客觀的「正常」標準。在病人問起時，泌尿科醫師似乎必須給予一個答案，大概不少醫師往往會像Dr. C一樣，說參考金賽的報告，以陰莖插入3分鐘作為

34　見Asian EDACT「亞洲勃起功能障礙顧問與訓練處」的網頁, http://www. asianedact.org.hk/Public Assess iagnosis.htm

35　D.L. Rowland, S.E. Copper, and M. Schneider, "Defining Premature Ejaculation for Experimental and Clinical Investigations," *Archives of Sexual behavior*, 30.3(2001): 235-253.

36　在此要感謝服務於高醫泌尿科的張美玉醫師，台灣唯二的女性泌尿科醫師，告知曾聽同事提到「射精前驅期」(ejaculatory latency)的說法，但是我們認為「射精前控期」更為易懂貼切。還有，此篇論文發現，在1989年前，主要是以「抽動次數」為定義的取向，這與單純的時間長度標準又有所不同。

參考。加上「正常的長久」觀念在醫藥廣告的促銷活動中也常被引述提起，例如10分鐘之久。這些所謂的「正常持久」的標準日後再經過一些自稱是「專家」或經過媒體無根無據的炒作，很可能普遍地在社會男女中間推展開來，讓女人做出傷害男人自尊心的要求，或提供男人檢驗自己的性經驗、性活動以及性身體的錯誤準則。這也就是很多男人會私下以此標準衡量自己的性表現，而感到焦慮擔心的原因，很多人最後會去求助於「祖傳秘方」和「江湖術士」。「正常」標準，害死人！

(三)病史、性別政治與老男人的身體

當病人去看醫師時，醫生例行檢查是包括三步驟：了解病史，檢查身體器官、血管和神經系統，診斷檢驗或問卷。這三步驟的後兩個步驟是以生物醫學的角度去關注；在收集病史時，醫師們其實是在進行深度訪談，希望在其中找到病人的社會和心理情境。

這四位醫師講述他們所看過的男病人，沒有人向醫師透露過本身是同性戀者的訊息。因此，我們在此的討論將以異性戀者為主。上面二小節的討論，雖然是醫師所建構的病史，但也說明了異性戀男性認定自己有勃起障礙，其中有一個重要的因素是與女人互動或被有經驗的女人所評論的結果。也不論我們訪談得到的這些病史是否深入，泌尿科醫師都認識到女性伴侶的重要性。因此，形塑陽具勃起「正常」與否的論述，異性戀女人扮演重要的角色，不論是主動的以言語和行動說明男性的「不正常」，或以沈默暗示對男性的「沒興趣」。醫師們的性別觀點與對女人的看法，顯然蠻需要討論的，因為它正深刻地影響到泌尿科醫師對病患及其性伴侶的詮釋，還有對病患的治療、勸告與建議、開藥方等的醫用溝通。

Dr. C是四位受訪的醫師中特別重視性別關係的醫師：

問：你們會不會像江漢聲一樣，你要跟太太怎樣啦，像那些注重女性的感受的東西，也是你們常常給的advice。

Dr. C：對！沒錯。其實建議的話，一般跟病人之間談話是沒那麼長

啦，兩性互動要從長遠來講，如果年輕時對太太不尊重，（到老年時）太太反應就沒那麼好。男性在年輕時可能無所謂，到了四、五十歲，男性蠻需要的雙方良好互動，他可能得不到了。女性月經一停了，她不願與他有性交、有性接觸了的時候，他就嚐到苦果，……**男性到五、六十歲，他必須靠對方的煽火才行，如果沒有煽火的對象，他這性功能……就要停止（筆者強調）**。男人受過一次挫折，他心理頭的障礙會更大，無形中，他在這方面會放棄掉。……對，一次就完了！只要他失敗一次，他會覺得頭都抬不起來！……這打擊很大！這社會角色就被塑造出，男孩子從小就被教導要騎馬打仗，女孩子玩洋娃娃。男性就必須扮演強壯陽剛，他已經被認知說要這樣。哪一天他不能達到這功能的時候，他自己以前建立的基礎就受到影響。(Dr. C)(黑體筆者加上)

其實，從這四位泌尿科醫師的訪談、還有後面醫師的大眾醫療論述看來，我們歸納，泌尿科醫師常有的性別觀點是：男人通常是很脆弱的，一次失敗，打擊就會很大，而女人對男人的體貼很重要。男人要小心那種不體貼的女人。Dr. C的訪談引發了二個重要的議題值得再細緻的探討：(A)性別關係，(B)老男人的身體。

當四位醫師都直接和間接指出在異性戀關係中，女性伴侶的態度與男人彼此互動的關係十分重要，這間接說明威而剛藥品測試的問題設計中毫不考慮女性伴侶是一大錯誤。可是，雖然承認女性伴侶和異性戀關係的重要性，但在實際治療時卻有些無奈。Dr. A意識到性別關係在性功能障礙的案例中的重要性，治療時卻還是以單人性器官的方式處理，因為他認為性別關係屬於精神科的範圍。

問：比如說有一些男性來跟你談到這些方面的問題，有沒有鼓勵說請他的性伴侶一起過來跟你談，還是基本上覺得說……。
答：基本上我是不會要他的性伴侶一起來，除非說他的家庭就是跟

他太太之間有很大的問題。我有遇到過，有很大的問題，就算有這方面的問題，我也很難去了解。俗話說清官難斷家務事，而且我也不是精神科方面的，如果要家庭方面協調的話，說真的這也不是我的專長，我也沒有辦法幫他們解決這一方面的問題，因為我也沒受過這一方面的訓練，我通通都沒有，……所以說有這方面的問題的話，就比較麻煩了，就比較困難了，我們這地區好像還沒有這方面的專家。（Dr. A）

我們把相同的問題問Dr. C，他的回答也相當無奈。

當然，醫生是關心一（整）個人啦！把醫生的角色廣泛一點來說，我們應該多了解他（病人）的一些問題，可是目前的整個文化環境中，並不是要醫生扮演這種角色，也不太容許。……時間啦！經濟上啦！（Dr. C）

　　但根據英國一個男性性功能障礙與性伴侶（partners）關係的醫學研究則指出，伴侶相伴來診治其實非常重要。Riley & Riley指出，在128位平均年齡在57歲的男人和他們平均年齡在54歲的伴侶的研究中，他們發現男性性功能障礙其實與他們和伴侶的親密關係有密切的關聯[37]。Riley & Riley指出，在這128位有性功能障礙的參與者中，只有10％的人在參與實驗前的四週內有擁抱和親吻過伴侶，同時只有一半的人在過去兩年半內與伴侶有任何的性活動。可見，親密關係的互動不良，與男性性功能障礙有密切關係。另外，他們的研究也指出，這些雙人檔中超過46歲的女性有三分之一有陰道萎縮的症狀，這也可能與男伴性功能障礙有關連。研究結論建議，在評斷男性性功能障礙時，應該要有女性伴侶的出席。

37　Riley A. and Riley E., "Behavioural and clinical findings in couples where the men presents with erectile disorder."

我們發現台灣泌尿科診治的走向，已經過度窄化，希望台灣泌尿科醫生，能夠參考Riley & Riley的研究發現[38]，改變現代醫師們單人治療的模式，克服困難，而回到早期雙人治療的模式。我們在後面醫療大眾論述的歷史探討中，會討論到早年江萬　醫師的診療作風就是雙人模式的，還有在1970年代台灣性醫療所碰到的困難。

再回到老男人的脆弱的討論。男人如此脆弱的論調，的確令一般人以及訪談者感到驚訝。男人真那麼脆弱嗎？我們認為這些受訪的醫師應該看到了一些平日男性很少向外人透露的「真面目」，即使不是「真面目」，至少也是那些會來求診者的「共同特色」。若他們所言具有普遍的代表性，我們可以推論，很多男性把「作為男人」的認同，放在床笫的表演上，認為這是「男子氣概」重要的表現。怪不得「陽痿」和「早洩」如此令男人焦慮。Dr. D的訪談特別引發人思考。

> 問：……[談到陽痿]我訪問過其他的泌尿科醫生，他們都說，一般男性其實是心裡非常脆弱，只要一次或兩次性方面沒有做得很好，他的打擊就很大，你碰到的病人有這現象嗎？
>
> 答：絕對有，所以很多女權運動在開的會我都很討厭。…有一個病人告訴我一句話，你聽了大概比較能夠認同。有一個病人大概七十歲或七十歲附近，也是老病人，有一次不曉得討論什麼問題，他就冒出一句話說，「醫師呀，你沒有到我們這年紀，你不了解那種感受」。就好像說今天我能夠用，我就說你不能有這樣的想法。等到哪一天，你真的不行的時候，你的感受就會不一樣。這叫做感同身受。我們沒辦法體會他的心情，可是他冒出這一句話，我想對哦，如果有一天我老了以後，跟你一樣以後，我的想法就不一樣，所以那些女權運動在講的話，為什麼我一直不認同她們，妳哪一天老公

38　Riley A. and Riley E., "Behavioural and clinical findings in couples where the men presents with erectile disorder."

年紀大了以後，想法也許就不一樣。

問：可能是女人的立場與男人的立場不一樣？

答：不一樣。就是說因為女權運動很多是四、五十歲，或三、四十歲在搞的東西，等到妳先生到七、八十歲的時候，或者是說妳嫁一個年紀比較大的先生，完全是不一樣的味道。現在很多病人娶了年輕老婆，六、七十歲，老婆才四、五十歲，想法就會不一樣。

問：所以那些人來看，擔心的除了是自己的問題外，他也是擔心不能滿足對方？

答：對。

問：因為對方也是很強烈需要，這樣子。

答：有些是很強需要，有些是考慮他的問題，也是怕萬一太太外遇麻煩。

問：哦，怕太太外遇？

答：也有可能，各種可能性都有。這問題很大。女權運動事實上我為什麼反對這樣的東西？男女本來就是要和諧，妳一定要說不能怎樣，不能怎樣，當然男的也不能說我一定要怎樣，這一定要互相去協調的東西，不能說你這講的不對，我那病人講的話，事實上很有道理，你說你沒有到我這年紀，你沒有碰到這事情，你不會了解我的心情。(Dr. D)

　　從Dr. D對女權主義者相當不耐煩的評論中，我們不認為需要在此追究到底是什麼樣的言論造成Dr. D的不滿。Dr. D給我們的啟發之一，則是老年男人面對性功能障礙的焦慮，實在需要醫師的協助克服性功能障礙。這點的確不是訪談者曾經思考過的，而女性主義者也的確比較沒有注意到這層面，可能如Dr. D所言，她們的年齡層都還太年輕，不能了解她們父親一代老男人的難言之隱。我們則認為也與她們反對父權的經驗有關，當她們把父執輩的老男人或主流的男子氣概當作批判的對象，就容易忽略了這個面向。

　　身體做為一種資本，這個原來由Bourdieu發展出的概念，經由Shilling的

闡釋，我們認爲可以用來部分解釋泌尿科的男性身體觀[39]。Shilling在Bourdieu提出的經濟資本、文化資本、社會資本和象徵資本外，還加上了身體的資本，認爲身體可以成爲資本，像經濟資本、文化資本、社會資本和象徵資本一樣，擁有權力、地位和特別顯著的象徵形式，它可以轉換成其他不同形式的資本，其他的資本也經常形塑身體的發展。

我們以老年男性爲例，正如前面醫師所言，很多去泌尿科求診的是上了年紀的器官功能減弱的老人（例如，威而剛的臨床實驗對象平均年齡是60歲）。老男人有很多種。我們這裡只談三類：第一類老男人是一般的老男人。若以公務員等中產階級的老男人爲例，他們退休在家沒有一官半職，過去舊有的社會關係中獲得的相互好處也越來越少；過去的知識和技術被視爲落伍（即他們的文化資本逐漸降低）。他們退休後的經濟能力也大不如從前（即經濟資本減弱了），加上他們身體可以轉換成其他資本的能力逐漸降低。例如：很多老男人還不似老女人，不能幫忙照顧孫子，或放下身段參與社區服務，於是沒有增加社會資本使得自己被需求。加上，他們的身體因爲老年而經常生病，需要兒孫媳婦照顧[40]。這樣的老男人需要展現作爲男人的「雄風」是可以了解的。第二類的老男人，是越老越有錢勢力越大。他們若有三妻四妾，金屋藏嬌，得要經常表現出自己的「神勇」，不能「不夠用」。第三類是在台灣社會地位比較屬於弱勢的鰥夫和單身漢，他們到大陸或東南亞娶回是自己年齡一半的年輕妻子，他們還夢想生養後代和「享受人生」，必須對少妻進行床笫間的掌控。這三類的老男人都會很在意自己的性能力。

在各種資本轉換的方面，老男人若沒有其他的可能，又身受醫療論述的強勢影響，加上陽具中心主義的社會和個人價值觀的左右，對很多老男人來說，有一根「正常勃起」的陰莖可能在這一無所有的條件下，反而成了最重要的身體資本。至少當他覺得自己，不管是服用威而剛、打針或作人工陰莖，可以作個「正常男人」時，所獲得的自尊與自信，可以爲他的老年帶來

39　Chris Shilling, *The Body and Social Theory* (London: Sage, 1993), pp. 127-129.

40　在這裡，我們多少預設了「老男人」過去的社經地位，進一步分別不同階級、不同伴侶關係的老男人來討論，是必要的。

一些權力，增加一些象徵「年輕精力」的資本，可以在男性同伴中吹噓獲得大家的讚美。無怪乎當威而剛正式在台灣販售，造成轟動，不少老男人也爭相求醫開藥[41]。在吃藥之後，還是要聽聽Dr. C的建言：「兩性互動要從長遠來講，如果年輕時對太太不尊重，(到老年時)太太反應就沒那麼好。」在日常生活中還是要努力改善與性伴侶的互動關係。

(四)泌尿專業的科技化

焦慮的男人，終於離開了診療室，心情好像輕鬆不少。抬頭一望招牌，他剛來的地方，是叫「泌尿科」的門診。但是，泌尿，是甚麼意思呢，泌尿皮膚花柳？緩緩地，門診室裡的醫師、網站上的、醫學史書中的泌尿醫學，異口同聲來述說自己的歷史，還有他們近年來的各種科學突破。焦慮的男人這才發現，原來泌尿科今天已經是不折不扣的、可敬的科學醫學。

台灣泌尿醫學的發展，從早期是和皮膚科一起合稱「皮泌科」[42]，主要治療尿路結核與結石、性病等，到了1960年代後期，皮膚科與泌尿科才在大醫院開始分家。泌尿科集中在泌尿系統中的結石、腫瘤、與前列腺腫大等問題；到1970年代，性醫學開始逐漸突破社會禁忌，在《健康世界》醫師集團中集結，治療性功能障礙的泌尿醫學，逐漸有專業的雛形[43]，而近二十年來

41　根據台北榮總泌尿科的簡介，威而剛引入後，該科致力於病患服務，「使本科門診人數大幅成長至每月近萬人次」。還有，上一句提到，「對老伴(或少伴)在床第間的『掌控』」，當然是個需要進一步討論的問題。

42　訪談中Dr. A以自己的經歷說明「皮泌科」是泌尿科的前身：「當初早期的時候皮膚科跟泌尿科是在一起的，像我們老主任就是這樣子，他就是泌尿科兼看皮膚科，這兩個兼看。……後來分開來，讓泌尿科是一個外科系統的一個科系。」

43　雖然本章的重點，不在討論台灣(泌尿)性醫學的專業化過程，但是1970年代後期重要的「專業形成期」，仍然需要提到。下一節討論大眾醫療論述，我們也會有相對應的討論。1970年，Masters & Johnson 的幾本主要著作都已出版，見 W. Masters & V. Johnson, *Human Sexual Response* (Little, Brown & Co., Boston, 1966); W. Masters & V. Johnson, *Human Sexual Inadequacy*. 他們在美國性醫學的主流地位，也逐漸確立。1976年，台灣戰後成長一代的台大青壯派醫師，帶領成立《健康世界雜誌》，尋求台灣大眾醫學知識的再啟蒙，所以美國新興的性醫學，也在這個脈絡下，廣為散播開，而且是透過醫師具名的科學發言，很

繼續發展相關療法，到最近又配合著威而剛藥丸的革命性出現，把陰莖勃起的表現，也強勢列入醫療規範和治療的範疇。前後的變化，不可謂不大。在我們開始討論性功能障礙諸問題的脈絡裡，我們需要了解，台灣乃至西方泌尿醫學在這二十年來大幅度「科技化」（technoscienzation）的程度[44]，而威而剛則是這個專技化大潮流中的一大浪花。如此，一方面我們可以把前面診療室的訪談，納入更大的歷史社會脈絡中，另方面，也給本章下一節討論泌尿科「大眾醫療論述」的發展簡史，事先提供一個大背景，等待書中的英雄們出場。

　　大致來說，從1980年代以來，泌尿醫學逐漸脫離過去單純外科手術（令病人痛苦）的傳統，而改以各種科技儀器來輔助與觀察，甚至取代手術（最重要的是體外震波碎石機的發明）的新趨勢。另外，各種新的醫療科技（例如影像科技：放射線、超音波、光纖、CT & MRI等等）大幅度進入泌尿醫學，促使手術過程的簡化和精確。同時，生化、荷爾蒙、血液檢測 PSA 等技術的發展、男性不孕症的新技術ICSI[45]、基因療法等[46]，也把泌尿醫學捲進近年來醫學科技化的過程中。雖然不容置疑的，泌尿醫學的各種科技化，例如體

（續）─────────────

不像1950-1960年代的台灣，只用筆名，半譯半介，含蓄而零星地在半色情刊物中，介紹點金賽博士的研究。所以在1970-1980年代之交，「男科」的說法出現（江漢聲），而糾集各方醫學重鎮、由文榮光主持的「性與精神醫學」專題討論會，正式在高醫舉行（1981/05/10）。同時，號稱真正從性醫學觀點所發表的國內第一篇醫學論文，是1980年底，文榮光所撰寫的「腎虧症候群」，見《民生報》四版的報導（1981/05/07）。另外，可能是國內第一篇的同性戀醫學報告，也由文榮光在1970年代後期，發表在《台灣醫學會雜誌》中。這裡部分的相關資料，要感謝吳嘉苓的熱心提供。

44　美國泌尿科學會 AUA 到2002年剛好一百週年，特別在近二十年的大幅科技化，請參考Milestones in Urology（2002），莊立民教授彙編的，《泌尿科簡史》，《台大醫學院百年院史──系科所史（下）》（台大醫學院，1999）。還有台北榮總泌尿科http://www.vghtpe.gov.tw/~sg/ug/Web.htm、高雄醫學院泌尿科的簡史http://www.kmu.edu.tw/~uro/history.htm，乃至 Dr. A 的訪談中，都可以看到，1980年後大致上是個泌尿科史的跳躍斷點。

45　吳嘉苓，〈「台灣的新生殖科技與性別政治，1950-2000」〉，《台灣社會研究季刊》45.5（2002），頁1-67。

46　傅大為，〈基因醫療與優生學：一點「科技與社會」的觀察〉，國科會與中國時報基金會，《基因科技的人文議題》，2001，頁268-294。

外震波碎石機等，對於中老年男女的確是大福音，但是這並不表示泌尿醫學的科技化，在每一部分都沒有問題。例如在不孕症這個高科技的發展方面，早已是個爭議，而本文則將集中在另一方面：與男女性愛相關的性功能障礙治療。

泌尿醫界對男性性功能障礙問題的生物醫學的了解、與新科技裝置的發明與上市，在1980年代以來有長足的發展[47]。舉凡對陰莖勃起的各種塗抹與注射藥物（如前列腺素）、乃至人工陰莖、矽狀膠質等裝置的新發展，到呂福泰等對陰莖勃起的生理學分析[48]，還有對陰莖勃起分子生物層次的分析等，都是令不少泌尿科醫師興奮，認為是替許多病人提供福音的新生事物，更不用提近來發明的口服威而剛了。

近幾年，在性功能障礙的專業發展的方面，更可以看到由這群泌尿科醫師組成，活躍於媒體的「中華男性學醫學會」，他們每年都辦研討會發表一些調查資料，對男性的性身體擁有醫學權威的公開發言權。另外，在大醫院門診方面，也可以看到有專門處理男性性功能障礙的特別門診，這可以說明男性性功能障礙專業的重要已經逐漸受到同行和其他專業的肯定。

根據四位醫師的解說，我們得到一個相當一致的泌尿醫學發展的說法，與前面所討論過的簡史與「科技化」的過程大致符合。泌尿科過去二十年來的精路系統的知識有很大的變化。一般而言，治療性功能障礙的方式與選擇如下：

> 答：以目前來講的話，男性的性功能，也就是說勃起功能障礙的治療方式，包括口服藥、打針，就是局部注射、真空吸引器，再來手術治療。手術治療包括靜脈手術、動脈手術，還有人工陰莖的植入術，有好幾項。最近又有一些新的發展與新的東西，譬如說威而剛，再來還有一些注射的話從尿道注射。現在還在發展的就是局部

47　參考 *Milestones in Urology*（2002）part of "Sexual Dysfunction." 還有見下面幾位醫師的訪談。

48　Ahmed I.M.D. El-Sakka, Tom F.M.D. Lue, "Physiology of Penile Erection."

塗抹的，這些都是一直還陸續發展當中。……。在威而剛以前最有效的方式大概是局部注射，局部注射是直接把藥物注入海綿體裏面，局部注射前列腺素，或前列腺素跟其它藥混合的藥，它的有效成功率大概比威而剛更高，大概到八成左右，甚至到九成，但缺點是說用打針的。打針的話，以我們來講的話，如果病人要靠打針才有效的話，我們會教病人，像打胰島素一樣，知道病人注射需要的時候，再先打一針，三、五分鐘就可以用了，這是威而剛出現之前最有效的方式。但是一來有病人很怕打針，二來它也有些某一些相當程度的併發症，譬如說注射的部位會有纖維化的情形，或者說藥物使用不當，引起持續性的勃起，勃起時間過久，等等這些問題，這是需要小心的地方。其他當然真空吸引器的話，還是有部分在用，可能量上會少一點，再來的話就是手術。口服藥的話，在威而剛以前有一、兩種，少數的藥有一些效用，但沒有像威而剛這樣高比例的。以台灣做的臨床實驗來說的話，它的有效率大概是61.8%。（Dr. A）

　　泌尿醫學領域，在過去20年來有突飛猛進的擴張，與這樣的科技化發展密切相關，同時也更加強了醫師來處理男人性身體的正當性。藉著口服藥、局部注射、真空吸引器、手術治療以及人工陰莖的植入術，泌尿科醫師把患者的某部分身體當成失修的機器，醫師的服務僅只修復機器損壞的這部分而已。經過醫師的治療，保證病人能獲得「功能無礙」的勃起。這樣的治療，前面已經討論過，相當不考慮勃起的身體本身、使用陰莖的這個人，以及他與性伴侶的關係。這種以生理性的勃起為關注焦點，忽略心理因素和社會脈絡的傾向，在泌尿科治療的科技知識越來越發達的趨勢下，顯得更明顯。

　　在泌尿科科技化之前，泌尿醫界認為造成性功能障礙90％可能是心因性因素，於是大部分的案例是要病人去看精神科醫師或做心理輔導。到了1982年，美國泌尿醫界由於對精路系統器官的知識日益增加，了解到了造成陰莖勃起的生理原因，加上1985年左右科技的新發展，有了新儀器，例如，高解

析度的超音波可以檢查微細血管，因此新的診斷與治療方式也隨之發展出來。這一切的發展，改變了原先的認知：即從原先認為性功能障礙的成因90%可能是心因性因素，改變到認為心因性因素與生理器官的病變各占50%，也就是泌尿醫學把部分性功能障礙的治療從精神醫學的領域中搶了過來。

但是，我們怎麼恰當理解這些百分比呢？四位醫師都承認病患的症狀是心理和生理的關係交互影響的，彼此不容易立即辨識，需要一段時間仔細聆聽病人的述說才有可能得到比較正確的診斷。我們就以臨床經驗豐富和學術專精的Dr. D的訪談為例：

問：他來找你的時候，你是不是也要經過各種測試、說明、confirm之後……。
答：對，這是要測試，但是問題是，現在目前能夠用來測試的各式各樣的方法、儀器，這些東西都沒有百分之百的診斷力，大概都是百分之七、八十左右的診斷力而已，七、八十的問題就很大了，因為有二、三十有問題，沒法解答，所以我們一般大概要靠幾種的診斷方法，還有你自己臨床的經驗去判斷，但這個也不是百分之百。
問：你說不是百分之百的意思是說，很可能有時候診斷出是陽萎，但也不一定是。
答：對，因為你psychogenic引起的陽萎的話，他有時候的變化很大，你沒有碰過這樣的病例你絕對不會想到他是psychogenic，但是事實上我們碰到很多病人，variation很大，他有時候正常，有時候會想要自殺，那很厲害，所以蠻複雜的。
問：那這一部分，psycho的部分東西，你們是用什麼樣的方法發現他不是器官的問題，而是psycho的問題？
答：經驗很重要。但是經驗來講的話，你也沒有辦法講診斷完全正確。所謂早期診斷organic跟psychogenic這種，以前像我們學生時代的話90%psychogenic，但是有些診斷的觀念跟方法出來以後，現在

大概是50%，50%，但是有時候是mixed type，那就更複雜了。(Dr.
D)

　　根據Dr. D的說法，造成陰莖無法勃起的心因與器質(即心理和生理)因
素，表面上雖然各占50%，但是還有"mixed type"的案例。可見心因與器質
二者，只是病理平面上的橫軸與縱軸而已，其中還有不少灰色地帶，醫師們
必須面臨的不確定病因的困境。甚至，醫師如果沒有仔細診斷，更會增加案
例的複雜度，連醫師本身也陷入泥沼中[49]。D醫師是一位教學醫院的教授，
其謹慎小心的態度，比較少出現在一般泌尿科衛教的文章或書籍中。他的知
識值得我們的重視，這部分的討論有助於釐清「威而剛」藥效的限度。因
為，即使是完全信服生物醫學的知識與科技，還有50％與心因因素有關，或
有"mixed type"等解釋的空間。可見性功能障礙是個很複雜不易處理的難
題，威而剛的發明，對某些是心因因素造成的性功能障礙的人效力未必大。
同時，我們可以參考一個更徹底的批評，女性主義泌尿科心理諮商師
Leonore Tiefer說：「老去討論早洩是否大部分是器質性的還是心因性造成
的，我覺得又是另外一種新辦法來避免處理女性的性、避免面對女性觀點的
性。」[50]

49　我們參考 Dr. D 下面深入的看法：
　　問：這樣聽起來很有意思，一般我們去看內科，幾分鐘一下就打發掉了，那你
　　看門診看很久，你都要花時間這樣跟他談？
　　答：並不是每一個病人，我大概知道真的有問題我就會花時間，但是大部分還
　　好的話，我不會花時間，真的有問題，你first hand沒有處理好的話，接下來的
　　問題會更嚴重，所以first hand，第一個接手好好處理的話，譬如說年輕人你花
　　一段時間慢慢調整他的話，他出問題的機會比較少，你今天沒有處理好，他跑
　　到外面去，外面的醫生說怎樣怎樣，那慘了。所以碰到我的手，需要花時間我
　　還是會花時間，因為這first hand對我來講，對病人的意義很重要，所以first
　　hand的處理我覺得要鑾花時間，怕誤診，那很重要……他認為他有問題，事實
　　上並不是有問題，這是常常可以看到的病歷。這樣的東西你沒有好好處理的
　　話，你說這是陽萎，那就慘了，這下沒完沒了了，也許這句會讓他這一生就完
　　蛋了，這相當麻煩，所以在有一些fresh case，在處理上我一定會相當謹慎，因
　　為怕誤診到。

50　Leonore Tiefer, *Sex Is Not a Natural Act & Other Essays*, p. 170.

　　最後，我們可以提及Waldinge對「早洩」醫學文獻的分析，作爲該專業科技化趨勢的另一種證明[51]。根據Waldinger的研究指出，搜尋從1887年到2001年「Med Line資料庫」與其他書目文獻，他發現，過去提出對造成早洩的「各種心理假設和心理治療」，其實都沒有經過充分的研究調查。相對的，心理藥物研究（psychopharmacological studies）則對長期早洩症狀比較有把握，認爲是非心因性而是器質性（神經生物現象）的原因造成的。這文獻討論說明了，性障礙功能的醫學知識，在藥物與神經生理方面的發展相當快速而重要，但在心理層面的研究被認爲不紮實，或尚待補足。這也說明了泌尿專業發展的趨勢是越來越藥物科技化。

　　關於勃起或早洩的定義，前面談到，因爲定義繁多而不清楚，常招致許多的批評。如果我們再將之對照今天眾多的生理與生化研究[52]，也許就提供了泌尿醫學研究者另一種方式來回答「定義不清」的問題。固然，透過簡單的時間、長度、次數等與「器官行爲」（勃起、早洩）有關的量化度量，的確會有定義繁多、莫衷一是的大問題，但是，也許近年來在性器官之生理與生化現象的大幅增進，例如一氧化氮的機轉，透過生理、生化，甚至基因這些「精確科技語言」的翻譯，也透過「從器官行爲本身轉移到器官內部的生化過程」這樣問題層次的轉移，泌尿科醫學研究者，是否終於可以宣稱，他們的研究對象，具有精確性了？我們的反應是，也許，透過生理、生化這類「新語言」的詞彙與文法，是比較精確，但是，愈趨精確的同時，泌尿科性功能障礙的研究，似乎也與人類性行爲本身，距離愈遠。泌尿醫學越來越不像在關心人的困擾與病痛，而只是在「純科學」中關心生化與分子層次的機

51　M.D. Waldinger, "The Neurobiological Approach to Premature Ejaculation," *The Journal of Urology*, 168.6 (2002): 2359-2367.

52　如果我們簡單調查一下 Med Line 資料庫中的分類篇數，就可以看到這個現象。從1998到2003，Med Line 的生物與醫學部分，關於「勃起」penile erection 這個主題，有三個簡單的分類：藥物效果、生理學、心理學，而相關論文的篇數是：351, 432, 25。另方面，在許多論文的摘要中可以看到，威而剛之後，「早洩」的生理、神經、藥物等的研究，將是下一個重要的泌尿科生理生化研究主題。

轉。何況，即使在這個分子或基因的層次，許多與性相關的基本問題，仍然沒有清楚的解答[53]，說法繁複、莫衷一是。

四、大眾醫療論述中的泌尿科醫師身體觀

這一節我們將把焦點集中在分析泌尿科醫師在大眾醫療論述中展現的男性性身體觀。以醫生的身分及其所屬醫學院的份量，在大眾媒體中嚴肅的發言，或後來再把這些言論集結出書，是一個重要的醫療社會現象，我們稱之為有醫療機構的權力作為其論述基礎的「大眾醫療論述」。它的意義，比起一些泛泛以筆名發表的翻譯作品、一些名作家或文化工作者的「心得與心情」、某些讀者意見論壇等，當然更具有醫療權威性的效果。雖然大眾醫療論述見諸媒體的，從日治時代的《三六九小報》、《台灣日日新報》等就已開始，一直延續發展到1950-1960年代，但是比較更大幅度、甚至以結集的形式出現，大概要以1970年代醫生群體主筆的《健康世界》開始[54]。

我們可以從傅科的權力與「性部署」的觀點[55]，來看具啟蒙色彩的「大眾醫療論述」的進一步意義，也就是一種可內化的身體手冊。這是在診療室與醫院之外，對「健康人與可能的病人」，提供一套可以自我管理、自我監

---

53 例如「囊腫性纖維病變」與男性不孕的關係。參考 Anne Kerr, "(Re) Constructing Genetic Disease: The Clinical Continuum between Cystic Fibrosis and Male Infertility," *Social Studies of Science*, 30.6(2000), pp. 847-894.，傅大為，〈基因醫療與優生學：一點「科技與社會」的觀察〉。

54 參考郭文華(1997)的碩士論文第四章。當然，根據郭的說法，1950年代似乎沒有所謂大眾醫療論述，這是可疑的。傅大為的研究也提到日治時代的《三六九小報》、《日日新報》等的問題，見傅大為，〈爭議中的「台灣新身體／性」：醫療霸權的開展與來自人文的風潮〉，「性別的文化建構：性別、文本、身體政治」國際學術研討會，1997，「威權體制的變遷——解嚴後的台灣」國際研討會，1999.4。

55 見Michel Foucault, *History of Sexuality*(1978)第一冊。又可參考傅大為，〈「性的歷史」——傅科與女性主義的介入〉，台灣社會學學會，「拓邊」學術研討會，東海大學社會系，1996。與傅大為，〈性學的性邏輯——一個「性史」的討論〉，《性/別研究的新視野——第一屆四性研討會論文集》(遠流出版公司：1997)，第一冊，頁13-32。

控身體的語言與程序，並將許多健康的人們身體，納入醫療論述之中。如此，一方面可以在平時，以醫師的觀點來多多注意自己(或親人與朋友)的身體，另方面可以(以醫生的語言)讓醫生與病患更容易溝通，或讓醫生更容易、更快的了解病情與診斷治療(已經預先醫療化過的)身體，或讓醫生與醫院的「時間」更自由快速運轉，所有病患剩下的問題與感受，都交由「手冊」來處理與照顧。這是一種醫病關係的維護技術。還有，除了日常多注意自己或親友的身體外，它們也提供一種允許的、正確的、健康的對任何「他人身體」的想像與圖像化，提供一種偷窺、性化與性策略化他人身體的可能[56]。

　　從這樣的一個角度，台灣近年來的泌尿科大眾醫療論述又是如何呢？提起1990年代今天的情況，一直到世紀末威而剛的「藍色革命」為止，我想大家都會熟悉江漢聲教授著作等身份量的大眾醫療論述，它們也是一般人進入任何一間台灣的便利商店就最容易進入眼簾的。我們簡單統計一下，到1999春末為止，江教授出版於1990年代的，含編譯的就至少有20本書、外加兩項錄音書：攝護腺(疾病與保健)、難言之隱(腎臟和泌尿系統常見的疾病)、細說男性健康、不吃藥健康法(怎樣做自我體檢)、青春期的我、我們的性、怎樣暢快有生趣(泌尿系統保健與長春)、細說男性的性(男人保健顧問)、細說男性健康(男人有問題怎麼辦？)、解性書、男性不孕診療的新進展(男人與生育)、幽默談性輕鬆做愛(打開性愛黑盒子)、結石百問、性愛風情(現代女性的性觀念)、身體情語(談兩性必備的性知識)、性愛黑皮書、談笑話性、藍色革命、認識性病、21世紀性愛大趨勢、陰莖勃起功能障礙、成人的悄悄話等。當然，本文無法也無意對江漢聲的大眾醫療論述作個全面的討論，但卻想對台灣近年來以泌尿科觀點來「談性」、來「說身體」的一些說法，就與本文相關的部分，作些歷史性的追溯，並觀察其中的演變。

　　我們目前以三位跨越了三個時代的泌尿科醫師的大眾論述為主要分析對

56　把自己與她／他人身體當作是基因延續下去的「性策略」，也是近年來「社會
　　生物學sociobiology」取向的性演化論書籍流行所帶來的一種論述效果。其對
　　一般人的影響力，有逐漸追上醫療大眾論述的趨勢。

象。最早的是江萬煊教授，他從1947年在台大皮膚泌尿器科開始教學行醫，或許可以代表戰後第一代的泌尿科醫生。雖然是名醫，但過去似乎很少經營大眾醫療論述，一直到了1990年代，才在報紙寫專欄，後來集結出版了《性字路上50年》[57]、《台灣金賽的性學檔案》二書[58]。所謂「台灣金賽」的稱號，在他兒子江漢聲為之寫序的態勢中，已經隱隱浮現。雖然江萬煊的大眾論述在1990年代才出現在《聯合晚報》，但這並不表示之前他沒有機會廣為傳達他的性身體觀。從他早期的診療室，到他在各醫學院的性與性醫學教育，在1970年代之前，可說在台灣閉塞的性知識圈子中，相當重要的一支香火吧！文榮光就曾說：「那個時候【五○年代】，只有台大醫學院泌尿科教授江萬煊利用他的授課時間，每學期抽出一小時談論男人的性問題。這是當時台灣醫學界唯一談及性醫學的課程。」[59]

第二位，是1970年代中興醫院泌尿科的凌岡泉醫師，他也是當年《健康世界》醫師群體開發大眾醫療論述中，一位出色的醫療論述者，素有「人體下水道工程師」之譽。我們討論他的著作，會集中在他當時的《醫學性教育》[60]，還有《認識泌尿系統》二書[61]，到了1980、1990年代，大眾醫療論述已經很多，故凌岡泉後來作品的重要性，可能反不如他早期的這兩本[62]。至於第三位，1990年代的以江漢聲為代表。他大眾論述的成果極為豐富，我們將會集中在他的《談笑話性》、《藍色革命》、《性愛黑皮書》三書

57　江萬煊，《性字路上50年》（聯經出版公司，1995）。

58　江萬煊，《台灣金賽的性學檔案》（健行文化，1997）。

59　參考《民生報》，四版(1981.5.7)記者李師鄭的報導「性問題不登大雅之堂嗎？」感謝吳嘉苓提供這份資料。另外，根據江萬煊在自己《台灣金賽的性學檔案》，頁16的說法，「四十年前，我就開始推展家庭計畫和性教育」。

60　凌岡泉，《醫學性教育》（健康世界叢書，1977）。

61　凌岡泉，《認識泌尿系統──性病、性困擾及泌尿座談講座》（時報，1979）。

62　後來的凌岡泉，在1980年代後期，還出版了《醫師談性》（台北：時報，1986）、《談性空間》（躍昇，1989）、《愛之訣》（台北：健康，1990）等書。到了1990年代，大眾醫療論述更是有「爆炸」之感，但此時反而不易見凌岡泉的作品出現。江漢聲雖然也在1970年代後期在《健康世界》開始書寫大眾醫療，如他「譯輯」的《性與你》一書，但彼時期的發展似乎很有限，故我們把江漢聲全面營造大眾醫療論述的「大發展」，放在1980年代後期到1990年代。

上[63]。

大致上，我們看到兩種相關的趨勢，可以來描述從江萬 、經過凌岡泉到江漢聲這樣的台灣泌尿科男性身體觀的演變。第一，泌尿科在過去四十年間「醫療化」(medicalization)男性性身體的趨勢不斷的升高與強化。我們將用「早洩」與「作愛頻率/欲望」這兩個例子來說明。第二，則可說是泌尿科的男性「性身體」(sexual body)觀，從一個模糊的「夫唱婦隨」雙人身體，逐漸集中到一個「單一性器官」的觀點[64]。有趣的是，這二種趨勢彼此更是相關的，這個過程越是醫療化，伴隨著的性身體也就越是單一化、器官化。

(一)醫療化升高的趨勢：以早洩與作愛頻率／欲望為例

在這一小節中我們要提出「醫療化」的概念來解釋大眾論述的資料。醫療化(medicalization)這個概念是本文解釋架構中重要的一環。醫療化是指我們生活的某部分以前不認為與醫療有關係，例如：喝酒、懷孕生產、老年失去記憶等，但逐漸接受以醫學特定的思考觀念、語言詞彙、醫療知識的解釋、醫療制度的安排和擺布。這樣的一個過程，就出現某些行為和徵狀被歸類為「健康」(正常)或「疾病」(不正常)，而且加上運用醫療科技來檢驗生

---

63 見江漢聲，《藍色革命》(杏陵文化，1998)、《性愛黑皮書》(健行文化，1998)、《談笑話性》(自立，1992)。選這三本書，前一本是稍早許多男性性笑話的來源，《談笑話性》一書當年頗為流行，同時，這本書倒顯示出一種「過渡」(見後)，台灣泌尿科的男性身體論述，從1970年代到威而剛時代的一種過渡。傅大為在1993也於《自立早報》中對之寫過書評。後面兩本，則是1998年威而剛「革命時代」的作品，二書雖有不少重疊處，但與本文的關切很接近，自然有些代表性。

64 但是這個「單一性器官」觀點，卻需要有個隱晦、但是卻很穩定的「女人身體／性器官」作為其輔助，或說成立的條件。我們在上一節談IIEF問題時，已經點到這個問題，下面還會再作討論。歷史性的來說，從夫婦雙人身體到單一器官的演化，與台灣泌尿科的歷史，從皮膚病花柳病科、皮膚泌尿器科、皮膚泌尿科，到最後的泌尿科的長期演化——似乎越來越與人／社會無關，彼此也是平行的。參考莊立民教授彙編，《泌尿科簡史》，《台大醫學院百年院史——系科所史(下)》。

理功能，更加強了醫療對人們行爲和身體的控制。Zola和Illich就指出社會藉由醫療化來進行社會控制，醫療化的過程加深了複雜的科層制，使我們更依賴專家的指引，剝奪了一般人處理自己問題的能力[65]。另外Conrad和Schneider認爲以前一些被社會認爲是厭惡的偏差行爲，現在被認爲是醫療的問題，可以用醫療的方式解決[66]。

就醫療化逐步升高的趨勢而言，我們先以「早洩」爲例。江萬 有些滿有趣的道理與作法。在《性字路上50年》中的〈久？不久？〉一文中[67]，他說「對早洩求診的病人，我強調早洩不是病，相反的是身體強壯的證明，七十歲的老人要早洩也洩不出來」，只要「每天兩、三次繼續三天，第三天包君不早洩！」甚至還說「人類的祖先多半是早洩的，如果追溯人類的進化史……那些作愛要『久』到兩分鐘以上的人，很早就被老虎、獅子、狼群吃光了」[68]。另外，一對夫婦八年只作愛40分鐘，似乎也不是什麼大問題，江萬 有一套公式化的「作愛運動」說法[69]，再配合之以小小的「心理作用」妙計，通常問題都迎刃而解。我們在此看不到長久以來的「正常」標準值；「早洩」也不是病。

至於1970年代的凌岡泉，雖然對「早發射精」問題頗爲重視，用三章的篇幅來討論，顯示「早洩」逐漸成爲醫療化的對象[70]。但是凌岡泉的風格是，一方面對金賽、馬斯特、瓊森的看法相當的重視，另方面則常使用各種可能的(幼兒)男性心理因素來解釋問題，甚而有時也提到海蒂報告和女性心

---

65 Irving K. Zola, "Medicine as an Institution of Social Control," *Sociological Review*, 20(1972): 487-504.; Ivan Illich, *Limits to Medicine* (London: Marion Boyards, 1976).

66 Conrad and Schneider, *Deviance and Medicalization: From Badness to Sickness* (St. Louis: C. V. Mosby, 1980).

67 江萬煊，《性字路上50年》，頁33。

68 這個說法，在上一節已經討論過。

69 見江萬煊，《性字路上50年》，頁85-86。「一星期只能加一次夜班，星期六不能加班，每星期作愛兩次以上，四次以下，星期六晚上十點就上床作一次愛，早晨4-5點再作一次，如果還會早洩，7點起床前再作第三次」。

70 凌岡泉，《醫學性教育》，頁57-84。

理與女權運動者的看法[71]。他對「早洩」也提出一套歷史演進的說法：「在原始社會或較低等的階級群裡，由於早發射精所引起的婚姻問題，似乎要比在工業社會和高級知識群中發生者要少得多。」[72]因為那時「性在生活中」的地位並不高。但在今天的社會，「面對要求越來越多，越來越嚴苛的解放女權，很多的男人，難免就無法應付了」。不管凌岡泉對「解放女權」的想像為何[73]，起碼這裡注意到男女互動的問題，以及社會文化對早發射經的觀點。他並沒有特別從醫學治療的觀點而是從社會學的觀點去看待早發射精。他對馬斯特、瓊森看法的重視[74]，起碼就會強調性愛的雙方配合、互諒互助，還有TCC(treatment of couple by couple)行為療法的重要性[75]。不過，歷史情況更為複雜，像TCC這種「一對男女醫師治療一對男女病患」的作法，在當時台灣的醫病關係中，不易進行，文榮光將之歸為病患妻子與女性醫療人員的「害羞心理」所致[76]。不知凌岡泉自己有否進行TCC治療？總之，凌岡泉的這種心理分析傾向、強調雙方心理/行為互動，可說尚未把「早洩」過度的醫療化。

可是，一些擬似「標準」的射精時間算法，在凌岡泉的書中已經出現。金賽調查百分之七十的男人兩分鐘之內射精；巴德維克則反過來說，如果有

---

71 在1970年代後期，提到海蒂報告及女性心理等，在整個台灣似乎都是非常的先進了，見凌岡泉，《醫學性教育》，ch.18 & 19。

72 凌岡泉，《認識泌尿系統——性病、性困擾及泌尿座談講座》，頁50。

73 凌岡泉認為「持久的要求」是來自解放女權的女性。但是當然今天許多性別研究、包括一些泌尿科醫師，都會認為這些壓力與要求，是「主流男子氣概」所致，Leonore Tiefer也認為如此。

74 Masters & Johnson 的遺產，對於女性主義、性學、泌尿科與性功能障礙等領域，所提出的洞見，以及所造成混淆與問題，所謂的「mixed-up legacy」，請參考Leonore Tiefer, "Dr. Yes-- the mixed-up lagacy of William Masters, M.D.," 2002.11, in Nerve.com. (http://www.nerve.com/opinions/Tiefer/ DrYes/)

75 此療法來自Masters & Johnson，一對男女醫師，治療一對男女病患。本文後面第四節還會討論到。

76 這個療法，在1980年的台灣，文榮光就公開表示困難。他說病人與醫師的「害羞心理」，造成了半數病人的妻子不願合作，文榮光自己的女性助理也不願參與治療工作。見《民生報》，1980/11/11，第四版，李師鄭的報導「性醫療出現難題」。感謝吳嘉苓提供此資料。

充分的性前愛撫，則三十秒或一分鐘的接觸時間，已足夠使女性配偶滿足。這個說法，聯繫到另一個有趣的算法：一位美國生物專家提出一「比較客觀而合理的判定法」，男人與女性配偶發生性行為期間，如果有一半以上的次數，無法有效控制射精，而使女性配偶不能獲得滿足，則算「早發性射精」[77]。

到了1990年代，情況頗有改變。1990年代初，江漢聲還說「藥物，尤其是補藥治療是完全無稽之談，因為勃起越強、越容易射精」，同時，習以為常的列出幾條「不算早洩」的正常定義[78]。到了「藍色革命」的時候，江漢聲等則提出說「有些醫師開始質疑早洩是否有器官性因素，包括神經反應太快、分泌的物質太旺等」，「有不少醫師開始使用神經阻斷劑作為早洩的性器官治療」，還有非局部麻醉的韓國「SS藥膏」即將進口等等[79]。這與前面我們提到Waldinger的研究認定心理藥物（psychophar-macology）可以治療長期早洩症狀的新趨勢是一致的[80]。

我們再以「作愛頻率/欲望」的例子來說明醫療化的趨勢。在〈兩個月一次的恩愛夫妻〉一文中[81]，老醫師江萬　碰到一對憂心的夫婦，因為他們看到健康雜誌說性慾越強的人越長壽，但他們兩個月才一次，是否有問題？江萬　於是強調「現代是人權的時代，性也是一樣，每個人有權選擇最適合自己的性生活、性對象、作愛的次數、方式……」。「一對夫妻要做幾次愛是他們兩人的事，沒有幾次是正常、幾次以下是不正常的，都是正常的」。他甚至提到「無性夫婦sexless couple」[82]，「結婚三十多年從來不作愛，領

77　見凌岡泉，《醫學性教育》，頁58-61。除了金賽的說法外，後面幾個說法，也早在W. Masters & V. Johnson, *Human Sexual Inadequacy*, p.86.中出現。

78　見江漢聲，《談笑話性》，頁27，同一個笑話裡（〈床上的快槍手〉），江漢聲例行式地列出所謂「幾種標準」：一分半至兩分鐘，或「抽送」十次以上，或一半以上行房不能使女方達高潮等。

79　以上三句引言，均見江漢聲，《藍色革命》，頁184。

80　M. D. Waldinger, "The Neurobiological Approach ro Premature Ejaculation".

81　江萬煊，《性字路上50年》，頁81。

82　在另一篇文字〈無性夫妻〉中，江萬煊也有類似的看法，見江萬煊，《性字路上50年》，頁105-106。在《台灣金賽的性學檔案》一書中，江萬煊有另外一

養了一男一女，但家庭圓滿幸福，養子養女也很孝順，這樣的家庭沒什麼不好啊。其實天下多了那些所謂性慾太強的人反而不妙……」，雖然一般泌尿科會說這中間有「陽萎」的問題，但是江萬煊在另一文〈無性夫妻〉中反而說「這樣的【無性】夫婦在現代越來越多，最明顯的是男子性無能所造成的；**但也有不少夫妻，雖然長期沒有性愛生活，但家庭生活卻過得平靜和樂**」。[83](筆者加的黑體)其實，這樣一種「非關醫療」的說法，今天很難想像是出自一位泌尿科醫師之口，但說話的人，正是四、五十年前在台灣從事性教育的江萬煊。

到了凌岡泉，雖然他是直接以「對性厭惡」或「無能」的角度來看此問題，但他討論的卻是各種可能的心理問題、個人的心理歷史等，而非器官問題[84]。在1970年代末，凌岡泉可能知道，西方泌尿科對各種性無能的診斷，已經逐漸由心因性的看法，轉移到是「器質性」的看法，但有趣的是他自己仍然對此趨勢有所抗拒。同時，「無欲」的問題，到後來還有另一方向的轉變。我們知道，從1960年代馬斯特、瓊森（Masters & Johnson）提出性高潮的四個階段論之後，一個基本的預設就是人有無盡的自然性慾。這個從金賽以來的「機械性」預設，早為一般性醫療界所廣為採用，近十幾年來就碰到了大問題，就是許多所謂「無慾人」的出現[85]。於是性學專家H. S. Kaplan把四階段論修改成新的三階段論「欲望、激動、高潮」，提出一個新的生理範疇「慾望」[86]，如此，無慾人就是在第一階段的「錯亂」，我們於是就有了一

（續）────────────

篇〈幾次太少？幾次太多？〉，也是一種相當隨和、甚至有點反醫療化的態度，「從心所欲，不逾矩」，見江萬煊，《台灣金賽的性學檔案》，頁196-198。

83 曾嬿芬提出一個重要的問題：早期台灣性文化的規範，往往忽視女性也有性需求，江萬煊教授的「無性夫妻」而且還家庭生活和樂，會不會落入這樣的盲點？對於大眾媒體泌尿科論述中的「女性問題」的研究，這是很重要的問題，值得日後專文討論。

84 凌岡泉，《醫學性教育》，ch11&12。

85 傅大為，〈性學的性邏輯──一個「性史」的討論〉。

86 根據Masters & Johnson性學的「生理」典範，這裡的慾望，是「存在大腦中」，而非普通心理的。見傅大為，〈性學的性邏輯──一個「性史」的討論〉，頁24。解決辦法之一，是找上進行何爾蒙研究的大藥廠，發展新的春藥

種新的病人ISD(inhibition of sexual desire)之誕生。所以，過去「性無能／無欲」的複雜心因性看法，後來可說朝向兩個新方向發展，一是器質性的問題，另一則是生理性的ISD(第一階段的錯亂)。兩個方向都是朝向更器質性或更生理性的醫療化發展。

後來泌尿科醫師常碰到的「作愛次數」的問題，當然與此「性無能／無欲」的問題息息相關。我們看到，今天當江漢聲在寫〈做愛做的事，一周多少次？〉時，整個調子已經改變[87]。作愛次數少些，在許多原因之下(如多了幾個孩子)，是可以「了解」的，但是「自由自在的生活是多作幾次的重要條件」，「生活的快樂其實才是能多作，越作越有勁的本錢」。同時在談到「性愛會『過度』嗎？」時，江漢聲就說「最近研究顯示」，「『性愛』……經常運用，反而能促進健康」，某某長壽者的秘訣也在於豐富的性生活。又說，「有人說，『性趣』會越用越疲乏，然而最近的理論卻剛好相反」云云[88]。這裡顯示的，與前面江萬煊說的作個比較，真好像是另一個國度！從一個「非關醫療」的做愛人權說，轉移到一個深受 Masters & Johnson 「性最自然」的新生理模型。而宣揚它的主要鼓吹手之一，也是泌尿科醫生。當然，性最自然的新教條，自然也會有「過與不及」的問題。性雖然多用多好，但是用的太多太快，如利用威而剛馬上「再來一次」，江漢聲警告，反而有「馬上風」的危險[89]。反之，頌揚性愛次數與高度的另一面，就是ISD、性慾不足等障礙的醫療宣判。在江漢聲〈哎呀！怎麼不能射精〉一文中，使用威而剛而不能射精，起因是「性慾不足」[90]，也成了前面說的

(續)

來處理。也參考M. Janice Irvine, *Disorders of Desire Sex and Gender in Modern American Sexology* (Temple, 1990), pp.210-220.

87　江漢聲，《性愛黑皮書》，頁62。

88　同上，頁68。

89　見江漢聲，《藍色革命》，頁73。「馬上風」是指做愛過程，因過度興奮心臟負擔不了，突然猝死。

90　見江漢聲，《藍色革命》，頁159。一般說來，威而剛雖然是壯陽，但卻不是春藥，無法提高性慾。但是有趣的是，台灣威而剛臨床試驗的結果，卻顯示威而剛對提升性慾也略有增強，與西方的試驗結果不同，見Chen KK et.al., "ASSESS-3," p.227.

ISD的一種，因爲威而剛無法增強性慾，只好又回到行爲療法。

　　總之，與以前江萬　的「無爲而治」比較，今天不少的泌尿科醫師，一方面忙著宣傳性愛的新高度(或說新規訓)，另一方面則忙於藥物壯陽或治療陽痿所會碰到的「過與不及」的問題，醫病之間，常需討論生理、生化反應、醫藥選擇、壯陽藥與春藥之分、各種藥物、生理與心理的調適問題等等。這難道不是個已經高度醫療化的性愛世界嗎？而在這個過程裡，一如往常醫療論述的發展，與性慾障礙者的社會文化、歷史心理等等這些「非醫療」世界，彼此漸行漸遠。

(二)男性身體觀：從「夫唱婦隨」的雙人身體到單一性器官

　　在談過了「醫療化」趨勢及其兩個例子之後，我們回過來討論台灣泌尿科大眾醫療論述中的另一個趨勢：泌尿科的男性身體觀，從模糊傳統的「夫唱婦隨」雙人身體觀，逐漸集中在「單一性器官」的模型下。

　　無論是江萬煊或是凌岡泉，女人的聲音／身體，在討論性愛及其問題時，都有著相當的分量。雖然不免是常在異性戀婚姻的脈絡下談問題，但是夫唱則婦一定緊隨，而婦若不應和則夫獨唱也沒有興致。所以，女人一句話「好看不好吃」，可以令男人「十年不舉」[91]，而當夫婦一起來看江萬煊，江萬煊總是很重視夫婦的關係，還有太太的耐心、使用的語言、性愛的態度，當然還有雙人互動的行爲治療，再加上一點「心理作用」的小計策等[92]。另外，在「試管嬰兒與性無能」一文中，對一對長年苦苦進行「試管嬰兒」手術而導致性無能的夫婦案例，江萬　也提出一些在普通醫師中比較

91　當然，江萬煊這裡的看法，與前面一節訪談泌尿科醫師，他們所顯示的性別觀點「通常是男人很脆弱的，而女人對男人的體貼很重要，不然，男人千萬要小心那種不體貼的女人」，多少是一致的。

92　參考江萬煊的「女人一句話，好漢十年不舉」，見江萬煊，《性字路上50年》，頁15-16。另外還有一篇〈男人病自己嚇自己〉，太太一句話，「陰毛中有兩根白毛」，嚇的先生喪失元氣，一個月後完全陽萎，見江萬煊，《性字路上50年》，頁121-122。

少見的作法[93]。勸他們放棄、回歸自然的作愛心情，並同時勸他們領養小孩，脫離試管嬰兒的醫療工廠。至於凌岡泉，前面也提過，他並沒有侷限在泌尿科醫學裡面而已，反而蠻重視西方當代「性學」本身的傳統，所以夫唱婦隨式的「雙人身體」觀點，一直在他頗爲心理分析式的討論中很明顯，何況，在1970年後期，他在台灣就多少注意到女權者的觀點、還有對醫療的可能批評，算是難得的。

在江漢聲的《藍色革命》一書中，夫唱婦隨似乎就逐漸消失，取而代之的是「從地面舉到天花板」的陰莖革命。這書的封面，是個女人眯著眼睛的的輕聲細語："Trust Me, Honey…You Can Do It Again with VIAGRA,"但是有趣的是，「藍色」一書中其實極少出現女人的聲音[94]，更不用說江漢聲曾訪問過什麼女性的意見了。所以，從封面開始，雖然女人似乎存在，但其實是空的、啞的。比起蘇珊・沃安這位女性精神科醫師寫的《威而剛》一書，別的不說，裡面就有極多極多美國女性的聲音，包括男女同性戀等，與《藍色》一書相較，眞有南轅北轍之感[95]。我們再看書內，類似「如果您敢打針，一次最少勃起二十分鐘」、「人工陰莖：永遠的威而剛」之類的專門小標題很多，好像很高科技，但卻是完全集中在「單一性器官」的處理。在序言裡，江漢聲認爲威而剛改寫了性功能治療的歷史，「從佛洛依德到威而剛，使性治療在一世紀間邁進了一個大步」，這意義也很明顯，是性功能障礙「心因性」的時代已經過去，取而代之的是圍繞在陰莖器官四周的各種新科技。

我們再看書中江漢聲所報導的一些男性觀點，當然都相當集中在性器官

93　江萬煊，《性字路上50年》，頁75。

94　見江漢聲，《藍色革命》，頁89，娼妓砍殺老榮民，報章本來有報導娼妓的聲音。另外江漢聲，《性愛黑皮書》，頁250-251，也有對兩個美國婦女的報導。

95　見蘇珊・沃安醫學博士(Susan Vaughan, M.D.), 印鮑氏譯，《威而剛》(*VIAGRA-a Guide to the phenomenal Potency-Promoting Drug*)。另外智庫出版社有翻譯一本由輝瑞藥廠顧問參與執筆的《威而剛》一書，除了一兩對夫婦近乎廣告的熱情讚譽外，也沒有女性的聲音，見Jonathan Jarow, Robert Kloner and Ann Holmes, 劉道捷譯，《威而剛》(*Viagra: How the miracle drug happened & what it can do for you!*)(智庫，1999)。

上：

> 許多男人告訴我，他們需要恢復「性功能」並非要再擁有「性生
> 活」，因為他們要有自尊和自信；更多男人告訴我，「性」對男人
> 來說只有「有」和「沒有」的差別，而「一個月一次」和「一星期
> 五次」並沒什麼差別；這都說明了「勃起的希望」──威而剛有多
> 大的市場……。[96]

　　雖然說「許多男人說」，但許多男人真的都如此嗎？在此文〈為什麼男
人需要威而剛？〉的一開始，江漢聲就幽幽地說「這是男人的悲哀，也是女
人不容易了解的」，但是，是否江醫師在這裡有意無意地把這種說法提升成
男性的主流觀點呢？並不清楚。至少，很容易讓人感覺，從泌尿科近年來的
科技發展，到後來的威而剛革命，多多少少都與這種所謂「女人不容易了解
的」男性觀點，互相配合的非常好。雖然江漢聲提到有個女人說：「我們才
不希罕男人的陰莖有多硬，如果沒有愛，他的陰莖從地面舉到天花板，又有
甚麼用？」但是，這也只是一個女人的說法而已。其實，與其去「想像」男
人的悲哀與女人的不懂，作為一泌尿科醫師，他是否能夠進一步去反省，西
方當代泌尿科／性醫學的發展方向，又為何與男性觀點配合得如此好呢？

五、文化幾點理論性的反省

　　最後，我們企圖從上面各種資料的討論與辯證中，歸結出一些具有理論
發展意義的面向來做進一步討論。大致而言，我們分成三個面向來討論。

(一)醫療化與陽具中心主義(phallocentrism)

　　醫療化的概念在本章第三節已有所討論，這裡再總結與思考一下前面的

96　見江漢聲，《藍色革命》，頁100-1。以及江漢聲，《性愛黑皮書》，頁241。

討論。如前所述，泌尿醫療化的擴張和普及是靠著好幾股動力在推動：泌尿醫學專業的領域拓展、泌尿醫學的大幅生物科技化、醫藥工業的新發展、媒體廣告的推波助瀾，還有大眾醫療論述在日常生活中的經營。在這裡，更精確而言，泌尿醫學的醫療化是一種特別的「生物醫療化」（bio-medicalization）。早期的泌尿科，還多少會援引心因性問題、心理分析、心理社會諮商等一般精神醫療資源來分析「不正常」的徵狀，這也許可說是初步的醫療化；但是近二十年來，在泌尿、性醫學、性功能等問題領域上，可以清楚的看到一種以生物醫學來解釋與治療一切的企圖，透過大幅進駐泌尿醫學的各種新近科技、藥物、器械與裝置，這可說是一種生物醫療化。

我們在第二節看到，由製造威而剛的輝瑞大藥廠舉辦的盛大臨床經驗研討會，有國際和台灣泌尿醫學界學者和臨床醫師共同支持，加上媒體報導。整體所呈現的，是一種光輝的印象：「科學的」、「客觀的」、「有臨床實驗根據的」、「在亞洲各國和美國都普遍有效的」。但是其背後的性別政治與性政治、對女性與性伴侶的忽略、生物醫學與「心理/社會」二者分野的不確定性與混同性，以及聚焦在陰莖勃起的陽具中心主義，都在這些閃爍的字眼中被忽略與掩蓋。

在第三節和第四節中，我們除了從醫師的眼中看到求診互動中的性別政治外，同時也看到泌尿醫學界科技知識越增加，對病人的治療則越傾向器官性的解決方式，也越來越將男性的性身體單一化和器官化。生物醫療化在過去十多年的加深和強化在第三節中最見明顯：比較三代大眾醫學論述對「早洩」和「做愛頻率」的說法，就可以明瞭。早期女性（太太）的聲音與身體在討論性愛時都有份量，到了晚期這方面的就比較被忽略了。

在紐約一所醫院泌尿科當心理諮商十多年經驗的Leonore Tiefer指出：「醫療化的是陽具（phalluses），不是陰莖（penises）。」[97]每個男人，每對性伴侶對陰莖堅挺的程度有不同的期望與態度，並沒有一個「標準正常」的陰莖持久的時間和堅挺的程度。但是在診療室中，醫師與病患共同關心的是勃

97　Leonore Tiefer, *Sex Is Not a Natural Act & Other Essays*, p. 165.

起的功能，注意的是「多硬？多久？」病患爲了要測驗自己性功能障礙的程度，要帶個機器回家，記錄他勃起的硬度和持久。但是卻沒有醫師注意到病患的人際關係、性技巧，他表達自己的身體需求的能力，他的性伴侶的態度與需求。這種只關心陰莖勃起的態度，就是陽具中心主義的表現。

陽具中心主義表現的另一方面，是在醫師訪談和大眾醫療論述中，那易受驚恐的男人性身體：「女人一句話，好漢十年不舉。」「一兩次不行，那就完了。」爲什麼泌尿科眼中的男人身體，會如此的敏感和脆弱？我們可以用陽具中心主義來解釋：當然有很多男人的自我價值是建立在陽具高舉上，當他有一兩次挫敗，他的自我價值就降至最低點。他們的自信要建立，只有在陽具恢復功用之後才有可能。而這正是當今泌尿醫學所擔負的時代責任，並且同時肯定男人本性就是如此，就是那一根陽具算數。而今天的泌尿醫學，在歷史上第一次，開始真正有資格來維護與照顧這「男子氣概」。也因此，泌尿醫學認爲陽萎和早洩很嚴重，因那是對很多男人的自我否定與打擊，它比性滿足還更重要。總之，不論泌尿醫學的這種男性身體觀，究竟能夠代表多少男性，但是泌尿醫學信誓旦旦地認爲這就是男人的「本性」，而且透過生物醫療化的各種科技利器，認真的對男人的陰莖施以規訓式的醫療照顧。那些易受驚恐的男人身體啊，要付出多少代價，才能有陽具的驕傲？

我們在訪談與文獻閱讀中發現，台灣泌尿科醫師們似乎預設，女人喜歡堅挺的陰莖。這不曾經過研究調查的預設，可能是陽具中心主義的另一種思考。根據Tiefer指出，女人的需求很多樣[98]。有些女人的確認爲堅挺持久的陰莖，給她帶來最大的愉悅。但也有一些女人並不在乎她們的伴侶的不舉，反而不了解爲什麼男人那麼在乎舉或不舉[99]。有些甚至擔心，她的男伴做了人工陰莖之後，經常要用，自己該如何應付？很多女人要求Tiefer轉告泌尿科醫師，請他們告訴她們的男人：千萬別那麼在乎陰莖的問題，把自己搞的很

98　Leonore Tiefer, *Sex Is Not a Natural Act & Other Essays*.

99　Jared Diamond, *The Rise and Fall of the Third Chimpanzee* (Vintage, 1991), p. 64.
　　引用女性雜誌*Viva*的調查與發展，認爲許多女性不會因爲看到男性的陰莖而引起情慾。

不快樂！在台灣，我們是否曾了解或調查過女人對男人陰莖勃起的要求？似乎沒有泌尿科醫界關心這個問題。他們也許都相信金賽研究的結果，兩分鐘算是正常，是跨越國界、種族、世代和文化的「自然」生物反應。

當然，女性的選擇與態度，也有其複雜性。陽具中心主義預設女性喜歡陽具，然後就忘了女性，轉而來經營陽具的醫療化，是一回事；但是男性陰莖比起其他雄靈長類陰莖，比較大，這個男性身體的事實，如果是在人類演化中透過女性持續選擇的結果，則又是另一回事。在本章第二節討論「早洩保命」的說法時，我們就曾提過，演化論中的「雌性選擇」(Female Choices)理論，近年來是個重要的觀點。女性主義靈長學家Small就認為，男人相對較大的陰莖，應該是「女性愉悅」的選擇後果[100]。這顯示女性選擇在人類演化中的重要，所以，女人可以、也應該持續在今天的人類社會中，繼續發揮選擇男人身體的力量。故而在男女性愛之問題上，女人的聲音與身體感覺起碼與男人同等重要，除非，今天以男性為主流的泌尿醫學界，要以生物醫療化為手段，來規訓男人的陰莖，來取代女性在演化史中的選擇權。

話說回來，我們今天對泌尿科生物醫學化的發展的態度，也不應該持續追隨Tiefer的軌跡，過度集中在批評泌尿科忽略心理與社會層面、化約主義、忽略女性與定義不清等問題上。這多少仍然是一種外部的批評，沒有打開泌尿醫學的黑箱，進入其知識與技術的策略領域中去，而本章在「打開黑箱」的議題上，起碼作了些初步的努力。同時，基於「科技與社會研究」(Science and Technology and Society)的精神，我們也需要在生物醫學中，尋求另類新結盟的可能性，以新的結盟網絡來批評泌尿醫學的結盟網絡。例如社會生物學、演化論中的女性主義觀點，又例如我們在Med Line資料庫中收尋了相當一些其他的生物醫療觀點，反而可以轉過來支持我們的關切、批評

---

100 見Meredith Small, *Female Choices*, p.192. Small在此脈絡下批評Diamond在 *The Rise and Fall of the Third Chimpanzee* 一書中獨獨漏掉「雌性選擇」作為解釋男性大陰莖的解釋。Lynn Margulis and Dorion Sagan, *Mystery Dance*(1991)(中譯：《性的歷史》)一書中，倒沒有採取Small這個說法。Small的說法可以經得起時間的考驗嗎？需要找更新的研究來證實。

泌尿醫學的發展方向。另外，因爲時間、篇幅與能力的問題，我們目前無法進一步尋求另外兩個重要「結盟點」的觀點，一個是精神醫學本身的發展與觀點[101]，另一個則是在泌尿醫學生物醫學化之後，泌尿科廣大的醫療「使用者」觀點[102]，還有病患團體的行動與策略等等。因爲本「初論」目前主要的書寫策略，是在勾勒出泌尿科的男性身體觀及其問題，所以，對於泌尿科醫療使用者的各種策略、聲音、甚至反抗等，只能求諸將來的「再論」了。

(二)雙人性身體

上節我們描述了「泌尿科的性身體觀」的一個趨勢：從模糊傳統的「夫唱婦隨」雙人身體觀，逐漸集中在「單一性器官」的模型下。在此，我們要闡發一個新的理論觀點。透過「性身體」(sexual body)的概念，我們想提出一個有別於「單一性器官」的另一種「雙人性身體」立場。

一般而言，一個人的所謂「身體界線」，今天通常就指其生物性身體的界線。這也常是醫學觀點下的個人身體界線，而本質上基於生物醫學的泌尿科醫學，即使當它觸及性功能及其性身體時，也就同樣地是以個人的身體界線爲單位，更何況，因爲是泌尿科，所以此醫科中所關注的對象、所研究與看診的範圍，更只侷限在個人身體的一小部分中。至於超過這個範圍之外的性問題，一般泌尿科醫師，若非夾雜著本位主義的「領土情結」，認爲那些都不重要，就是謙虛地以「不是本行」推給精神科來規避與忽略。但是，性(sexuality)之爲物，難道不該起碼是兩個身體的活動？難道不是兩個身體的彼此激情擁有、相互吞食？或許我們說「性身體」時的身體界線，就不同於一般的身體界線，而是一種「雙人」的性身體界線？一種反父權關係、又有性別權力張力的雙人性身體？如果這是一個基本的預設，那麼泌尿醫學，如

---

101 當精神醫學與生物醫學化的泌尿醫學漸行漸遠時，新精神醫學對於「性學」這個精神醫學的傳統領域，主要的新發展是甚麼？

102 參考成令方在「醫用」關係上的討論，見成令方，〈醫「用」關係的知識與權力〉，《台灣社會學》3(2002)：11-71。感謝雷祥麟在這一點上所提出的主要建議。

何只能對一個男人的性器官作治療[103]，同時卻忽略另一個身體以及彼此連結的身體關係，而達到雙人性身體的回復與重生？

進一步說明之。這個雙人性身體，不是傳統夫唱婦隨有從屬關係的雙人性身體，也不局限於今天所說的「性伴侶」這個領域[104]。夫唱婦隨，似乎著重在傳統的插入，而非兩個性身體的彼此配合相互吞食。性伴侶，似乎著重在兩個人的穩定性關係，但是就廣義的性身體關係而言，並沒有這個必要，舉凡短暫的、或多重的性身體關係，與我們這裡所提的雙人性身體，都沒有衝突，而後者也是多樣化的性身體關係的基礎[105]。就「相互吞食」這個意義而言，雙人性身體企圖超越傳統男人性行為常被看成是主動「表演」、而被動女人性身體則常被問及「是否滿意」的那種不對稱關係，而強調一種徹底的雙人互動與共同建構的關係。在這個方向上，我們也許排除了「自慰」的性意義，那的確是個需要分開處理的領域。

我們前面提過，比較傳統的泌尿科性身體觀，如「夫唱婦隨」，雖然蘊含有相當的傳統父權關係，但起碼仍然比較是一個雙人的性身體立場。江萬煊的病人，常常是夫婦一起來看病、談論與行為治療——即使江萬煊沒有與一位女醫師一起看病（像Masters & Johnson's "Treatment of Couple by Couple" 的構想）。但是後來的泌尿科醫師，雖然對個人身體性器官的醫學認識，大有進步，但卻與「性身體」本身，越走越遠，所以大部分的醫療都只是男泌尿科醫師看男病人而已。諷刺的是，1996年第四屆亞洲性學會議上，所謂的「雙人性治療」還被當作「最新的」療法，引起大家的熱門話題與媒體的注意，並獲得著名醫師如楊幹雄、江漢聲等的「提倡」[106]，說要「有問題」的

---

103 同樣的情形，婦產科所處理到的女性性身體，也該從雙人性身體的角度來看，無論這另外一個的身體，是男是女。

104 感謝盧孳艷提出「性伴侶」這樣的考慮方向。

105 其實一個短暫接觸的關係，往往更容易是這裡所說的雙人性身體，互相吞食的身體關係很直接，而較少社會權力關係的干涉。多重性身體的關係，往往也是由一對對雙人性身體的關係所組成，只是一對對的身體關係中，有重疊連結的現象產生。

106 請參考本文前面第三節，也討論過1970年代末文榮光所遇到的困難。我們不曉得，江漢聲醫師在看性醫療門診時，有沒有與女醫師一起看診或諮詢？

夫婦一起來，但卻完全不提女醫師也該參與的要點。在某個程度上，今天的泌尿科並沒有真正的拋棄雙人行為療法，但卻是把它看成是「單一性器官」生物醫學療法的一種候補與備胎，如當威而剛無法解決缺乏性慾的問題時，單人或甚至雙人的行為療法才會被提出。但正是因為它只是備胎，所以泌尿科的性身體觀本質上仍然是「單一性器官」，而非雙人性身體。

我們質疑、甚至排斥「單一性器官」的模型，並不是因為它無法克服性器官障礙，不能恢復性器官功能；我們也不是要宣稱雙人性身體更科學或更接近性的真理。要進一步闡發我們的觀點，還需要討論到下一個理論性的反省：拆解「性的真理」，同時認真對待當代整個「陽具勃起」科技的政略（politics）。

（三）「陽具勃起」科技的政略（The politics of Phallo-technology）

傅科在《性史》中曾企圖說明，人本質的性（sex），並不存在，但是西方近代權力發展的性部署（sexual deployments）卻是非常物質性的存有，而這些性部署的歷史流變，就是他所謂的性的歷史。現在，在這裡我們也想作一個有點類似的對比。這就是說，泌尿科的整個「陽具勃起」的科技工業，並沒有發現或創造了什麼性的不變真理。陽具中心主義也不是性身體的真理，它只是今天的一種主流論述，所謂的大敘述（grand narrative）而已。整個陽具勃起工業所真正達成的，是它們逐漸越來越可以根據某種外在於身體的論述，隨意地改變人的性身體、性感受、性勃起，乃至性慾。就像Tiefer曾說過的「如果我們可以把人送上月球，我們當然也能夠發展藥物或技術，來加速、延緩、增強、刺激、延後，或挑起高潮【或勃起、性慾、性幻想、性刺激，或性記憶】，畢竟，性的虛擬實在也是一種實在」[107]。在這個意義下，對我們重要的問題，已經不是泌尿科層次的「女性是否可以服用威而剛？」而是究竟我們要選擇「單一性器官」的模型，還是「雙人性身體」的立場。這種選擇，非關真假，而是一種「政略」（politics）與選擇「性的目的」的問題。

---

107 Leonore Tiefer, *Sex Is Not a Natural Act & Other Essays*, p.169.

這個選擇的問題，也許可以用下面的對照來呈現。究竟，我們的性，是要基於我們自己雙人性身體本身的活動呢？還是追隨主流論述(陽具中心主義)所操控的「勃起」科技工業，任由這些科技對我們身體的改造與重塑，並快樂地去消費這些改造與重塑的效果。所以，藥物和性幻想的關係，到了威而剛的出現，其實是一種極致的情況，這是用高科技藥物來改變人的身體，來符合主流的性腳本[108]。當然，透過這種改造、重塑與消費，透過性器官與性身體隨著主流大敘事而起舞，我們的性身體也同時幫助複製了這個大敘事本身。

面對主流泌尿科醫學的單一性器官模型，選擇採「雙人性身體」立場的我們，的確需要「去醫療化」(de-medicalization)，同時，就如傅科、Deborah Lupton等人所強調的，在權力之內、在醫療化的網絡中進行抵抗、進行策略性結盟的實踐[109]。我們需要把一切以「正常/病理」來看性身體的醫療觀點，減低到最少的地步；相反地，我們的性身體需要雙人(而非「個人的」)的獨特性風格。性身體的風格，最好都是一種雙人的品味與偏好，而不具有醫療上正常或病理的性質。

在這裡，我們回想起，傅科如何企圖逃逸於近代歐洲的性主體與醫療化之外，去追溯與重溫古希臘人相當私人化的性風格、性美感，還有性的養生之道。我們也同時回想起，一些「陽萎」但又是優美的愛人，如科學哲學家費若本(Feyerabend)，一生如何地男女相愛[110]，或許可以喚醒我們早已遺忘

---

108 參考傅大為，〈「性、權力、威而剛」對談會(與李元貞、張小虹)〉，《婦女新知》194 -195(1998)：26。

109 Lupton根據傅科「權力內在於一切」的觀點，質疑徹底「去醫療化」的可能與意義。而即使是另類醫療，也不免有新的身體規訓等。所以 Lupton 強調在醫療網路中進行的結盟與抗爭，例如病患團體的行動與策略之重要性，見 Deborah Lupton, "Foucault and the medicalisation critique," in A. Petersen & R. Bunton eds., *Foucault, Health and Medicine* (Routledge: London and NY., 1997), pp. 94-112.張珏、張菊惠則建議把de-medicalisation一詞稱為「減醫化」，也有緩和化的意義，見張珏、張菊惠，〈婦女健康政策與「醫療化」：以停經期/更年期為例〉，《婦女與兩性學刊》9(1998)：115-143。

110 參考費若本的自傳 *Killing Time*. 費若本早年在戰火中受傷，成為傷殘性陽痿，但是這並不妨礙他的女性緣，還有他自傳中的許多愛戀的故事，見Paul

掉的另類性身體經驗。甚至，我們可以再回頭來看Sildenafil。一方面，它可以是陽具勃起主流論述意義下的威而剛，但是在「去醫療化」的另類視野中，透過再詮釋，它可以是一種特殊的「維他命」，在各種不同的性品味與性偏好之中，成為(停經)女性、男女同性戀者、高齡者、異性戀者等，在他/她們發展多元「性風格」選擇中的一種。

此文的初稿，應李貞德教授之邀，在1999年六月中研院史語所的「健與美的歷史」研討會中宣讀，特別要感謝張珏教授的評論、還有許多與會朋友的寶貴意見。當時的會議初稿，目前掛在史語所的會議網站中：http://www.ihp.sinica.edu.tw/~medicine/conference/beauty/urine.pdf。在2003年修改過程中，謝謝吳嘉苓、盧孳艷、曾嬿芬、雷祥麟教授提出很精彩的意見。我們還要謝謝二位匿名評審者的寶貴意見。當然還要感激四位泌尿科醫師願意接受訪問，提供寶貴的看法。

訪談資料：

Dr. A, 1999年2月12日新竹訪談，訪談者：傅大為、成令方，
　　　轉寫者：張淑卿、游千慧。

Dr. B, 1999年2月12日新竹訪談，訪談者：傅大為、成令方，
　　　轉寫者：張淑卿、游千慧。

Dr. C, 1999年5月21日台北訪談，訪談者：成令方，
　　　轉寫者：張淑卿，游千慧。

Dr. D, 1999年5月24日台北訪談，訪談者：成令方，
　　　轉寫者：張淑卿，游千慧。

本文原刊於《台灣社會研究季刊》53(2004.3)，頁145-204。

（續）————————————————

Feyerabend, *Killing Time—the Autobiography of Paul Feyerabend* (University of Chicago Press, 1995).

塑身美容、廣告與台灣1990年代的身體文化

祝平一（中央研究院歷史語言研究所研究員）

　　本文以平面媒體為主，探索台灣1990年代的塑身美容廣告如何呈現女性身體、如何撥弄科學主義，以及這一視覺文化的意涵。本文認為塑身美容廣告既非社會現實的投射，也不反映社會的需求，而是塑身美容公司定義女性身體及其需求和美貌標準的社會腳本（inscription），以將女性消費者框在特定的意識及主體的生產模式中，促成女性消費。這些廣告訴諸女性對自己身體的掌控權，訴諸科學權威來保證效果，科技化地建構標準身材，並運用科技以達成塑身的目的。塑身美容廣告以「贏家」來形容女性，並明示女性可以利用其美貌，反過來顛覆男性的宰制。美因而是一種可以交換的價值，當女性消費者達成塑身的目的時，她們能再以新而美的身體去換取或改善新的社會關係。這樣的訴求，更加深了「女性只能以美貌存在，而美貌則是女性存在唯一價值」的神話。然而如果年輕是女性唯一的資本，則無可避免的老化，必然會在受這些廣告影響的女性生命中塗上一層陰影。年輕原是生命週期的一部分，現在卻對照著老化、醜陋與死亡，而成了焦慮的來源。塑身美容的歷史因而揭示了台灣女性追求超越身體自然狀態的努力，以及其中所顯露出來的種種文化問題和身體與性別政治。

The sponsorship of programmes by advertisers had an effect beyond the separable announcement and recommendation of a brand name. It is, as a formula of communication, an intrinsic setting of priorities: a partisan indication of real social sources.

Raymond Williams, *Television*, 68-69

美麗的女人似乎是為了占便宜而生。

櫻桃小丸子

一、廣告：意識型態的空間

　　塑身美容廣告是台灣1990年代視覺文化的重要現象[1]。在此之前，平面媒體雖然不乏各種減肥和美容廣告，但1990年代的塑身美容廣告卻以全新的形式衝擊著我們的視覺。塑身美容廣告不斷重覆單調而一致的訊息，宣說並定義女性的標準身體，即使偶有小的變化，也會很快地回復到主流信息。就像謠言，塑身美容廣告流傳著女性身體的祕密。

　　女性身體向為廣告的最愛。對於女性商品而言，廣告中出現女性似乎天經地義；但許多展示女性身體的廣告，商品和女性間並沒有任何關連。這類廣告常以類比的手法，將女體與商品橫陳，向潛在的買主傾訴。在這類物化女性的廣告常預設閱聽人為男性，甚至也設定了他們的異性戀傾向。在這些廣告裡，女性只是「性」，而不是「人」。她們成為物的類比，成了男人必須以權勢或財富擄獲的物品。這類廣告販售的不是產品，而是情慾－男性的情慾[2]，以製造情慾當成是產品交換的中介。這類廣告中貨幣因而有了新的

1　雖然不少廣告和研究者使用「瘦身」一詞，但本文以「塑身」為題，以強調其重點在改變女性的身體，並不止是減肥而已。有些業者將「瘦身」與「塑身」分為兩項業務，前者強調「減肥」，後者強調「曲線的雕塑」，而到塑身美容公司去的消費者通常不會只買「減肥」項目。因此，塑造曲線才是塑身美容的核心工作。

2　黃文博和李昂的對談，〈廣告與情慾〉《自由時報》（1999.5.24），頁88。

定義，它不再是生產關係具體化的結果；而且它的交換價值也不再是直接的商品，而是從消費中獲得了情慾替代的滿足感。在這些廣告中，性(或意淫)彷彿是透明的，純然可以因消費而滿足。在一次消費中，金錢同時可以買到物品與情慾[3]。

物化女性的廣告常暗示著男人在當代台灣社會中的主導地位。即便是新女性有了經濟基礎，在廣告商的主流意識型態中，她們仍沒有重大消費財或炫耀財的主導權，她們只能購買和她們自身相關的產品。物化女性的廣告同時也賦予物品性別：它們專屬於男性，從而加深了產品本身的性別區隔，也反過來在意識上深化了男性才能掌有這些消費品的權力。

雖然塑身美容廣告凝視的焦點也是女性身體，但它和物化女性、將女性塑造為被動者的廣告不同。塑身美容廣告裡的女性被呈現為掌控情慾遊戲的主角，利用現代的傳播科技——特別是印刷、照像和電視——不斷暴露和流布這樣的女性身體，從而定義了標準化的女性美。

不同的閱聽人會以不同的方式解讀塑身美容廣告，然而閱聽人的多元性，卻無法在廣告中呈現。這些個別的聲音必須被單獨挖掘，而通常只有學者才會從事這樣的工作。即便如此，閱聽人的聲音通常只會出現在學術期刊上，而為公眾所忽視。聲音的大小，顯示了閱聽人與塑身美容業者、塑身美容廣告公司間不對等的權力關係。雖然閱聽人對廣告的反應可能有相當的詮釋彈性，但塑身美容業者、塑身美容廣告則努力將意義定於一尊，希望閱聽人只從他們所期望的角度來閱聽廣告。資本集中的塑身美容業者與塑身美容廣告公司將其所合意的訊息獨斷地投注於媒體中。廣告因而不是社會現實的投射，不是社會需求的反映，而是塑身美容公司透過資本所塑造出來的意識型態的空間[4]，從中定義女性身體、美貌的標準與女性對其身體的需求。經由不同的畫面，這些廣告公司工作坊裡創造出來的符號，具象地不斷重覆，

3　祝平一，〈雕給我一個身體：塑身美容廣告中的女性／主體〉，《婦女與兩性研究通訊》38 & 39 (1996): 9-17。

4　Raymond Williams, *Television: Technology and Cultural Form* (New York: Schocken Books, 1975), pp. 68-69.

彷彿變得真實而自然。

塑身美容廣告在1990年代初興時，各種從女性主義觀點的批判接踵而
至[5]。但學院中的批評並未打入一般女性的大眾文化[6]；塑身美容公司不但
沒減少，分店還一家接著一家地開。如果再查閱以往報刊雜誌有關塑身美容
業的報導，除了女性主義學者的批評外；廣告業者則討論著如何創造更有創
意的廣告，以服務他們最大的金主[7]；除了有各式各樣塑身美容DIY外[8]，還

5　這些評論見於報刊者有：林芳玫，〈美容瘦身廣告造成女性焦慮〉《中國時
　　報》(1995.9.28):11。趙孝萱，〈拒絕背叛的廣告輕視女性〉《中國時報》
　　(1995.8.9):11。瞿宛文，〈美麗與焦慮〉《天下雜誌》(1995.11):85。周月
　　英，〈女體消費與女性論述的辯證關係〉《廣告雜誌》(1995.11):14-16。專題
　　論文則有：陳儒修、高玉芳，〈我美故我在:論美體工程、女性身體與女性主
　　義〉《傳播文化》3(1994):193-208。高玉芳，〈新衣裳?——論美體工程‧女
　　性身體與女性主義〉《聯合文學》11:4(1995)：99-104。後文是前文的節版。
　　張錦華，〈媒體文化—誰是文化抗暴的最佳女主角〉，收入：台灣大學人口研
　　究中心女研究室主編，《婦女研究十年——婦女人權的回顧與展望》(台北：
　　台灣大學人口研究中心婦女研究室，1995)，頁1-30。郭美英，《女性外表吸
　　引力,自我監控與瘦身美容消費行為關係之研究》(政治大學企研所碩士論
　　文，1996)。高木蘭，《減重女性的身體形象構成與實踐》(高雄醫學大學行為
　　科學研究所碩士論文，1997)。祝平一，〈雕給我一個身體：塑身美容廣告中
　　的女性／主體〉，頁9-17。另外，國外的女性主義者對於瘦身、美容產業或
　　「標準」女體美已有不少批判，這一方面的研究也有不少已譯成中文，相關研
　　究見：Naomi Wolf，何修譯，《美貌的神話》(The Beauty Myth)(台北：自立
　　晚報，1992)。J. Rodin，《新美麗主義》(Body Traps)(台北：自立晚報社，
　　1993)。

6　根據張錦華的研究顯示，塑身美容業利用重資的廣告轟炸，不但達成了宣傳效
　　果，造成閱聽人的同儕壓力，同時也顯現了，閱聽人對於較具「女性主義」意
　　識的批判並未有深刻的印象。張錦華，〈女為悅己者容?瘦身廣告的影響研
　　究——一般高中學生為例〉《民意研究季刊》203(1998.1):61-90。

7　動腦雜誌編輯部，〈媚登峰老店媚力四射〉《動腦雜誌》(1996.2):31-33。
　　1995年大概是塑身美容業者投資最多的一年，各主要公司每月的廣告金額約在
　　一億到三億。張錦華，〈女為悅己者容？瘦身廣告的影響研究——一般高中學
　　生為例〉，頁63。

8　各種奇異的瘦身法甚多，而且都能風行一時:如纏手指、斷食、吃蘋果餐、星
　　象塑身、體內環保；另外也常有知名女性現身說明自己的瘦身術，甚至還有塑
　　身音樂。在誠品、金石堂等全國性的連鎖書店都有瘦身或塑身書的專櫃，甚至
　　連化妝品業者，也投入塑身產業，足見減肥塑身已是台灣世紀末的重要風潮。
　　〈愛美女性炒熱塑身產品市場〉《自由時報》(1999.4.12)，頁18。

充滿著消費者受騙上當的苦情[9]。這就是我們身處的生活世界：各式各樣矛盾而互相衝突的資訊，各種不同而相互聯繫的網絡，發放著不同的訊息，纏繞著我們，造成了價值的迷惘，也削減了知識人批判的力量。

然而究竟是什麼魔力，使得塑身美容令人如此神往？作爲一種文化現象，塑身美容廣告呈現了台灣社會的那些面貌？本文以平面媒體爲主[10]，探索塑身美容廣告如何呈現女性身體、如何撥弄科學主義，以及這一視覺文化的意涵。

二、女體暴露的歷史地圖

由於媒體是造成女性對於自己身體形象不滿的重要來源[11]，因此在進一步分析塑身美容廣告前，有必要回顧女性身體如何透過各種不同的管道出現在台灣人眼前，以理解各類傳媒如何塑造女性身體的刻板印象。隨著女性身體的大量曝光，刻板印象形塑了人們所期望看到的女性身體，也加深了女性對於自己身體的自覺與焦慮。在這樣的情境中，以改變身體形象的塑身美容業不啻爲女性的福音。然而弔詭的是，塑身美容業爲了宣傳爲女性服務，反而將女性性化爲年輕且充滿情慾的動物，加強了女性身體的刻板印象及其焦慮[12]。

---

9 〈減肥產業面臨嚴酷挑戰——別再拿減肥秘方騙我〉《商業週刊》(1997.9):103-105。翁秀綾，〈這些食品您敢吃嗎？〉《消費者報導》(1990.1):6-12。

10 本文選擇平面媒體爲分析焦點，除了因爲操作方便外，也因爲塑身美容業者投注在平面廣告中的資本不下於電視。由於成本的差異，在相同單位成本下，平面媒體的散播程度遠大於電視。雖然從實證研究中，電視廣告吸引閱聽人的程度較高，但平面媒體卻造成了塑身美容業者所塑造出來的標準女體四處張揚的效果。張錦華，〈女爲悅己者容?瘦身廣告的影響研究——一般高中學生爲例〉，頁72。

11 Sarah Grogan, *Body Image: Understanding Body Dissatisfaction in Men, Women and Children* (New York: Routledge, 1999), pp. 94-116.

12 張錦華，〈女爲悅己者容?瘦身廣告的影響研究——一般高中學生爲例〉，頁61-90。

現在廣告中出現的女性，常以性感爲訴求。然而廣告其實不必然要以女性爲主體，也不必然要將女性轉化爲性的動物。日據時期的報紙廣告主體人物很多元化，卻少有婦女出現。其中偶有以女性爲訴求的中將湯，但中將湯強調的是恢復母職(motherhood)的功能，而非改變女性的身體。牛奶和煉乳的廣告，其訴求雖以孩童爲主，但小孩與母親常同時出現，強調的也是母職，與情慾沒有太大的關係。

國府遷台後，1950年代的台灣報紙曾有許多女性荷爾蒙的廣告，以女性的身體健康和美麗爲訴求[13]。然而這些廣告中，女性身體只是零星出現，而且也不暴露女性的肉體。這些早期的廣告，圖像大體是手繪，而非攝影。圖片的擬眞效果差，自然也無法使用後來塑身美容廣告中「眞人實證」的手法，來加強廣告的效力。當時要眞人實證，通常用的是感謝函：那還是個文字強於圖像的時代。

就在平面媒體的彩色印刷引進台灣後，媒體開始大量將女性身體暴露在廣告中，這股風潮大概始於1970年代初期的褲襪廣告(圖1)。褲襪廣告至少需暴露女性的腿部，以明示褲襪的功能。然而褲襪廣告卻常展露完整裸露的女性胴體，也許這是主流媒體，在這沈悶的戒嚴年代，偷渡色情的方式？褲襪廣告中的女性身體通常是完整的，也未提供有關女性標準身體的任何訊息。這和後來塑身美容廣告常依廣告所欲販售的部位，而將女性身體肢解的呈現方式頗不相同。似乎在那個年代，女性美仍是整體展現，而褲襪這種配件的功能只在強調女性腿部的局部美，有助於女性身體的整體呈現。1990的

13 台灣廣告中女性產品的出現似乎遠較中國大陸爲晚。1937年以前的《東方雜誌》便有香皂、護膚霜、藥品、電話和牙膏等與女性相關的產品。如「棕欖香皂」的廣告出現時間幾達二十年，並曾專以婦女姣好的面容及肌膚保養爲訴求，強調其美容效果。其他針對婦女的美容廣告有韋廉士的紅色清導九及面霜、髮霜以及羅果子鹽(健康飲料)。電話廣告則以中上階層的獨居婦女爲對象，廣告出現時間亦長達十幾年。牙膏(黑人牙膏)廣告也常有婦女形象，強調女性潔牙後的快樂。另外《申報畫刊》(1930-1937)也有不少以女性爲訴求的廣告，其中又以美容霜最多，當則以「雅霜」、「蝶霜」的廣告持續最久。另外指甲油和香煙廣告也常以女性爲訴求，尤其吸煙爲當時摩登女性的表徵。這些廣告資料，由筆者的研究助理林明燦先生查閱，特此致謝。

塑身美容廣告則相當功能性地強調女性的局部美，彷彿女性美只侷限於身體幾個部位：腿、乳房、臀部還有身材。這些廣告無意識的呈現，是否也暗示著在這短短二、三十年間，台灣人看待女性的身體與女性美有了轉變？這是否和台灣社會中情慾和色情的逐漸公開化有關？1970年代也是電視在台灣逐漸散布的年代，媒體對於影視女星的報導，更加速了美麗和年輕女性身體形象的流布。然而，那畢竟是戒嚴的年代，女體的過度暴露沒有合法性，一切只能偷偷進行。

對於女體真正毫不遮掩地公開暴露，應算1970年代末、1980年代初的牛肉場、工地秀和色情電影院的廣告[14]。台灣的色情行業，從來沒有不景氣的時候，前此已經流行的色情理容院至少還是在私密的空間中進行；但這些新的廣告，則公開地宣揚色情。性感而裸露的各國女性胴體，刺目地張貼在任何空牆，大剌剌地諷刺戒嚴時代的性管制。台灣色情錄影帶與第四台的興起，則逐漸將色情女體的展露帶入高峰。第四台雖然剛開始以違法的姿態出現，但其中時常播出的色情電影，則將裸裎的女體和性愛場面送入家庭。利之所趨，即便是違法，業者仍然屢剪屢接，形成1980年代戒嚴時期，公權力管制無力的特殊景象。此外，從國外傳入的各種婦女雜誌中，服裝與化妝品的名模散布著外國標準的美與女體。色情錄影帶、第四台與各類婦女雜誌帶動著更多女性身體的暴露與流傳。

1990年代以後，女體的流布更為開放，媒介也更多元化[15]。以往只能在舊書攤半公開流傳的色情雜誌和日本色情漫畫，逐漸合法而公開地販售。其次則是日本AV女優寫真集的流傳，也逐漸帶動國內名星拍攝寫真集的風氣。各地的檳榔西施，則四處販賣著肉體與青春[16]。有線電視為了競爭，也

14　有關牛肉場的研究見：游美惠，《文化、性別與性：從色情報看文化的建構與解構》(清華大學社會人類所碩士論文，1991)。

15　有關1990年代性論述的分析，見：傅大為，〈爭議中的「台灣新身體／性」──性／醫療論述的強勢開拓與來自人文的另類風潮〉《威權體制的變遷──解嚴後的台灣國際研討會》會議論文(中研院台史所)(1999.4.1-3)。

16　陳祖輝，〈商業行銷與父權意淫──解讀檳榔文化〉《自立早報》(1996.9.6.):11。陳啟濃，〈以多元角度看待台灣的檳榔西施〉《臺灣時報》

常在新聞報導中穿插情色報導。色情光碟與網路更是暴露女體的新舞台[17]，有些網站更以貼圖的方式，集體創造出隨時更新的離散式女體資料庫，不斷及時提供新的肉慾刺激。

　　另一種大量流傳女體的媒介則是八卦雜誌。1978年台灣第一份由主流媒體投資的八卦雜誌《時報周刊》發行，剛出刊時的《時報周刊》有點類似綜合性的文化休閒雜誌，很難以後來從香港傳來的「八卦雜誌」名之，但當時的《時報周刊》便以大開數的封面刊登女星或名模的照片。其後《時報周刊》的內容也漸往八卦轉進。首先是報導島內各類色腥社會案件的內幕和靈異傳奇，繼而發展成以泳裝甚或是露點的內頁或摺頁，其風格有類不露三點的《花花公子》。隨著彩色內頁的發展，雜誌本身的內容也越來越跟隨八卦雜誌的邏輯，亦即，在雜誌中對於女性的報導總是集中在女體的裸裎；而對男性的報導則是集中在錢、權和改善性能力。其後像《獨家報導》、《美華雜誌》等也陸續跟進。其實在《時報周刊》前，台灣並不乏可稱為「八卦雜誌」的刊物。只是《時報周刊》前的八卦雜誌，刊本既小，也無法像《時報周刊》在主流媒體的資本介入下，大量刊登彩色美女內頁。這些八卦雜誌，便是後來刊登塑身美容廣告的主要場域之一。八卦雜誌興起之際，正值中美斷交，台灣民主運動走入黑暗的時期，以色腥取代政治關懷與言論的開放，似乎也象徵著當時台灣政治陽萎的幾許無奈。

　　各種流傳女性身體的媒介，共同形塑了可慾的女體。年輕、性感美貌、情慾充盈成為可欲女體的共同形象，彷彿女人是一種青春永駐的性動物。這些形象共同模鑄了台灣社會的情慾對象，也提供了資本介入，以女性身體為訴求、性別為區隔的廣告賣點。相較於女體的暴露，男性的身體則較少曝光。男性躲在這些女體的浮光掠影之後，有如偷窺的隱形人，暗地裡情慾激盪[18]。

(續)————————————

　　　（1998.12.20）：12。

17　周月英，〈等待指令的感官之旅〉，《聯合文學》11:4(1995.2):105-108。

18　何春蕤的《豪爽女人》對兩性間的賺賠邏輯，有相當精彩的分析。見：何春蕤，《豪爽女人》(台北：皇冠文學出版公司，1994)。

　　在日常生活中各種媒體所呈現年輕、性感而美麗的女性身體影像已成為當代台灣女性生活中不自覺的一面鏡子；女性對於自己身體的自覺，夾纏在這些鏡影之中。身材的曲線、身體的胖瘦，代替容貌的美醜，成為日常生活中各種論述和觀看女性身體的新焦點。美麗已不止是五官容貌的悅人與否，身材與容貌的配合才是現代的美人。

　　女性身體不但隨著圖像，也隨著文字而情慾解放。就在塑身美容業者大量投資於廣告前後，一本可能是影響台灣1990年代情慾方面最重要的書籍，何春蕤的《豪爽女人》出版了[19]。這本書可能是首次將情慾與女性主義對性／身體的批判結合，並受到消費市場的青睞。此書一出，立即引起不少討論，也因而名列暢銷書的排行榜，並大量在媒體中曝光。在大眾文化中，《豪爽女人》極可能被誤讀為女性必須在當前的權力機制下，解放自己的情慾，從而合理化了當前的男女支配關係；雖然這樣的解讀可能和作者原希圖解放女性情慾及身體，從而改變兩性關係及當前的權力機制恰好相反。不論如何，《豪爽女人》一書合理化了女性的情慾解放，女性身體因而成為享受情慾與性愉悅的必須裝備。在一個男性主宰的社會中，《豪爽女人》基進的部分還沒被啟動之前，其有關女性情慾自主的部分便可能已為市場挪用與消費。

　　光是一本書當然還不足以撼動長久以來認為女性應當藏起情慾、包著身體的傳統形象。社會上各種豪賈政客的外遇緋聞，其中不乏女性採取主動的案例；另外一些教導女性如何成為完美女人的書籍，也訴說著女性要解放自己的身體才能變得更吸引人。是這些從日常生活中隨處可及的印象式閱讀，為女性的情慾解放推波助瀾。

　　隨著女性情慾解放的論述和女性身體不斷曝光，資本主義也如影隨形消化這些符號，並為之填入新的內容，以為資本的再生產服務。20世紀末的資本主義就像一頭怪獸，可以隨時吞噬任何有貨幣價值的物品和符號，將之轉換為商品，藉以再生產更多的資本。即使是對於資本主義的批判，一樣可以被消融，為資本再生產服務。就像是流行服飾(fashion)一樣，資本邏輯超越

19　相關書評見：傅大為，〈風聲與耳語〉，《當代》104(1994)，頁130-143。

了善惡與美醜的對立；資本只知再生產更多的資本。便是在這樣的文化情境下，意識型態的對立似乎變得荒唐而可笑，也削弱了任何批判論述的力道；原本源自於馬克斯主義的意識型態批判，卻淪爲資本主義嘲諷的對象。

塑身美容廣告便是資本主義消費女性情慾自主的一個例子。塑身美容業在1990初年代興起，以科技爲訴求，爲女性的情慾主體——身體——提供了可能的救贖；而其廣告則是爲資本邏輯所滲透和消費種種關於性別、身體和情慾論述的發言場域。檢視這些廣告，呈現的是一部當代台灣女性身體的文化史。

三、豐胸、圓臀、彎曲線：塑身美容廣告中的身體觀

塑身美容除了風行於女性身體大量暴露之際，也建立在台灣經濟起飛、女性走出家庭、投入就業市場的基礎上。塑身美容和一般女性產品最大的差異在於價格，塑身美容動輒花費數萬，如果沒有一定的經濟能力，無法負擔。隨著女性經濟能力的獨立，資本市場也如影隨形地跟蹤而至，創造女性的標準身體和需求，吞噬女性從經濟而來的獨立。

塑身美容廣告強調女性以消費改變自己的身體，增進自我福祉[20]，強調身體的改變是一種自我表現；讓自己變得更美，便能表現得更有自信，以使自己更受歡迎。在文明人的歷史中，經由各種方式如刺青、纏足或是緊身衣（corset）以改變「自然的」身體，並不是什麼新鮮事[21]。人們以改變身體來標示個人的特殊身分或社會地位，身體因而成爲人與人之間溝通的中介，和個人的主體與認同緊緊相連——雖然這個展示出來的主體常是當時社會價值的鏡射。

---

20 有關女性化妝品廣告的研究見：Kathy Peiss, *Hope in a Jar: The Making of America's Beauty Culture* (New York: Henry Holt and Company, 1998), pp. 135-166.

21 有關中國男性刺青的歷史見：陳元朋，〈身體與花紋——唐宋時期的文身風尚初探〉，《新史學》11.1(2000):1-44。女性緊身衣的歷史見：Marianne Thesander, *The Feminine Ideal* (London: Reaktion Books, 1997), pp. 35-67.

　　和許多其他資本主義社會女性產品的廣告一樣，增加女性魅力，也是1990年代塑身美容廣告的主要訴求[22]。只是在1990年代的台灣，塑身美容廣告挪用女性身體自主權的論述，將女性從被看和被動的性對象，轉換成性誘引的發動者。例如在一則豐胸廣告中，所謂「女人話題」討論的是如何作個「讓男人無法一手掌握的女人」，「女人從此胸懷大志；男人只能緊緊依隨」（圖2）。透過「讓男人無法一手掌握」，廣告一語雙關地強調女性的主控和所販售的豐胸產品。圖中面貌模糊但曲線畢露的女人是情慾的暗喻，誘引著「緊緊依隨」的男人；模糊的面貌，對比著彎彎曲曲的身體線條，強調出美只在線條，甚至只在胸部，其他的部分即便是美，也變得不清楚。女人不但要「讓男人無法一手掌握」，甚至要「得寸進尺」，廣告再次利用雙關語，表達出現代女性的主動性，聳動地凸出大胸脯對女性的重要，因為「胸部是女性身體的浪漫地標！不要讓台灣的男人找不到路回家」：塑身美容為的是性誘引。

　　塑身美容公司每月投下重資在廣告中創造女性的標準身體，並大言不慚地宣稱要讓女性的身材只有one size。在新的美貌標準下，即連傳統的豐腴美女楊貴妃，都必須受到改造。根據這一則廣告，楊貴妃「本性純良，嗜好甜食，懶於運動」，而產生了如下的問題：「壹：膚暗色衰胸部垂，貳：蠻腰纏繞小腹凸，參：肉擠脂滿衣蔽肥，肆：腿似象足行路難」，只有透過塑身美容業者的「修身」，才能讓她轉變成「美顏嫩膚雙峰挺，消脂棄贅柳腰輕，雕體塑身窈窕情」，將「楊玉環正式改名為『趙飛燕』」（圖3）。因此減肥並不是塑身的主要目的，減肥是為了更高的理想——塑造身體的曲線：

> 減肥權威的最新宣言：已經不是光減掉幾公斤脂肪，而是如何把曲線還給女人。使手臂線條變得優美：纖纖玉臂，撥動心弦；使肩膀線條變得優美：柔美的肩，盡入懷抱；消除胸部周圍贅肉：自信胸

22　美國的化妝品業大約在「經濟大恐慌」時期將女性化妝與性相連，這一趨勢直到今日未見稍歇。見：Kathy Peiss, *Hope in a Jar: The Making of America's Beauty Culture*, p. 237.

懷，妳是贏家；消除腹部贅肉：堅實小腹，無需再躲藏；消除大腿
贅肉：性感迷裙，自在逍遙；使臉部線條變得優美：輪廓分明，氣
質美人；使腰圍纖細：柳腰款擺，風情萬種；消除臀部贅肉：滑圓
堅挺，魅力無限；消除膝蓋贅肉：讓腿部顯得更修長；縮小腿肚：
細長小腿，行情更走俏；使腳踝變細：蹬上高跟鞋，恰似一杯美
酒。(圖4)

　　圖4的廣告模特兒根本不是圖中的主體，她被包圍在用文字構成的曲線
中。彎彎曲曲的文字線條，反而成為凝視的焦點，反襯女體的身體線條。這
則文字曲線的廣告詞，描寫女性身上各種曲線對於女性的功能，也抹滅了女
性美的其他可能性。在這樣的情慾經濟中，女人不是具體的存在，而消融於
線條之中。

　　這些豐胸、圓臀、彎曲線的S型標準女體，大致是以西方金髮碧眼的外
國模特兒為標準引進到台灣(圖5)。從大約14世紀中期開始，S型的女體便一
直是西方上層婦女的理想形象。也大約是從這個時候開始，西方男性和女性
的服飾開始有了分化。為了塑造S型的身體，因而有了緊身衣(corset)的出
現。有些早期的緊身衣甚至以金屬為材料，或在腹部墊上硬重的材質如金
屬、鯨骨或木材等，以將胸部上托。儘管緊身衣在歷史上有不少演變，但其
重點都在於強調女性的腰身。其後又有箍裙(crinoline或farthingale)的出現，
將細腰的女性下身襯成圓蓬蓬的一圈。尤其是1902年由法國服裝設計師所創
作的托胸型緊身衣(san ventre)，更是將女性塑造成腹平而前凸後翹的女人。
為了塑造S型的身體，緊身衣及其隨伴的衣飾，對女性身體的傷害恐怕不下
於中國的纏足。從19世紀末期，便不斷有婦女解放運動者和醫生對這樣的衣
飾提出抗議。雖然這些服飾在20世紀初期陸續消散，但卻不是因為抗議而改
變，而是因為社會變遷(如女性開始參與運動)和新的理想身體形象出現[23]。
在S型身體的熱潮稍退的1920年代，新的標準—瘦—又加到女性的理想身體

23　Marianne Thesander, *The Feminine Ideal*, pp. 55-105.

上，而且對於瘦的要求，有愈演愈烈之勢。1930年代豐胸又重新成為女性美的標準，1950年代西方女性的理想身材開又始強調S型，1960年代以後則又加上對於年輕與削瘦的崇拜，以致許多年輕女性從小就受到不少社會壓力，為了保持身材而犧牲了自己的健康[24]。S型的女性身體雖然在歷史上升沈不定，但大致卻是西方對於女性身體的理想。尤其是隨著新媒體的發展，這樣的女體形象無遠弗屆地傳到世界各地。台灣的塑身美容業者也以之為範型，鑄造台灣新的女性美。

雖然塑身美容廣告不斷強調女性在情慾方面的主動性，但卻同時將女性抽象化和物化為男性情慾的標的。塑身美容廣告的語言和物化女性的廣告，只是同構的異形物(homologue)。這些廣告中所喚醒的是女性的情慾主體，也同時將這一主體轉換成男性情慾的標的物。這種阿圖塞式(Louis Althusser)的主體，沈醉在意識型態所喚醒的主體意識，卻不覺召喚者早已將之納入，使之成為被支配的客體[25]。這真的是現代女性的慾求？廣告作如是說，一般女性觀者則因無法有發言的空間，只得保持沈默。便是在靜默中，廣告彷彿代表了所有的女性說話—廣告是資本家控制的發言台。

四、美與符號的再現

然而為何在1990年代的台灣文化中，認為曲線是理想的女性美？以下便就美的再現(representation)，考察塑身美容的形上基礎。

女性美是上帝的傑作，不是人為的藝術品；藝術品或可化為種種品質來加以討論，美則無法化約掌握。《詩經·碩人》如此描繪莊姜這位美女：「手如柔荑，膚如凝脂。領如蝤蠐，齒如瓠犀。螓首蛾眉……。」除了像「柔荑」、「蝤蠐」等象徵外，從這幅文字的速寫中，讀者無法「看到」

24　Sarah Grogan, *Body Image*, pp.13-16.

25　Louis Althusser, "Ideology and the Ideological State Apparatuses (Notes towards an Investigation)," in *Lenin and Philosophy and Other Essays*, trans., Ben Brewster (New York: Monthly Review Press, 1971), pp.158-186.

美。這不僅是因為現代的讀者無法領會像「柔荑」、「螓蠐」一類的自然象徵，而是在描寫或再現美的過程中，「美」本身已消失得無影無蹤，只留下一堆符號。「美」是一種絕對的存在；美的經驗只能是當下的直接體驗，無法言傳，無法定義[26]。

　　然而就像《詩經‧碩人》一樣，歷史上充滿了再現女性美的企圖。透過符號的再現，激起讀者的想像和慾望－畢竟想像女性美和把女性當成性對象恐怕難以分離[27]；亦即關於女性美的討論是人類情慾世界中的一部分。例如，明代的楊慎如是描繪他心目中的漢代美女：

> 光送著瑩面上，如朝霞和雪，豔射不能正視，目波澄鮮，眉嫵連卷，朱口皓齒，修耳懸鼻，輔靨顧領，位置均適。……（髮）黝鬒可鑑，圍手八盤，墜地加半。……芳氣噴襲肌理，膩潔捫不留手。規前方後，築脂刻玉，胸乳菽發，臍容半寸許珠，私處墳起，為展兩股，陰溝渥丹，火齊欲吐，此守禮謹嚴，處女也。約略瑩體，血足榮膚，膚足餚肉，肉足冒骨，長短合度。自顛至底長七尺一寸，肩廣一尺六寸，臀視肩廣減三寸，自肩至指各二尺七寸，指去掌四寸，肖十竹萌削也。髀至足長三尺二寸，足長八寸，脛跗豐妍，底平指斂，約縑迫襪，收束微如禁中，久之不得音響。……（音）若微風振簫，幽鳴可聽。不痔不瘍，無黑子創陷及口鼻腋私足諸過。[28]

透過文字的描繪，讀者可以細細想像這位從來不曾在讀者面前現身的傳統中國美女。和塑身美容廣告對女性身材尺寸的描寫相比，在此所描繪的尺寸是身高、肩寬、臀圍、整個手和腿的長度和當時人認為性感的小腳。對

26　Pacteau Francette, *The Symptom of Beauty* (Cambridge: Harvard University Press, 1994), pp. 21-31.

27　Pacteau Francette, *The Symptom of Beauty*, p. 16.

28　胡震亨、毛晉(明)《漢雜事秘辛》增補津逮秘書(八)(京都：中文出版社，1980)，頁6205。從楊慎的序中，可以看出這似乎是明人(或是他自己)所偽託的色情書刊。

於身材關注的焦點如此不同，顯示美的身材並沒有一定的標準。塑身美容廣告中身材皎好但大腳丫的美女，恐怕對明代的中國男人沒有太大的吸引力。另外，這段仔細的描寫強調這是位「守禮謹嚴」的「處女」，是能延續家族的健美女性身體。時代的差異，也顯現出消費情慾的差異。在塑身美容廣告中，女性是否是「守禮謹嚴」的「處女」，與其腳的大小並不是重點，重要的是女性如何以其彎彎曲曲的身體在情慾遊戲中成為主角。

若說在中文世界中，女性美常透過文字來再現；量化女性身體，以合宜的身材比例，來掌握美的本質則是西方的美學傳統[29]。例如一位文藝復興時期的人文學者Giovanni Della Casa便謂，雖然美無法精確定義，但他認為美在於合宜的比例。他將美、尺寸（measure）與比例和醜、不自然和畸形（misshpaed）對比；前三者正是人與禽獸不同之處。美重在其整體性，因此，將一個女人美麗的手足放到另一個美女漂亮的身體上，不見得能產生一位絕世美女。因為這只是不同身體的搭湊，其間的比例不對，因而無法顯現整體的美[30]。Giovanni Della Casa將尺寸與不自然對比，彷彿自然便是建立在各種可以量度的尺寸上，而各種尺寸間合宜的搭配，則定義了美。

正是因為美無法定義且言人人殊，西方哲學論述因而以數值與比例，用抽象的方式來討論美。這一過程其實是將女性從自然的美，轉換為藝術品；把無法言傳的美變為可以討論的比例和數字。然而數值化雖能討論美的本質，但經過抽象後的女性美也同樣失去了再現能力，杳然無縱。也許是因為女性美總是和情慾的問題纏扯不清，以數字比例來討論女性身體，除了是畢達哥拉斯傳統的殘留，認為數字、比例與和諧是構成世界基礎外，也是西方哲學論述昇華情慾，以直探美的底蘊的企圖[31]。

然而在資本主義社會中，女性身體與女性美成為商品循環中的一個中續

---

29 Pacteau Francette, *The Symptom of Beauty*, pp. 23, 77-95.

30 Giovanni Della Casa, *Galateo: A Renaissance Treatise on Manners*, trans., Konrad Eisenbichler and Kenneth R. Bartlett（Toronto: Centre for Reformation and Renaissance Studies, 1994, 3rd ed. rev. ed.），pp. 51-52.

31 Pacteau Francette, *The Symptom of Beauty*, pp. 85-95.

點。有關身體比例的論述被挪用，以定義女性美，使女性美成為可被消費的
商品。原來哲學論述中以抽象形式昇華情慾的效果，卻被資本主義的商品邏
輯所顛覆：身體比例用以定義女性美，以女性美來激起情慾與消費；而這一
切都在「科學」的名義下進行。

如上所述，由於「美自身」(beauty-itself)的存在永遠不斷在符號中遞
延，使得符號失去了再現能力。但塑身美容廣告則在這一連串不斷遞延的符
號鏈中，挾著「科學」在日常生活中的權威，成為定義「美自身」的符號壟
斷者。在塑身美容廣告中，美不必經由符號再現，而是由符號來定義。對於
活在科學革命之後的現代人，數字象徵著現代人以量化形式客觀掌握外在世
界規律的企圖；數字因而帶有客觀與真理的份量。在塑身美容廣告中，以往
言人人殊的女性美，彷彿因量化而得以被客觀地定義。以符號再現女性美的
無力感，也因而得到救贖。塑身美容公司完成了符號所無法達成的不可能任
務，成為女性新的救世主。

五、科學主義與女性身體

塑身美容業對於數字和科學主義的挪用，清楚地呈現在其廣告中。塑身
美容廣告是一則關於女性身體的論述，簡化女性身體為前凸後翹，可以截彎
取直(腿)，可以改直為彎(身材)；可以由小變大(胸)，可以從大變小(身
體)。運用現代科技測量與量化的概念，塑身美容廣告為台灣現代女性量身
訂製了一具標準的軀體。曲線構成身體；女人則由曲線構成，而所有的曲線
都可以量化。女人必需有「美的臉部曲線」、「堅挺的胸部曲線」(身高×
0.53)CM、「簡潔的手臂曲線」、「玲瓏的腰部曲線」(身高×0.37)CM、
「圓滑的臀部曲線」(身高×0.542)CM、「修長的腿部曲線」(大腿應該有
身高×0.26＋7.8)CM、(小腿應有28~34)CM、「纖細的足踝曲線」
(18~22CM)和「輕盈的身體曲線」(身高－122)KG(圖6)。透過數字，而且
是可以測到小數以下三位的數值，塑身美容業以「精準」，將自己提升為
「科技」產業。

　　數字還有一個功能，那便是女性們可以自行計算自己是否合於標準。以乳房爲例，「世紀末新乳房美學基準可以下列公式計算：標準的胸圍計算法＝(身高×0.53)÷2.5；如何判斷胸部是否下垂？完美的胸型＝乳頭兩點與瑣骨中點，三點成正三角形，若是乳頭到瑣骨中點的距離＞兩乳之距離，則屬於下垂型胸部。若是兩乳之距離＞乳頭到瑣骨的距離，則是屬於外闊型胸部」[32]。然而塑身美容業者卻從未言明女性合於健康標準的身形爲何，甚至也未言明其測量身體的依據爲何。如此形塑的女性美，可以輕易操縱，並使每位婦女，不論身高和體重爲何，都有變爲「不正常」女人的可能。塑身美容業逃避了婦女健康的問題，成爲純粹關於女性「美」的論述。這在下一則廣告中表現得更清楚。根據這則廣告，能擁有「四點一線」的「腿線美人」只0.01%(圖7)。因此，天生的「腿線美人」可以說是女人中的例外，然而塑身美容業卻以例外爲標準，當然使得台灣婦女都「不正常」，陷於人人「自肥」的恐慌中。

　　塑身美容廣告亦同時經由與「女人的曲線對談」，以問答方式激起女性對於「標準身體」的自覺[33]。一方面讓「另類女性」意識到她們身體的問題，「科學地」使女性自問自答地察覺自己身體的不正常和自己對於塑身美容的「誤解」，促使她們到塑身美容公司找答案。透過客觀的數字計算，對於「標準身材」的意識逐漸根植於女性閱聽人的腦海，並促使著她們時時監控自己的身體。然而由於「標準身材」通常不是平均值，而是例外，女性追求完美身材的夢便註定要失敗。這樣的廣告當然會引起女性閱聽人的的焦慮，而到塑身美容公司消費成了唯一的救贖。

　　然而有客觀化的曲線數值並不意味著塑身美容公司只是大規模的女體加工廠。透過現代科技，塑身美容公司理解並解決每個女人個別的需求。塑身美容公司早就考慮到「相同的方法，相同的產品，在A女身上效果顯著，在B女身上就成效不彰」。但這些問題皆已「一一迎刃而解」。塑身美容公司

32　《時報周刊》896 (1995.4.30-5.5)。
33　這是外國婦女雜誌及其中的廣告所常用的手法。

擁有神奇的塑身科技，還可以依不同的體型，使用不同的科技，雕出相同的
標準身體。

　　但假如每個女人的問題都不一樣，塑身美容公司如何解決如此個別化的
問題？答案仍在於利用科學。首先幾乎所有的塑身美容業者對於女性身材的
問題，都有一套「科學」的診斷。塑身美容公司首先循著「準」醫療程序，
先做「體型診斷」，了解個別問題所在，然後再加以整治。診斷的辦法是分
類，診斷的依據有「生活習慣」、「個性」、「器官特徵」和「外表特
質」。根據這些參數，可以將體型分為「淋巴型」、「多血型」、「膽汁
型」和「緊張型」。根據某一塑身美容廣告，「體型診斷」乃是根據「西方
醫學之父希波克拉提斯(Hippocrates)」的學說發展而成。有的公司則分為
「中廣型、浮肉型、蘋果型、西洋梨型、葫蘆型、鬆垮型」(圖8)。又如女
性的乳房可以分為：「筍型、布袋型、平坦型、荷包型、萎縮型、李鹹
型。」針對不同的型態，有不同的成因和整治方式。關於其療法的描述則包
裹在科技術語中，如「高週波吸收法、微電腦美胸法、微波美胸回春、特效
熱導塑胸、離子縮胸系統、乳頭漂粉紅術」，令人目不暇給。分類的另一重
要功能是將女體切割販買，所有的身體部位，各有各的價錢。塑身美容業因
而能更細緻地切割市場；而越細緻的分割，又使人感受到塑身美容業的專業
分工，從而加強了其權威。

　　至於身體何以有這些型態，塑身美容廣告提供了很多「科學」性的解
釋。如圖9中，廣告將所謂INCHWRAP稱之為「質能轉換，尺寸再塑」，並
將脂肪軟化、分解、塑型的細部繪出，彷彿讓女人體內真的經歷了這些化學
或物理過程。有的廣告則對於肥胖原因，作了生理圖解的說明。除了描寫身
材變形的成因外，塑身美容廣告通常也對各種不同身形，交代了相應的療
法。

　　塑身美容廣告為了動員科技權威，使用了許多英文代號，以加強這些術
語的「科學」性，提高廣告的可信度，畢竟科學是從西方來的知識系統。例
如「BR微電腦美胸護理」、「BP調週波吸集法」、「MBR特效熱導護
理」、「BO微波美胸回春系統」、「LC乳頭漂紅術」、「P.B.H.M快速健

胸系統」、「法國CTB自然豐胸成長技術，效果極佳，自然增大看不見、量得出，輕輕鬆鬆，不須開刀、不用打針、不必吃藥、非吸式，自然增大尺寸，負責保證」、「美國N.F.M.I.醫學研究工業，最新研發的複合式電腦晶片與S.D.雙重互補波型的全套式健胸儀」、「AFS多元化健康速效減肥系統」、「SHM熱膜瘦身減肥法」等。這些英文究竟是什麼意義其實已經不重要，重要的是外語的使用應合了台灣國際化的熱潮和科學權威。英文作為一種國際語言，在消費者心目中具有相當的份量。更何況這還是「科技」術語，如果看不懂，也只有乖乖在科技權威面前低頭，承認自己的無知。如果仔細觀察這些廣告，塑身美容業者每過一段時間，便會改變其英文的塑身術語：這些符號早已失去了它的意指(signified)。

除了使用科技術語外，塑身美容廣告自然不會忽略動員科學權威和各式各樣的科學理論，以為其塑身美容術奠下理論基礎。例如「義大利總理私人專任醫生Silvano Cattaneo……根據西方醫學之父希波克拉提斯(Hippocrates)學說，以型體區分診斷，依各人問題設計療程」。有的引用了「美國加州州立大學主任Grant Gwinup的研究報告指出：由於先天個人體質、生活習慣、脂肪細胞結構差異，影響許多屯積在脂肪細胞間的液體雜質無法經由節食、運動、排泄系統排出體外，造成下半身肥胖，皮膚鬆弛、萎縮、桔皮浮肉等現象」。以解釋浮肉的成因，並引進了「享譽國際Dr. Strem多年精湛研究成功：M.B.S.溶脂晶鈉曲線雕塑法，乃利用滲透原理，將膨脹後的脂肪細胞，恢復原有脂肪細胞之體積，透過淋巴腺系統，導出皮膚及多餘的脂肪細胞毒素。同時排導脂肪間的液體使細胞重新排列組合，縮減尺寸，以達下半身曲線雕塑的理想身材」。還有利用「克里伯氏循環生熱(Kreb's Cycle Thermogensis【案：當為thermogenesis之誤】Effect)……指人體的熱能循環；生熱則是指產生熱能。當人體從事一般日常活動時，氧氣會被消耗，而大量的能量因而釋放，並以熱能之形式來保持人體的舒適與溫暖。故在寒冷地帶，人體必需放出較平常多的熱能以維持身體的溫暖」。因此，其塑身術則是將女性身體包得麻花像一樣(圖10)，以排放過多的熱能，達成減肥的效果。這種對科學權威的引用，連諾貝爾獎得主也不放過。「諾貝爾化學獎得

主Dr. Linus Pauling證實——Thalasso Therapy活化高耗能代謝系統可達成體內淨化排脂效果—根據科學原理，促進淋巴循環功能、提高基礎代謝的輕鬆塑身法。依Dr. Linus Pauling之理論，若人體內淋巴系統循環流動良好，則即使在安靜之非運動狀態，亦可使脂肪燃燒率達到65%之效果，而糖原效率亦可提升35%」。該公司乃引進依據Pauling理論研發的儀器，以為塑身美容之用。

僅管塑身美容公司各個不同，但其所建構出來的塑身理論卻有很大的相似之處。塑身理論強調像運動或節食等改變身體的方法，無法創造出可欲的身體曲線。因此塑身美容和一般練肌肉的女性「健美」或到運動中心鍛鍊自己的身體很不同[34]；前者以「被運動」改變全身的曲線，後者則是以運動來改變身體的肌肉。在塑身美容業中，運動甚至飲食控制都非主要項目，而是藉著美容師的手技、塑身儀器和營養食品來改變身體曲線。雖然不少塑身美容業者也兼設營養諮詢的項目，但這一項目通常是點綴性的，主要是依據塑身美容業已設定的標準來檢測和歸類客戶的身體。塑身美容業因而鮮少觸及女性的健康問題，並以此規避醫療法規的規範。

塑身美容廣告挪用科學權威並不止於發明各種名詞、科學家和「科學理論」而已。儀器是塑身美容業中的要角，各種琳瑯滿目的儀器，大部分的功能不外是類似三溫暖或按摩，但都被賦予看起來像「高科技」的名稱，這些儀器有「日本原裝之TAL高耗能瘦身儀」、「緊縮瘦身儀」、「a-33太空瘦身艙」、「加速脂肪代謝振動儀」、「ROLLER物理儀」、「高頻率離子交換儀器」、「BMH體雕美容艙」、「APQ儀」、「SAP高科技收縮儀」、「HJP全脂肪分解儀」和「VRF天然高除皺儀」等等。即便是相似的儀器，各公司也賦予不同的名稱。進入塑身美容公司猶如進到高科技的實驗室，廣告中總是有著電腦和各類器材，讓人眼見為憑地見到現代科技的實際運作。在現代科技細心的調理下，不但妳「想塑哪裡就塑哪裡」而且還保證塑身的

34　關於女性健美，見：蕭遙，〈線條分明雌赳赳女子健美運動有爭議〉《時報周刊》387（1984）: 34-37。Sharlene Hesse-Biber, *Am I Thin Enough Yet?*（New York & Oxford: Oxford University Press, 1996）, pp. 44-50.

效率。有的可以使妳「60分鐘瘦8吋」；有的則可以「2小時塑6吋」，而且
所有的成效都有「國際公認」的外國科技專家加以證實。如是，女性身體的
問題便被一一分類，針對不同需求，加以解決。在形塑出同一標準身體的過
程中，女人形成了自我──一種單獨成形，卻又合於統一規格的新女性。

　　偉大的現代科技同時也克服了現代人最大的恐懼──疏離，實現了現代人
最大的夢想──自我。來到塑身美容公司，把自我投入到一群由塑身美容廣告
公司所創造的標準女人形象，消費的女人不再是異類，不再是孤零零的個
體，而將和其他「正常」女人一樣，擁有一座合乎標準的身體──一副每個女
人都該擁有的身體。就像是廣告詞所說：「眼看就快要遲到了，可是還想再
多看一眼！不是沒信心，而是不敢相信！以前覺得自己壯壯的，一點曲線都
沒有，自從踏入媚登峰以後，手臂、臀腿的浮肉都消除啦！大家都說我變漂
亮了！心理學家說：多欣賞自己，才能培養自信心。所以我還要多看自己兩
眼！」[35]「一股莫名的魔力，深深的吸引著我，是自信，也是美麗！渾身上
下，散發誘人的光采，不禁讚嘆，女人是上帝的傑作！」就像把女性變成可
以測量的數字，科技把女人變成符號──「永遠的驚嘆號」。塑身美容公司修
補的因而不僅是女性的身體，而是因美貌作為一種女性資源所能獲得的社會
關係，使女性得以「重拾自信魅力，只要妳願意SEXY LADY就是妳」。

　　塑身美容廣告中的科技術語就像是失了符指的符號，意義空虛，等待填
補。如何填補空白的意義，便是意識型態建構的過程。對於廣告而言，語言
早已是一種過度膨脹的符號，本身便不需意義，也沒有意義，重要的是如何
能使閱聽人接受這些符號，並相信其有意義。廣告猶如腳本（inscription）建
構戲碼，讓女性閱聽人成為入戲的主角。閱聽人不見得能完全懂這些符碼，
甚至因其陌生而起疑。但塑身美容廣告援引科技當成最後的權威，無非是相
信科技在當代台灣社會意識型態中扮演了重要的角色。科技在一般人心目中
等同於真理，援引科學權威加強了其廣告的可信度。

　　透過玩弄這些「類科學名詞」，塑身美容業將自己形塑為「高科技產

35　《時報周刊》947（1996.4.21-4.27）。

業」，而「高科技」暗示著消費者，該行業是「又高又貴」的行業。想塑身的女性自然也要大量投資，將金錢轉換為身體曲線。塑身美容業則將女性的身體曲線分割，分段販售。例如在一則廣告中，15000元只能使用「下半身窈窕系統」；35000元則可以使用「速效美雕塑身系統」；若有50000元則可以使用「全身完周瘦身系統」。塑身美容公司所提供的服務，完全合於資本主義的投入產出邏輯。女性只有消費才能讓自己變得更美，因而女性也根據其經濟地位，被分為不同的等級；窮女人合該倒霉，即使要自己美，也只能做到一半；而立於在財富分配金字塔顛峰的女人最美。

藉著科技的形象，塑身美容廣告以女性「美」及其社會功能誘引著女性改造身體的慾望；以科技來形塑塑身美容業的專業性格，建立起業者的誠信。在無所不能的科技下，只要消費者有決心，塑身美容公司必可藉科技之力為之服務，達成目標。但如果在現代科技下，女性消費者仍無法創出自己完美的身體，那是她自己的問題。科學技術已能客觀地定義女性美、準確地寸寸診斷、模塑女性的身體，並清楚地說明了原因和療法，外加見證人和科技專家的證言。如果女性消費者無法達成塑身目標，問題必然是出在她自己身上。一定是自己不夠努力，才會失敗。在現代科技的保證下，塑身美容公司成了永遠不敗的市場作手：如果塑身成功，那自然要歸功於塑身美容公司；如果失敗，那是消費者自己的問題。利用分類和量化，塑身美容業者將女性身體定義為女性個別的問題，而不是健康或是社會觀念的問題。因此，女性的救贖既不在醫療機構，也不在改變社會的集體想像，而在塑身美容公司。透過定義女性身體的問題，塑身美容業合法了其自身的存在，並壟斷女性美的定義。

六、信任及其背叛

「高科技」雖然能形塑塑身美容業的專業形象，但一般人對於未知的高科技也未必就毫無疑懼地接受。亦即，雖然膜拜科技是台灣社會通俗的意識型態，並不見得表示人們能立刻相信科技的萬能。有鑑於此，塑身美容廣告

自始便以見證的方式來加強它的可信度。

在一般塑身美容廣告中，塑身美容業者常與機器一起出現，以展現其專業性格及其對科技的駕馭能力；其次則是各式名人、藝人為塑身美容業者見證；現身展現自己的身材，為業者的服務作保證。例如有一份廣告便宣稱：「柴契爾夫人之女在歐洲GMTV電台登場見證2個小時縮減6吋。美國92-93泳裝小姐經本系統塑身成功後當選。日本明星田中美奈子雕塑成功後在日本演藝界大放異彩。」[36]藉著使用外國例證，這家公司欲以此區隔其市場和其他公司間的差異。然而這些外國女性和藝人雖然見證了塑身的效果，終究人在國外，難以核實。

另外一種較常見的實證方式，則是以美麗的名模為塑身美容業者做廣告。廣告中美麗而身材「標準」的名模，暗示著女性只要進入塑身美容公司，便可獲得相同的效果。塑身美容公司以名模為誘餌，在一旁類似科技的用語則用以加強其可信度。然而利用名模的廣告卻也顯得相當虛幻。因為名模之所以成為名模，不正因為其擁有一般人所艷羨的身材？到底其身材是塑身而成，或天生如此？因此，這些名模廣告與其說是在建立塑身美容廣告的可信度，不如說是現身展示，成為廣告所建立身材標準的模範。

1998年底是塑身美容廣告的一個轉捩點：衛生署開始警告塑身美容業者對其廣告必須提出證據[37]。雖然塑身美容廣告引用了相當多的擬醫學及生理學的術語，但塑身美容業者卻宣稱他們並非從事醫療服務，所謂「物理塑身幫妳窈窕，非關醫學」。塑身美容廣告也比較了他們的方法與其他醫療方法的差異，強調其不必打針、吃藥、抽脂的長處。塑身美容業者長期以來不斷地操弄美麗與健康的細縫，以規避醫療法規。這便是何以雖然業者與消費者之間爭議不斷，政府卻鮮少插手管理塑身美容業。這次公權力的介入亦非規範業者的「準」醫療行為，而是因為多數塑身美容廣告大都誇大不實，有違公平交易。在公權力的強制下，暴露出了整個產業操弄科技符號的事實，以

36　《時報周刊》907（1995.7.16-7.22）。

37　《中國時報》（1998.10.24），頁9。

科技來建立專業和信賴的基礎已被催破。以往塑身美容廣告利用「科學用語」來強調塑身效果的廣告策略必須重新調整，從這個「危機」中，更可見到廣告(或資本主義)為推銷產品而靈活善變的「本質」。

新的廣告作法以真人實事取代了膨脹過度的科學用語，業者高呼拿出證據來，而且所有的真人都附上「真」的姓名(圖11)。有的業者則以發胖的藝人為實例，當下為之瘦身，以公開檢證其效果。有的業者更以開公聽會，搶救信任破裂的危機。在鎂光燈與群眾的簇擁下，業者被塑造成誠信而想永續經營的企業家，不是撈一票就走的騙子(圖12)。業者仍強調「想瘦哪裡，就瘦哪裡」，並以「美麗是自信而非誘惑」重新定位塑身美容的功能在於照顧女人自己。業者的新攻勢，顯然收到了一定的效果，據說中南部還有消費者集體包遊覽車，上某一塑身美容公司[38]。有趣的是，才沒幾個月，新聞局又再度宣布這些真人實證的廣告，有很多證不實、人不真的現象，並要加強查緝[39]。塑身美容業界的兩大龍頭甚至於為了爭取誠信的標籤，而對簿公堂。這對塑身美容業者積極想重建信任網絡，以吸引消費者，無疑是一大反諷。

台灣是信任度很低的社會，而且在進入1990年代以後，群眾對大眾傳播媒體的信任度越來越差[40]。然而業者何以敢用不真實的技術與產品來誘引消費者？從業者投資如此多的廣告費，不難看出，整個塑身美容產業是靠著廣告吹起來的，而且廣告顯然還收到了不錯的效果。這透露出的除了是台灣女性在一波波廣告攻勢下，和社會中女性身體不斷以年輕貌美的形象暴露，而使女性對自己身體感到莫明的焦慮外；也暴露出台灣社會中一般人膜拜科學的態度。塑身美容業所使用的科技除了與這些因素有關外，何以業者能如此將科技當符號用，還可以從資本主義社會中科技和信任的性質來考察。

20世紀末資本主義社會最大的特質在於將一切事物存在的內裡掏空，成

---

38 英泰廣告公司文案群，〈眼見為信的說服法：真人實證廣告面面觀〉《中央日報》(1998.11.23)，頁23。

39 〈女人的罩杯新聞局管定了〉《自由時報》(1999.5.22)，頁29。

40 張苙雲，〈當代台灣社會信任與不信任〉收入：張苙雲、呂玉瑕、王甫昌編，《九　年代的台灣社會：社會變遷基本調查研究系列二》(下)(台北：中央研究院社會學研究所，1997)，頁293-331。

爲表面的存在。信任如是，科技亦如是。訊息本身的可信與否並不重要，重要的是如何建立起一個網絡，以便使訊息看來可信。廣告便是這個網絡的一個重要節點，透過將科技符號化、眞人實證等方式，廣告加強了整個網絡的可信度，而被符號化了的科技以及眞人實證，也反過來強化了廣告的可信度；這種相互加強的效果，又投射回去爲資本市場服務。科技亦如是。在資本主義的世界裡，科技的好與壞沒有一定的準則，端視是否能爲資本邏輯服務。一項成功的發明，如果無法取得市場，便無法存活；反之，一項失敗的發明，如能在某些市場的區隔裡使用，市場本身便將該項發明定義爲有用（或好）的科技。信任與技術成敗的關鍵都不是其自身本質的問題，而端視如何嵌入在資本主義中某一網絡。塑身美容廣告爲世紀末沒有本質的信任與科技提供了一個活生生的例證。

七、尾聲：死亡、青春與台灣當代資本主義社會中的性別支配

塑身與美容的行爲雖然早已存在於台灣社會，但塑身美容廣告的歷史還很短暫。在九十年代中葉以前，台灣社會中不乏各種減肥秘方和藥品、美容化妝品和整容手術，這些都是拜近代製藥和醫療技術才成爲可能。早期的美容化妝似乎是女性爲女性服務的行業，是女性文化的一部分；小資本經營，服務社區女性。但自從美容業也開始大資本經營後，連鎖店打破了原有的性別區分。至於整容，早期則多見於藝人，似乎也沒有太多性別的區分，而是一種行業的需要。早期的減肥機廣告，也沒有太多的性別區隔，男人也一樣要減肥。台灣的報紙並不缺乏這樣的廣告，但塑身美容廣告卻不是從這些廣告演變而來，塑身美容廣告疊壓了以前這些廣告的歷史，也同時挪用了台灣在1990年代關於女性和科學的論述，形成了它特有的語法結構。

塑身美容業者以「塑身」或「瘦身」取代了原來減肥的概念，以強調身材比例重塑了女性身體與美貌的標準，也使自己成爲世紀末台灣女性的救世主。美雖無法定義，但當塑身美容公司投下大量資本，透過廣告去形塑與定

義女體美時，塑身美容業者已為台灣社會創造了新的審美觀和美的標準，以不斷重覆出現的女體形象，逼著台灣女性正視這些標準，以便經由消費來改變自己的身體。

塑身美容廣告也透露了資本市場所期望的女性美如何為塑身女性建立新的社會關係。在廣告中傳達如是的訊息：美是一種可以交換的價值，當女性消費者達成塑身的目的時，她們可以再以新而美的身體去換取或改善新的社會關係。因此，塑身美容廣告不僅塑造了美，也設定了資本市場中所認為美和女性身體的社會用途及其交換價值。

塑身美容廣告和純粹只是將女性身體物化的廣告不同，其中差別在於將「女性自主」當成標籤，以女性追求身體自主權為訴求，激起女性的消費意識。其次，塑身美容廣告必須建立在女性已有一定經濟能力的社會基礎上。就塑身美容廣告論述的語法而言，訴求女性主體、科技化地建構標準身材、運用科技以達成塑身的目的，訴諸科學權威來保證效果，和訴諸視覺上的真人實證，並以「贏家」來形容女性可以利用其美麗的身體，反過來顛覆男性的宰制。如此動人的訴求，更加深了女性只能以美貌存在，而美貌則是女性存在唯一價值的神話。

塑身美容廣告將科技當成是專業、進步與理性化知識的象徵，定義出世紀末台灣標準的女體，將女人的身體完全轉換成線條，分割販售。塑身美容業在資本主義的邏輯下，重塑了台灣女性的身體文化。在這文化中，女性片片段段、骨瘦如柴地存在著。女性主義學者早就批判這種瘦骨嶙峋的大胸脯女性，根本不是女性的自然樣態，而是二十世紀女性服飾業者形塑出來的病態美。為了這樣的身材，女性必須付出相當慘重的代價[41]。而且這樣的女性生命似乎只存在於短暫的青春，人生其他的階段，幾乎全無價值，因為年老代表著身材走樣，和吸引力的喪失。在塑身美容廣告中，女人只能是不老的動物。這當然不是人類存在的生理事實，但在廣告裡，女人只能為年輕而存在，彷彿女性的唯一價值，便是那青春的肉體。如果年輕是女性唯一的資

41　Naomi Wolf，何修譯，《美貌的神話》，頁104-185。

本，無可避免的老化，必然會在受這些廣告影響的女性生命中塗上一層陰影。年輕原是生命週期的一部分，現在卻成了焦慮的來源。

從醫療史的觀點來看，塑身美容的歷史揭示了人們追求超越身體自然狀態的努力，以及其中所顯露出來的種種文化問題。醫療史常探討醫學論述如何形塑身體的「自然狀態」，並分析這一「自然」狀態如何因疾病而成為「病態」。由於我們必須透過各種對於身體的信念體系或醫療論述，才能認知身體的「自然狀態」，因此所謂身體的「自然狀態」，其實並不「自然」，而是人為文化建構加諸在肉體的結果。醫療史便從分析身體一般的「自然狀態」，以及人如何從疾病中恢復身體的「自然狀態」，討論人與種種人為的文化建構(如醫療論述)及社會體制(如醫院、醫病關係)間錯綜複雜的關係(如性別與其他的權力關係)。然而人們除了維持「自然狀態」以外，還有超越「自然狀態」的慾望：「健康」概念的誕生，便來自肉體希圖自我超越，以延長其存在的慾望。人類種種的養生文化，如中國古代的房中、錬丹、氣功，無不源自這種生命中最深沈的慾求。疾病纏身，固然痛苦；然而人類為了維持身體的健康(「自然狀態」或超越「自然狀態」)，所付出的代價，恐亦不下於應付疾病。為此，人必須不斷操練和控制自己的身體和慾望。身體因而不再享有無所限制的自由，為了追逐健康而必須自我設限。

追求健康的慾望，在世紀末的台灣有了新的發展。世紀末的台灣和其他西方文明一樣，死亡越來越從日常生活中消褪[42]。半個世紀以前的台灣人大多數在臨終前回到家中，死於內寢。今天則在醫院照護，死後直接進入太平間，然後送到殯儀館。以往有喪事的時候，左鄰右舍總還有老人可以幫忙縫製喪服，處理喪儀，彷彿死亡是日常生活中的一部分。現在這樣的老成人都已凋謝殆盡，整個台灣社會對於死亡的處理，不論是屍身或儀式，都越來越專業化。死亡只存在於社會中特殊的一角，而且是日常生活中一般人不太願意碰觸的一角。壽具店自街具中隱退，死亡只殘存在殯儀館。

---

42 Nobert Elias, *The Loneliness of the Dying*, trans. Edmund Jephcott (New York: Basil Blackwell, 1985).

死亡和日常生活的疏離，使得死亡成為終極的虛無。20世紀以來醫學的發展，延長了人的壽命，使得死亡變得更陌生而可懼；而恐懼死亡則加深了追求健康的慾望。即便人們內心深處都明白虛無終將來臨，卻仍希冀從近代醫學的成就中，找尋延年益壽的妙方。本來這些醫療知識大都掌握在醫學權威手中，然而近代媒體的發展，卻大大擴散了人們對於自己身體和健康意識的自覺。台灣平面媒體的醫療版，已在近一、二十年中成為我們日常生活中的一部分。不論是中醫、西醫乃至各種秘方，都可能出現在醫療版上。醫療版擴大了醫療專家對於我們身體的發言權，卻也暴露出現代醫學對於許多病證只能診斷，而無從根治的窘境。現代醫學面對死亡的無力，更加強了醫療保健在人們心目中的份量。醫療版提供越來越廉價的保健訊息，提升了人們的保健意識。然而這些來源不同的訊息，卻也常自相矛盾，使得為了保健而節制慾望，操練身體的人們無所適從。保健意識的提升，反而深化了對於死亡的恐懼。為了恐懼死亡而保健的人們，必須時時節制、鍛鍊和監控自己的身體。便是在對身體改變的自我監控中，使漸漸上了年紀的人們自覺到身體的存在和死亡的陰影，而活在不安的氛圍裡。

人們健康意識的興起，當然也成了無所不入的現代資本主義觸角延伸的對象。於是各種健康食品、運動俱樂部和健診中心，應運而興，把人們的不安，轉化成商機。提供各種醫療資訊的媒體，自然也成了這種「健康資本主義」運作的一環。努力賺錢，並以金錢來購買健康，成為目前台灣人日常生活中的一環。販售健康的資本主義體制，如醫療機構、媒體的醫療版、健康食品的販售商、氣功中心等，在這個無神的世紀末，提供了另一種滲入日常生活的新宗教。這些複雜環節所建構世紀末的台灣日常生活和權力關係，尚待更深入的研究。

然而，健康意識與身體的老化，和台灣其他的社會現象一樣，也有性別的分野。媒體廣告上多的是以中老年男人作為權力的象徵，更不用說天天占據頭版新聞的政治人物，大都是中、老年男性。在我們的社會裡，這些中、老年男人掌握著權與錢，日日角鬥，構成了我們日常生活認知男性的一部分。男人不但可以老化，而且越老越有社會地位和權力。老化的男人當然也

有身體上的問題,性能力幾乎是台灣男人所有生理及心理問題的象徵。因此,從以前的壯陽藥到現在的威而剛,無不在恢復男性的雄風;彷彿恢復了性能力,男人便是一條活龍,可以繼續在社會中興風作浪,繼續掌握著權力、財富與他們的女人。

對於當代的台灣女性而言,她們每天生活在媒體所塑造出來年輕貌美女性的鏡像中,彷彿女性是不老的仙子。年紀大的女性,在媒體中則是「土」的象徵,只有在要表現「鄉土」或是「土」得逗趣時才會出現。不論年紀如何,被這些鏡像纏身的女性,最關心的是如何將時間拉回,使自己變得年輕。她們必須為了自己的肌膚不再「純白無瑕」而懺悔,女性生命週期中其他豐富的面向都隱沒不見。她們彷彿是蝴蝶標本,只能留下生命短暫而絢麗的屍身。在現代媒體的建構下,女性一旦年長,她們的身體便不再有用,不再能享受媚惑男人的樂趣與權力。

塑身美容便是嵌入在台灣新健康文化中的性別分野上,試圖假藉科學,客觀定義女性標準的身體和美,提供了女性改變身體的契機。業者並宣傳女性一旦擁有了「標準」的身體,將在其社會生活中取得優勢,建立自己的主體,消除疏離的恐懼。由於身體是自我表現的媒介,在這樣的文化氛圍裡,塑身美容因而變得有說服力。儘管塑身美容業受到抨擊與管制,但並沒有減緩的趨勢。最近一些醫療機構紛紛加入健身與體重控制的行列;以運動為主的健身俱樂部也逐漸興起。這些新趨勢是否會開始挑戰塑身美容業者定義女性身體與美的霸權,並促使台灣女性改以運動追求健與美[43],且讓我們拭目以待。

---

43 1980年代中後期,美國女性亦漸以運動取代節食或營養食品來解決體重問題。Sarah Grogan, *Body Image*, pp. 184-188.

圖1

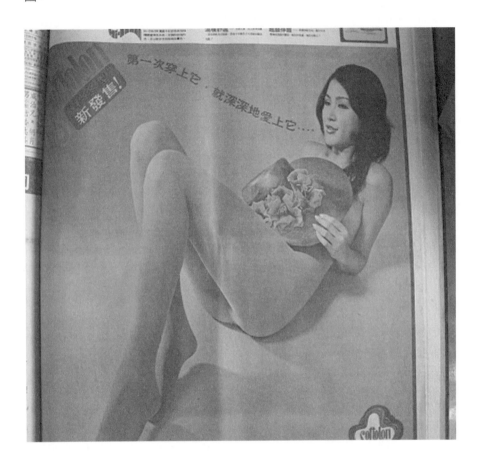

圖2

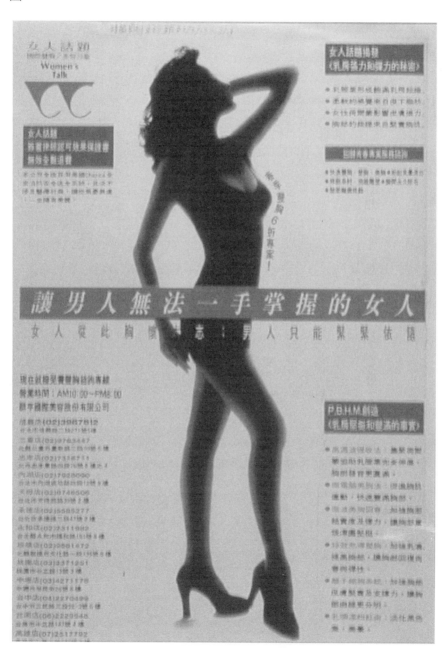

圖3

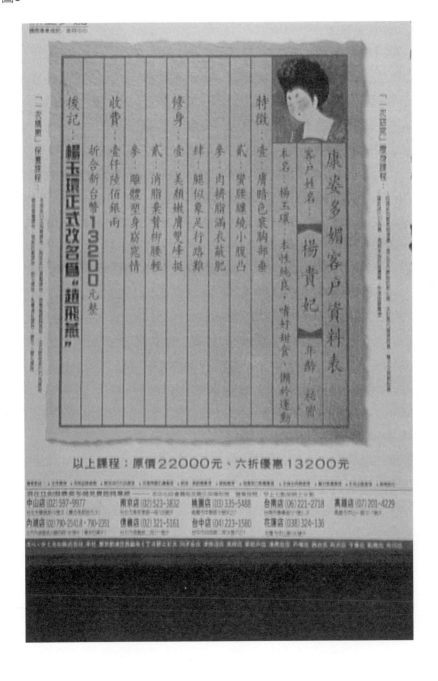

圖4

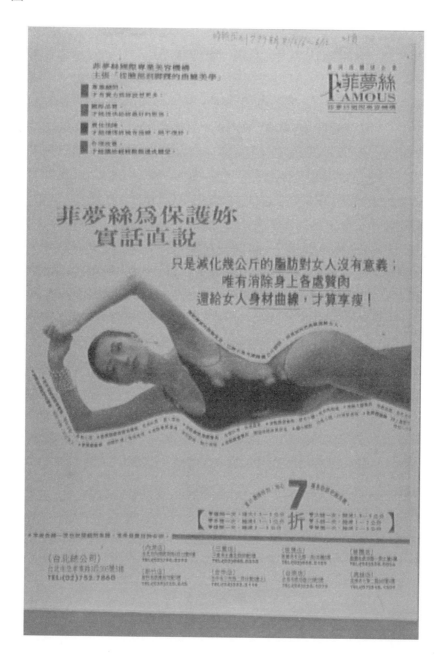

圖5

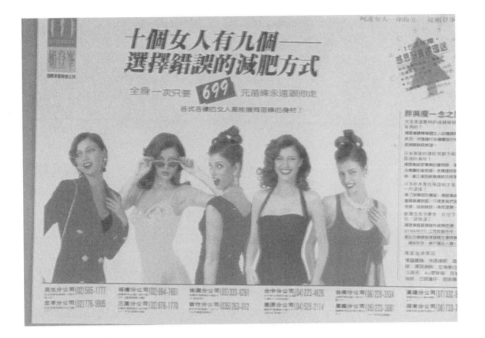

圖6

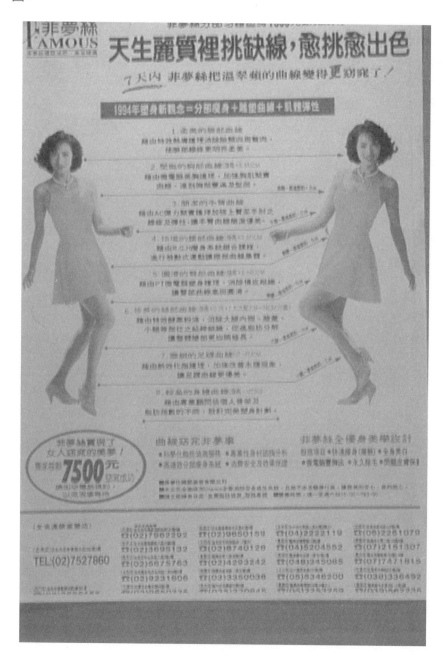

圖7

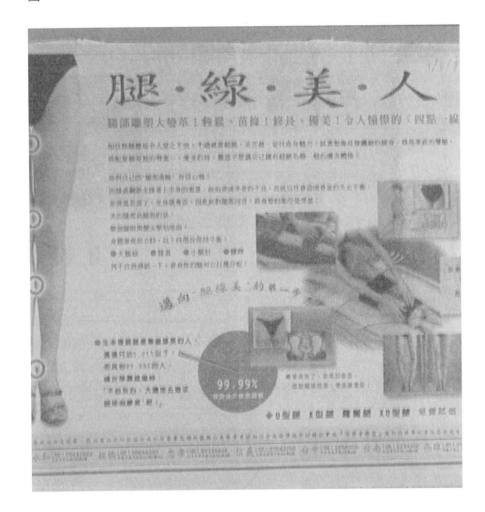

圖8

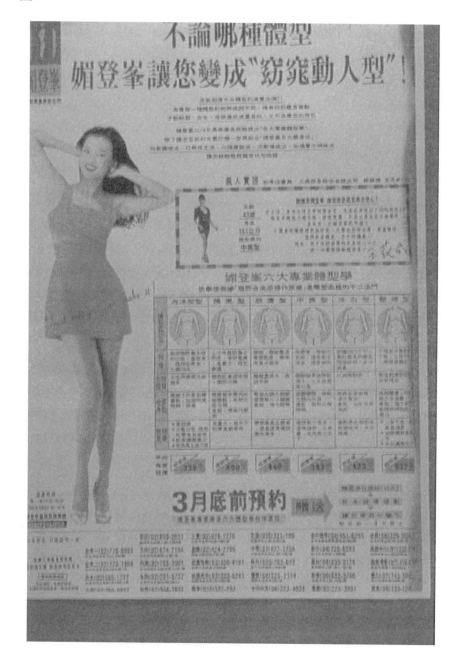

圖9

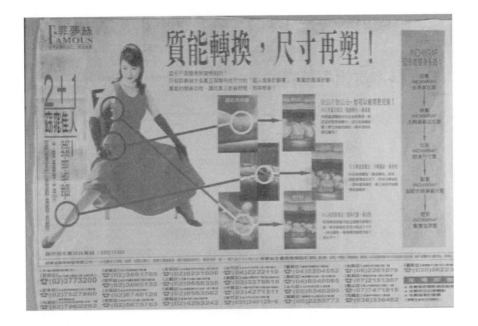

圖10

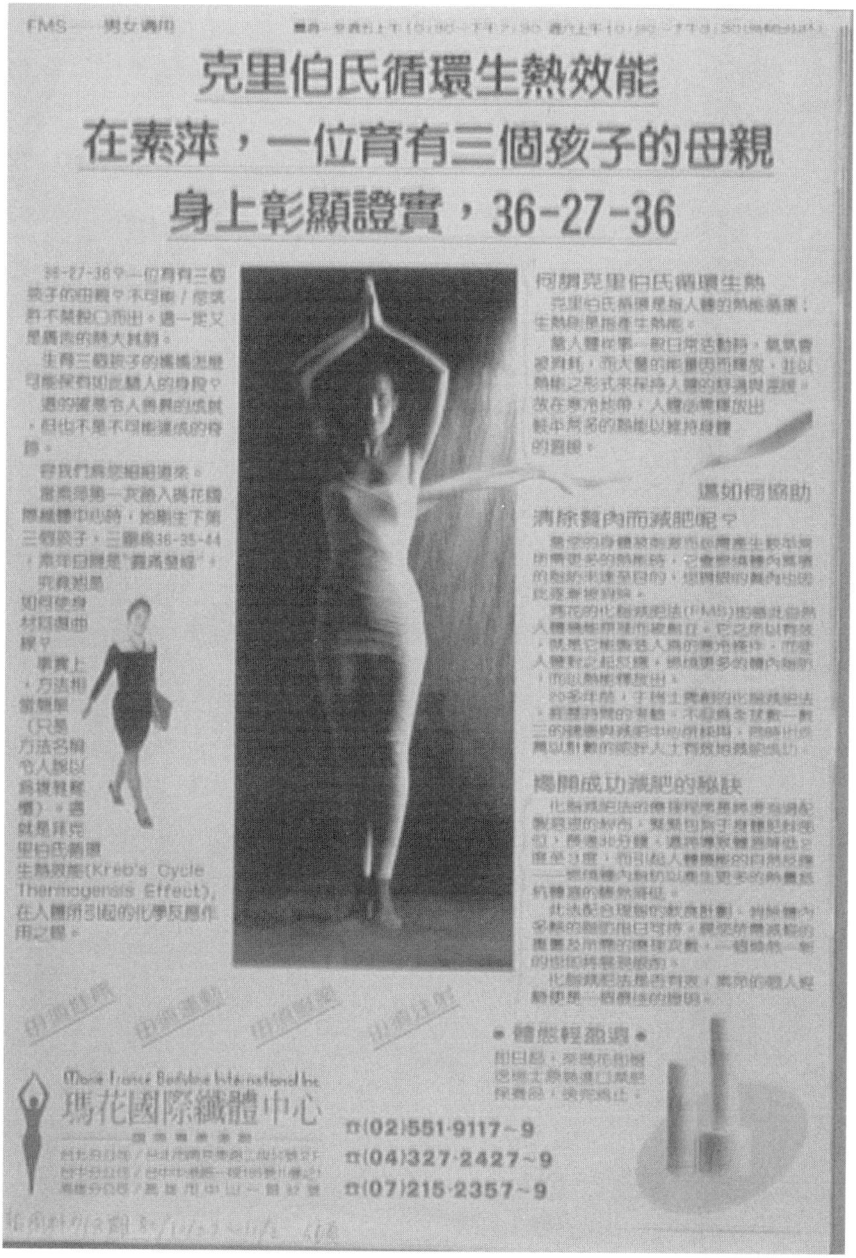

FMS——男女適用
克里伯氏循環生熱效能
在素萍，一位育有三個孩子的母親
身上彰顯證實，36-27-36
何謂克里伯氏循環生熱
還如何協助
清除贅肉而減肥呢？
揭開成功減肥的秘訣
生熱效能(Kreb's Cycle Thermogenesis Effect)
• 體態輕盈週 •
Marie France Bodyline International Inc.
瑪花國際纖體中心
☎(02)551-9117~9
☎(04)327-2427~9
☎(07)215-2357~9

圖11

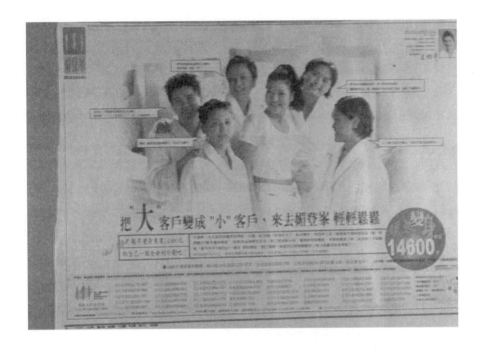

圖12

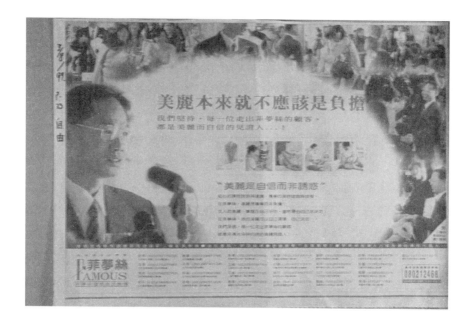

本文原發表於1999年中央研究院歷史語言研究所舉辦的「健與美學術研討會」，後收入盧建榮編，《文化與權力：台灣新文化史》（台北：麥田出版社，2001），頁259-296。今稿據此增補修訂而成。

生命醫史療系列
性別‧身體與醫療

2008年10月初版　　　　　　　　　　　　定價：新臺幣580元
2013年10月初版第二刷
有著作權‧翻印必究
Printed in Taiwan.

主　　　編	李　貞　德
總　編　輯	胡　金　倫
發　行　人	林　載　爵

出　版　者	聯經出版事業股份有限公司	叢書主編	沙　淑　芬
地　　　址	台北市基隆路一段180號4樓	校　　對	陳　龍　貴
編輯部地址	台北市基隆路一段180號4樓	封面設計	蔡　婕　岑
叢書主編電話	(0 2) 8 7 8 7 6 2 4 2 轉 2 1 2		
台北聯經書房	台 北 市 新 生 南 路 三 段 9 4 號		
電話	(0 2) 2 3 6 2 0 3 0 8		
台中分公司	台 中 市 北 區 健 行 路 3 2 1 號 1 樓		
暨門市電話	(0 4) 2 2 3 7 1 2 3 4　e x t . 5		
郵 政 劃 撥 帳 戶 第 0 1 0 0 5 5 9 - 3 號			
郵 撥 電 話	(0 2) 2 3 6 2 0 3 0 8		
印　刷　者	世 和 印 製 企 業 有 限 公 司		
總　經　銷	聯 合 發 行 股 份 有 限 公 司		
發　行　所	新北市新店區寶橋路235巷6弄6號2F		
電話	(0 2) 2 9 1 7 8 0 2 2		

行政院新聞局出版事業登記證局版臺業字第0130號

國家圖書館出版品預行編目資料

性別‧身體與醫療／李貞德主編 .
--初版 . --臺北市：聯經，2008年
448面；17×23公分 .（生命醫療史系列）
ISBN　978-957-08-3324-9（精裝）
[2013年10月初版第二刷]

1.醫療史　2.中醫史　3.性別研究史
1.文集

410.9　　　　　　　　　　　　9017449